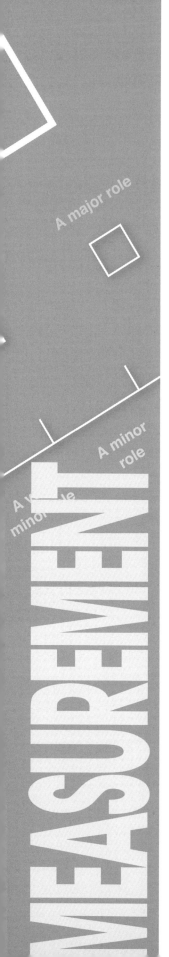

医学的測定尺度の理論と応用

妥当性、信頼性からG理論、項目反応理論まで

訳
木原 雅子
医学博士
京都大学学際融合教育研究推進センター 特任教授
国際社会疫学研究所 代表理事（一般社団法人日本こども協会）
前京都大学大学院医学研究科社会健康医学系専攻社会疫学分野 准教授

加治 正行
医学博士
静岡県立総合病院 地域医療支援監
NPO法人日本小児禁煙研究会 理事長
一般社団法人日本こども協会 理事

木原 正博
医学博士
京都大学 名誉教授
国際社会疫学研究所 代表理事（一般社団法人日本こども協会）
前京都大学大学院医学研究科社会健康医学系専攻社会疫学分野 教授

Health Measurement Scales
A practical guide to their development and use
Fifth edition

David L. Streiner
Department of Psychiatry, University of Toronto, Toronto, Ontario, Canada
Department of Psychiatry and Behavioural Neurosciences
Department of Clinical Epidemiology and Biostatistics
McMaster University, Hamilton, Ontario, Canada

Geoffrey R. Norman
Department of Clinical Epidemiology and Biostatistics,
McMaster University, Hamilton, Ontario, Canada

and

John Cairney
Department of Family Medicine, McMaster University
Hamilton, Ontario, Canada

メディカル・サイエンス・インターナショナル

献辞

長期間にわたった本書の改訂を終え，ようやく書斎から出て，家族と会える日がやってきました。長い間，家族にかけた迷惑や心労を思い，心をこめて，本書を私たちの妻たちに捧げたいと思います。

Betty, Pam そして Monique へ

Authorized translation of the original English edition,
"Health Measurement Scales: A Practical Guide to Their Development and Use", Fifth Edition
by David L. Streiner, Geoffrey R. Norman, John Cairney

© Oxford University Press 2015
All rights reserved.

本書は2015年に英文出版されたHealth Measurement Scales: A Practical Guide to Their Development and Use, Fifth Editionの翻訳であり，オックスフォード大学出版局との契約により出版されたものである。翻訳に関するすべての責任はメディカル・サイエンス・インターナショナルにあり，オックスフォード大学出版局は内容の誤り，欠如，不正確さ，あいまいな表現，およびこれら翻訳によって生じた損害について，いかなる責任も負わない。

Health Measurement Scales: A Practical Guide to Their Development and Use, Fifth Edition was originally published in English in 2015. This translation is published by arrangement with Oxford University Press. Medical Sciences International, Ltd. is solely responsible for this translation from the original work and Oxford University Press shall have no liability for any errors, omissions or inaccuracies or ambiguities in such translation or for any losses caused by reliance thereon.

© First Japanese Edition 2016 by Medical Sciences International, Ltd., Tokyo

Printed and Bound in Japan

訳者序文

　以前に比べれば，医学的研究の分野でも，尺度が使われる機会がはるかに多くなってきました。しかし，計量心理学の分野とは異なり，医学的研究の分野では，尺度の作り方や理論が体系だって教えられることは，私たちの知る限り，これまではほとんどなく，かなり問題のある使われ方がされている例が少なくありません。例えば，意味のわからない直訳の尺度が使われる，既存の尺度の一部だけが抜粋して使われる，海外での信頼性，妥当性がそのまま日本でも該当するという前提で使われる，と言った具合です。

　こうした背景には，質問票が，「アンケート」という，いかにも"軽い"言葉で呼ばれ，特別に習う必要もない簡単なことと誤解されてきたことがその背景にあります。しかし，質問票は，しばしば，「instrument」と表現されるように，血圧計やCTスキャンなどと同じく，科学的「測定手段」の1つであり，本来，それなりの高い精度が求められるものなのです。血圧計の精度が悪ければ，誤診につながるように，粗雑な質問票（尺度）では，目的とする現象や概念をうまく捉えられず，せっかくの研究が無意味化する恐れがあります。考えてみれば至極当然のことなのですが，この方面での方法論的伝統がまだ浅いわが国の医学的研究の分野では，そうした認識が十分に浸透していないのが現状です。

　それでも，最近では，医学的研究の分野でも，信頼性 reliability と妥当性 validity という用語が定着し，少なくとも，表面妥当性，内容妥当性，クロンバックの α，再テスト信頼性といった用語はよく見かけるようになってきました。これは1つの進歩として喜ばしいことです。疫学の教科書にも，これらを含め様々なタイプの妥当性や信頼性が紹介されるようになっています。しかし，残念ながら，これらの教科書の記述は羅列的にとどまり，その背後にある理論的文脈を知ることができませんでした。私たちにとっては，それが長年のジレンマの1つであり，一度系統的に勉強したいと思っていました。

　本書に出会ったのは，この第5版が初めてではありません。実は初版から研究の参考にしてきた教科書の1つでした。最初は薄く，それほど翻訳の必要性を感じる内容ではありませんでしたが，その後版を重ねるごとに，包括的になって分厚くなり，第4版以降は，尺度の妥当性と信頼性に関して，少なくとも医学分野の教科書としては，類書にない水準に達したと思われます。著者らは，妥当性や信頼性を，辞書のように，切れ切れに羅列的に説明するのではなく，できる限り系統的に説明しようと試みています。信頼性と妥当性のつながり，信頼性の包括的理論としての一般化可能性理論（G理論），妥当性における「妥当性の検証 validation」という概念の導入，質問項目単位での測定の理論化である項目反応理論の導入などは，新しい方法の紹介というだけにとどまらず，妥当性や信頼性の系統的説明の必要性からと思われ，その目論見は，大枠では成功していると思われました。

　本書からは，尺度の妥当性と信頼性の理論と応用について，多くのことを学ぶことができます。その中で，最も重要で，著者らが繰り返し強調していることは，妥当性と信頼性は，いず

れも「相対的」な概念であり，尺度が用いられる状況や対象が変化すれば，妥当性も信頼性も変わってしまうという事実です．これは，他の論文で妥当性や信頼性が確認されているからと，既存の尺度を無頓着に流用する姿勢に警鐘を鳴らしたものと思われます．そして，各章の記述は，尺度の理論と応用に関して，それぞれ，類書にない重要な学びを提供してくれます．尺度（質問項目，選択肢）の作成や選択に必要な実用的で理論的な知識（第1～5章），回答のバイアスに関する系統的な知識（第6章），スコア化とそれに基づく判定に関する実際的，理論的問題（第7章），信頼性とその包括的理論である一般化可能性理論の概要（第8，9章），妥当性における構成概念妥当性の重要性（第10章），変化の測定における重要な理論的問題（第11章），古典的尺度理論の限界を克服するために開発された項目反応理論の概要（第12章），面接法から，最近急速に発達しつつあるインターネットを用いる方法に至る実施方法の利点と欠点（第13章），測定にまつわる倫理問題（14章），そして，妥当性，信頼性に関する研究報告の標準化の問題（第15章）などです．私たちにとって，特に印象深かったのは，カッパ係数と級内相関の連続性，統計学的検定と信頼性の間の「クロンバックのパラドックス」（第9章）と，「変化の測定」の介入前値における平均値への回帰現象の影響や，暗黙的変化理論やレスポンスシフトという理論的問題（第11章），階層的回帰分析（第11章）などですが，読者の方々にも，本書から，多くのことを，学んでいただきたいと思います．

　しかし，本書の翻訳はかなりの苦行でした．結局翻訳開始から1年を要し，これまで10冊近くの翻訳を行ってきた私たちにとっては異例の長さとなりました．その理由は，多少の数式が含まれ，難解だったからですが，翻訳が終わって見れば，内容自体が難解というよりも，原書に多かった数式の誤植と，おそらく分担執筆のためと思われる，数式の記載形式の不統一などが主な原因であったと思います．これらについては，翻訳版では，すべて，引用文献にもあたりながら修正しましたが，かなりの時間がかかり，1つの章に1カ月以上かかったこともあります．こうした努力の結果，翻訳者としての多少の自負を許していただければ，翻訳版は，原著を読むよりも，わかりやすく読みやすい内容と表現になっていると思います．ただ，ごく一部ですが，時間的制約のために，訳としては，原著に正確ではあるものの，文脈的にこなれ切れていない部分があり，それらについては，後日，さらに検討したいと思っています．

　本書は，筆者らが，メディカル・サイエンス・インターナショナルから出版し続けている，シリーズ本の第8冊目（改版を含めれば11冊目）となります．これまで，海外の特に優れた教科書を選んで，「医学的研究のデザイン」（2014年），「疫学」（2010年），「医学的研究のための多変量解析」（2008年），「医学的介入の研究デザインと統計」（2013年），「疫学と人類学」（2012年），「現代の医学的研究方法」（2012年），「国際誌にアクセプトされる医学論文」（2000年）を出版してきましたが，ここには，独学で研究方法を学ぶ人々を少しでも支援したいという思いがあります．

　かつて，わが国の疫学研究には，海外の公衆衛生大学院で疫学や統計学を学んできた研究者がいる，いくつかの大学のお家芸のような時代があり，その外部にいる私たちのような人間は，独学する以外なく，その習得は簡単ではありませんでした．独学するならと一念発起して，まだ一地方研究所の研究員であった時代に，仲間を募って，「医学的研究のデザイン」の初版を1997年に翻訳発行したところ，大きな反響があり，その後1つひとつ，優れた教科書を選んでは，翻訳し続けてきました．学生の間では，いつしか「木原シリーズ」と呼ばれるようになりました．そのシリーズにまた優れた1冊を加えることができたことを嬉しく思います．

私たちのこうしたささやかな仕事が，わが国の医学的研究の方法論の普及と研究の発展に少しでも貢献できれば，訳者としてこれに過ぎる喜びはありません。

2016年8月26日

木原雅子
加治正行
木原正博

序 文

　第5版とこれまでの版との一番大きな違いは，本書の表紙を見れば明らかです．つまり，John Cairney が新たに著者陣に加わったことです．Streiner がもう3回も定年退職し，Norman にも最初の定年退職の時期が近いことを考えれば，これはある意味自然の成り行きと言えることかも知れません．本書を最初に出版したとき，これほど好評を博するとは思いもよらず，それを見て，私たちは，この分野の進歩を取り入れながら今後も改訂を続けていきたいと思うようになり，しかし，その一方で，Samuel Goldwyn（米映画界の著名人）が言ったように，「もう引退させてくれ」という気持ちもありました．その最終的な解決策が，John に参加してもらうことだったのです．

　マクマスター大学の健康科学部が45年前に創設されたとき，全米に先駆けて，問題解決型教育 problem-based learning（PBL）という，小グループ学習を特徴とする教育方法が導入されました．PBLでは，ノンエキスパートチューターによって，講義ではなく，学生の自主学習を手助けするという形で教育が行われます．チューターには，その専門分野の知識は要求されず，Streiner も，臨床心理士でありながら，心臓病学のチューターを仰せつかることになったのです（もちろん，週末の一夜漬けで心臓の位置ぐらいはわかるようになりましたが）．私たちは，その最初から関わり，学習環境の整備に貢献しましたが（実際，Norman は，最近まで教育研究開発プログラムの副部長を務めていました），ノンエキスパートチューターというものの意義自体にどうも納得がいかず，学習指導の効果を上げるためには，やはり，その分野の専門知識が必要だと思っていました．そのことは，しばらくしてから，ようやく関係者にも理解されるようになり，私たちも，やっと，そうした不毛な時間から解放されたのでした．

　それから，私たちは，もっと意味のある仕事，つまり，測定手法に関する教育という，もっと自分の専門性を生かせる仕事に携われるようになりました．そしてその後，何十年にもわたって，私たちは，測定の理論や尺度の開発方法を教えてきましたが，この分野を一緒に教えられる人はほとんどおらず，その稀な例外が，John だったのです．彼は，独特な（ときに"非常に"独特な）講義で，教育を分担してくれるようになり，今では，彼がコースの責任者となっています．このように，よき後継者に恵まれたのは幸いでした．

　第5版では，全体にわたって，新しい研究の成果を取り入れただけではなく，新たな追加や，大幅な修正を随所に行っています．特に大きな変化は，ロードマップを加えたことですが，これは，読者からの要望に基づくもので，尺度開発の際の道案内や，どのような情報が必要かを判断する上でのガイドとなることを期待して作成したものです．第9章「一般化可能性理論 generalizability theory」では，私たちが開発したアプローチと他のアプローチを調和させ，この方法を，層化デザイン，非均衡デザインなど，もっと複雑なデザインに拡張させるために，かなり大幅な改訂を行いました．それに伴い，これまでの版にあった，いくつかのわかりづらかったセクションは削除しました．第12章「項目反応理論」では，項目のキャリブレーションに

関する理論や手法に関する記述を大幅に改訂し，倫理に関する章も，尺度開発や計量心理学的特性の検討に伴って生じるさらに多くの問題を含めるように加筆し，さらに，第13章「調査の実施方法」では，ウェブやスマートフォン，携帯電話など，最近出現した新しいIT技術を使った調査について，その利点と限界を追記しました。また，この第5版では，第11章「変化の測定」を新たに設けて，「信頼変化指標 reliable change index」と呼ばれる，患者が臨床的，あるいは統計学的に有意に改善したことをどのように判定するか，その方法について解説しました。

　本書の改訂に当たっては，読者からのコメントが非常に役に立ちました。本書についても，ぜひご意見を下記にお寄せくださるようお願いします。

　　streiner@mcmaster.ca
　　norman@mcmaster.ca
　　cairnej@mcmaster.ca.

D.L.S.
G.R.N.
J.C.

注　意

　本書に記載した情報に関しては，正確を期し，一般臨床で広く受け入れられている方法を記載するよう注意を払った。しかしながら，著者，訳者ならびに出版社は，本書の情報を用いた結果生じたいかなる不都合に対しても責任を負うものではない。本書の内容の特定な状況への適用に関しての責任は，医師各自のうちにある。

　著者，訳者ならびに出版社は，本書に記載した薬物の選択，用量については，出版時の最新の推奨，および臨床状況に基づいていることを確認するよう努力を払っている。しかし，医学は日進月歩で進んでおり，政府の規制は変わり，薬物療法や薬物反応に関する情報は常に変化している。読者は，薬物の使用に当たっては個々の薬物の添付文書を参照し，適応，用量，付加された注意・警告に関する変化を常に確認することを怠ってはならない。これは，推奨された薬物が新しいものであったり，汎用されるものではない場合に，特に重要である。

目　次

第 1 章　はじめに　　1

1. 測定とは何か　1
2. 本書のロードマップ　2

第 2 章　基本概念　　6

1. はじめに　6
2. 文献検索　6
3. クリティカルレビュー　7
4. 実証的妥当性　9
5. 評価に関する 2 つの潮流　12
6. まとめ　15

第 3 章　質問項目の開発　　17

1. はじめに　17
2. 質問項目作成の情報源　18
3. 内容妥当性　23
4. 汎用的尺度と特異的尺度および帯域と忠実度　25
5. 翻　訳　27

第 4 章　尺度への回答の形式　　35

1. はじめに　35
2. 基本概念　35
3. カテゴリー形式の回答　36
4. 順序形式の回答　38
5. 評点法とランキング法　60
6. 多次元尺度　61

第 5 章　質問項目の選定　　70

1. はじめに　70
2. 解釈可能性　70
3. 表面妥当性　75
4. 是認率と判別能　76
5. 質問項目の多様性　78
6. 多次元尺度　88
7. 均一性が問題ではない場合　89
8. まとめ　91

第 6 章　回答のバイアス　　96

1. はじめに　96
2. 尺度に対する見方の違い　96
3. 質問への回答：知的労力　97
4. 最適回答と一応回答　101
5. 社会的に望ましい回答と偽装回答　102
6. 偏向回答と劣装回答　107
7. バイアス回答を低減させる　107
8. 黙従バイアス　111
9. 両端忌避バイアス，ポジティブ偏向，ハロー効果　112
10. フレーミング　115
11. 変化の測定に関連するバイアス　115
12. 変化測定の使用　118
13. 代理回答　118
14. 質問項目の適否の判定　119

第 7 章　質問項目から尺度へ　　128

1. はじめに　128
2. 質問項目の重み付け　128
3. 欠測項目　131
4. 掛け合わせ合成スコア　132
5. 最終スコアの変換　135
6. 年齢別，性別の基準　141
7. カットオフ値の設定　141

　　　　　8. ROC 曲線法　146
　　　　　9. まとめ　152

第 8 章　信頼性　155

　　　　　1. はじめに　155
　　　　　2. 基本概念　155
　　　　　3. 哲学的意味　157
　　　　　4. 用　語　159
　　　　　5. 信頼性の定義　160
　　　　　6. 尺度の信頼性に関するその他の考察：相関か絶対的一致か　163
　　　　　7. 1人の対象者が複数の測定者によって測定される場合　164
　　　　　8. 複数回の観察　165
　　　　　9. 他のタイプの信頼性　166
　　　　10. その他の信頼性係数　167
　　　　11. カッパ係数と級内相関係数　173
　　　　12. Altman-Bland 分析　174
　　　　13. 解釈の問題　175
　　　　14. 信頼性を向上させる　180
　　　　15. 信頼性係数の標準誤差とサンプルサイズ　182
　　　　16. 信頼性の一般化　186
　　　　17. まとめ　190

第 9 章　一般化可能性理論　195

　　　　　1. はじめに　195
　　　　　2. 一般化可能性理論の基礎　197
　　　　　3. 基本事例　199
　　　　　4. 第1ステップ―分散分析（ANOVA）　199
　　　　　5. 第2ステップ―分散分析からG係数へ　202
　　　　　6. 第3ステップ―G研究からD研究へ　207
　　　　　7. 計量心理学者と統計学者における分散分析の見方の違い　208
　　　　　8. G係数の信頼区間　209
　　　　　9. コンピュータの活用　209
　　　　10. よくある事例　210
　　　　11. G理論の利用と乱用　220
　　　　12. まとめ　221

第 10 章　妥当性　　223

1. はじめに　223
2. なぜ妥当性を評価するのか？　223
3. 信頼性と妥当性　224
4. 妥当性の「種類」の歴史　225
5. 内容妥当性の検証　228
6. 基準関連妥当性の検証　229
7. 構成概念妥当性の検証　232
8. 反応性と変化への敏感性　240
9. 妥当性と「尺度のタイプ」　241
10. 妥当性の評価におけるバイアス　242
11. 妥当性の一般化　247
12. まとめ　247

第 11 章　変化の測定　　251

1. はじめに　251
2. 変化の測定の目標　251
3. なぜ変化を直接測定しないのか？　252
4. 関連の測定——信頼性と変化に対する敏感性　253
5. 実験デザインにおける変化の測定に関連した困難点　258
6. 変化スコアと準実験的デザイン　259
7. 多数の観察値を用いた変化の測定：経時曲線　261
8. どの程度変化すれば十分なのか？　265
9. まとめ　267

第 12 章　項目反応理論　　270

1. はじめに　270
2. 古典的テスト理論に関する問題　270
3. 項目反応理論とは何か　272
4. 専門用語　273
5. 質問項目の困難度のキャリブレーション　273
6. 1 パラメータモデル　277
7. 2 パラメータモデルと 3 パラメータモデル　279
8. 多区分モデル　281

9. 質問項目の情報　283
10. 質問項目の適合度　284
11. 対象者の適合度　286
12. 差異項目機能　287
13. 1次元性と局所独立　288
14. テスト情報と測定の標準誤差　291
15. テストの均等化　292
16. サンプルサイズ　294
17. モッケン尺度　294
18. 利　点　295
19. 欠　点　297
20. コンピュータプログラム　298

第13章　調査の実施方法　302

1. はじめに　302
2. 直接面接法　302
3. 電話法　305
4. 郵送法　309
5. 粘り強さの必要性　313
6. コンピュータを利用した調査　316
7. 電子メールとwebの利用　318
8. 個人用携帯情報端末とスマートフォン　324
9. 調査の実施から内容へ：尺度の開発に対するテクノロジーの影響　325
10. 回答率の報告　326

第14章　倫理的配慮　336

1. はじめに　336
2. インフォームドコンセント　337
3. 同意の自由　340
4. 秘密保持　341
5. 結果的妥当性の検証　342
6. まとめ　343

第 15 章 測定結果の報告　　345

1. はじめに　345
2. 教育・心理テストのための基準　346
3. STARD イニシアティブ　348
4. GRRAS　351
5. まとめ　352

付録 A 尺度の検索法　　354

1. はじめに　354
2. 本章の構成　354
3. A．総　論　355
4. B．オンライン情報源　356
5. C．社会的尺度と態度測定のための尺度　357
6. D．性格と行動　358
7. E．子ども，家族，結婚　360
8. F．健康状態と臨床症状　362
9. G．薬物中毒問題　365
10. H．生活の質（QOL）　366
11. I．痛　み　367
12. J．老年学　367
13. K．看護と患者教育　368
14. L．性と性差　370
15. M．労　働　370
16. N．暴　力　371
17. O．特別な集団　372
18. P．その他　373

付録 B 因子分析の（非常に）簡単な紹介　　374

1. 探索的因子分析　374
2. 確証的因子分析　377

索　引　　379

第1章
はじめに

1. 測定とは何か

　「測定 measurement」は，いかなる研究領域（理工学，社会学，医学）でも，研究が科学的であるためには不可欠の要素ですが，不思議なことに，つい最近まで，医学的研究の分野では，測定の問題が厳密に論じられることはありませんでした．もちろん測定が重要なことは，医学的研究でも変わりはありませんが，他の自然科学分野と同じように，測定は検査や機器によるものが主であったため，信頼性 reliability や妥当性 validity は，技術的な問題と片付けられてきた観があります．しかし，実際には，たとえ高価な機器であっても，測定には誤差はつきものであり，また，放射線診断における判定の誤差については，臨床医学の分野でも，以前から，非常によく知られてきました（Garland 1959, Yerushalmy 1955）．

　幸いなことに，医学の領域（循環器学，疫学など）では長い間，主観的な測定にあまり頼ることなく研究が行われてきました．たとえば，新しい治療法に関する臨床試験では，延命効果や，致死的な疾患（心臓病，脳卒中，がん）の発症予防やコントロールが効果のアウトカムとされてきました．こうしたアウトカムの測定は明確であり，たとえば，対象者（患者）がある疾患に罹患しているかどうかは，可能な限り，臨床検査や病理診断なども含めた客観的な基準に基づいて判定され，その後，対象者が死亡するまでフォローアップされます．死亡の判定は明確であり，正確な死因の特定が多少難しい場合でも，判定に大きな問題はありません．

　しかし，近年，医学的研究をめぐる状況はもっと複雑になってきました．平均寿命が延伸し，新しい治療法の，生命の「量 quantity」に対する効果（延命効果）よりも，その「質 quality」〔生活の質 quality of life（QOL）〕に対する効果への関心が高まってきたからです．精神科，呼吸器科，リウマチ科，腫瘍科などの専門領域や，看護，理学・作業療法などの保健医療分野においては，"質が優先される"とまではいかないものの，質と量の改善に等しく治療努力が払われるようになってきました．そして，そうした努力を，エビデンスに基づくものとするためには，以前であれば測定不可能と考えられた「質」という，主観的で，単純には数値化できない状態を，信頼性と妥当性のある方法で測定できる手段を開発しなければならなくなってきたのです．

　信頼性と妥当性の必要性は，Marshall ら（2000）の研究で明確に示されています．彼らは，統合失調症に対する300のランダム化比較試験の結果を検討し，妥当性が検証されていない尺度

を用いた研究では，妥当性が検証されている尺度を用いた場合よりも，治療が有効であったと報告する確率が40％ほども高いこと，その中でも非薬物治療を用いた研究では，妥当性が検証されている尺度が用いられていれば，その3分の1では，治療効果が認められなかった可能性のあることを示唆しています。

ただし，問題はそれほど難しいものではありません。なぜなら，心理学や教育学の分野では，20世紀初頭のヨーロッパで始まった，知能 intelligence 測定の試み以来，こうした問題に対する豊かな学問的蓄積があるからです（Galton ら 1979 の引用，Stern 1979）。特に1930年代以降は，大きく進歩し，現在までに，主観的な状態を測定するのに必要な様々な科学的手法が開発され，利用されるようになってきました。残念なことに，これらの文献は，保健医療分野の研究者にはほとんど知られておらず，『Psychometrica』や『British Journal of Statistical Psychology』などの学術誌も，保健医療分野の図書館にはあまり備えられていません。しかも，内容も保健医療分野の読者には理解しづらく，あまり関係のない分野と思われてきました。

教科書も，教育学や心理学を専攻する人向けに書かれたものがほとんどで，また，教育学の関心は，生徒の成績 achievement の測定，心理学の関心は，性格 personality や適性 aptitude などの測定であり，これらも保健医療分野にはあまり関係の深いテーマではありません。

これに対し，保健医療分野の研究では，関節痛，心筋梗塞後の患者の機能回復，脳卒中失語症患者の会話障害，医学生の臨床能力などの測定が興味の対象であり，リサーチクエスチョンにも，「合図した後いくつ箱を積んだか？」（注：作業療法に関する質問）といった簡単なものから，「その測定手段は，目的とするものを真に測定し得ているか？」（注：妥当性 validity の問題）といった難しいものまで大きな幅があります。

本書の目的は，保健医療分野の研究者に，こうした「測定」について，その理論や応用法を紹介することにありますが，単なる入門書ではなく，最新の内容をも含む包括的な教科書として執筆し，この種の教科書にありがちな細かい数学的な記述は極力省略するようにしました。なぜなら，それは問題の本質ではなく，数学好きの人にはよくても，多くの読者にとっては敷居の高いものだからです。また，本書では，理論（例：比較判断のため Thurstone の法則）よりも，実用面を重視していますが，それは，そうした理論は，歴史的には興味深いものでも，実用的にはほとんど意味がないからです。一方，新しい測定法の基礎となる概念については，かなりしっかりと解説しました。また，扱うテーマも，性格や成績といった，心理学や教育学分野のテーマではなく，主観的な状態，態度，病気への反応など，保健医療分野の研究者が関心を持つテーマを中心にすることとし，多くの事例は，保健医療分野の文献から引用しています。

統計学的解説は，測定の本質的概念を理解するために，最低限にとどめました。たとえば，多くの研究で用いられる相関係数 correlation coefficient, 信頼性 reliability に関連する反復測定のある分散分析 repeated measures analysis of variance, 尺度／テストの妥当性の検証に必要な因子分析 factor analysis などです。本書を理解する上で，これらの方法の数学的基礎を詳しく理解する必要はありませんが，多少の基礎知識があれば，非常に理解の助けとなります。統計学的な理解をもっと深めたい人は，巻末の付録Aの文献などを参照してください。

2. 本書のロードマップ

第5版からは，尺度 scale の作成から評価に至るプロセスを要約したロードマップを新たに

付け加えました。このロードマップの1つひとつのプロセスは，各章で詳しく解説されていますが，細部にこだわると，全体像を見失ってしまう恐れがあります。もちろん，逆に，ロードマップがあると，各章をつまみ食いして，それで全部を理解したように早合点する人が出てくる恐れもありますが，それも困りものです。なぜなら，ロードマップはあくまでも単純化したものであり，実際のプロセスははるかに複雑だからです。しかし，それでも，ロードマップは，尺度開発のプロセスを俯瞰するのに役立つと私たちは信じています。

　研究と同じように，このロードマップも，クエスチョンから始まります。それは，文献からくることもありますが，医学的研究 health research では，多くの場合，臨床現場での観察から生まれます。色々なクエスチョンがあり得ますが，本書の内容との関連では，それは，「答えを得るのに役立つ測定法（尺度）が存在するかどうか」といった，測定と明確に関係があるものでなくてはなりません。

　第2章で論じるように，まず考慮すべきことは，既存の尺度の中に，利用できるものが本当にないかどうかということです。リサーチクエスチョンが新しい概念を含むもので，既存の尺度が存在しない場合はやむをえませんが，そうでない限りは，極力新しい測定法の開発は避けるようにするべきです。そして，検討の結果，どうしても新しい尺度の開発が必要となれば，図1.1に示すように，質問項目の作成，質問項目のテスト・再テストというプロセスをとることになります。これらのプロセスについては，第3〜6章にかけて詳しく解説し，第7章では，それらの質問項目を尺度に変換していくプロセスを解説します。図1.1には明示されていませんが，質問項目が作成され，それらのテストが済んだら，それらを組み合わせた尺度が作成され，さらにテストされます。ここで問題となるのが，尺度の次元性［訳注：尺度が測定する概念が1つ〈1次元〉か複数〈多次元〉かということ］です。次元性を検討する際に用いられるのが，巻末付録Bで扱う因子分析 factor analysis です。

　しかし，実際には，既存の尺度を利用できる場合がほとんどです。図1.1のロードマップの上部に示してあるように，この場合の重要なクエスチョンは，自分が研究対象とする集団に（同じ目的で）使用された既存の尺度がないかどうかということです。巻末付録Aは，既存の尺度を検索するのに役立つ情報源をリストしたものですが，たとえば，うつ状態の測定には，多くの尺度が開発されています。尺度を選択する際の条件の1つは，自分が対象とする集団と同じ（あるいは近い）集団に対して，同じ目的（例："12歳未満の子ども"の"うつ状態"の評価）で開発され，妥当性や信頼性が検証された尺度の有無であり，そのためにはまず文献検索を行う必要があります。この段階で，比較的近いもの（例："12歳未満の子ども"ではなく，"思春期の子ども"のうつ状態測定のために開発された尺度）が見つかることがよくありますが，そこで判断が必要となります。もし，わずかな修正で使用可能であれば，質問項目のテストのプロセスに入らずに済ますことができます。たとえば，痛みの尺度は，異なる部位（例：手，足，膝）にも，比較的簡単に応用することができます。したがって，60〜65歳の高齢者の右手親指の痛みを測定する尺度が存在しないからといって，新しい尺度の開発に取りかかるのは決して賢明な判断とは言えません。しかし，ある集団で検証された尺度が，別の集団で使えるかどうかの判断が難しい場合があります。こうした場合は，パイロット研究を実施する必要があり，それによって，重要なドメイン（領域）の欠落や，大きな修正が必要なことが判明したなら，質問項目の作成と質問項目のテストのプロセスに入っていかねばなりません（図1.1で言えば，右半分のプロセスと左半分のプロセスをつなぐ線，つまり，「パイロット研究の結果から，その尺度が適

切と判断できるか」が"いいえ"を，質問項目テストループにつなぐ線）。

　新たな尺度の作成や既存の尺度の修正が終わったら，次には，信頼性 reliability（第8，9章）と妥当性 validity（第10章）を検討しなければなりませんが，尺度開発が研究の目的ではない場合には，通常，このプロセスをスキップして，リサーチクエスチョンを立てて，仮説検定を行うという，通常の研究のプロセスに進みます。この場合，尺度の計量心理学的特性 psychometric properties については，内的一貫性 internal consistency の検討だけに限られるのが普通ですが，内的一貫性は，計算が簡単な反面，信頼性のごく一部を表すにすぎないことをよく認識しておく必要があります（第5章の，「Kuder-Richardson 20 と α 係数」のセクションを参照してください）。しかし，そうした通常の研究から，逆に，尺度の妥当性に関して重要な情報が得られることがあります。たとえば，子どものうつ状態測定のために開発された新しい尺度を用いて横断研究を行い，その結果，女子の方が男子よりも，あるいは，いじめにあった子どもの方がそうでない子どもよりも，うつ状態のレベルが高いという結果が得られたとすれば，これらの結果はその尺度の構成概念妥当性 construct validity に関するエビデンスを提供していることになります（注：いずれの結果からも，子どものうつ状態に関して，"予期された結果"が得られているからです）。

　これに対し，研究の目的が，尺度の開発や修正である場合には，再現性や妥当性について，様々な側面から評価できるように研究をデザインしなければなりません。それがどれくらい複雑になるかは，尺度（とリサーチクエスチョン）によります。たとえば，測定が複数回にわたって行われる場合（例：子どもの遊び行動を測定する場合や教師が生徒の成績を評点する場合）に，各回のスコアが安定したものかどうかを評価するためには，第9章で解説する，非常に複雑な要因デザイン factorial design が必要であり，また，信頼性には，測定者間 inter-rater，再テスト test-retest，内的一貫性など，様々な種類があり，それらを同時に評価するには，一般化可能性理論 generalizability (G) theory を用いて，場合によっては，新しく開発（修正）した尺度が，同じ概念の測定に用いられている他の標準的な尺度と関連があるかどうかを検討するだけで済むこともあります。研究デザインについては，本書ではその詳細には立ち入りませんが，第13章では，測定の様々な実施方法について解説しています。実施方法は，尺度のタイプや，研究者の関心が信頼性や妥当性のどの側面にあるかによって異なります。そして，第14章では，研究開始前に研究者が十分な注意を払うべき，倫理上の問題を取り扱っています。

　もちろん，尺度の開発は，一度で完成することは少なく，現在標準的とみなされている尺度も，度重なる修正やテストを経て確立されたものです。信頼性や妥当性を検討する過程で，尺度の修正が必要となることがあり，ときには大幅な修正を要することさえあります。測定しようとする構成概念 construct が変化すれば，当然，尺度もそれに応じて修正しなければなりません。一度どこかで作成された尺度が，未来永劫どこでも修正なく使用できるわけではないのです。研究一般がそうであるように，研究をすればするほど，それ以上にクエスチョンが生まれてくるものであり，尺度にも，絶えざる検討が必要となります。研究結果を論文化する段階にきたら，研究の信頼性や妥当性に関するガイドラインを論じた第15章を参照してください。

学習文献

　Colton, T.D. (1974). *Statistics in medicine*. Little Brown, Boston, MA.
　Freund, J.E., and Perles, B.M. (2005). *Modern elementary statistics* (12th edn). Pearson, Upper

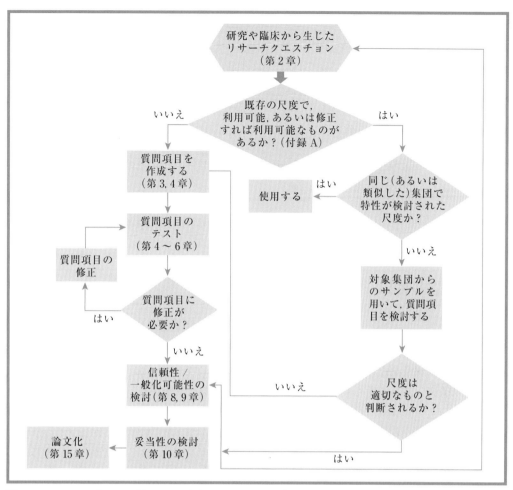

図 1.1　HMS ロードマップ（HMS は本書のタイトルの略）

Saddle River, NJ.

Huff, D. (1954). *How to lie with statistics*. W.W. Norton, New York.

Norman, G.R. and Streiner, D.L. (2003). *PDQ statistics* (3rd edn). PMPH USA, Shelton, CT.

Norman, G.R. and Streiner, D.L. (2014). *Biostatistics: The bare essentials* (4th edn). PMPH USA, Shelton, CT.

参考文献

Allen, M.J. and Yen, W.M. (1979). *Introduction to measurement theory*. Brooks Cole, Monterey, CA.

Garland, L.H. (1959). Studies on the accuracy of diagnostic procedures. *American Journal of Roentgenology*, **82**, 25–38.

Marshall, M., Lockwood, A., Bradley, C., Adams, C., Joy, C., and Fenton, M. (2000). Unpublished rating scales: A major source of bias in randomised controlled trials of treatments for schizophrenia. *British Journal of Psychiatry*, **176**, 249–52.

Streiner, D.L. and Norman, G.R. (2009). *PDQ epidemiology* (3rd edn). PMPH USA, Shelton, CT.

Yerushalmy, J. (1955). Reliability of chest radiography in diagnosis of pulmonary lesions. *American Journal of Surgery*, **89**, 231–40.

第2章
基本概念

1. はじめに

　医学的研究の分野には，主観的な概念を扱う尺度が山のように存在するため，測定対象が，うつ状態であれ，痛みや患者の満足度であれ，使われている尺度が論文ごとに異なるように見え，それが混乱を招いているようにも思われます。

　そのため，あまり深く検討することもなく，適当な尺度が存在しないと判断して，新たな尺度に取りかかる研究者が多く，それが混乱に拍車をかけているように思われます。当然のことながら，あらゆる場合に使える尺度など存在しませんが，多くの研究者が犯す過ちは，既存の尺度をいとも簡単に否定し，自分ならもっといい尺度を開発できるとばかりに，新しい尺度の開発に乗り出してしまうことです。しかし，主観的特性を測定する尺度の開発は簡単ではなく，多大な労力と費用を要します。したがって，可能な限り，丁寧に文献を検索し，目的にあった既存の尺度を探す努力をするのが賢明です。候補となりそうな尺度がいくつか見つかったら，次に，尺度の有用性を判断する基準を決め，それに基づいて，適当な尺度がないかどうかを検討していきます。尺度の開発方法については後の章に譲り，本章では，尺度を評価する基準について，基本概念の解説を含め，その概要を紹介します。

　尺度の基準としては，心理学や教育学の分野では，米国教育学学会，米国心理学会，全米教育測定協議会 National Council on Measurement in Education の3団体が合同で定めた「教育・心理テストのための基準 Standards for Educational and Psychological Tests」(AERA／APA／NCME, 1999) と呼ばれる非常に包括的な基準が，尺度／テストの評価に広く用いられています（詳細は第15章を参照してください）。

2. 文献検索

　尺度を探す場合には，標準的な文献のデータベース，特にMedlineをまず検索します。しかし，目的とする概念によっては，他のデータベースを検索する必要があり，たとえば，心理学系の尺度ならPsycINFOが，教育学系の尺度ならERIC (Educational Resource Information

Center：http://eric.ed.gov/）などがあります。

　こうした標準的なデータベース以外にも，書籍やオンラインで検索可能な尺度集が作成されており，巻末の付録 A に，そのリストを掲載したので参照してください。その中でも，『Measuring Health：A Guide to Rating Scales and Questionnaires』(McDowell 2006) は，痛み，病気関連行動 illness behaviour，社会的サポートなど，医学的研究分野に関連する多くの尺度を集成して批判的に吟味してあり，非常に有用です。

3. クリティカルレビュー

　候補となりそうな尺度が見つかったら，それをそのまま用いるか，修正するか，あるいは新しい尺度を開発するかを決めなければなりません。この判断には，尺度に使われている質問項目の適切性も関係しますが，その尺度の特性（妥当性や信頼性）に関するエビデンスのクリティカルレビュー critical review（批評的吟味，厳密な評価）を必ず参考にしなければなりません。以下に，クリティカルレビューで評価すべき様々な特性について解説します。

表面妥当性と内容妥当性

　表面妥当性 face validity，内容妥当性 content validity とは，尺度が適切なものかどうかについての質的（主観的）判断を表す用語です。表面妥当性とは，その尺度に用いられている質問の表現が，目的とする概念を適切に表現し得ていると思われるかどうかの判断を示す概念で，専門家（1 人もしくは複数）による主観的な判断であり，通常は，実証的（客観的）な基準に基づくものではありません。一方，内容妥当性とは，尺度（あるいは尺度を集めて作られた質問票）が，研究に必要な内容をすべてカバーしているかどうかを表す概念で，表面妥当性同様，これも専門家の判断によるものです。

　Guilford (1954) は，これらの妥当性は，単に，専門家が適切（不適切）と言っているから適切（不適切）としているにすぎないため，「仮定に基づく妥当性 validity by assumption」と呼んでいます。これらの妥当性は，尺度が備えるべき "最低の要件" と言うべきものですが，表面妥当性については，単純にはいかない場合があることに注意が必要です。たとえば，子どもの虐待や過度の飲酒を評価する場合，「あなたは自分の子どもを鈍器で殴ったことがありますか？」とか「あなたは飲みすぎることがよくありますか？」といった質問は，一見表面妥当性には問題がないように見えますが，対象者から正直な回答が得られるかと言えば，それは疑問です。このような，センシティブ（微妙）な内容に関する質問は，質問の仕方によっては，知りたい態度や行動をうまく聞き出せない恐れがあり，そうなると表面妥当性は低いものとなってしまいます。わざと直接的な質問を避け，回りくどい質問をする場合を除けば，尺度が表面妥当性や内容妥当性を欠くことは一般には稀ですが，それでも，単に，一部の質問が気に入らない，尺度が長すぎる，質問票のフォーマットが悪いなどといった，自己流の表面妥当性の判断に基づいて，既存の尺度をいとも簡単に否定してしまう研究者が少なくありません。上述したように，表面妥当性や内容妥当性は，尺度の有用性を総合的に判断する上でのほんの一部の条件にすぎないことに注意が必要です。

信頼性

　信頼性 reliability の概念は，一見驚くほど単純で，ある尺度を用いた測定に再現性 reproducibility があるかどうか，つまり，測定が，同じ対象者において，異なる時点で，あるいは異なる測定者によって行われた場合に，どれほど近い測定値が得られるか，その度合を意味します。つまり，同じ対象者に対する測定が異なる条件下で行われた場合の，測定値の一致度を示す概念(指標)です。

　しかし，測定理論では，もう少し厳密な表現が用いられます。たとえば，体重計の信頼性では，測定値の誤差は，±1kg であると言えばおそらく十分で，この情報から，私たちは，その体重計が成人男性間の体重の違いを判別するのに十分かどうか(おそらく十分)，あるいは未熟児間の体重の違いを見分けるのに十分かどうか(おそらく不十分)を容易に判断することができます。なぜなら，成人男性と未熟児の体重の大体の平均値と体重の違いを私たちは知っているからです。

　しかし，主観的特性を測定する尺度の場合は，そうした情報は，ほとんどの場合，存在しません。したがって，ある尺度のスコアの誤差が±3.4 だと言われても，その尺度のスコアの分布に関する情報がない限り，その誤差の意義を判断することはできません。そのため，信頼性は通常，「"真の個人差"によるデータの変動 variability (バラツキ)」を全変動(個人差＋測定誤差)で割った値として表現されます。言い換えれば，信頼性とは，スコアの全変動の中で，「真の個人差によるデータの変動」の占める割合であり，したがって，信頼性は 0～1 の範囲の値をとり，0 は信頼性が全くないこと，1 は完全な信頼性があることを意味します。

　信頼性を論じる上では，その算出の基礎となったデータがどういう集団で，どのような方法によって得られたものであるかが重要な意味を持ちます。その理由の第 1 は，上述のように，信頼性の分子は個人差によるスコアの変動であるため，わざと非常に構成の多様な(＝個人差の大きい)集団を対象とすれば，見かけ上，測定の信頼性は高くなるからです。たとえば，ある尺度で，臨床医学の知識を測定する場合に，医学部 1 年生，3 年生，5 年生を含めて調査する場合は，1 つの学年だけで調査する場合よりも，同じ尺度であっても，信頼性は高くなります。したがって，サンプリングには注意が必要で，信頼性の検討に用いるサンプルは，自分が最終的に研究対象とする予定の集団に類似したサンプルでなければなりません。理由の第 2 は，信頼性には様々なタイプがあって，信頼性の程度は，どのタイプを用いるかによって異なるからです。信頼性は，大まかに以下のように分類・定義されます。

1. **内的一貫性 internal consistency**

　　これは，1 回の測定データから算出される信頼性です。尺度が，ある特性に関連する比較的多数の類似した質問項目から構成されている場合，つまり，たとえば，身体機能の測定を目的としたある尺度が，「自分で服を着ることができますか？」，「自分で食料品の買い物をすることができますか？」，「縫い物をすることができますか？」といった質問からなる場合には，各項目のスコア(点数)間には相関があることが期待されます。内的一貫性とは，これらの相関の平均値に相当する概念であり，クロンバックの α (α係数) Cronbach's alpha，キューダー・リチャードソンの ρ Kuder-Richardson's ρ，折半法 split halves など，

様々な計算法が提案されており、いずれも類似した結果になります。1回の測定データから計算できる簡便な指標ですが、複数回の測定における変動が考慮されていないため、尺度の信頼性の1面しか評価できないという欠点があります。

2. その他の信頼性の指標

複数回の測定間の信頼性については、様々な指標があります。たとえば、複数の測定者が同じ対象を同じ尺度を用いて測定した場合の信頼性（測定者間信頼性 inter-observer reliability）、同じ測定者による2回の測定間の信頼性（測定者内信頼性 intra-observer reliability）、同じ対象者に、間隔を置いて同じ尺度で2回測定した場合の信頼性（再テスト信頼性 test-retest reliability）などがあり、測定の信頼性について判断をする場合には、最低、これらのいずれかの指標に基づく必要があります。したがって、内的一貫性だけに基づく判断は、その限界性について慎重な配慮が必要です。

信頼性の欠点の1つは、それが0～1の間の小数であるため、常識的な理解が難しいことです。また、信頼性がどの程度であるべきかについては、研究者間で必ずしも意見が一致していません。内的一貫性は、0.8以上、他の信頼の指標についても、0.7以上であることが望まれますが、誤った結論を導かないためには、信頼性には、高い基準を設定する必要があります。

最後に、既存の尺度の質問項目数が多すぎて非実用的だという議論をよく耳にしますが、その「長さ」には理由があることを知っておかなければなりません。1つの質問項目には常にある程度の誤差を伴いますが、質問項目数を増やしてその平均値をとるほど誤差は小さくなります。たとえば、ある尺度の信頼性が0.5である場合、それを2回繰り返すと、信頼性は0.67に、4回繰り返すと、0.8にまで高まりますが、質問項目数についても同じことが言えます。つまり、長い尺度には、信頼性を高めるという重要な意味があるわけで、短いことが、よい尺度の条件であるとは必ずしも言えず、それには、欠点（信頼性が低い可能性があること）も伴うことに注意が必要です（ただし、一方で、長すぎることに伴う問題もあり、それについては第12章の「項目反応理論」のところで論じます）。

4. 実証的妥当性

信頼性とは、ある尺度がどの程度再現性よく測定し得るかの指標であり、測定値自体の意味とは関係がありません。尺度が、本来目的とするものを正確に測定し得ているかについては、主観的な判断ではなく、妥当性 validity の検証が必要です。妥当性の評価には様々な方法があり、様々な用語が用いられていますが、つまるところは、2つの場合に要約できます。

1. 同じ内容あるいは内容が類似する既存の尺度が存在する場合

この場合には、その既存の尺度と、新しい尺度を、同じ対象者に回答してもらい、2つの尺度で得られた結果の間に強い相関があるかどうかを検討します。たとえば、うつ状態の測定には多くの既存の尺度が存在しますが、新しい尺度の妥当性を評価するには、新しい尺度と既存の尺度を同じ対象者に回答してもらい、結果を比較します。このアプローチは、収束妥当性 convergent validity、基準関連妥当性 criterion validity、併存的妥当性

concurrent validity など様々な種類があり，これらの違い（そして，これらを，構成概念妥当性 construct validity という名称に統一すべき理由）については，第10章で解説します。この方法はわかりやすいという長所がある反面，2つの欠点があります。その第1は，よく似た既存の尺度が存在するのに，なぜわざわざ新たな尺度を開発しなければならないのか，その合理的な説明が難しいことです。より安くできる，もしくはより簡潔であるなどの積極的な理由が必要となります。もちろん，研究者が新しい尺度を開発するのは，それが既存の尺度より優れていると信じるからですが，既存の尺度より優れているのなら，なぜ，既存の尺度と比較するのかという疑問，そして，新しい尺度と既存の尺度の関連があまり強くない場合は，どう判断すればよいかという疑問が生じます。実際，本書における議論では，通常，何らかの「ゴールドスタンダード」が存在することが前提となっていますが，長期間使用されてきたという理由だけで，「標準的」とみなされている尺度は，よく見ると，その信頼性や妥当性は，決して理想的なものではなく，しばしば，「見かけ倒しのゴールドスタンダード fool's gold standards」と呼ばれることさえあります。測定には，たいてい誤差がつきもので，その結果，同じ特性に関する尺度間の相関は，0.4〜0.8の範囲にとどまるのが普通です。これより相関が低い場合には，どちらかの尺度の信頼性が非常に低いか，そもそも測定しているもの（概念や特性）が両者で異なっている可能性があります。

2. 他に比較すべき尺度が存在しない場合

これは，全く新しい尺度を開発する場合で，研究で比較的多いのはこのケースです。一見すると，（比較するものがないので）とても不可能なことのように思えますが，その答えは，構成概念妥当性 construct validity から得ることができます。構成概念妥当性の検討は，作業仮説の設定から始まります。通常，その仮説は，目的とする特性のレベルが異なると想定される集団間での測定値の差の検定という形をとります。期待通りの結果が得られれば，その仮説と測定がいずれも正しいとして結論でき，期待通りの結果が得られないときは，測定と仮説のどちらか（もしくは両方）が間違っていることになります。例をあげてみましょう。かなり古い例になりますが，1920年に，血糖値を測定する生化学的方法が初めて開発されたときの例です。当時でも，糖尿病患者の血糖値が正常人より高いことは予想されていましたが，測定法が存在しなかったため，この検査法を検討するに当たっては，以下のようないくつかの仮説が立てられました。

- 臨床的に糖尿病と診断された人において，この方法で測定された血糖値は，正常人よりも高い。
- 実験的に膵臓を摘除された犬では，術後に血糖値が上昇する。
- 尿糖が出る人の血糖値は，出ない人よりも高い。
- 糖尿病患者の血糖値は，インスリンを投与すると減少する。

これらは可能な仮説のすべてではありませんが，いずれも実験的に検証ができるものです。また，結果はすべてが統計学的に有意でなくてもかまいませんが，結果の方向は，仮説を支持するものでなくてはなりません。

こうした仮説を，新しい尺度についても立て，構成概念妥当性を検討することになりますが，

新しい尺度には，少なくとも，ある程度の構成概念妥当性が存在しなくてはなりません。しかし，この方法は特異性が低く，強い関連が得られることはあまりないため，構成概念妥当性は，1つの研究で決定的な証明が得られるというよりも，複数の研究で同じ方向の関連が得られるという形で裏付けられるのが普通です。第8章「信頼性」と第10章「妥当性」で解説するように，信頼性や妥当性は，ある研究における結果が，他のどういう場合にも普遍的に通用するといった性質のものではなく，尺度が適用される集団や状況によって変化するものです。たとえば，クリニックの外来患者で十分な信頼性と妥当性を持つことが確認された尺度でも，病院の入院患者では全く役に立たないことがあり得ます。したがって，尺度を研究に用いる際には，常に，その信頼性や妥当性が，自分が対象とする集団と類似した集団で検討されたものであるかどうかを確かめる必要があります。

実施可能性

既存の尺度を利用する場合も，あえて新しい尺度を開発する場合も，必ずその実施可能性 feasibility を検討する必要があります。実施可能性には，時間，費用，スコア計算，実施方法，質問の侵襲性（例：性行動や薬物使用に関する質問など），偽陽性や偽陰性がもたらす結果など，様々な側面があります。

時間には，開発に要する時間と実施に要する時間とが含まれます。本書で繰り返し強調するように，尺度の開発は，数日で終わるといった簡単なものではありません（しかし，残念なことに，そうした安直な姿勢の研究者が少なくありません）。質問項目の作成，そのテスト，様々な信頼性の検討，妥当性の予備的な検討だけでも，相当の時間を要します。簡単な場合でさえ，1年を要することがあり，極端な場合には，1つの尺度の開発に全研究人生をかける人さえいます。既存の尺度を使用する場合でも，時間を費やすのは研究者だけではなく，回答者でもあることを研究者はよく認識しておかねばなりません。また，スコアの計算やデータベースへの入力にも時間がかかります。コンピュータを用いた調査では，そうしたプロセスを省略できますが，その分，質問票をコンピュータ上にプログラムするのに時間がかかります。一方，回答者が費やす時間とは，質問票の回答に要する時間のことです。術後の回復期の入院患者なら，比較的時間に余裕があり，むしろ気晴らしに調査に応じてくれる可能性もありますが，外来患者や非患者の場合には，早く帰宅したい，仕事に戻りたいなどの理由で調査に応じてくれないことがあります。また，質問票があまりに長いと，回答者も嫌気がさして，回答がいい加減になることもあります。この点については，第6章の「回答のバイアス」のところで詳しく取り上げます。

費用も重要な問題です。尺度に版権が設定されている場合には，それをそのままコピーして研究に用いるのは違法となります。スコア計算についても，たとえば，回答が「はい／いいえ」で，「はい」と回答された質問項目数を足すだけなら簡単ですが，質問項目もしくは回答の選択肢に重み付けをする場合や，他の質問項目とは逆方向にスコア付けする項目が含まれている場合（例：ある質問項目では，"強く肯定"を1点，"強く否定"を5点とし，他の質問項目には，逆方向にスコア化する場合）。こうしたスコア計算を手作業で行う場合には，入力ミスが生じる可能性があります。有料で利用できる尺度には，プログラム作成が必要なものがあり，余計に手間や費用がかかりますが，幸いなことに，そうした尺度が研究に用いられることはあまり

ありません。

　また，調査には様々な実施方法があり，それぞれに利点と欠点があります。最も簡単な方法は，質問票を対象者に手渡して自分で記入してもらう方法（自記式質問票調査）ですが，問題も少なくないので注意が必要です。たとえば，この方法は，対象者が読み書きできることが前提となっていますが，識字や視力の問題，対象者によっては，手の骨折や点滴チューブの装着などを想定しなければならないこともあります。また，対象者が間違った順番で回答しても，一部の項目の回答を飛ばしても，この方法ではそれをチェックしようがありません。また，アシスタントを雇って調査をする場合には，そのトレーニングや人件費などのコストがかかり，また，通常は多数の人々を一度に調査するため，多くのアシスタントを雇用しなければなりません。最近では，文字通り日進月歩とも言える進歩によって，携帯型コンピュータはより小さく強力になり，コンピュータを用いた自記（自入力）式質問票調査が実施可能となってきています。この方法を用いれば，回答のスコア計算や入力の手間が省けますが，多くの対象者を一度に調査する場合には，多数のコンピュータが必要となり，費用がかかりすぎるという問題があります（第13章参照）。

　また，調査の目的によっては，年収や性生活について聞きたいと思うことがあるかもしれませんが，対象者，あるいは社会の価値観の違いから，そうした質問がプライバシーの侵害とみなされ，質問への回答，極端な場合には，調査への協力自体を拒否されることさえあります。そうした状況が予想される場合には，「回答したくない質問には回答しなくてもいい」ことを明示しておく必要があります。しかし，そうした質問項目が，尺度の一部として含まれている場合には，問題は厄介です。なぜなら尺度は，質問項目が全部回答されることを前提として作られているからです［訳注：「欠測項目」の扱いについては第7章を参照してください］。一方，偽陽性や偽陰性が出る可能性のある尺度は，研究の範囲でなら，それほど大きな問題とはなりませんが，それが，たとえば，診断や入学の合否など，「個人の判定」に使われる場合には，重大な問題を生じます。そうした場合には，偽陽性や偽陰性の大きさは，その尺度を採用するかどうかの決定的な基準となります。

5. 評価に関する2つの潮流

　医学と心理学・教育学は，人の評価・判定に関して，それぞれ異なる発展の道をたどってきました。それは，これらの分野では，評価・判定の目的や手法，測定値の解釈のあり方が大きく異なるからです。このため，長い間，お互いに学び合うことなく批判合戦を繰り広げてきました。医師の側から見れば，計量心理学的測定 psychometric measurement は，臨床的には役に立たない，一方，心理学者や教育学者の側から見れば，医学で用いられる測定は，信頼性や妥当性などの検討がいい加減だといった具合です。最近になって，両者の歩み寄りが始まっていますが，それもここ20年あまりのことにすぎません。しかし，歩み寄りの結果，医学の分野でも，計量心理学的に優れた尺度が開発されるようになってきました。本節では，これらの分野間に存在する，測定値の概念化（定性 vs. 定量）や測定誤差に関する考え方の違いを解説し，そして，それらが最近どのように統合されつつあるかを概観することにします。

定性的概念化と定量的概念化

　医学の分野では，測定は，診断や治療の文脈で考えられてきました。対象者に異常があるかどうか，何らかの治療を行うべきかどうかといった判断がその典型的な例です。たとえば，拡張期血圧は，mmHg の単位で連続量として測定されますが，臨床的には，しばしば，正常血圧（＜ 90 mmHg）と高血圧（≧ 90 mmHg）に分類され，治療の判断に用いられてきました。これに対し，心理学や教育学の分野では，Stevens（1951）の「測定のレベル level of measurement」の考え方が通念となっており，第 4 章で詳しく紹介するように，変数は，名義変数 nominal variable，順序変数 ordinal variable，間隔変数 interval variable，比 ratio に分類されます。その根底には，より定量的な変数ほどより情報が多い，言い換えれば，少数のカテゴリーに粗く分類する測定よりも，目盛りのついた物差しで測る方がはるかに優れた測定であるという発想があります。したがって，計量心理学分野の研究者は，特性を連続量と考える傾向があり，対象者は，その連続したスペクトルのどの部分に位置するかという形で分類されます。

　これら 2 つの概念化の意味をまとめたのが，表 2.1 で，これは，Devins（1993）のまとめに若干の修正を加えたものです。定性的概念化の例としては，「精神障害の診断と統計マニュアル第 5 版（Diagnostic and Statistical Manual of Mental Disorders：DSM-5。米国精神医学会 2013）」があります。この尺度では，9 つの症状のうち，少なくとも 5 つの症状が存在し（この中には，"抑うつ気分"あるいは"興味／喜びの喪失"のいずれかが必ず含まれている必要があります），4 つの除外基準がいずれも該当せず，かつ，存在する症状（例：体重の変化，睡眠障害）が，「症状あり」とされる最低基準（閾値）を満たしている場合に，「異常」と判定されます。これに対し，「うつ状態自己評価尺度（Center for Epidemiological Studies Depression scale：CES-D。Radloff 1977）」は連続量として状態を評価する尺度で，DSM-5 とは全く異なる方法で評価されます。この尺度は，20 の質問項目からなり，各質問項目に対する回答は，1 〜 4 点にスコア化され，合計 16 点以上の場合に，うつ状態にあると判定されます。DSM-5 とは異なり，特定の質問項目について条件が課されることはなく，どの項目のどのような点数で 16 点に達しても（例：4 点の質問項目が 4 個でも，1 点の質問項目が 16 個でもよい）同等とみなされます。

表 2.1　定性的概念化と定量的概念化

定性的モデル	定量的モデル
1. 診断には，それぞれに閾値を持つ複数の基準項目（症状／徴候）が，すべて満たされることが必要。	総スコアで判断されるため，存在しない症状があっても，他の項目の程度が強ければよい。
2. 症状／徴候は，重症度が違うと，質的にも量的にも異なる（単純な定量化はできない）。	症状／徴候の重症度の違いは，量的に表現できる。
3. 患者と非患者は，定義上明確である。	患者と非患者の区別は曖昧である。
4. 最低基準を満たす人が最も軽症であり，それを満たさなければ「異常なし」と判定される。	スコアが最も低い人が最も軽症である。
5. 診断はしばしば排他的である（ある診断がなされれば他の可能性は排除される）。	程度の異なる様々な異常が共存することができる。

出典：Devins, G., Psychiatric rating scales, Clarke Institute of Psychiatry（Toronto, Ontario）での発表から。Copyright © 1993.

つまり，少数の強い症状がある場合も，多数の軽度の症状がある場合も，同じ程度の異常と判定されることになります。

また，DSM-5 では，重症度や経過によって，様々なタイプのうつ状態が分類されます。双極性うつ病は，気分変調性障害とは，質的にも量的にも異なる疾患単位であり，前者は，後者よりも症状が重篤であるだけではなく，経過に周期性があるという特徴があります。一方，CES-D は，うつ症状を単に定量化するだけで，うつ状態のタイプを区別することなく，対象者間での症状の軽重を比較することだけを目的として使用されます。

これらの例からわかるように，定性的アプローチは，"患者"と"非患者"を判別するために用いられますが，定量的アプローチの目的はそうではありません。つまり，定性的アプローチでは，ある基準を満たす人は"患者"，そうでない人は"非患者"と判定されますが，定量的アプローチでは，事例性（ケースネス caseness）を連続量で表現するため，明確な区分点は存在しません。もちろん，CES-D でもカットオフ値が用いられることはありますが，それは，定性的に用いる場合の便宜的な目安にすぎず，16 点という基準値も，この点数が臨床的な診断と最も高い相関を示したという"統計的"理由によるもので，"医学的"な根拠によるものではありません［訳者注：CES-D には民族や文化の差による回答傾向の違いも指摘されています］。さらに言えば，CES-D スコアが 15 点の人と 17 点の人の得点差（2 点）は，30 点の人と 40 点の人の差（10 点）よりも小さいですが，前者では，15 点の人は非うつ状態，17 点の人はうつ状態と判別され，30 点と 40 点の人々はいずれもうつ状態と判定されます。

また，定性的アプローチでは，基準を満たさない人は，「異常なし」と判定されるため，重症度の違いは，「異常」と診断された人々の間でのみ問題となり（表 2.1 の第 4 項目），重症度の程度が数値化されることはありませんが，最低の基準を満たす人よりも，より多くの基準に当てはまる人の方が，重症度が高いことが，暗黙の前提となっています。これに対し，定量的アプローチでは，「正常」と判定される人々の間にも，うつ状態の程度に違いがあり，非うつ状態と判定された人々の間でも，たとえば，睡眠障害のある人はない人よりも，CES-D のスコアが高くなります。

最後に，定性的アプローチは，（少なくとも精神科の領域では）2 つの障害が併存する場合に用いることは困難です。たとえば，患者に，精神障害，妄想，幻覚がある場合には，大うつ病の診断を行うことはできません。しかし，定量的アプローチは，そうした場合にも用いることができます。

近年，測定を，定性的アプローチ，定量的アプローチの一方だけに限ることの限界が，次第に明らかになりつつあります。定性的アプローチの見直しは，治療方法の拡大がその背景の 1 つとなっています。再び，高血圧を例にとれば，その治療は，軽度の場合には食塩制限，拡張期血圧が上昇すると利尿剤，重症になると血管拡張剤という具合に段階的に行われます。したがって，血圧のレベルに適した治療を行うためには，正常，異常と 2 区分的に扱うのではなく，連続量として扱うことが臨床的にも重要と考えられます。逆に，うつ病の場合は，それが双極性であるか，気分変調性であるかによって治療方法が異なります。したがって，単に CES-D のように症状の重症度を測定するだけでは，治療方針を決めることができません。この問題に対処するために，多次元尺度 multidimensional scaling (MDS) が開発され，定性法と定量法を統合する試みがなされています（第 4 章参照）。この方法では，カテゴリー化（定性化）と数量化の両方が可能となるように，特性の測定が行われます。

測定誤差の減少

　確定診断できる臨床検査が存在しない場合には，医師は，診察（視診，触診，面接）によって診断を下します。ここでは，臨床医は，データを生成しかつそれを解釈する立場にあり（Dohrenwendら 1982），判定誤差は，トレーニングや臨床経験を積むことによって減らすことができます。その意味で，経験豊富な医師は，誤診が少ないとの期待から，「ゴールドスタンダード」とみなされることが少なくありません〔ただし，医学分野以外の話ですが，Caputo (1980, p. 370) は，「彼らは17年の経験があるのではなく，1年の経験を17回繰り返したにすぎない」と述べています〕。これに対し，計量心理学分野の判定は，患者からの（多くの場合）選択式回答結果に基づいて行われます。この場合，すべての質問項目には，測定誤差（偶然誤差とバイアス）を伴うことが前提となっています。質問の意味の誤解，意図的な回答の偏り，回答用紙への記入ミスなどがその原因ですが，これらの測定誤差は，様々な努力で減らすことができます。その第1は，何らかの基準を設けて，個々の質問項目がそれを満たすかどうかをチェックすること，第2は，尺度を構成する多数の質問項目間の一貫性 consistency を高めること，第3は，何らかの基準を設けて，尺度全体を評価することです。

　医学的なアプローチに対しては，医師の面接技量を過度に信頼しすぎるという批判がよくなされます。確かに，第1章で指摘したように，臨床医学における診察の信頼性 reliability と妥当性 validity には，かなり改善の余地がありますが，逆に優れた計量心理学的尺度では，信頼性，妥当性はよく検討されているものの，臨床的な意義が弱く，診察で区別がつくような患者間の違いさえ，単純な計量心理学的尺度では，区別することができないという批判があります。測定に関するこうした分極的状況は次第に弱まりつつあり，それは特に精神医学の分野で著しく，診断学的面接基準〔Diagnostic Interview Schedule (DIS. Robinsら 1981)〕などの構造化面接法 structured interview が開発されています。DIS は精神科患者の診察法に基づいて開発されたものですが，トレーニングを受ければ，精神科医以外の人でも実施できるように作られています。この面接法には，多くの質問項目も含まれており，それらも診断に用いられます。このように，この面接法は，2つのアプローチ（定量的と定性的）を統合して作られたものですが，それぞれのアプローチにこだわる人々の中には，こうした折衷的な方法に不満を持つ人もいると思われます。

6. まとめ

　本章で論じた尺度の基準は，文献を評価する場合の指針あるいは第3章以下の序論となることを意図して書かれたものです。最後に強調しておきたいことは，新しい尺度の作成は，多大な時間と忍耐力を要するものだということ，したがって，既存尺度の活用は，労力やコストの節約の観点からも意味があるものだということです。

学習文献

American Educational Research Association, American Psychological Association, and National Council on Measurement in Education (1999). *Standards for educational and psychological testing*. American Educational Research Association, Washington, DC.

参考文献

American Educational Research Association, American Psychological Association, and National Council on Measurement in Education (1999). *Standards for educational and psychological testing*. American Psychological Association, Washington, DC.

American Psychiatric Association (2013). *Diagnostic and statistical manual of mental disorders* (5th edn). American Psychiatric Publishing, Arlington VA.

Caputo, P. (1980). *Horn of Africa*. Holt, Rinehart and Winston, New York.

Devins, G. (1993). *Psychiatric rating scales*. Paper presented at the Clarke Institute of Psychiatry, Toronto, Ontario.

Dohrenwend, B.P. and Dohrenwend, B.S. (1982). Perspectives on the past and future of psychiatric epidemiology. *American Journal of Public Health*, **72**, 1271–9.

Guilford, J.P. (1954). *Psychometric methods*. McGraw-Hill, New York.

McDowell, I. (2006). *Measuring health* (3rd edn). Oxford University Press, Oxford.

Radloff, L.S. (1977). The CES-D scale: A self-report depression scale for research in the general population. *Applied Psychological Measurement*, **1**, 385–401.

Robins, L.N., Helzer, J.E., Crougham, R., and Ratcliff, K.S. (1981). National Institute of Mental Health Diagnostic Interview Schedule: Its history, characteristics, and validity. *Archives of General Psychiatry*, **38**, 381–9.

Stevens, S.S. (1951). Mathematics, measurement, and psychophysics. In *Handbook of experimental psychology* (ed. S.S. Stevens), pp. 1–49. Wiley, New York.

第3章
質問項目の開発

1. はじめに

　尺度 scale や質問票作成の第1ステップは，当然のことながら，その要素となる質問項目を作成することです。これは決して瑣末な仕事ではなく，質問項目に不備があると（例：表現が稚拙，曖昧，不適切），データ収集後いかに統計学的手法を駆使しても，どうすることもできません。本章では，尺度で用いられる質問項目の様々なタイプについて検討し，それぞれの長所と欠点について解説します。

　尺度の作成は，既存の尺度を検討することから始まります。尺度のすべての質問項目が一から作られることは稀で，通常は，既存の尺度を参考にしながら作られます。たとえば，Wechsler (1958) は，彼が開発した様々な知能 (IQ) テストにおいて，どの質問項目を既存の尺度から採用したかをつまびらかにしています。たとえば，初版の成人用テストに含まれる11の下位尺度 subscale ［訳注：テストが複数の尺度から構成される場合，個々の尺度のことを下位尺度と呼びます］のうち，少なくとも9つは他の尺度から取り入れ，個々の下位尺度を構成する質問項目にも他の尺度から取り入れられたものが使われています。つまり，このテストに含まれる下位尺度も質問項目も，既存の尺度を修正し，新たな項目を加えたものだということです。このように，多くの場合，修正は大幅ではなく，比較的限られた範囲に留められます。同様に，顕在性不安尺度 Manifest Anxiety Scale (MAS) (Taylor 1953) も，その大部分は，ミネソタ多面人格テスト Minnesota Multiphasic Personality Inventory (MMPI) (Hathaway ら 1951) から取られたものです。質問項目がある尺度からどのような経緯で他の尺度に受け継がれていくかは，Goldberg (1971) によって見事に描かれています。彼はその著書の中で (p. 335)，以下のように述べています。

　　1900年前後頃に開発された項目が，Woodworth's Personal Data Sheet からサーストン人格調査票 Thurstone's Personality Schedule へ，そこからベルンルーター性格判別法 Bernreuter's Personality Inventory，ミネソタ多面人格テストに受け継がれ，そこからさらに，カリフォルニア人格判定法 California Personality Inventory，オムニバス人格判定法 Omnibus Personality Inventory，そして，新しいアカデミック行動評価法 Academic Behavior Inventory へと受け継がれていった。

　Angleitner ら(1986)は，その後を追跡し，それらがさらに，ドイツで開発された人格判定法の中に取り入れられたことを明らかにしています(p. 66)。

　同じ質問項目がこのように他の尺度に受け継がれていくのには，多くの理由があります。その第1は，新しい質問項目を作る労力を節約できること，第2は，多くの尺度で採用されている質問項目は，その過程で，有用性や計量心理学的な妥当性が証明されていると考えられること，そして第3は，1つの特性について，それほど多種多様な質問の仕方はそもそも存在しないことです。たとえば，睡眠障害に関する質問では，既存の質問項目と違うものを作ることの方がむしろ困難です。ただし，既存の項目の使用には，少なくとも以下の配慮が必要です。その第1は，使われている用語が現代にあっているかどうかに注意することです。たとえば，ミネソタ多面的人格判定法(MMPI)の初版(1987年まで使用されていた)には，「deportment 態度」，「cutting up 人を傷つける」，「drop the handkerchief 誘いかける」などの，古めかしい用語が用いられていました。こうした古めかしい表現への回答は，その人の性格以上に，その人の年齢をより強く反映している可能性があるので注意が必要です。そして，第2は，特許申請をするなど，自分の"利権"に利用しないことです。もちろん普通なら，既存の尺度が不十分，もしくは全く使用に耐えないことが新しい尺度開発の主な動機のはずですが，研究者も収益をあげることを求められる現代においては，特許料を稼ぐために，あえて"新しい"尺度を開発して，それを特許申請するといった行為が少なからず見受けられます。既存の尺度，それも無料で公開されている(あるいは特許や版権が設定されていない)尺度から項目を抜き取って，"新しい"有料の尺度を作ることは，控えめにみても，倫理的・法的に疑わしい行為と言わざるをえません。新しい尺度を作るのならば，そうした怪しげなやり方ではなく，次節で述べるように，患者・対象者，臨床的観察，理論，研究，専門家の意見など，本来の情報に基づいて行うのが王道です。

2. 質問項目作成の情報源

　尺度開発の際にしばしば忘れられがちなことは，患者や研究対象となる人々こそが，最も優れた情報源だということです。もちろん，外見的にわかる対象者(患者)の特性や異常については，臨床医の方が優れているはずですが，内的，つまり主観的な状態について語れるのは当事者以外にはありません。長年にわたって，主に「質的方法 qualitative method」を用いる研究者たちによって，そうした主観的内容を厳密かつ系統的に研究する手法が開発されてきましたが，最近になって，それが量的な研究分野にも応用されるようになってきました。以下，質的方法でデータ収集に用いられるインタビュー技法について概説しますが，もっと詳しく勉強したい人は，Taylorら(1998)やWillmsら(1993)を参照してください。

フォーカスグループ

　インタビュー法には，個別インタビュー in-depth interview とフォーカスグループインタビュー focus group interview (FGI) があり，質問項目の作成には，後者がよく用いられます。

Willms ら(1993)によれば，FGI とは，研究上重要なテーマについて，6〜12人程度の参加者が，司会者のファシリテーションによって，自由かつ自発的に話し合いを行うグループインタビューです(p. 61)。会話は通常録音されますが，司会者以外に記録者が同席して，メモをとることもあります。参加者は，その意見や考え方が研究上興味深いと考えられ，かつ，開発する尺度の研究対象と想定される人々の中から選ばれます。参加者の役割は質問項目の作成に直接関わることではなく，研究者が質問項目を作成するのに参考となる情報を提供することにあります。通常は，2〜3回程度の FGI が必要です。そして質問項目ができたら，再び FGI を実施して，質問項目が適切か，明確か，曖昧な表現がないか，回答者が理解できるように表現されているか，重要な内容がすべてカバーされているか，などを検討します。この段階での FGI は，質問を作成する段階の FGI とは異なり，試作された質問項目を検討するのが目的です。

FGI には，個人インタビューにはないいくつかの利点があります。その第1は，効率的であることで，参加人数が多いため，短時間で多くの意見を集めることができます。第2は，FGI では，単に司会者の質問に答えるのではなく，参加者同士の議論が行われることで，そこからより深く有益な情報を得ることができます。通常，司会は，参加者にとって部外者となる人が行いますが，その方が，参加者同士が話しやすく，議論が深まるからです。第3は，参加者同士で，発言の間違いや偏りを修正できることです。これにより，誤りやバイアスの少ない情報を得ることができます。

ただし，FGI がいつでも可能なわけではありません。社交恐怖，回避的人格障害など，他人との接触を避ける性格に関することがテーマである場合や，差別，人前では話しにくい行動（例：リスクの高い性行動，薬物使用）に関するテーマの場合には，FGI は向きません。また，FGI を実施する場合には，司会者は，発言の機会が参加者の一部に偏らず，参加者全員に行きわたるように常に注意しなくてはなりません。研究者の中には，FGI とは，単に人々を1つの部屋に集めて話を聴くだけの簡単な方法と勘違いしている人もいますが，それは非常に大きな間違いです。会話の運び方以外にも，司会者の選択（例：性別，年齢），グループ構成（例：年齢，性別，特性，疾患），人数，会話の記録法（例：ボイスレコーダー，メモ），分析方法（例：逐語録の作成，コーディング）についても，事前に綿密な検討が必要であり，また相当な経験を要します。

インタビューには，日常会話とほとんど区別がつかないインフォーマルなものから，事前にインタビューフローを作成するフォーマルなものまであります。一般的には，不明なことが多いほど，質問はより大まかなものとし，相手に自由に語ってもらうようにします。参加者の人数には決まったものはなく，「飽和 saturation」，つまり，もうこれ以上新しい情報が出てこないと判断される時点が適切なサンプルサイズの目安となります。さらに詳しく知りたい人は，Vogt ら(2004)，あるいは Puchta ら(2004)を参照してください。

キーインフォマントインタビュー

名称が示すように，これは重要な情報を持つと思われる（＝キーとなる）比較的少数の人々を対象に行われるインタビューで，個別もしくはグループで行われます。対象者は，たとえば，ある疾患を患い，それについての思いを語ることができる人，その疾患の診療経験が豊富で，医師の立場からその疾患について語ることのできる人などが相当します。

臨床的観察

臨床的観察は，臨床研究にとって，最も優れた情報源の１つと考えられます。実際，臨床に関する既存の理論や研究，専門家の意見などは，すべて観察がその根拠となっています。尺度とは，こうした臨床的観察を標準化するためのツールであり，これによって，患者全員に同じ質問ができ，医療者間で観察する事項を統一することができます。たとえば，Kruis ら（1984）は，過敏性腸症候群と器質的腸疾患を区別するための尺度開発を試みています。尺度の最初の部分は，患者に聞く多数の質問項目からなり，腹痛や鼓腸の有無，便通の変化，症状の持続期間，痛みのタイプと強さ，便の異常などが含まれます。これらの項目は，過敏性腸症候群と他の腸疾患との症状や徴候の違いに関する臨床医の経験や観察に基づいて作られたものです。同じように，月経随伴症状質問票 Menstrual Distress Questionnaire（MDQ. Moos 1984）は，筋硬直，皮膚のシミ，疲労感，悲哀感など，臨床的に月経前症候群 premenstrual syndrome（PMS）と関連があると考えられている 47 の症状から作られています。

しかし，尺度さえ作れば，患者とそうでない人を正しく判別できるわけではありません。事実，医師の観察だけを頼りに質問項目を作成することには限界があり，尺度の妥当性に問題が生じることもあります。たとえば，電気ショック療法というものがありますが，これは，統合失調症患者では，一般集団よりもてんかんの頻度が非常に低い［訳注：てんかんと統合失調症は拮抗するという理論］という誤った観察に基づいて開発されたものです。誤った観察に基づいて作られた尺度に妥当性はありません。臨床医はしばしば，自分が経験した少数例の患者の観察や，ある特定の理論に縛られて，診断上重要な可能性のある要因を見落とすことがあるので注意が必要です。

理 論

臨床では，観察（目視や面接）だけではなく，疾患や行動に関する「理論 theory」からも多くの情報を得ることができます。ここで言う「理論」には，理学的あるいは生物医学的理論から，人の行動に関する理論（モデル）に至るまで，非常に広義の内容が含まれます。たとえば，「治療が有効と思う気持ちが大きいほど，患者のアドヒアランスが高い」という理論（仮説）は，物理学の相対性理論とは比べようもありませんが，その分野（臨床医学）においては，質問項目や尺度を作成する上での重要な情報となります。長い間，尺度開発では，理論の重要性が軽視される傾向がありましたが，最近では，理論（モデル）の重要性に対する認識が深まりつつあります。これは，態度，信念，特性などに関する測定に顕著で，たとえば，心筋梗塞後の患者の運動療法に対するアドヒアランスを予測するための尺度を開発する場合を考えてみましょう。この場合，尺度開発は，アドヒアランスに関する理論（モデル）を応用することによって，より容易に（そしてより正確に）なります。たとえば，健康信念モデル Health Belief Model（Decker ら 1979）によれば，アドヒアランスは，疾患の重篤性 severity に対する自覚，その疾患に関する自分の罹りやすさ（感受性 susceptibility）に対する自覚，治療によって得られる効果に対する認識 perceived benefit，きっかけ cue to action，困難感 perceived barrier など，様々な要因が関係していると仮定されます。この理論（モデル）が妥当なものであれば，開発する尺度に，こ

れらの要因を質問項目として取り込む意義は大きいと考えられます．こうした発想は，理論(モデル)を知らなければまず思いつくことのないものですが，逆に言えば，間違った理論(モデル)に基づけば，無意味な尺度を作る恐れがあるということでもあります．理論(モデル)の選択を間違えたまま妥当性の検討にまで進んでしまうと，費やした膨大な時間や労力はすべて水泡に帰してしまいます．

　たとえば，患者管理問題尺度 Patient Management Problems (PMP) は，医師がどこまで優れた病歴聴取や診察を行えるかは，医師の能力によるという理論(モデル)のもとに作られたもので，この尺度には，医師が患者にする可能性のある質問と，オーダーされる可能性のある臨床検査が網羅され，スコア化もこの理論に基づいて行われます．この尺度の問題は，膨大な項目を記入する必要があることで，一部の質問から正しい診断に至ることがあっても，それは認められません．また，計量心理学的には申し分のない尺度ですが，医師の能力を測る他のどの尺度とも相関がありません．これは，理論(モデル)が間違っていることが主な原因と思われます．医師は，この尺度を作った人がイメージしたような具合には，思考しないからです (Feightner 1985)．

研　究

　研究で得られたデータから理論が生まれるように，研究から得られる知見は，質問項目や尺度開発にとって重要な情報源となります．

　研究は，関連分野の一般的な研究と，尺度の開発自体を目的とする研究に大別できますが，いずれの場合も，尺度は，集団の特徴，あるいは他の集団との違いを適切に表現できることが実証された質問項目から作成されます．たとえば，先に述べた過敏性腸症候群の診断のために開発された尺度 (Kruis ら 1984) では，その後半部が既存の研究に基づいて作成されており，そこには，様々な臨床検査値(例：血沈値，白血球数，体重減少)と病歴などがリストされていますが，それは，過敏性腸症候群と器質的腸疾患ではそれらの所見が異なるという既存の研究結果に基づくものです．精神科の領域では，Ullman ら (1964) が，統合失調症における「過程-反応連続体 'process-reactive' continuum」を測定するための尺度を開発しています．その尺度には，結婚や親であることに関する質問項目が含まれていますが，それは，過程統合失調症 process schizophrenia の患者，特に男性患者では，反応統合失調症 reactive schizophrenia の患者よりも，ずっと遅く結婚することが，多くの研究で明らかになっているからです．飲酒に関する項目もありますが，それは，少なくとも統合失調症の患者では，飲酒者は，非飲酒者よりも，入院期間が短い傾向があるからです．

　しかし，新しい領域の研究を始める場合には，参考になるような既存の研究が存在しないことがあります．そういう場合には，何らかの予備的な研究を実施し，質問項目作成の参考となる情報を集めなければなりません．たとえば，Brumback ら (1972) は，連邦立の病院や，クリニックで働く医師の臨床的技量の評価を実施しようと考えましたが，既存の尺度はどれも目的に合わず，また，使いにくいものがほとんどでした．そこで彼らは尺度開発に着手し，500人の医師から集めた 2,500 の重要事例 critical incident のデータを，様々な項目分析手法(因子分析など．第5章参照)を用いて分析し，最終的に，37の質問項目からなる尺度を作成しました．この研究は，尺度開発を目的としたものとしては異例に大規模なものですが，この事例から学

ぶことが2つあります。第1は，測定しようとする概念を明確化するために，本格的な研究を実施しなければならない場合があること，第2は，候補となる質問項目の数は，最終的に選ばれる質問項目数よりもかなり大きくなる場合があることです。この研究の場合，最終的な質問項目数は候補として作成された項目全体の1.5%にすぎませんでした。これは極端な例ですが，これほどではなくても，最終的な質問項目数がかなり小さくなることはよくあることです。

専門家の意見

　専門家の意見を尺度作成に利用した例は，医学生の成績評価尺度を開発したCowlesら（1959）の研究に見ることができます。彼らは，診療実習に入るまでに医学生が修得しておくべき特性や素養について，医学教育の経験豊富な教員にインタビューを行い，その結果に基づいて，8つの質問項目を開発しました。このアプローチは，上述したBrumbackら（1972）が"研究"と呼んだ最初のステップによく似ています。

　専門家の意見を集める方法については明確な基準は存在せず，大まかな質問をして意見をメモする程度の方法から，その分野の権威を集めて会議を開き，明確なルールを決めて投票してもらう方法に至るまで様々なものがあります。一般には，この両極の間に位置する方法が用いられ，3～10人程度の専門家に，（通常は）個別に相談するという形で行われます。目的は，尺度の質問項目に使えそうな情報をできるだけ多く集めることであり，そのため，少なくとも最初のドラフトには，たとえ1人の意見であっても，重要と考えられる限り取り上げます。

　この手法の利点は，専門家の選択さえ間違えなければ，その分野での最新の知見や考え方を反映する意見を得られることであり，研究者はあまり労力を費やすことなく，その分野の専門家の豊富な知識や経験を利用することができます。ただし，集めた専門家が偏り，その分野の意見が公平に反映されない場合には，選ばれた質問項目は特定の見方だけを反映するものとなってしまうので注意が必要です。逆に，専門家間であまりに意見が食い違う場合には，それをどう調整するかという問題が生じます。

　性格personalityの測定には，国際パーソナリティアイテムプールInternational Personality Item Pool（IPIP）という珍しいリソースが存在します。これは世界の研究者による共同プロジェクトで，様々な尺度が集められて，各国の言語に翻訳されており，研究者はそこから必要な質問項目を自分の尺度開発に利用することができます（Goldbergら 2006）。このプロジェクトで集められた尺度は，webサイト上に公開されており（http://ipip.ori.org），無料で利用できます。今日までに300以上の尺度がこのプロジェクトを利用して開発され（注：それらもこのwebサイトに登録されています），その中には，妥当性が確立され，広く研究に用いられているものもあります。

　同じように，患者報告アウトカムpatient-reported outcomes（PRO．質問票などを介して患者または対象者から直接得られるアウトカム情報）の測定を支援するために，患者報告アウトカム測定情報システムPatient-Reported Outcomes Measurement Information System（PROMIS）が開発されています。これは，米国NIHが支援する共同プロジェクトで，医学全般に共通する，痛み，疲れ，精神的苦痛，身体機能，社会的役割への参加social role participation，一般的健康感general health perceptionの6つの領域における患者報告アウトカム（PRO）を測定する質問項目の開発，その妥当性の評価，標準化を行っています（Cellaら 2007）。質問項目

は，後出の「項目反応理論 item response theory」(第12章)に基づいて分析されます。PROMISは公開されており，誰でも利用することができます(http://www.nihpromis.org/)。

以上，質問項目開発の方法をいくつか紹介しましたが，ほとんどの場合，尺度開発は，複数の方法を組み合わせて実施されます。

3. 内容妥当性

前節で述べたように，尺度を作成する場合，最初の段階ではできるだけ多くの質問項目の候補を集める必要があります。第5章では，その中から統計学的手法を用いて質問項目を選択する方法について解説しますが，本章では，目的とする内容(概念)を評価するのに必要な質問項目が尺度に含まれているかどうかという，いわば定性的(質的)なプロセスによる妥当性評価について解説します。こうした評価は，内容妥当性 content validity と呼ばれますが，それをさらに，内容適切性 content relevance と内容網羅性 content coverage に分類する人もいます(Messick 1980)。内容妥当性の概念は，学力試験にそのルーツがあります。学力試験は，卒業試験のように，それまで学習した内容の習得度を評価するために実施されるため，質問項目は，学習内容を反映したものでなければなりません(内容適切性)。そうでなければ，学力を正しく判定することはできないからです。また，試験には，学習内容が漏れなくカバーされている必要があり(内容網羅性)，そうでなければ，学生の学習に偏りがあっても，それを正しく評価することができないからです。表3.1 は，内容妥当性を構成するこの2つの概念(適切性と網羅性)をどうチェックできるかを，心臓病学を例に示したものです。表の各行は，テストに含まれる質問項目，各列は，学習領域(内容)を示し，それぞれの質問項目がカバーする学習領域がチェックされています(マトリクス法)。後述する他の妥当性指標のように，結果が1つの数字で表現されることはありませんが，こうした視覚化が判断の助けとなります。

第1に，各質問項目は，少なくともいずれかの学習領域に当てはまる必要があります。どの領域にも当てはまらない項目があれば，それはその項目自体が不適切であるか，あるいは学習領域がすべて網羅されていない可能性があります。第2に，各領域には，それに関連する質問項目が少なくとも1つは含まれていなければなりません。そうでなければ，適切な学力評価を

表3.1 内容妥当性のチェック(心臓病学を例に)

質問	学習領域(内容)			
	解剖学	生理学	機能	病理学
1		×		
2	×			
3			×	
4	×			
5				×
・				
・				
・				
20		×		

行うことができないからです。最後に，各領域の質問項目数は，それぞれの領域のシラバス上の重要性（重み）を反映するものでなくてはなりません（内容の代表性 representativeness）。それは，質問項目作成の難易度が，領域によって大きく異なることがあるからで，たとえば，心臓病学では，心臓由来の酵素の正常値に関する多肢選択式の問題を作る方が，心臓病患者のリハビリテーションに対処する能力を試す質問項目を作成するよりもはるかに簡単です。したがって，テストを作る側が労力を惜しめば，作りやすい問題に偏ってしまう可能性があり，そうなると，最終的なテストの得点は，学生が修得すべき知識の全体を反映するものではなくなってしまいます。

しかし，そうかといって，すべての領域について，細かな知識の問題を作ると，問題の量は膨大なものとなってしまいます。そういう場合は，問題のプールの中から領域ごとに，問題をランダムに（＝等しい確率で）選択する必要がありますが，それは，特性や行動を測定する質問票の開発では実際によく行われていることです。さもなければ，質問票がとんでもない長さになってしまうからです。

表3.1に示したマトリクス法は，学力試験のために開発されたものですが，態度，行動，症状に関する尺度開発にも応用できます。その場合は，列は，学習領域ではなく，尺度で測定する特性や症状などになります。たとえば，家の断熱材に使われるウレタンフォームの身体影響に関する新しい尺度を開発する場合を考えてみましょう。この場合，列には，ウレタンフォームによって生じる可能性のある症状（および対照として，そういう可能性がないと思われる若干の症状）が並ぶことになります。たとえば，既存の研究や専門家の意見などから，上気道症状，胃腸症状，皮疹，睡眠障害，記憶障害，眼刺激などが生じる可能性がある場合には，これらの症状について，少なくとも1つの質問が含まれているかどうか，あるいは無関係な質問が含まれていないかどうかをチェックします。このように，内容妥当性とは，個々の質問項目ではなく，尺度全体を見渡す概念です。そして，これは"相対的"な概念であることに注意が必要です（Messick 1993）。つまり，その内容の適切性や網羅性は，その尺度を用いる目的によるということです。たとえば，ある尺度が，うつ状態のスクリーニングに高い内容妥当性を有していたとしても，それを治療効果の測定に用いると，その内容妥当性は低くなります。また，内容妥当性は，研究対象とする特性や症状に関する研究や理論の進歩（例：疾患の機序解明の進歩）などによって，低下することもあります（Haynesら1995）。たとえば，タイプA性格 Type-A personality［訳注：時間に追われる焦り，怒りっぽいなどの性格やせっかちな行動傾向などを特徴とする性格］の人は，心血管系疾患に罹りやすいことが指摘されてきましたが，その後の研究で，心血管系疾患と関連があるのは，「いらだちを態度に表す」という特性だけであることが判明したため（Seligman 1993），心血管系疾患との関係で言えば，旧式のタイプA性格測定尺度は，もはや内容妥当性の低いものとみなされます。

ここで，内容妥当性のある尺度の開発が実際にどのように行われるのかを，実例に沿って説明することにしましょう。McFarlaneら（1980）は，ストレスの影響に関するある研究の一環として，人々が自分が持っていると思う社会的サポートの量を測定する尺度を開発することとしました。彼らがまず行ったことは（注：論文には明確には書かれていませんが），「社会的サポート」の概念を明確にすることでした。つまり，社会的サポートといっても抽象的なため，そのどういう側面を測定するのか，ということです。彼らが注目したのは，社会的サポートの中でも，人をストレスから守るバッファーのような役目を持つ社会的サポートで，まずそれに関する文

献を検索し，次に，そこで用いられていた尺度を検討し，その中から目的に適した質問項目を見つけました。そして，最後に，質問票のドラフトを作成し，臨床経験の豊かな多くの家族療法の専門家に，意見を求めました。この最後のステップは，重要な質問項目の欠落がないか，追加するべき項目がないかなどを検討すること，つまり，内容妥当性を検討することを目的としたものです。そして完成した尺度については，後の章で解説する様々な信頼性や妥当性の検討が行われました（McFarlane ら 1981）。

　内容妥当性には，内容妥当性比 content validity ratio（CVR）を用いる，より精緻な方法もあります〔Lawshe（1975）によって開発され，Waltz ら（1981）と Lynn（1986）によって改変されたもの〕。この方法では，専門家や患者で構成されるパネルに質問票の各ドメイン［訳注：属性，態度，行動など，質問内容の領域］についての明確な説明と全質問項目のリストを渡し，各項目を4段階で評点してもらいます（4＝非常に適切，3＝非常に適切だが表現に修正が必要，2＝適切性にやや問題あり，1＝不適切）。そして，各質問項目について以下の式で，CVRを計算します。

$$\text{内容妥当性比（CVR）} = \frac{n_e - N/2}{N/2}$$

ここで，n_e は，その項目を「必要 essential（評点の3ないし4）」と評価した評価者（専門家や患者）の数で，N は全評価者数を表します。内容妥当性比（CVR）は－1〜＋1の範囲の値をとり，値（CVR）が0であることは，半数の評価者がその項目を「必要」と評価したことを意味します。偶然による影響を避けるために，Lawsheは，CVRの値を，評価者数が5〜6人（最低の評価者数）の場合は0.99，8人の場合は0.85，10人の場合は0.62を基準とし，値がそれに満たない場合は，その項目は採用しないことを提案しています。評価者には，それ以外に，各ドメインの内容について，追加すべき質問項目がないかどうかなど，内容についてのコメントも依頼します。それによって，新たな質問項目の追加が必要となれば，内容網羅性を高めることができます。内容妥当性に関する総合的な解説は Haynes ら（1995）を参照してください。

　では，質問項目数はどれくらいが適当なのでしょうか。尺度開発の当初は，必要な質問項目に漏れがないようにするため，なるべく多く集めるようにします。不要な質問は後から削除すればよいからです。本章の最初に述べたように，この段階で必要な質問項目が欠落していると，後からはどうにもできない事態に陥ってしまいます。Loevinger（1957）は，尺度開発の古典とされるその著書で以下のように述べています。

　　「項目のプールは，測定しようとする特性に関するあらゆる理論を念頭に，考えられる
　　限りの内容を網羅する必要がある」（p. 659）

4．汎用的尺度と特異的尺度および帯域と忠実度

　今，リウマチ性関節炎患者の生活の質 quality of life（QOL）を測定する場合を考えてみましょう。この場合，どのような尺度を用いればよいでしょうか？　QOL尺度には，リウマチ性関節炎に特化されたQOL尺度（疾患特異的尺度 disease-specific scale），患者個々人に特化された尺度（患者特異的尺度 patient-specific scale），あるいは多様な患者に適用できるように開発さ

れた汎用性の高い尺度(汎用的尺度generic scale)があり，いずれかを選択する必要があります。患者特異的尺度とは，たとえば患者に，疾患に影響を受けたと感じる活動を5つあげてもらうといったタイプの尺度(例：Guyattら 1993)で，この場合の尺度は，患者ごとに全く異なったものとなります。

　疾患特異的尺度や患者特異的尺度では，特異性specificityの高さが，その利点となります。一方，当然のことですが，汎用的尺度では，どうしても，特定の疾患には当てはまらない質問項目が多くなってしまいます。たとえば，汎用的尺度には，失禁，息切れ，注意力散漫などの項目が含まれますが，これらの症状は，クローン病，喘息，うつ病の患者には多く見られるものの，リウマチ患者ではほとんど見られません。こうした項目は，一部の疾患には無用というだけではなく，誤差を生む原因にもなります。一方，疾患特異的尺度では，当然すべての項目は，その疾患の患者に適したもので構成されます(ただし，不要な質問や，治療で変化しないような項目が含まれないよう注意が必要です)。また，汎用的尺度では，それを実用的な長さにとどめるためには，1つひとつの領域をあまり長くすることはできません。しかし，それでは，患者に生じる変化や患者間の違いを捉えるのに必要な質問項目をあまり含められなくなってしまいます。

　逆に，特異的尺度の欠点は，特異性が高いために，一般性(汎用性) generalizability が低いことです(Aaronson 1988, 1989)。疾患間の比較，ある疾患の患者間での重症度の比較，介入の効果評価，属性や文化が異なる患者間の比較(Patrickら 1989)，さらには，慢性疾患や精神疾患患者における疾病コストを健常人と比較するといった目的のためには，尺度にはある程度の汎用性が必要となります(McHorneyら 1994)。用いる尺度が研究間で異なっていては，比較のしようがないからです。数多くの研究結果を統合するメタアナリシス(例：Glassら 1981)が増加している今日においては，特にこの点に配慮が必要です。さらに，汎用的尺度は，特異的尺度よりも，多くの研究で用いられるため，その妥当性や信頼性に関する情報を得やすいというメリットもあります。

　Dowie (2002a, 2002b) は，汎用的尺度のメリットを，違う観点から指摘しています。彼の論点は，研究者は，一般に介入の主効果main effect(注：目的とする病状が改善されたかどうか)を重視し，副作用を2次的アウトカムとして軽視する傾向があるが，患者にとっては，主効果でも，間接的な効果(例：大腿骨頭置換による自立感)でも，あるいは，副作用でさえも，"効果"であることに変わりはなく，臨床的観点からは，疾患特異的尺度は，患者にとって重要な(しかし研究者にとっては2次的な)効果を見逃してしまう可能性がある，というものです。

　これは，患者特異的尺度では特に問題となります。なぜなら，このタイプの尺度は，患者ごとに項目が異なることが多いため，信頼性や妥当性などの計量心理学的特性の評価や，患者間の比較，ましてや疾病間の比較をすることが困難だからです。また，患者特異的尺度では，症状数が限定されるという問題もあります。当然ながら，患者は誰でも，自分が一番気になる症状を優先して回答します。そのため，症状数に，たとえば5つまでと上限を設けると，たとえその5つ以外の症状が患者間で非常に大きく違っていても，スコアは変わらないという不都合が生じることになります。つまり，患者Aに6つの症状，患者Bに11の症状があっても，最も気になる5つの症状が両患者で同じであれば，回答上限を5つとすると，スコア上は患者間に差がないことになってしまうということです。さらに言えば，このように回答を5つに限定してしまうと，治療効果を過大，もしくは過小評価する恐れもあります。なぜなら，5つ以外

の症状に治療効果があっても,評価できず(過小評価),また,5つ以外の症状が悪化しても,5つの症状が改善すれば,有効と判定されてしまうからです(過大評価)。

　特異的尺度と汎用的尺度の違いを,Cronbach(1990)は,「ラジオを作る場合の帯域 bandwidth と忠実度 fidelity の間のジレンマ(Shannon ら 1949)」に例えています。AM,FM,短波に加えて,警察や消防署の放送までカバーするような広帯域のラジオを作ろうとすると,多くのラジオ局の放送を聞くことができる反面,どの局の音も不鮮明になってしまいます。逆に,周波数を1つの局に特化すれば,その局の放送は明瞭に聞くことができますが,他の局の放送を聞くことはできなくなります。このように,帯域と忠実度は,一方が高いと他方が低いという反比例する関係にあり,どこで折り合いをつけるかが問題となります。ラジオとは異なり,尺度開発の分野では,特異的尺度と汎用的尺度を比較した研究はあまり見られません。一般的には,疾患特異的尺度の利点は一見明らかなように思われますが,綿密に設計され,信頼性と妥当性の高い汎用的尺度からは,多くの疾患について,疾患特異的尺度に劣らない結果を得られると考えられています(例:Bombardier ら 1986,Liang ら 1985,Parkerson ら 1993)。したがって,QOL 研究などにおいては,SF-36(Ware ら 1993)や SIP(Sickness Impact Profile. Gilson ら 1975)などの汎用的尺度を使用し,対象者に大きな負担とならない範囲で,補完的に疾患特異的尺度を使用するのが適切と思われます。

5. 翻　訳

　質問項目の作成とは直接関係しませんが,他の言語への翻訳は,問題を生じることがあるので注意が必要です。対象者に英語を母国語としない人々が含まれる場合には,2つの選択肢があります。1つは,英語を理解できない対象者を研究から除外することですが,その場合はサンプルにバイアスが持ち込まれ,結果の一般性に問題を生じることになります。もう1つは,対象者が理解できる言語に,尺度や質問票を翻訳することです。

　翻訳の目的は,オリジナル版と"等しい"ものを再現することにありますが,問題は,"等しい"とは何を意味するかということです。Herdman ら(1997)は,多くの文献レビューに基づいて,「同等性 equivalency」を19のタイプに分類し,その中で重要なものは5ないし6つであること(ただし,研究者によって見解が異なる可能性はあります),および,タイプ間で重要度が異なることを指摘していますが,それについては大方の見解は一致しています(Herdman ら 1998,Sechrest ら 1972)。以下,その中の主なものについて解説します。

　概念的同等性 conceptual equivalence:これは,測定対象とする概念についての理解が,2つの文化間で等しいかどうかということです。その概念が,2つの文化間で,それを構成するあらゆる要素に至るまで完全に一致している場合には,何の問題もなく研究を進めることができます。しかし,それとは対照的に,ある概念が他方の文化には全く存在しないこともあります。たとえば,Hunt(1986)は,貧しいエジプト人女性は,"楽しむこと"に関する質問に答えられなかったことを報告し,それは,「極貧にあえぎ,日々働きづくめで,食べ物探しと家事に追われる生活の中で,これら女性には,"楽しみ"という概念が存在せず,そうした質問が無意味だったためだ」(p. 156)と述べています。通常は,こうした両極端の中間,つまり,同じ概念

が他の文化にも存在するものの，それを構成する要素や要素の重みが異なる場合が普通です。たとえば，私たちの学生の1人が，米国で開発された子どもの虐待 child abuse に関する尺度をスペイン語に翻訳して用いようとしたことがあります（Aracena ら 1994）。彼女はまず，虐待の概念にチリと米国で違いがないかどうかをフォーカスグループで検討することにしました。興味深いことに，その結果，北米で虐待的（身体的と性的）とみなされる行為が，チリでは，正常な子育ての一環とみなされていることがわかり，元々の尺度の一部の質問項目は，チリで用いるスペイン語版では使えないことが明らかになったのです。この例以外にも，他の文化に存在しない，もしくは意味が異なり，翻訳が困難もしくは不可能な概念は少なくありません。宗教的に一神教的色彩が強い北米やヨーロッパに住んでいると，仏教，神道，ヒンズー教などの多神教的宗教の存在，そして，霊俗の関係が，それらの宗教とアブラハム系宗教［訳注：キリスト教，ユダヤ教，イスラム教］とでは大きく異なることをつい忘れがちですが，逆に，それらの文化にはあって，欧米の文化にはない概念があります。たとえば，日本には「甘え amae」という概念がありますが，これは，感情的依存 emotional dependency では表現しきれない概念で，「罪 guilt」や「社会的当惑 social embarrassment」と，全く同じではないにしても非常に近い概念とされています。

　概念同等性を検討する方法には，エスノグラフィーや文化人類学関連の文献のレビュー，直接の個別インタビューやフォーカスグループ，様々な専門家への相談など，多くの方法があります（Stewart ら 2000）。そして，部分的にでも概念同等性が存在する場合には，**項目的同等性** item equivalence の検討に入ります。これは，個々の質問項目が，対象集団に適切か，許容されるものであるかの検討を意味し，たとえば，平屋しかない地域の人々に，階段を登る能力についての質問をしても意味がありません。また，性に関する質問や，家族への感情や収入に関する質問がタブー視される文化圏もあります。その場合は，質問の表現を変えるか，翻訳前に質問項目を入れ替えるなどの対処が必要となります。項目同等性を確認する方法は，概念同等性の場合とほぼ同じです。

　意味的同等性 semantic equivalence：これは，各質問項目の意味が文化間で等しいかどうかということです。たとえば，私たちは"青"を悲しみ，"黒"を沈んだ気持ちという具合に意味付けていますが，色の意味は文化によって異なることがあり，たとえば，"白"は，欧米では純粋を意味しますが，中国では，悲嘆や服喪を意味します。したがって，「I feel blue」とか，「The future looks black to me」といった表現を，単純に直訳しても，他の文化では，同じ意味で受け取られない可能性があります。同じように，アングロサクソン系の人々は，軽度の身体的不調を，"胃"に結び付けて語ることが多いのに対し，フランス人は"肝臓"に，ドイツ人は"血の巡り"に結び付ける傾向があります。また，翻訳が質問を無意味にすることもあります。たとえば，Hambleton (1994) は，「Where is a bird with webbed feet most likely to live? (a) mountains, (b) woods, (c) sea, (d) desert」［訳注：webbed feet は英語では水掻きの意味］という多肢選択式の質問を例にその問題を指摘しています。この質問をスウェーデン語に翻訳しようとすると，「webbed feet」の訳語は，スウェーデン語では，英語で言えば「swimming feet（水泳用ひれ足）」という言葉になるために，問題が意味をなさなくなってしまうのです。こうした問題は，同じ国の同じ言語内でも生じます。たとえば，Oscar Wilde は，「米国内では，今日もはやお互いに異なるものは何もない。言葉以外は」と述べており，George Bernard Shaw も，

「英国と米国は，英語という共通の言葉で隔てられた2つの国だ」と述べています。これは，英国で開発されたある尺度によく表れています。その項目の1つに，「I have been feeling in need of a good tonic」というものがあります。英国人であれば，「tonic」が医薬品を意味することは知っていますが，北米では，「tonic」はジンなどを割るソーダ水のことであり，なぜ健康に関する質問票でそんなことを聞かれるのかと回答者が当惑する可能性があります。また，「comadre」は，辞書的には子どもの名付け親のことを意味しますが，メキシコやテキサス州のラテン系住民の間では，親しい先輩や友人などを，ニカラグアでは，愛人（不倫相手）を意味することがあります。したがって，同じ尺度を使って調査をしても，国によって，対象者の反応や回答が異なってしまうことになります。同じように，スポーツで使われるスラング〔例：getting to first base（一塁に出る），out in left field（不意打ち），sticky wicket（グラウンドのぬかるみ）〕などは翻訳が困難です。

意味的同等性 semantic equivalence にも，色々な検討方法があります。その第1は，対象となる可能性のある人々に翻訳版を渡して，それを自分自身の言葉で表現し直してもらう，あるいはその項目が何を意味すると思うかを述べてもらうという方法です（第6章の「質問項目の適否の判定」の節を参照）。第2は，本章で後述するバックトランスレーション（逆翻訳）back-translation を実施することで，その過程で，原版と翻訳版の間に解釈の相違が明らかになることがあります。

実施的同等性 operational equivalence：これは，質問項目ではなく，尺度のフォーマット，説明（例：趣旨，記入方法），実施方式（例：郵送，面接など）が等しいかどうかという面での同等性のことです。たとえば，北米のインディアンでは，直接的な質問をするのは無礼とみなされ，アジアやアフリカの一部では，若い人が年長者に質問するのはやはり無礼とみなされます。言うまでもなく，自記式の尺度を，読み書きが困難な対象者に用いることは全く不適切であり，フォーマットが悪い場合（例：行間を詰めすぎるなど）にも，回答が困難になることがあります。たとえば，私たちが実施したカナダの高齢者の研究では，不調の程度を10 cm の"水平線"上にチェックする形式の質問〔第4章で論じる「視覚アナログ尺度（VAS）」〕を作成したところ，高齢者にはその意味を理解してもらいにくかったため，それを"垂直"にして，温度計のような感じで，赤い線の長さで程度を表現してもらったところ，うまくいった経験があります（Mohide ら 1990）。日付に関する情報を集めるときには，日付の記載形式が国によって，あるいは同じ国の中でさえ異なることがあるので，注意が必要です。たとえば，09/02/08 という記載は，2008年9月2日，2008年2月9日，2009年2月8日，2009年8月2日と様々に受け取られる可能性があるため，「日，月，年」を指定して明確に聞き取る必要があります。

特性的同等性 measurement equivalence：これは，原版と翻訳版における計量心理学的特性（信頼性と妥当性）が等しいかどうか，その程度を意味する概念です。もちろん，これは翻訳後にしか検討できません。

翻訳可能と判断されたら（つまり，概念的同等性が存在し，項目的同等性，意味的同等性を確保できる見通しが立ったら），いよいよ翻訳にかかります。Guillemin ら（1993）は，可能ならば，同じ研究チーム内で少なくとも2つの独立した翻訳を行うことを勧めています。翻訳する場合に大切なことは，いきなり質問項目を1つひとつ翻訳していくのではなく，まず尺度全体が意図するものを理解し，個々の項目をその文脈の中で捉えて翻訳することです。そうして初

めて，回答者が理解しやすい，自然な言葉に翻訳することができます。

翻訳ができたら，次にバックトランスレーション（逆翻訳），つまり翻訳版から，原版の言語へ翻訳し直すという作業を行います。これは，原版も尺度の目的も知らないメンバーが独立して行いますが，そのメンバーは，原語の日常表現を熟知している人々でなくてはなりません。それが済んだら，最後に会議を開き，原版とバックトランスレーションを比較し，翻訳に問題がないかどうかを検討し，必要があれば修正します。言うまでもなく，翻訳，バックトランスレーション，最後の会議に参加する人々は，2つの言語を熟知していなくてはなりません。翻訳の段階には，翻訳版での言語を第1言語とする人々，バックトランスレーションでは，原版の言語を第1言語とする人々，そして，最後の会議には，それぞれを第1言語とする人々が含まれる必要があります。

翻訳とバックトランスレーションの1つの問題は，翻訳に関わる人々自体にあります。それは，翻訳に関わる人々は，研究対象とする人々（回答する人々）よりも一般に教育レベルが高いという問題です（Hambleton 1994）。そうした人々は，2つの言語（および2つの文化）に精通していて，かなり難しい意味でも理解できるため，回答者が経験する困難を予想できないことがあります（Mallinckrodtら 2004）。したがって，翻訳に当たっては，対象集団と社会属性的特徴が似ていて，母国語しかわからない人々にも参加してもらい，第5章で解説する手順に沿って項目を検討する必要があります。

そして，翻訳が完成したら，特性的同等性のところで述べたように，尺度の計量心理学的特性を検討します。単に，信頼性や妥当性を確認するだけの場合もありますが，原版の正常値やカットオフ値が，翻訳版にも当てはまるかどうかが検討されることもあります。そして，最も高度な方法としては，個々の項目のパフォーマンスが，原版と翻訳版で差がないかどうかを，確証的因子分析 confirmatory factor analysis（CFA）や項目反応理論 item response theory（IRT）の差異項目機能 differential item functioning（DIF）分析を用いて，統計学的に検証することもできます。項目反応理論（IRT）については，第12章で詳細に，確証的因子分析（CFA）については，巻末の付録Bでごく簡単に解説します。これらについてもっと詳しく学びたい方は，Normanら（2014），あるいはByrne（2009）を参照してください。

調査対象とする文化圏において，多数（$N > 30$）のバイリンガルの対象者の参加と，原版尺度の個々の質問項目に対して，300人を超える回答者の統計データが利用できる場合には，翻訳版の意味的同等性を数量的に検証することができます（Mallinckrodtら 2004）。それは，2言語折半法 Dual Language, Split Half method（DLSH）と呼ばれる方法で，以下の手順で行われます。

◆2種類のテスト尺度の作成：1つ（テスト尺度A）は，前半の質問項目が原語（例：英語），後半が訳語（例：中国語）の項目からなる尺度で，もう1つ（テスト尺度B）は，逆に，前半が訳語（例：中国語），後半が原語（例：英語）の項目からなる尺度です。可能ならば，どちらにも，前半と後半の質問項目の配列を入れ替えた2種類，つまり，合計4種類の尺度を用意します。

◆バイリンガルの対象者をランダムに2群に分け，テスト尺度Aあるいはテスト尺度Bを渡し，また全員に，構成概念妥当性（第10章）を検討するために，同一の言語（例：英語）で作られた，テスト尺度とは別の，類似する概念を測定する尺度を渡します。

◆可能な場合には，再テスト信頼性 test-retest reliability を検討するために，約 2 週間後に，同じ対象者に同じテスト尺度に回答してもらいます。

これによって，以下の情報を得ることができます（注：(1) ～ (4) に出てくる用語については後の章で詳述）。(1) 原版と翻訳版の比較による折半信頼性 split-half reliability，(2) 原版と翻訳版それぞれの内的一貫性 internal consistency，(3) 再テスト信頼性 test-retest reliability，(4) 構成概念妥当性 construct validity に関する一部の情報。さらには，大規模な標準サンプルのデータを用いて，翻訳版の個々の項目のパフォーマンスを原版と比較することもできます。

このような説明を読むと，尺度の翻訳が本当に労力に見合う作業かどうかと疑問に思われることでしょう。尺度の翻訳版の作成には，翻訳，バックトランスレーション，翻訳版が使われる環境下での信頼性と妥当性の再検討など，結局は，新しい尺度を開発するのと変わらない手続きが必要となるからです。違うのは，前者が既存の質問項目を翻訳するのに対し，後者は新しい項目を作成するという点だけです。このような手順を踏んで，これまでに多くの尺度が翻訳されてきましたが，しかしまだ解決されていない問題が残っています。たとえば，私たちが，妥当性が検証されたフランス語版の尺度を用いて行った 2 つの研究（O'Brien ら 1994，Streiner ら 1994）では，片頭痛の発生頻度と自己申告による生活の質（QOL）が，両研究間で異なるという結果となりました。しかし，これらの違いが文化などの違いによるものか，測定に用いられた尺度の言葉使いの微妙な違いによるものかは，未だに明らかではありません。つまり，結果が，研究間で異なったとき，それが，文化間の真の違いによるものか，翻訳に起因するものかの判断が難しいということです。

このように，尺度の翻訳は，不可能なことではありませんが，新しい尺度を開発するのと同じほどの労力を要すること，そして，研究結果が翻訳版と原版で等しい場合でも異なる場合でも，その解釈には慎重さが求められます。

学習文献

Aday, L.A. and Cornelius, L.J. (2006). *Designing and conducting health surveys: A comprehensive guide* (3rd edn). Wiley, New York.

Brislin, R.W. (1970). Back-translation for cross-cultural research. *Journal of Cross-Cultural Psychology*, **1**, 185–216.

Del Greco, L., Walop, W., and Eastridge, L. (1987). Questionnaire development: 3. Translation. *Canadian Medical Association Journal*, **136**, 817–18.

Oppenheim, A.N. (2000). *Questionnaire design and attitude measurement* (New edn). Heinemann, London.

Payne, S.L. (1951). *The art of asking questions*. Princeton University Press, Princeton, NJ.

Roid, G.H. and Haladyna, T.M. (1982). *A technology for test-item writing*. Academic Press, New York.

Sudman, S. and Bradburn, N.M. (2004). *Asking questions* (Rev. edn). Jossey-Bass, San Francisco, CA.

参考文献

Aaronson, N.K. (1988). Quantitative issues in health-related quality of life assessment. *Health Policy*, **10**, 217–30.

Aaronson, N.K. (1989). Quality of life assessment in clinical trials: Methodological issues. *Controlled Clinical Trials*, **10**, 195S–208S.

Angleitner, A., John, O.P., and Löhr, F.-J. (1986). It's *what you* ask and *how* you ask it: An item metric analysis of personality questionnaires. In *Personality assessment via questionnaires* (ed. A. Angleitner and J.S. Wiggins), pp. 61–107. Springer-Verlag, New York.

Aracena, M., Balladares, E., and Román, F. (1994). *Factores de riesgo para maltrato infantil, a nivel del sistema familiar: Una mirador cualitativa*. Documento de Trabajo N.1. Universidad de la Frontera, Temuco, Chile.

Becker, M.H., Maiman, L.A., Kirscht, J.P., Haefner, D.P., Drachman, R.H., and Taylor, D.W. (1979). Patient perception and compliance: Recent studies of the health belief model. In *Compliance in health care* (ed. R.B. Haynes and D.L. Sackett), pp. 78–109. Johns Hopkins University Press, Baltimore, MD.

Bombardier, C., Ware, J., Russell, I.J., Larson, M., Chalmers, A., and Read, J.L. (1986). Auranofin therapy and quality of life in patients with rheumatoid arthritis: Results of a multicenter trial. *American Journal of Medicine*, **81**, 565–78.

Brumback, G.B. and Howell, M.A. (1972). Rating the clinical effectiveness of employed physicians. *Journal of Applied Psychology*, **56**, 241–4.

Byrne, B.M. (2009). *Structural equation modeling with AMOS: Basic concepts, applications, and programming* (2nd edn). Routledge, New York.

Cella, D., Yount, S., Rothrock, N., Gershon, R., Cook, K., Reeve, B., *et al*. (2007). The Patient-Reported Outcomes Measurement Information System (PROMIS): Progress of an NIH roadmap cooperative group during its first two years. *Medical Care*, **45**(Suppl. 1), S3–S11.

Cowles, J.T. and Kubany, A.J. (1959). Improving the measurement of clinical performance of medical students. *Journal of Clinical Psychology*, **15**, 139–42.

Cronbach, L.J. (1990). *Essentials of psychological testing* (5th edn). Harper and Row, New York.

Dowie, J. (2002a). Decision validity should determine whether a generic or condition-specific HRQOL measure is used in health care decisions. *Health Economics*, **11**, 1–8.

Dowie, J. (2002b). 'Decision validity . . . ': a rejoinder. *Health Economics*, **11**, 21–2.

Feightner, J.W. (1985). Patient management problems. In *Assessing clinical competence* (ed. V.R. Neufeld and G.R. Norman), pp. 183–200. Springer-Verlag, New York.

Gilson, B.S., Gilson, J.S., Bergner, M., Bobbit, R.A., Kressel, S., Pollard, W.E., *et al*. (1975). The Sickness Impact Profile: Development of an outcome measure of health care. *American Journal of Public Health*, **65**, 1304–10.

Glass, G.V., McGraw, B., and Smith, M.L. (1981). *Meta-analysis in social research*. Sage, Beverly Hills, CA.

Goldberg, L.R. (1971). A historical survey of personality scales and inventories. In *Advances in psychological assessment* (Vol. 2) (ed. P. McReynolds), pp. 293–336. Science and Behavior, Palo Alto, CA.

Goldberg, L.R., Johnson, J.A., Eber, H.W., Hogan, R., Ashton, M.C., Cloninger, C.R., *et al*. (2006). The international personality item pool and the future of public-domain personality measures. *Journal of Research in Personality*, **40**, 84–96.

Guillemin, F., Bombardier, C., and Beaton, D. (1993). Cross-cultural adaptation of health-related quality of life measures: Literature review and proposed guidelines. *Journal of Clinical Epidemiology*, **46**, 1417–32.

Guyatt, G.H., Eagle, D.J., Sackett, B., Willan, A., Griffith, L., McIlroy, W., *et al.* (1993). Measuring quality of life in the frail elderly. *Journal of Clinical Epidemiology*, **46**, 1433–44.

Hambleton, R.K. (1994). Guidelines for adapting educational and psychological tests: A progress report. *European Journal of Psychological Assessment*, **10**, 229–44.

Hathaway, S.R. and McKinley, J.C. (1951). *Manual for the Minnesota Multiphasic Personality Inventory* (Rev. edn). Psychological Corporation, New York.

Haynes, S.N., Richard, D.C.S., and Kubany, E.S. (1995). Content validity in psychological assessment: A functional approach to concepts and methods. *Psychological Assessment*, **7**, 238–47.

Herdman, M., Fox-Rushby, J., and Badia, X. (1997). 'Equivalence' and the translation and adaptation of health-related quality of life questionnaires. *Quality of Life Research*, **6**, 237–47.

Herdman, M., Fox-Rushby, J., and Badia, X. (1998). A model of equivalence in the cultural adaptation of HRQoL instruments: The universalist approach. *Quality of Life Research*, **7**, 323–35.

Hunt, S.M. (1986). Cross-cultural issues in the use of socio-medical indicators. *Health Policy*, **6**, 149–58.

Kruis, W., Thieme, C., Weinzierl, M., Schuessler, P., Holl, J., and Paulus, W. (1984). A diagnostic score for the irritable bowel syndrome: Its value in the exclusion of organic disease. *Gastroenterology*, **87**, 1–7.

Lawshe, C.H. (1975). A quantitative approach to content validity. *Personnel Psychology*, **28**, 563–75.

Liang, M.H., Larson, M.G., Cullen, K.E., and Schwartz, J.A. (1985). Comparative measurement efficiency and sensitivity of five health status instruments for arthritis research. *Arthritis and Rheumatism*, **28**, 542–7.

Loevinger, J. (1957). Objective tests as instruments of psychological theory. *Psychological Reports*, **3**, 635–94.

Lynn, M.R. (1986). Determination and quantification of content validity. *Nursing Research*, **35**, 382–5.

Mallinckrodt, B. and Wang, C.-C. (2004). Quantitative methods for verifying semantic equivalence of translated research instruments: A Chinese version of the experiences in close relationships scale. *Journal of Counseling Psychology*, **51**, 368–79.

McFarlane, A.H., Norman, G.R., Streiner, D.L., Roy, R.G., and Scott, D.J. (1980). A longitudinal study of the influence of the psychosocial environment on health status: A preliminary report. *Journal of Health and Social Behavior*, **21**, 124–33.

McFarlane, A.H., Neale, K.A., Norman, G.R., Roy, R.G., and Streiner, D.L. (1981). Methodological issues in developing a scale to measure social support. *Schizophrenia Bulletin*, **7**, 90–100.

McHorney, C.A., Ware, J.E., Lu, J.F.R., and Sherbourne, C.D. (1994). The MOS 36-item short form health survey (SF-36): III. Tests of data quality, scaling assumptions, and reliability across diverse patient groups. *Medical Care*, **32**, 40–66.

Messick, S. (1980). Test validity and the ethics of assessment. *American Psychologist*, **35**, 1012–27.

Messick, S. (1993). Validity. In *Educational measurement* (2nd edn) (ed. R.L. Linn), pp. 13–104. Oryx Press, Phoenix, AZ.

Moos, R.H. (1984). *Menstrual distress questionnaire*. Stanford University Medical Center, Palo Alto, CA.

Mohide, E.A., Pringle, D.M., Streiner, D.L., Gilbert, J.R., Muir, G., and Tew, M. (1990). A randomized trial of family caregiver support in the home management of dementia. *Journal of the American Geriatric Society*, **38**, 446–54.

Norman, G.R. and Streiner, D.L. (2014). *Biostatistics: The bare essentials* (4th edn). PMPH USA, Shelton, CT.

O'Brien, B., Goeree, R., and Streiner, D.L. (1994). Prevalence of migraine headache in Canada: A population-based survey. *International Journal of Epidemiology*, **23**, 1020–6.

Parkerson, G.R., Connis, R.T., Broadhead, W.E., Patrick, D.L. Taylor, T.R., and Tse, C.J. (1993). Disease-specific versus generic measurement of health-related quality of life in insulin-dependent diabetic patients. *Medical Care*, **31**, 629–39.

Patrick, D.L. and Deyo, R.A. (1989). Generic and disease-specific measures in assessing health status and quality of life. *Medical Care*, **27** (3 Suppl.), S217–32.

Puchta, C. and Potter, J. (2004). *Focus group practice*. Sage, Thousand Oaks, CA.

Sechrest, L., Fay, T.L., and Hafeez Zaidi, S.M. (1972). Problems of translation in cross-cultural research. *Journal of Cross-Cultural Psychology*, **3**, 41–56.

Shannon, C. and Weaver, W (1949). *The mathematical theory of communication*. University of Illinois Press, Urbana, IL.

Seligman, A.W (1993). Cardiovascular consequences of expressing, experiencing, and repressing anger. *Journal of Behavioral Medicine*, **16**, 539–69.

Stewart, A.L. and Nápoles-Springer, A. (2000). Health-related quality-of-life assessments in diverse population groups in the United States. *Medical Care*, **38**(Suppl. II), II–102–24.

Streiner, D.L., O'Brien, B., and Dean, D. (1994). *Quality of life in major depression*: *A comparison of instruments*. Paper presented at the 19th Annual Meeting of the Collegium Internationale Neuro-Psychopharmacologicum, Washington, DC.

Taylor, J.A. (1953). A personality scale of manifest anxiety. *Journal of Abnormal and Social Psychology*, **48**, 285–90.

Taylor, S.J. and Bogden, R. (1998). *Introduction to qualitative research methods: A guidebook and resources* (3rd edn). Wiley, New York.

Ullman, L.P. and Giovannoni, J.M. (1964). The development of a self-report measure of the process-reactive continuum. *Journal of Nervous and Mental Disease*, **138**, 38–42.

Vogt, D.W., King, D.W., and King, L.A. (2004). Focus groups in psychological assessment: Enhancing content validity by consulting members of the target population. *Psychological Assessment*, **16**, 231–43.

Waltz, C.W. and Bausell, R.B. (1981). *Nursing research*: *Design, statistics and computer analysis*. F.A. Davis, Philadelphia, PA.

Ware, J.E. Jr., Snow, K.K., Kosinski, M., and Gandek, B. (1993). *SF-36 health survey manual and interpretation guide*. The Health Institute, New England Medical Center, Boston, MA.

Wechsler, D. (1958). *The measurement and appraisal of adult intelligence* (4th edn). Williams and Wilkins, Baltimore, MD.

Willms, D.G. and Johnson, N.A. (1993). *Essentials in qualitative research*: *A notebook for the field*. Unpublished manuscript. McMaster University, Hamilton, ON.

第4章
尺度への回答の形式

1. はじめに

　第3章で解説した方法に従って尺度を開発したら，質問に対する回答の形式を決める必要があります。もちろん，質問自体の性格から回答の形式が自明な場合もあります。たとえば，「教会に行ったことがありますか？」という質問に対しては，通常，「はい」もしくは「いいえ」の2区分(2値)的回答となります。しかし，「あなたはどれほど信心深いですか？」という質問には，2区分的回答は不向きであり，また「宗教の教えは，人種差別を助長すると思いますか？」といったセンシティブな質問には，もっと繊細で高度な手法が必要となります。回答形式については，心理学から経済学に至る多くの分野で膨大な研究がなされていますが，見解が食い違うことも多く，また，正しい結論は直観的判断と異なることも少なくありません。本章では，様々な回答形式について，適切な使用方法や，形式を選択する場合の注意点などについて解説します。

2. 基本概念

　回答形式を検討する場合には，まずその質問から得られる可能性のある回答のタイプを検討します。つまり，回答のタイプが，カテゴリー的(例：人種，宗教，婚姻状況)か量的(例：血中ヘモグロビン濃度，血圧)かということ，そして，回答に強さ(程度)の段階があるかどうかということです。回答が，症状の種類，職業区分，宗教の種類のような"名称"である場合を，「名義変数 nominal variable」と呼び，乳がんの病期，教育レベル(中学校卒，高校卒，大学卒，大学院卒)など，回答に"段階"がある場合を，「順序変数 ordinal variable」，温度や体重のように"連続量"である場合を，「間隔変数 interval variable」と呼びます。ただし，回答が，「強く同意する strongly agree」，「同意する agree」，「同意できない disagree」，「全く同意できない strongly disagree」など，選択肢がいくつかの段階からなる場合は，間隔変数とは呼びません。なぜなら，それは"主観的な"段階であり，各選択肢間の程度の違いが等間隔であるかどうかの保証がないからです。しかし，最近では，後述するように，主観的な尺度から間隔的測定を可能とする方法が開発されています。最後に，測定に意味のあるゼロ値が存在する場合には，

2つの値の比 ratio を取ることができるため,「比例変数 ratio variable」と呼ばれます。同じ温度でも,ケルビン温度は絶対温度で,絶対ゼロ度が存在するため,比例変数ですが,華氏や摂氏は相対的な数値であるため,比例変数ではありません。

では,これらの変数の間にどのような違いがあるのでしょうか? 名義変数と順序変数は「質的(定性的)」な変数,間隔変数と比例変数は「量的(定量的)」な変数で,両者の間には本質的な違いがあります。量的変数では,平均値,標準偏差などの統計量を算出でき,平均値間の違いは,「パラメトリック検定 parametric test」と総称される様々な統計学的手法で比較検討することができます。これに対し,宗教や性別の平均値を計算しても何の意味もないように,名義変数や順序変数などの質的変数は,平均値ではなく,回答の頻度に意味があり,そうした変数の分析には,「ノンパラメトリック検定 non-parametric test」が用いられます。これら2つのタイプの検定については,章末の学習文献を含め,ほとんどの統計学の入門書で扱われているので,興味のある人は,勉強してください。

3. カテゴリー形式の回答

カテゴリー形式(名義変数式)の回答とは,「はい/いいえ」など,該当するカテゴリーの選択を求める形式で,医学分野の研究でもよく用いられ,回答は,名義変数となります。図4.1にいくつかの例を示しました。回答の形式を決めるのは簡単なように思われがちですが,実際はそうではありません。

おそらく最もよくある間違いは,カテゴリー形式を,それが不適切な場合に用いることです。態度や行動では,「はい/いいえ」という回答よりも,程度を聞くことが重要ですが,たとえば,「階段を登るのに困難を感じますか?」という,カテゴリー形式の回答を想定した質問を見かけることがよくあります。残念ながら,こうした質問では,困難には程度があることが無視されています。たとえ,どんなに優れた運動選手でも,高層ビルの階段を一気に登りきることは,困難なはずです。おそらく研究にとって重要な情報は,"普通の階段を登るとき"に,その人が"どの程度"の困難を覚えるかということであるはずです。

このような,程度の問題を無視した質問には3つの問題が生じます。その第1は,「はい」という回答に対する捉え方が"人によって異なる"可能性があることです。たとえば,「階段を登るのに困難を感じますか?」という質問では,どういう場合を想定するかによって,「はい」とい

```
1. 今まで胸部のX線検査を受けたことがありますか?  はい__ いいえ__
2. 現在ある症状は次のうちどれですか?
      頭痛   __
      めまい __
      咳    __
      寒気   __
      その他 (         ) _____
3. 階段を登ることができますか?  はい__ いいえ__
4. 人が自分のことを見ているような気がする  はい__ いいえ__
```

図4.1 回答がカテゴリー(名義変数)となる質問の例

う回答の意味が人によって異なることがあり，それが測定誤差の原因になる可能性があります．また，回答者の間で，質問の解釈に混乱が生じる恐れがあります．

第2の問題は，もう少し微妙な問題で，たとえ，回答の選択肢に対する捉え方に個人差がない場合でも，選択肢が少ない回答ほど，測定誤差が生じやすくなるという問題です．たとえば，図4.2の質問には，2つの回答形式〔(a)と(b)〕が示されていますが，(a)では，(b)における「強く同意する strongly agree」から「少しは同意する mildly agree」までの回答が，「同意する agree」という1つのカテゴリーにまとめられています(注：「同意できない disagree」についても同じ)．そのため，情報量が減少し，その結果，信頼性 reliability が低下してしまうのです(図4.8参照)．

第3の問題は，信頼性が低下すると測定誤差が大きくなり，他の測定との相関 correlation が低下するという問題です．そのため，同じ相関を得るために，より大きなサンプルサイズが必要となります．Suissa (1991) は，それを数量的に評価し，連続的な変数を2区分(2値)変数に変換した場合，その信頼性は，連続変数のときの67％あるいはそれ以下にまで低下し，2区分化の具合によっては，10％未満にまで低下することを明らかにしています．信頼性が67％になるということは，連続変数で統計的に有意な効果が67人で検出されるところを，2区分変数にすると100人必要となることを意味します．信頼性がもっと低下するとそれ以上の人数が必要となります．同様に，Hunter ら(1990)は，2区分変数によって対象者が等分される場合には，信頼性が20％低下すること，対象者が10：90に分割される場合には，41％低下する，と報告しています．

以上の事実は，私たちも，現実のデータを用いて確認しています．カナダの内科専門医試験のデータを用いて検討したところ，成績を点数で扱った場合の測定者内信頼性 inter-rater reliability と再テスト信頼性 test-retest reliability は，それぞれ0.76，0.47でしたが，点数を，「合格，不合格」と2区分変数化した場合には，それぞれ0.69，0.36となり，平均すれば，信頼性が約0.09低下しました．

回答を多段階の選択肢にすることについては，否定的な(誤った)見方をする研究者が少なくありません．その第1は，研究上の興味が結局，2区分的アウトカム(「同意する」，「同意できない」)なのに，わざわざ必要のないデータまで集める意味はないという議論です．しかし，"事後" の2区分(2値)化と，"事前" の2区分化には大きな違いがあります．後から多段階選択肢を2区分化する場合には，回答の分布を見てから適切なカットオフポイントを決めることができますが，初めから2区分回答にすると，カットオフポイントを決めるのに必要なデータは初めから失われ，もはや回復することはできません．第2は，選択肢を増やしても，誤差が増えるだけで，人は，「同意する」か「同意できない」以上に，細かな判断はできないという議論です．もちろん，それが当てはまる特殊な場合もあるでしょうが，一般的には，人は，もっと細かな

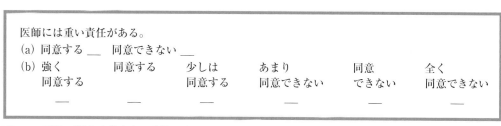

図4.2　回答が順序変数となる質問の例

違いを区別できることが証明されており，それについては，本章の，「順序尺度の作成における一般的事項」(p. 44)で改めて取り上げます。

4. 順序形式の回答

医学的研究の分野では，カテゴリー変数よりも順序変数が用いられることが多いため，それを扱うための様々な技法が開発されており，それらは，以下の3つのカテゴリーに分類されます。

(1) 直接推定法 direct estimation techniques：該当する程度を，線上の✓の位置もしくは回答ボックスへの✓で回答してもらう方法。
(2) 比較法 comparative methods：専門家による事前の検討で重み付け（あるいは順序付け）された項目の中から該当するものを選択してもらう方法。
(3) 計量経済学的方法 econometric methods：現状を改善する（例：健康を完全に取り戻す）のに，どの程度のリスクなら許容するかを確率値などで回答してもらう方法。

直接推定法

直接推定法とは，特性の程度（例：痛み）を，直接対象者に回答してもらう方法です。手法的には単純で，「強く同意する」から「全く同意できない」の範囲を6段階に区分して聞く方法がその1例ですが，多くの種類が開発されています。ここでは，その主なものについて，それぞれの長所と短所を解説します。

▶視覚アナログ尺度

視覚アナログ尺度 visual analogue scale（VAS）は，極めて単純な尺度で，たとえば，ある決まった長さの直線（通常は10 cm）の一端を，「全く痛みはない」，他端を「耐えられないほどの痛みがある」とラベルし，その間の何もラベルのない線上のどこかにチェックしてもらう尺度です。図4.3 はその具体例で，回答者には，自分に当てはまると思うところに"×"や縦線を付けてもらいます。VASが開発されたのは，今から90年以上も前で（Hayesら 1921），その当時は，"graphic rating method"と呼ばれていました。この方法はようやく1960年代になって，臨床心理学の分野で広く使われるようになり，また，医学の分野でも，気分（Aitken 1969），痛み（Huskisson 1974），活動能力（Scottら 1978）など，多くの概念の評価に使われるようになっています。

この方法は，"変化"の測定にも用いられています（Scottら 1979）。この場合，研究者の関心

```
今日の関節の痛みはどれくらいですか？

耐えられない ──────────────── 全く痛みはない
ほどの痛み
```

図4.3　視覚アナログ尺度（VAS）

は，患者が感じる改善度にあり，2本のVASのうち，まず治療開始前に1本目のVAS線上にその時点での状態をチェックしてもらい，2番目の線に治療後の状態をチェックしてもらいます。VASに限らず，変化の測定には，様々な概念的，方法論的問題があり，それらについては，第11章で解説します。

VASの信奉者には，それが他の評点尺度 rating scale（形容詞尺度やリッカート尺度）より優れていると主張する傾向がありますが，VASと他の評点尺度の結果間には強い相関が見られることが多いため（Downieら 1978），実際にはそれほどの違いはありません。また，VASでは結果がミリメータ単位，つまり1％単位で得られるため，測定がより正確であると錯覚しがちですが，測定目的としている特性を，果たして，その正確度で測定できているかどうかの実証的裏付けはありません。実際，Jensenら（1994）は，痛みを持つ患者に101段階からなる痛みの尺度（段階尺度 point scale）に回答を求めたところ，ほとんどすべての患者が，5段階あるいは10段階ごとに丸めて回答したため，実質的には，11もしくは21段階の尺度のように用いられ，しかも，それによって，情報が失われることはほとんどなかったと報告しています。

VASはその単純さから，多用されていますが，患者の側から見た場合，必ずしも単純でも回答しやすいものでもありません。たとえば，本章の初めに引用したHuskissonの研究（1974）では，回答できなかった患者は，VASでは7％だったのに対し，形容詞尺度 adjectival scaleでは3％にすぎなかったと報告されています。同じように，Ferrazら（1990）も，ブラジルでは，識字能の低い人々においては，VASは形容詞尺度よりも回答が難しく，VASの再テスト信頼性は実用レベルに達しなかったと述べています。また，老年学の分野では，年齢によってVASへの理解度に違いがあり，年齢に対応した修正が必要なことが指摘されています。たとえば，先述したように，高齢者では，線を縦にして，温度計のようなイメージで表現してもらう方法が考案されています。逆に，子どもでは，線の下に数値を付けたVASよりも，リッカート尺度（後述）が好まれ，番号を振らない線だけのVASが最も嫌われたことが報告されています（van Laerhovenら 2004）。

VASには，それ以外にも多くの重大な欠点があります。その1つに，両端に用いられる表現の問題があります。研究者は，深く考えもせずに，両端の表現を決める傾向がありますが，使われる表現によって，回答は大きな影響を受けます（Seymourら 1985）。右端（対象の特性が"ない"場合）の表現は比較的簡単ですが，左端の表現は思うほど簡単ではありません。たとえば，めまいの最も強い程度を表すには，どのような表現を用いたらよいでしょうか？　めまいが続く時間（例：常にめまいがある）を用いるべきか，めまいの強度（例：立っていられないほど強い）を用いるべきか，それともその両方を組み合わせた表現を用いるべきでしょうか？　痛みについても，最高の痛みを，「耐えられないほどの痛み」と表現した場合，そうした痛みの経験のない人には，それがどのような痛みなのか想像できず，したがってどこにマークしていいかわからなくなってしまいます。これは言い換えれば，尺度の左端の意味は，個々の回答者が抱くイメージによって異なる可能性があるということです。

しかし，VASには，もっと深刻な問題があります。それは，VASは，図4.3で示したように，たいてい1本線からなる尺度として用いられるため，尺度の信頼性 reliabilityが低くなってしまうことです。信頼性は，尺度を構成する質問項目の数が多いほど大きくなるため（図4.8参照），1本線のみのVASでは，信頼性は低くなってしまうのです。これを解決するには，測定対象とする特性を複数のVASに分けて測定するなどの工夫が必要です。

つまり，VASには，単純さという利点があるものの，多くの研究から示されているように，信頼性と回答者の満足度の面で，他の方法に劣ると言わざるを得ません。

▶形容詞尺度

形容詞尺度 adjectival scale とは，その名称が示すように，両端のみをラベルする VAS とは異なり，連続する特性を複数の段階に区分して，各段階を"形容詞"で表現する尺度のことを言います。図 4.4 はその例です。最初の尺度は，4 段階に区分されており，回答者は，そこから 1 つを選んでボックスにマークしますが，次の尺度は，直線が縦線で区分され，各段階が形容詞でラベルされています。回答者は，縦線のところに限らず，どこにでもマークすることができます。一見後者の方が連続的で，より精緻な回答が得られるかのように錯覚しがちですが，実際にデータ化する際には，あるルール（例：マークの左側のカテゴリーに丸める，中央に近い方のカテゴリーに丸める，など）を決めてそのマークの左右いずれかのカテゴリーに丸められてしまうため，結局両者に本質的な違いはありません。形容詞尺度は，評点尺度 rating scale で非常によく用いられます。たとえば，学生の成績評価（例：不可，可，良，優）や，健康の自己

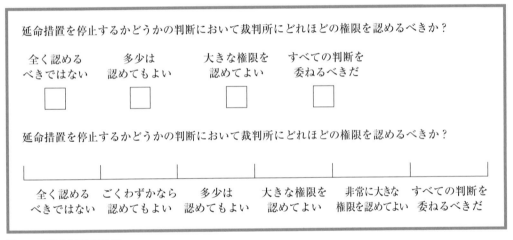

図 4.4　形容詞尺度の例

```
10  確実，実際上確実        (100 のうち 99)
 9  ほとんど確実            ( 10 のうち  9)
 8  かなりあり得る          ( 10 のうち  8)
 7  あり得る                ( 10 のうち  7)
 6  可能性は高い            ( 10 のうち  6)
 5  可能性はかなり高い      ( 10 のうち  5)
 4  可能性はある            ( 10 のうち  4)
 3  多少の可能性ならある    ( 10 のうち  3)
 2  わずかだが可能性はある  ( 10 のうち  2)
 1  非常にわずかだが可能性はある ( 10 のうち  1)
 0  全く可能性はない        (100 のうち  1)
```

図 4.5　ジャスター尺度の例

Hoek, J.A. and Gendall, P.J., A new method of predicting voting behavior, Journal of the Market Research Society (www.mrs.org.uk/ijmr), Volume 35, Number 4, pp. 361-73, Copyright © 1993 より許可を得て再掲。

評価(極めて良い excellent, 非常に良い very good, 良い good, まあまあ fair, 良くない poor)がその例です。

その変法に, ある出来事の起こる確率の推定に使われるジャスター尺度 Jaster scale (Hoekら 1993)があります。図4.5に示したように, この尺度は, 確率の数学的表現と形容詞的表現を組み合わせて用いるもので, 比較的優れた計量心理学的特性を有しています。

直線を用いた評点尺度は, VASに非常によく似ており, 異なるのは, 途中が区切られ, その間に形容詞的な表現が加えられていることです。VASの信奉者は, そうした形容詞的表現をあえて避けようとしますが, 計量心理学者は, それとは全く逆の立場をとり, たとえば Guilford (1954)は以下のように述べています。「研究者は, 対象者にとって明解で回答しやすいものとするために, 尺度に一切の"手抜き"をするべきではない」(p. 292)。

▶リッカート尺度

リッカート尺度 Likert scale (Likert 1952)は, 形容詞尺度に似ていますが, 1つ違う点は, 形容詞尺度が, 単極的 unipolar (注:回答の選択肢が, 特性の最も強い〈多い〉程度から最も弱い〈少ない〉程度, あるいはその逆と, 一方向的に配列されること)であるのに対し, リッカート尺度は, 図4.6に示すように, 双極的 bipolar であることです。リッカート尺度では,「同意する agree」という言葉がよく用いられ,「同意」の程度の評価に最もよく使われていますが, 受容の程度(ほぼ受容できる most acceptable―ほとんど受容できない least acceptable)や確率(ほぼあり得る most likely―ほとんどあり得ない least likely)など, どのような特性の測定にも用いることができます。また,「同意する」以外の言葉を選択肢に用いることもできます。

リッカート尺度を作成する場合には, 2つの重要なポイントがあります。その第1は, 回答の形容詞が, 質問に適していなければならないことです。尺度を開発する人の中には, 選択肢の表現をすべての質問で統一した方が回答しやすいと誤解している人もいますが, 実際には, それぞれの質問に適したものにする必要があり, たとえば,「あなたはくよくよしない性格ですか?」という質問については,「同意する agree / 同意できない disagree」は, あまり自然な表現とは言えません。統一性よりも, 質問と回答の選択肢の調和の方が, はるかに大切です。

第2は, 中間の選択肢をどのように表現するか, です。「わからない cannot say」という選択肢が使われることがありますが,「わからない」は, 人によって異なる意味に解釈される恐れがあるため, 注意が必要です。たとえば,「わからない」という回答には, 下記のように解釈される可能性があります。

1. 中間的程度。
2. 場合による。

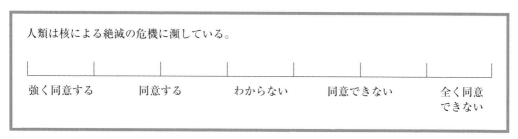

図4.6　リッカート尺度の例

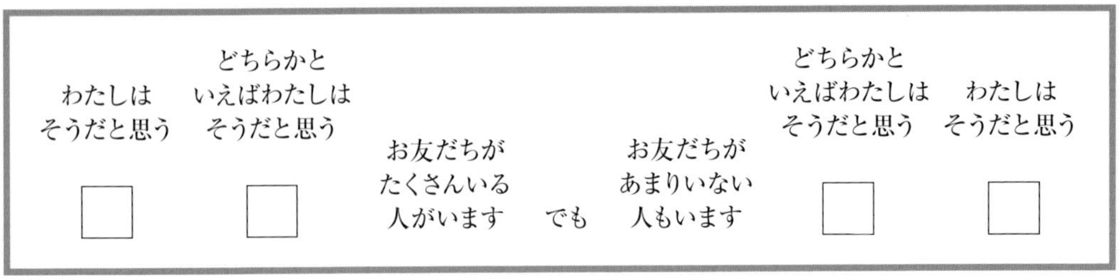

```
┌─────────────────────────────────────────────────────────────────────┐
│     わたしは    どちらかと                                どちらかと             │
│              いえばわたしは                            いえばわたしは    わたしは    │
│     そうだと思う  そうだと思う                            そうだと思う   そうだと思う   │
│                       お友だちが    お友だちが                         │
│                       たくさんいる   あまりいない                       │
│                       人がいます   でも  人もいます                      │
│      □        □                              □        □     │
└─────────────────────────────────────────────────────────────────────┘
```

図 4.7　ハーター尺度の例

　　3．この質問は自分には該当しない．
　　4．問題の意味がわからない．
　　5．どう回答したらよいか決められない．

したがって，「わからない」ではなく，「同意でも非同意でもない neither agree nor disagree」あるいは「中間 neutral」という選択肢を用いる必要があります．

最後に蛇足ですが，Rensis Likert の名前は非常にしばしば間違って発音されているので注意してください（Latham 2006, p. 15）．つまり，英国式に，"Like-urt ライカート" と発音する人がいますが，正しくは，"Lick-urt リッカート" です．

リッカート尺度の変型で，主に子どもに用いられる尺度に，ハーター尺度 Harter scale があります（Harter 1982）．図 4.7 は，その典型例を示したものです．子どもには，まず最初に，自分が左右どちらのタイプに近いかを選んでもらい，次に，「そうだと思う」，「どちらかと言えばそうだと思う」のいずれかを選んでもらいます．中間的な選択肢は設けられていません．Harter は，このように 2 つのタイプを "対等に" 対比させることで，どちらが正しい（望ましい）というイメージを取り除くことができ，回答のバイアスを減らすことができると述べています．私たちも，実際，8 歳児を対象にこの尺度を用いた調査を行い，良好な結果を得ています．保護者にも同じ尺度を用いて，子どもの立場で回答をお願いしましたが，質問が幼稚すぎるという反応は 1 つもありませんでした（Ronen ら 2003）．

リッカート尺度を作成する場合には，回答の選択肢の数，中間的な選択肢を設けるかどうか，中間的選択肢をどこに配置するか（真ん中か端か），すべての選択肢に形容詞を付けるかどうかなど，考慮しなければならない問題が色々あります．これらについては，本章の「順序尺度の作成における一般的事項」の項（p. 44）で論じます．

▶フェイス尺度（表情尺度）

リッカート尺度や形容詞尺度 adjectival scale を用いる場合の重要な問題は，回答者にはある程度の識字能力が求められることで，そのため，アルツハイマー病などの認知障害を持つ人々や子どもには適しません．この問題に対処するために，痛みや幸福感などの尺度では，顔（表情）を用いる場合があり，これをフェイス尺度（表情尺度）face scale と呼びます．Oucher の尺度のように，苦痛（苦悩）の程度を示すのに，写真を用いるものもありますが（Beyer 1984, Beyer ら 1992），一般には，幅広い対象者に使えるように，性別や人種に関わりのない，線画による表情が用いられます．その 1 つの例が，Wong-Baker FACES Pain Scale（Wong ら 1988）で，一般には，6 つの表情が用いられますが，5 つ（例：Pothman 1990）や 7 つ（Bieri ら

1990)のものもあり，いずれにしても，"笑顔"の「全く痛くない no hurt」から"しかめ面"の「耐えられないほど痛い hurts worst」の範囲をとります．このタイプの尺度では，形容詞が用いられないか，用いられても非常に単純なため，非常に多くの国で子どもを対象に用いられています．

　しかし，この非言語的尺度には問題もあります．たとえば，「全く痛くない no hurt」，「少し痛い hurts a little bit」の顔は"笑顔"であるため，痛みを感じている子どもは，笑顔ではない，「やや痛みが強い hurts little more」を選ばなければいけないと思う可能性があります．また，「耐えられないほど痛い hurts worst」は"泣き顔"になっているため，自分が泣いていなければそれに○印をしてはいけないと思う可能性もあります．さらには，一部の文化圏では，男の子は泣いてはいけないと教育されるため，男の子は泣き顔の選択肢を避ける可能性もあります（Champion ら 1998）．しかし，ほとんどの場合，必ずしも十分なエビデンスとは言えないまでも，このタイプの尺度の計量心理学的特性は良好と報告されています（Stinson ら 2006）．

▶単極性尺度と双極性尺度

　視覚アナログ尺度（VAS）や形容詞尺度とリッカート尺度の違いは，極性 polarity の違いにあります．VAS と形容詞尺度は一般に単極性 unipolar で，感じ方や考え方について，「ゼロ（あるいはほとんどない）」から，「非常（あるいは最大）」までの段階を測定します．これに対し，リッカート尺度は，双極性 bipolar であり，ある考え方について，それを強く「是認 endorse」する方向とその逆を強く是認する方向の 2 つの方向に測定がなされます．どちらを用いるべきかは，測定する対象によってほぼ自動的に決まります．一般には，痛みの程度や何らかの動作能力を測定する場合は単極性尺度が用いられ，信念や態度を測定する場合には，双極性尺度（「強く同意する strongly agree」から「全く同意できない strongly disagree」）が用いられますが，測定対象とする特性によっては，このように明確に区別できないものもあります．

　最も難しいと思われるのは，感情 affect の評価で，たとえば，「幸せ happiness」について言えば，その対極をどう考えるかで，双極にも単極にもなります．つまり，対極を「不幸せ unhappiness」（あるいは，うつ状態）と考えれば双極的で，「幸せがないこと no happiness」と考えれば単極的となります．どう考えるかは，研究者次第で，ポジティブな感情とネガティブな感情（例：動転／冷静，不快／快い）は連続した感情だと強く主張する研究者がいる一方で（例：Russell ら 1999a, 1999b），ポジティブな感情とネガティブな感情はそれぞれ別の感情で（たとえば，幸せ感と不幸せ感，あるいは快感と不快感），人間は，それらを同時に，かつ異なる程度に感じることができると強く主張する研究者もいます（例：Watson ら 1999，Zautra ら 1997）．この議論のどちらの立場に立つかで，単極性尺度を用いるか双極性尺度を用いるかが決まってきます．

　しかし，質問や選択肢の表現が曖昧な場合には，それが単極性なのか双極性なのかについて，回答者によって解釈が分かれる場合があるので注意が必要です．たとえば，質問が，「今，どれくらい幸福と感じていますか？ Indicate how happy you feel right now?」で，選択肢が，「全く感じない not at all」から「非常に強くそう感じる extremely」であるとき，「全く感じない」の解釈が，人によって，"幸福感がない"ことと"不幸感が強い"ことに分かれる可能性があります．つまり，問題は，人々の回答は，質問内容だけではなく，選択肢の表現にも強く影響されるということです（Knäuper ら 2003）．こうした問題を解決するための唯一の方法は，質問

を以下のように，2つに分けることです。(1a)あなたは幸福だと感じていますか？ (1b)その場合，その程度はどれくらいですか？，(2a)あなたは幸福でないと感じていますか？ (2b)その場合，その程度はどれくらいですか？

最後に2つのことを確認しておきたいと思います。第1は，回答の選択肢を単極性にするか双極性にするかは，測定する特性について作成者が前提とする考え方によること，第2は，作成者が単極性として作ったつもりの尺度が回答者から双極性と受け取られることがあるため，十分に予備調査を行う必要があるということです(第6章参照)。

▶順序尺度の作成における一般的事項

どのような方法を用いるにせよ，尺度の信頼性と妥当性を高めるためには，デザイン段階で考慮するべき多くの問題があります。

1. **尺度の回答の選択肢を何段階にするか？**

    尺度の回答の選択肢を何段階にするかは，単なる見た目の問題ではありません。連続した特性を2区分化(例：高/低)すると，多くの情報が失われてしまうことについては，前に述べた通りですが，一般に，段階数が少なくなるほど，情報が失われることになります。段階を区別できる能力は，質問内容などによって異なるように思われますが，実際にはそうではありません。多くの研究から，通常遭遇する0.4〜0.9程度の信頼性係数は，段階数の減少とともに，低下することがわかっており，Nishisatoら(1970)は，それをシミュレーションで実証しています。彼らは，相関(r)が，0.10, 0.30, 0.50, 0.70, 0.90（図4.8参照）の5つの仮想の連続変数のデータセットを用意し，それぞれを様々な段階のカテゴリー変数に変換したデータセットを作成しました。たとえば，1,000〜10,000の範囲の連続変数を2段階に区分する場合は，値が5,000未満の場合を0，5,000以上の場合を1とし，10段階に区分する場合には，元々の値を四捨五入しました。その後，彼らは，カテゴリー化する前のデータセットとの間の相関を計算し，カテゴリー数が減少するにつれ，相関が低下することを示しています。原著では，再テスト信頼性が扱われ，カテゴリー化は，2, 5, 7, 10段階で行われました。図4.8はその結果を示したものです。この図が示すように，カテゴリー(段階)数が7と10の間では信頼性の低下はごくわずかですが，5段階では12％，2段階では35％も信頼性は低下します。これらの結果は，他の研究でも確認されており，そのため，カテゴリー(段階)数は5〜7の範囲であるべきとされています。もちろん，第6章で論じるように，回答者は極端な選択肢を避ける傾向があるため，尺度をデザインするに当たっては，その点も考慮する必要があります。

    それ以外にも，回答者の好みや，回答者が答えやすいと思う選択肢の数なども考慮に入れなければなりません。Jones(1968)とCarp(1989)は，一見，最も答えやすそうに見えるにも関わらず，人々は一般的に，「不正確」，「あてにならない」，「おもしろくない」，「曖昧」，「選ぶ余地が少ない」などの理由で，2区分項目 dichotomous item よりも，もっと選択肢の多い質問を好むことを示しました。しかし，その一方で，Prestonら(2000)は，選択肢が10や11もあるような尺度は答えづらく，回答に時間がかかると指摘しています。回答者の好は，統計学的結果とも一致しており，ほとんどの場合には，5〜9までの段階が理想的です。たとえ，一部の選択肢が使われていなくても，それらは解析の時点で他

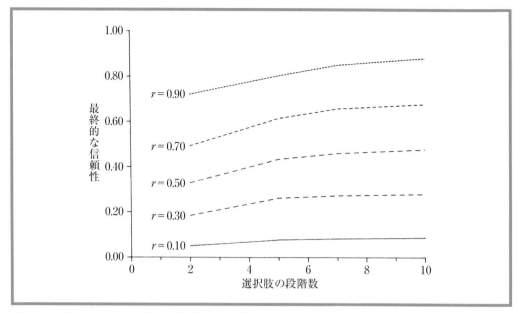

図 4.8　尺度におけるカテゴリー（段階）数と信頼性の関係

の選択肢と統合すればよく，初めから2区分の選択肢にしてしまうよりはましです。

2. 段階数に上限はあるか？

　純粋に理論的観点からは，答えは「ノー」です。なぜなら，信頼性は，項目数が増えるほど理論的最大値に近づいていくからです。つまり，多ければ多いほどよいということになります。しかし，マーケティングの世界においては，人間は，情報が"7つ"を超えると，判断が困難になることが実証されています。今日では古典となった，『魔法の数7プラスあるいはマイナス2：情報処理における人間の限界について』と題する論文で，Miller (1956) は，短期記憶の限界は，7チャンク (chunks, 情報のまとまり) 程度であることを示しました（注：固定電話の電話番号が7桁なのはこのためです）。興味深いことに，この論文では，その最初の3分の2を費やして，人の判別能力について論じており，音の高さや大きさ，塩分濃度，直線上の点の数，正方形の大きさ，区別できるカテゴリー数の上限は，興味深いことに，7に非常に近い（±2）ことを明らかにしています。したがって，悲しみ，痛み，対人スキルなどの判定についても，人がそれ以上の段階を区別できるとは考えにくく，やはり7段階程度を実用的限界と考えるのが妥当と考えられます。実際，Hawthorneら (2006) は，9段階は，回答者の情報処理能力を超えること，カテゴリー数を5つに減らしても尺度の性能は損なわれないことを示しています。このことから，視覚アナログ尺度 (VAS) が，100分の1のレベルで測定できるというのは幻想にすぎず，おそらく回答者は，VASに向き合うときも，頭の中では，7つほどに区分して回答しているのではないかと思われます。

　最後に，7という数値については，2つの点に留意が必要です。第1は，「両極端を避ける」という人間の回答傾向（第6章参照）を考えれば，選択肢の数を7よりも多い，9とすることにも，それなりの意味があるということ，第2は，逆に，非常に多くの質問項目の得

3. 段階数は偶数とすべきか奇数とすべきか？

　尺度が単極性の場合，つまり，尺度の値が0から一方向的に増加する場合には，どちらでもよく，単に好みの問題となります。しかし，双極性の場合（例：「強く同意する」～「全く同意できない」）には，奇数では，真ん中に，「どちらでもない」という中立的カテゴリーを設けることができますが，偶数では，回答者に，どちらかの側に立つことを強いることになります。どちらがよいかは場合によるため，研究の目的に照らして研究者自身が判断しなければなりません。

4. すべての段階にラベルが必要か，あるいは両端だけでよいか？

　全段階に形容詞でラベル付けする形式と，両端だけにラベル付けする形式とでは，結果はあまり変わらないことが，多くの研究で示されています（例：Dixonら 1984，Newsteadら 1989）。実際に回答に影響を与えるのは，中間のカテゴリーのラベルよりも，両端のラベルであると思われますが（例：Frisbieら 1979，Wildtら 1978），回答する側から見れば，すべての段階がラベル付けされている方が答えやすいという報告もあります（Dickinsonら 1980）。また，両端だけにラベル付けされた尺度では，回答が両端側に偏る傾向があり，その結果，分散が大きくなってしまいます。同じように，ラベル付けが1つ置きにされている場合には，ラベルのある選択肢が，ラベルのない選択肢よりも多く選択される傾向が生じます。以上から，可能な限り，すべての段階にラベル付けするのが望ましいと考えられます。

5. 中立（中間）的カテゴリーは中央に配置するべきか？

　この問題に対する回答も"場合による"と言う他ありません。肯定的回答と否定的回答が同じ程度に分布すると予想される場合は，中立（中間）的カテゴリー（例：肯定的でも否定的でもない）を中間に置くのは合理的で，自分を，"普通"と捉える人々は，尺度の中心近くに回答する傾向があります（Schwarzら 1985）。しかし，学生の成績評価や，ケアへの満足度についての調査などでは，回答が肯定的な方向に非常に強く偏ることが少なくありません。たとえば，医学生の学業成績スコアの平均値について，Ervitiら（1979）は，4段階尺度で3.3，Linn（1979）は，5段階尺度で4.11と高い値に偏った結果を報告していますが，これは十分予想できる結果です。なぜなら，成績評価では，不合格となる学生の数は一般に少数で，このため，尺度の下半分（成績不良の部分）はほとんど使われず，たとえば7段階に作られていても，実質的には2，3段階しか使われないからです。こうしたことが予想される場合には，"非対称"の尺度，つまり，否定的選択肢は「不合格」1つだけで，肯定的選択肢が5ないし6段階になった尺度を用いる方が，合格者の中をさらに細かく評価することができます（Streiner 1985）。実際，そうした尺度を用いた方がより細かな評価ができ，平均スコアも低下し，ゴールドスタンダードとの相関も向上することが報告されていますが（Klockarsら 1988），効果としてはそれほど大きいものではありません（Klockarsら 1993）。非対称尺度については，第6章でさらに詳しく説明します。

6. 同じ形容詞が誰にも同じ意味を持つか？

多くの形容詞尺度では，ある出来事の頻度や感情の程度などを表現するために，「ほとんどいつも almost always」，「しばしば often」，「滅多に seldom」，「稀に rarely」などの形容詞が用いられますが，問題は，こうした表現の意味が，回答者にどのように解釈されるかということです。たとえば，何かが起こる（存在する）可能性を問う質問では，ほとんどの場合，「非常にあり得る highly probable」，「あり得ない unlikely」といった形容詞が用いられますが，こうした形容詞に対する解釈は人によって異なることが報告されており，「非常にあり得る」については，人によって推定確率に 0.6〜0.99 の幅がありますが，他の形容詞ではもっと幅が大きく，「通常 usually」では 0.15〜0.99，「どちらかと言えばあり得ない rather unlikely」では 0.01〜0.75，「否定できない cannot be excluded」では 0.07〜0.98 と非常に大きくバラつくことが報告されています（Bryant ら 1980, Lichtenstein ら 1967）。これは，もちろん，使われる表現の曖昧さが 1 つの原因ですが，こうした形容詞の意味自体が文脈によって変わることにも原因があります。たとえば，「しばしば often」という表現は，（稀な出来事ではなく）出来事が絶対的に高い頻度で生じることを意味しますが，「滅多にない not too often」は，対象となる行動が，その人にとって重要なのか，そうでないかで，意味が異なってきます（Schaeffer 1991）。Parducci（1968）は，「しばしば often」の意味が，避妊の失敗の頻度か授業の欠席の頻度であるかによって異なること，さらに，「かなり多い quite a bit」あるいは「滅多にない hardly ever」の解釈は，回答者が普段行っているその行動の頻度によって大きく異なることを報告しています。たとえば，どれくらいテレビを見ますかという質問における「しばしば often」の意味は，ほぼ 1 日中テレビを見ている人と，普段 1 日 1 時間しかテレビを見ない人では，大きく異なります（Wright ら 1994）。つまり，頻度表現が曖昧な尺度を用いて人々を比較するのは難しいということです。頻度については，研究目的が，人々の「頻度感覚」を聞くことである場合以外は，実際の頻度を客観的に数値で聞く方がよく，ただ，その場合にも，尺度のフォーマット（形式）自体が回答に影響することを認識しておかなければなりません（Schwarz 1999）。つまり，人々は，尺度の中間にある値を「平均」もしくは「普通」と捉える傾向があり，たとえば，テレビの視聴頻度を聞く質問で，低頻度の選択肢を中央に置いた場合と高頻度の選択肢を中央に置いた場合とでは，2 時間半以上テレビを見る人の頻度は，同じ対象者集団で，前者では 16.2％にすぎなかったものが，後者では，2 倍以上の 37.5％にも増加したという報告があります（Schwarz ら 1985）。

7. 形容詞の下に数値を併記すると回答に影響するか？

形容詞尺度の中には，形容詞だけではなく，回答者の答えやすさに配慮して，たとえば，1〜7，あるいは −3〜+3 などの数値を併記しているものがあります（注：スコア値ではなく，便宜的な目安として）。これが，回答に影響するでしょうか？　研究は限られていますが，答えは「イエス」です。Schwarz ら（1991）は，2 種類の 11 段階のリッカート尺度に対する人々の回答を比較した結果を発表しています。用いられた尺度は，2 つとも同じ尺度で，両端に，「全くうまくいかなかった」，「非常にうまくいった」という形容詞がラベルされていましたが，1 つの尺度ではその下に，−5〜+5 の数値，もう 1 つには，0〜10 の数値がラベルされている点が異なり，「社会的望ましさバイアス social desirability bias」

(第6章参照)を避けるために，匿名の質問票が用いられました．結果は非常に印象的なもので，0～10の数値がラベルされた尺度では，34%の回答者が，0～5の数値の範囲の選択肢（"うまくいかなかった"範囲）を選び，スコアの平均値は5.96であったのに対し，−5～+5の数値がラベルされた尺度では，"うまくいかなかった"範囲を選択したのは13%にすぎず，スコア平均値も7.38と高値を示しました．Mazaheriら(2009)も，満足度の尺度を用いて，同じ結果を報告しています．つまり，回答者は付けられた数値を形容詞の意味の解釈に利用したということであり，正の数値と負の数値では，回答者に異なる意味を与える可能性があることを示唆しています．

8. **選択肢の配列の方向が回答に影響するか？**

「黙従回答バイアス yea-saying bias」（第6章参照）を避けるために，尺度の選択肢の段階を，ある質問項目では低から高，他では高から低と，ランダムに入れ替える場合があります．これは，言わば，「減速バンプ」(注：車のスピードを落とさせるための道路の隆起)のようなもので，1つひとつの質問に対するより注意深い回答を促す効果があります．段階を逆向きにすると言っても，表現を変えて入れ替えるのではなく，表現はそのままで物理的に入れ替える点に注意してください．表現を入れ替えると，また別の問題が生じるからです（第5章参照）．このテクニックを用いる場合の問題は，不注意な回答者が，入れ替えに気付かずに回答してしまう可能性があることで，そうなれば回答は意味不明なものとなってしまいます．入れ替えれば，解釈不能の回答が生じる，入れ替えなければ，回答者が個々の質問に本当に注意して回答したかどうかがわからない，正にジレンマと言えます．

9. **ある質問への回答が他の質問への回答に影響を与えるか？**

この答えは，確実に「イエス」です．前の質問が後の質問に影響を与えるだけではなく（例：Schumanら 1981），後戻りして回答できる場合には，後の質問が前の質問に影響を与えることもあります(Schwarzら 1995)．これには，少なくとも3つの理由があります．その第1は，回答に"一貫性"を持たせたいと思う回答者の気持ちです．そのため，後の質問への回答と前の質問への回答が矛盾すると思う場合には，前の回答を修正することがあります．同じように，後の質問に答える場合にも，前の質問への回答内容を考慮して，回答することがあります．第2は，Schwarz(1999)が指摘したように，適切な回答をしようとする，あるいは，質問の意図を読み取ろう（"解釈"しよう）とする回答者の態度です．たとえば，後の質問の影響で，その解釈が変わると，前の回答を修正しようとします．第3は，人間の想起能力の限界です．認知理論によれば，人間は，あるトピックに関することを思い出すとき，一度には「一部しか思い出すことができません」(Higgins 1996)．したがって，後の質問の影響で，思い出せる情報が増えれば，前の回答に影響を与える可能性があります．

10. **評点尺度のデータは間隔変数とみなすことができるか？**

本章の「基本概念」の節で指摘したように，尺度で得られる変数は，厳密には，順序変数 ordinal variable です．たとえば，通常は，「強く同意する strongly agree」に7点，「全く同意できない strongly disagree」に1点という風に，回答にスコアを与えますが，それが回答間の真の量的な距離を表しているかどうかはわかりません．たとえば，「強く同意す

る strongly agree」と「同意する agree」の間の距離が，「全く同意できない strongly disagree」と「同意できない disagree」との間の距離と同じかどうかはわからないということです．これは統計学上の問題をはらむ問題であり，たとえば，分散分析は，データが間隔変数であるとの前提で成り立っているため，こうした尺度の数値を間隔変数と見なしてよいかどうかについては，かなりの議論があります．その中には，測定されている潜在的特性との関係がどうであれ，数値それ自体は間隔値（例：1, 2, …, 7）なので，間隔変数として扱ってよいという見解から（Gaito 1982），逆に，間隔変数として扱うためには，測定しようとする潜在的特性との間に線形の関係（比例関係）が確認されなければならないという見解（Townsend ら 1984）まで，大きな幅があります．実際，後者の見解は，データを順序変数として扱う理由としてよく引き合いに出されますが，リッカート尺度（Carifio 1976, 1978, Vickers 1999）や視覚アナログ尺度（VAS）（Myles ら 1999）が線形の性質を有することはよく知られており，実用上は，スコアの分布に大きな歪みがない限り，ほとんどの場合，尺度スコアは間隔変数とみなすことができます．

　Spector（1976）は，評点尺度に用いることのできる様々な形容詞のリストを作成しており，それらを3つのカテゴリー，つまり「評価 evaluation」（例：極めて悪い，不十分，優れている），「同意 agreement」（例：やや，中程度，非常に），「頻度 frequency」（例：稀，ほぼ毎回）に分類しています．各カテゴリーには，13の言葉もしくは句が含まれ，尺度を作成する人は，その中から適切と思われるものを，5ないし7つ選んで尺度に用いることができます．このリストを用いれば，それらの形容詞の序列化が，人によってどれほど異なるか（一致するか）を検討することができますが，そこまでの検討は行われていません．

　第12章では，尺度スコアをどれほど間隔変数とみなせるかを評価する統計学的手法（項目反応理論）について解説します．

11. **尺度データの分析に，分散分析のようなパラメータ（母数）を基礎とする統計手法を用いることができるか？**

　　この質問は明らかに上述のQ10に関係していますが，論文には，尺度データをパラメトリック統計で扱うことを否定する，「データが正規分布していないため，パラメトリック統計は用いなかった」という記述がよく見られるため，ここであえて取り上げておくことにします．それは，間隔変数という観点からはQ10に関係しているものの，正規分布をしていないという点では異なる問題を含むからです．たとえば，収入，入院期間などは正規分布をしないデータの典型例と言えます．しかし，この議論にも反論が存在します．

　　a．**中心極限定理**：統計学の初歩を学んだことがある人なら，中心極限定理 central limit theorem という言葉を知っているはずです．これは，サンプルサイズがある程度以上あれば（この場合，5～10），もともとのデータがどのような分布をしていても，サンプルの"平均値"は正規分布をするという理論です．したがって，群間の平均値の差を検定するパラメトリック統計は完全に適用が可能です．

　　b．**総スコアの正現性**：全く同じように，多くの質問項目からなるリッカート形式の尺度では，個々の質問項目への回答は正規分布をしていなくても，各項目の点数を合計した総スコアは，正規分布することが知られています（Carifio ら 2008）．したがって，平均値だけではなく，分散に基づく，回帰分析や相関分析などにも用いること

　　　　ができます。
　　c．**検定の頑健性**：中心極限定理に関連して，多くのシミュレーション研究によって，ピアソンの相関分析（Havlicek ら 1976）や F 検定（Glass ら 1972）なども，順序変数や非正規性に非常に頑健 robust であることが示されています。

12. **尺度測定は何歳くらいから可能か？**
　　　認知能力ほどではありませんが，年齢も回答能力に影響し，また，報告によって異なりますが，性別，社会経済状態なども影響することが知られています。一般的目安としては，経験的には8歳，つまり北米での小学2年生に相当する年齢では，言葉だけのハーター（Harter）型尺度の適用は難しいと思われます（Ronen ら 2003）。年齢の影響を検討した研究のほとんどは，痛みに関するもので，ある小規模の研究では，数値を用いた尺度は，7歳未満では難しかったと報告されています（Beyer ら 1988）。視覚アナログ尺度（VAS）については，結果は様々で，McGrath ら（1985）は，5歳でも良好な結果が得られたと報告していますが，Bernston ら（2001）は，小規模な研究で，10〜17歳の子どもでは，VAS への回答の信頼性は，4段階の形容詞尺度よりも低かったと報告しています。一般的には，7歳以上であれば，VAS の適用は可能とされています（Beyer ら 1988）。フェイス尺度（表情尺度）であれば，もっと年少な対象者にも適用可能で，Champion ら（1998）は，5歳児に適用して妥当な結果を得ており，Bieri ら（1990）は，3歳児でも適切に理解できたと報告しています。

▶直接評価法への批判

　以上解説してきた尺度は，直接評価法 direct estimation method と呼ばれるタイプの尺度で，様々な形式があり，主観的判断に関する様々な研究で使用されています。この形式の尺度は，作成も比較的簡単で，次項で解説する比較法 comparative method に比べると，プレテストもほとんど必要なく，回答者にも理解しやすいという利点があります。しかし，こうした利点は反面弱点でもあります。なぜなら，尺度の意図が研究者にも回答者にも明らかなことが多いため，回答にバイアスが生じる可能性があるからです。バイアスについては，第6章で詳しく解説しますが，ここでいくつかの問題について簡単に指摘しておくことにしましょう。問題となるバイアスの1つに，ハロー効果 halo effect と呼ばれるものがあります。これは，尺度の項目が，（通常は）1ページ内に整然と配列されるため，個々の項目に十分注意を払うことなく，全体的な印象だけで，回答してしまう傾向のことを言います。また，回答者は，尺度の両極端を避ける傾向があり，これもバイアスの原因となります。また，学生や教員を評価する際には，一般に評価が高めに偏る傾向があるため，評価スコアの平均値が高くなりすぎるというバイアスが生じます。

　研究では，直接法に属する様々な形式の尺度の中から適切なものを選んで用いますが，これらの尺度間の違いは，本質的な違いと言うよりも，歴史的な違いという側面があり，過去の研究では，複数の形式が用いられていることも少なくありません。したがって，選択に当たっては，他の研究に無条件に倣うのではなく，明確で理解可能な形容詞表現を用いる，選択肢の段階を7前後とするなどの，一般的な指針に基づいて決定することが大切です。

比較法

　尺度には，単純，簡単，短時間に回答できるなど，多くの利点がありますが，ときには，その単純さが有益なデータを得る妨げとなることがあります。たとえば，子どもの虐待に関するある研究（Shearman ら 1983）では，親に対して，むずかる子どもをどのように扱うかという質問がなされました。質問には，様々な幼児の行動が提示され，それぞれの行動についてどう対処するかが，尋ねられました。これを仮に，図 4.9 に示したような尺度で聞いたとすれば（この研究では使われていませんが），親たちはおそらく中間より左側の選択肢は選ばなかったことでしょう。

　これとは違う形式であればどうでしょう？　たとえば，単にリストされた行動の中から該当するものを選んでもらうだけなら，それほど回答に抵抗はないと思われます。そして，それらの行動に"潜在的な"スコア値を割り当てておけば，その合計として，虐待の程度を表すスコア値を算出することができます。

　これは，比較法 comparative method の1つである，一対比較法 paired-comparison method と呼ばれる方法（後述）で，回答者には，「お仕置きをする」，「抱き締める」，「叩く」，「無視する」，「部屋に閉じ込める」など，親がそういう状況でとる可能性のある行動のリストの中から，自分がとるであろう行動を対象者に選んでもらいます。これらの行動は，後述するように，事前に専門家（この場合は，デイケアワーカー）のグループにおける調査に基づいて，潜在的にスコア化されており，それを加算して総スコアが算出されます。

　比較法には，あらゆる尺度に伴う一般的な問題，つまり「順位付け」の問題を回避できるという利点もあります。つまり，比較法では，直接法のように，質問票を作る段階で，形容詞表現に数値を割り当てるといった「順位付け」をする必要がなく，また，回答を間隔変数として得ることができます。

　比較法では，3つの方法，つまり，サーストン法（Thurstone's method。等現間隔法 methods of equal-appearing intervals とも呼ばれる），一対比較法，ガットマン尺度 Guttman scale がよく用いられます。以下，これらの方法について解説します。

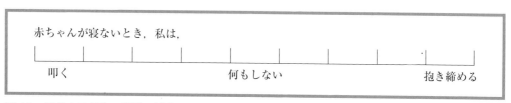

図 4.9　子どもの虐待の質問に対する回答を尺度化した仮想例

▶サーストン法

　この方法では，まず，研究対象とするテーマについて，人々の態度を表す意見，あるいは人がとる可能性のある行動を，100 ～ 200 個程度集めます。次に，それらを短く的確な表現に編集し，1つひとつを別々のカードにタイプし，多数の判定者にそれぞれ，それらのカードを，最低（例：最も望ましくない least desirable）から最大（例：最も望ましい highest desirable）の

順番に並べてもらいます。次に，各意見(あるいは行動)の順位の中央値を計算し，それをその意見(あるいは行動)のスコアとします。

　たとえば，医師に対する患者の態度を評価する場合，まず，「医者の処方には全面的に従う」，「医者は金を儲けすぎる」，「ほとんどの医者は患者の気持ちがわかっている」など，意見を沢山集めます。今，仮に100の意見が集まり，それらを9人の判定者(注：安定した結果を得るには，もっと人数が多い方がよい)に判定してもらったとしましょう。そして，その中で，「ケアの程度は，医師も看護師も変わらない」という意見に，各判定者から，17, 18, 23, 25, 26, 27, 28, 31, 35 という順位が与えられたとします。中央値は，5番目の順位である26です。したがって，それが，この意見に与えられるスコアとなります。

　このようにして，すべての意見について中央値を求めたら，等間隔で，かつスコアの全範囲にわたるように，約25程度の意見を選び出し，それを用いて，尺度を作成します。そして，回答者には，どの意見が自分に該当するかを選んでもらい，選ばれた意見のそれぞれに割り当てられたスコアの平均値がその対象者のスコアとなります。以上から明らかなように，サーストン尺度はその開発に非常な労力がかかる方法ですが，リッカート尺度に比べて特に優れた点はなく，また，ほとんどの統計学的手法が，等間隔性が多少崩れても頑健である事実を踏まえれば，もはや現在ではあえて用いる意味はほとんどありませんが，不思議なことに，今でも時折用いられているのを見かけることがあります(例：Krabbe 2008)。

▶一対比較法

　一対比較法 paired-comparison method は，サーストン法と，その目的も開発のアプローチもよく似た方法です。どちらの方法も，最初は，選ばれた多数の項目(意見／行動)の中から，一部を等間隔に選び出して尺度を作成し，対象者に自分に当てはまる項目を選んでもらうことから始まり，次に，選ばれた項目に事前に与えられたスコア(付与スコア)を単純に加算するか，重みを付けた加重平均を算出します。

　2つの方法が異なるのは，選ばれた項目(意見／行動)へのスコア付与(キャリブレーション calibration)の方法です。上述したように，サーストン法では，多数の意見を集め，判定者に，それらをすべて比較して序列を付けてもらいますが，一対比較法では，その名前の通り，判定者に，1つの項目と他の全項目を1つひとつ対にして比較してもらい，対になった項目(意見／行動)のうちどちらがより大切かを判定してもらいます。再び，本章で最初に取り上げた，子どもの養育の例を考えれば，保育士たちに，下記のように対になった親の行動のうち，どちらがより望ましいかを判定してもらいます。

　　お仕置きをする ── 叩く
　　お仕置きをする ── 抱き締める
　　お仕置きをする ── 無視する
　　叩く ─────── 抱き締める
　　叩く ─────── 無視する
　　抱き締める ─── 無視する

　実際には，かなり多くの項目が用いられ，項目の組み合わせ(対)も，それらを判定者に提示する順番もランダム化されるなど，かなり手間のかかる方法で，そのためあまり使われていま

せん。1人の判定者に提示される項目の対の数は，$n(n-1)/2$ となります（注：n は項目数）。したがって，項目が10あれば，組み合わせは45通り，20であれば190通りにもなり，さらには，1つの行動が左右一方に偏らないようにするため，左右を入れ替えた組み合わせも用意しなければなりません。

今，10人による判定結果が，表4.1 のようになったとしましょう。この表は，各対についてそれが選ばれた割合を示したものです。

たとえば，最初の列を見ると，「叩く spank」よりも，「お仕置きをする punish」を選んだ人が全対象者の40%であったことを意味しています。対角線上に0.50が並んでいますが（例：「お仕置きをする」と「お仕置きをする」の交点），これは同じ行動の選択に優劣は存在しないからです。また，同じ対で，行と列が逆になっている場合（例：右上隅のセルと左下隅のセル）の合計が1.00となることに注意してください。

表4.1 行動の選択確率（列の行動が行の行動より優先される確率）

行　動	1 お仕置きをする	2 叩く	3 無視する	4 抱き締める
1．お仕置きをする	0.50	0.60	0.70	0.90
2．叩く	0.40	0.50	0.70	0.80
3．無視する	0.30	0.30	0.50	0.70
4．抱き締める	0.10	0.20	0.30	0.50

この表ができたら，次に，正規分布の特性を利用できるように，これらの値を z 値に変換（＝間隔変数に変換）します。図4.10 は正規分布を示したもので，40%に対応するポイントが示されています。図中点線の左側の面積が40%に相当します。平均値が0，標準偏差が1の正規分

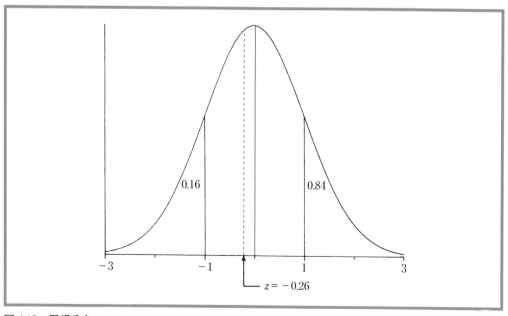

図4.10 正規分布

表 4.2　確率の z 値

行　動	1 お仕置きをする	2 叩く	3 無視する	4 抱き締める
1．お仕置きをする	0.00	0.26	0.53	1.28
2．叩く	− 0.26	0.00	0.53	0.85
3．無視する	− 0.53	− 0.53	0.00	0.53
4．抱き締める	− 1.28	− 0.85	− 0.53	0.00
z 値の合計	− 2.07	− 1.12	+ 0.53	+ 2.66
z 値の平均	− 0.52	− 0.28	+ 0.13	+ 0.66

布の場合，この点線と横軸の交点の z 値は − 0.26 となり，その結果，0.40 という確率値は，− 0.26 という z 値に変換されます。正規分布表は，統計の教科書なら載っていないものはありません。表 4.1 の値をすべて z 値に変換したのが，表 4.2 です。

　各列の z 値を足してその平均を算出すれば，それが，その項目が全項目の中で選ばれる平均確率を示す z 値となります。こうした計算の結果，「お仕置きをする」と「抱き締める」の z 値は，それぞれ − 0.52 と + 0.66 になります。しかし，マイナス値があるのはやや奇妙なので，一般には，z 値にある定数(通常は 3)を足して，数値をすべて正の数に変換し，これを，各選択項目の得点として扱います。

　ここまで来れば後は簡単です。たとえば，泣く，眠らない，食べないなど幼児の様々な行動に関する複数選択の質問の場合，回答者が選んだ選択項目の得点を合計し，その平均を算出してスコアとします。

▶ガットマン法

　ガットマン尺度 Guttman scale は，ある質問に対していくつかの(難易度や段階の異なる)選択項目から"1つ"を選択してもらう方法で，(1) 選択された項目より難度の低い選択項目は是認 endorse されているとみなされ，(2) それより難度の高い選択項目は是認されていないとみなされます。たとえば，子どもの行動発達に関して，質問が「私の子どもは以下の行動ができる」で，選択項目が，(a) はいはいができる，(b) 立てる，(c) 歩ける，(d) 走れる，のとき，回答者(母親)が，(c)「歩ける」を選んだ場合は，その子どもは，「はいはい」も，「立つ」こともできるが，「走る」ことはできないことを意味しています。つまり，(c) の回答には，(a)，(b) の結果が含まれるとみなされると言うことです[訳注：これを「累積性 cumulativeness」と言います]。

　サーストン法や一対比較法と同じように，ガットマン法も最初は，非常に多くの項目候補を集めることから始まりますが，これらの方法のように統計学的な重み付けが行われることはなく，項目の選別と順序付けは研究者自身によって行われ，通常，測定対象とする態度や行動の範囲をカバーするのに十分と思われる，10 ～ 20 個の比較的少ない数にまで絞り込まれます。お気づきのように，ガットマン尺度では，すべての項目が，上記の子どもの行動発達のように，ある潜在的特性の順序(段階)を反映するものとなっています。

　尺度ができたら，その適切性を検討します。そのためには，一群の試験対象者に，項目の中から，1つではなく，自分に該当するものをすべて選んでもらいます。そして，順序通りに配列された項目を行(あるいは列)と個々の試験対象者を列(あるいは行)とする表を作成します。表では，対象者が選んだ項目を 1，それ以外を 0 とします。

表 4.3　ガットマン尺度

私は以下の行動ができる	対象者				
	A	B	C	D	E
部屋の中を歩く	1	1	1	1	1
階段を登る	1	1	1	1	0
外で1ブロック歩く	1	1	0	0	0
1マイル（1,609 m）以上歩く	1	0	0	0	0

骨関節炎患者の下肢の運動機能を例に，5人の対象者，4つの項目について，その仮想例を示したのが，表4.3です．この例では，対象者Aは4点，Bは3点，CとDは2点，Eは1点を獲得しています．これは理想的な例ですが，実際には，こうした試験では，「逆転 reversal」，つまり累積性を乱すような回答（例：「1マイル（1,609 m）以上歩く」を選択しながら，「階段を登る」を選択しない）が生じることがあります．

この尺度が累積性 cumulativeness を正確に評価できるかどうかを検討するには多くの方法がありますが，その中で重要なものは，再現性係数 coefficient of reproducibility とスケーラビリティ係数 coefficient of scalability です．再現性係数とは，全試験対象者の人数（N），逆転回答をした人の数（$n_{逆転}$），項目数（I）から，以下の式で計算します．

$$再現性係数 = 1 - \frac{n_{逆転}}{I \times N}$$

今，選択項目が4つで，150人の試験対象者のうち，それらを正しい順序性で回答した人が109人，そうでない人が41人であるとすると，再現性係数は以下のようになります．

$$1 - \frac{41}{150 \times 4} = 0.932$$

再現性係数は，0〜1の範囲の値をとり，適切な尺度と認められるには，0.9以上でなくてはなりません．スケーラビリティ係数は，尺度の1次元性（1つの特性だけを測る尺度となっていること）と累積性を評価するもので，その計算は非常に複雑なため，コンピュータによる計算が必要ですが，やはり0〜1の範囲の値をとり，尺度が妥当であるには，0.6以上でなくてはなりません．

ガットマン尺度では，発達的な行動（例：はいはい，立つ，歩く，走る）のように，あるレベルの行動が修得されていれば，それより下位の行動は修得されているとの前提があります．したがって，この尺度は，子どもの発達，疾患の進行に伴う機能低下，活動能力などの評価には適していますが，脳卒中の巣病変に伴う機能喪失などのように，喪失された機能間に順序関係がない場合には適しません．サーストン法や一対比較法とは異なり，ガットマン尺度で得られるスコアは間隔変数ではありません．ガットマン尺度は，非常に強力な尺度法として近年登場してきた項目反応理論 item response theory（IRT．第12章参照）の基礎となる方法です．項目反応理論も項目の困難度と回答者の特性の間に，ある前提を置く点では同じですが，ガットマン法とは異なり，項目反応理論では，項目の困難度と対象者の特性（例：能力）に間隔変数としての数量値が与えられ，ガットマン尺度で要求される厳密な序列化を回避しています．

▶比較法への批判

上述した3つの方法には，他の尺度法に比べ，開発に時間がかかりすぎるという問題がありますが，以下の2つの場合には，それでも用いる価値があります。

1. 子どもの虐待に関する質問の場合のように，行動に序列があることをわかりにくくしたい場合。
2. 質問項目数が比較的少なくても，結果を間隔変数として測定したい場合（サーストン法や一対比較法）。

3つの方法の中では，ガットマン法には，尺度に適する項目の選定が難しい，スコアが順序変数である（＝間隔変数ではない）など，いくつかの欠点があります。サーストン法か一対比較法かの選択は，難しい問題ですが，項目数がかなり多くなる場合には，サーストン法がより実用的と思われます。なぜなら，一対比較法では，比較すべき組み合わせが，項目数の2乗に大まかに比例するほど，膨大になってしまうからです。

目標達成尺度

目標達成尺度 goal attainment scaling (GAS) とは，特定の個人に特化された尺度で，かつ比 ratio をスコアとすることで，他の人々との比較もできるように開発された尺度です。これは，元々，プログラム評価のために開発された方法ですが（Kiresuk ら 1968），臨床医学でも広く応用されています（例：Santa-Barbara ら 1974, Stolee ら 1992）。それは，臨床では，"達成"の意味や内容が個人ごとに異なるからです。この方法の核心は，目標達成フォローアップガイド goal attainment follow-up guide で，これは表形式で，列は目標として設定する行動（機能），行は5つの評価段階からなります。目標は通常3〜5個で，個人ごとに異なってもかまいません。5つの評価段階は，リッカート尺度と同じで，両極が，「考えられる限り最も望ましいアウトカム」（+2点）と「考えられる限り最も望ましくないアウトカム」（−2点）で，中間に，「ほぼ予想通りのアウトカム」（0点）がきます。表の各チェック欄のところには，評価基準が詳細にかつ正確に明記されます。それは，アウトカムの評価は，客観性を担保するために，治療担当者以外のマスク化（盲検化）された評価者によって実施されるからです。たとえば，高齢者のリハビリテーションプログラムにおいて，目標の1つが「食事の準備」であるとき，−2点の最も望ましくないアウトカムは，「過去1週間全く調理をしなかった」，−1点は，「過去1週間夕食もときどき調理する程度だった」，0点は，「過去1週間夕食は毎回自分で調理した」，+1点は，「過去1週間夕食は毎回，加えてそれ以外の食事もときどき自分で調理した」，+2点の最も望ましいアウトカムは，「過去1週間すべての食事を自分で調理した」となります。

ここでは以下の3点に注意が必要です。
1. 介入が予想通りの効果をあげた場合，すべての達成目標は0点にマークされる。スコアの平均が全員で0よりも大きくなる場合は，目標の設定が低すぎたことを意味する。
2. 目標は，人によって異なる可能性があり，ある対象者にとっての達成目標は，他の人にとっては，多少もしくは全く適切性を欠く可能性がある。

3．達成目標は全員で同じである必要はない。

目標が設定されたら，それぞれの目標に，その重要性に応じた重み（通常は，1～9）を付けます。人による目標数の違いを調整し，かつ最終的なスコアの平均を50，標準偏差を10とするために，以下の式でGASスコアを算出します。

$$GAS = 50 + \frac{10 \sum w_i x_i}{\sqrt{(1-r) \sum w_i^2 + r (\sum w_i)^2}}$$

ここで，x_iは尺度iのスコア，w_iは尺度iの重み，rは尺度間の相関の平均値を表します。

GASの大きな利点は，尺度を個々人の目標に特化できることですが，それは逆に弱点でもあります。第1の問題は，この尺度では，個人によって，数も基準も異なる達成目標が設定されるため，介入全体（注：介入は様々な要素からなる複合的なもの）としての有効性は評価できるものの，介入のどの部分が有効もしくは無効であったかがわからない，また，効果がない場合（目標が達成されない場合）も，それが介入の失敗なのか目標設定が高すぎたのかがわからないことです。さらには，介入の成功はどの研究でも平均50，標準偏差10にスコア化されるため，研究間の比較，特に異なる介入（例：種類の異なる抗炎症薬）間の比較は，ほとんど不可能です。

第2の問題は，開発に非常な労力を要することです。開発に携わる人（研究者や臨床家）には，適切な目標を設定できる能力や，目標の具体的定義（判断基準）を，客観的かつ観察可能な表現で記述できる能力が求められますが，それにはトレーニングを要します。そして，その尺度を用いて患者の評価を担当する人（評価者）にもトレーニングが必要で，目標のスコア化を適切な信頼性（再現性）をもって，評価できなければなりません。したがって，GASは，以下の3つの条件が満たされる場合にのみ使用するのが適切です。

1．目的が"介入全体として"の効果の評価で，介入のどの要素が有効であったかを特定する必要や，他の研究と比較する必要がない場合。
2．対象者によって，達成目標が異なる場合。
3．目標設定，評価基準の作成，評点者のトレーニングなどができる人材が存在する場合。

計量経済学的方法

本章で最後に取り上げる尺度は，経済学分野で開発されたもので，臨床試験や決定分析など，様々な分野で，最近よく使われるようになっています。この方法は，保健経済学の領域で，費用便益分析 cost-benefit analysis を行う必要から生じたもので，費用便益率を算出できるように，便益 benefit，つまり健康状態を数量化することがその目的となります。

ここで経済学の関心が，効用値 utility score，つまり，多数の人々の判断の平均値から推定される，ある健康状態の評価値であることに注意してください。したがって，"回答者の特性"ではなく，"ある健康状態"がその測定対象となります。このため，信頼性の評価に特別な観点が必要であり，それについては，第9章で詳しく解説します。

たとえば，ここで，狭心症の内科的治療とバイパス手術を比較する場合を考えてみましょう。手術は，成功すれば，生活の質（QOL）の大きな改善が期待できますが，反面，手術には，ある確率で，術中死や術後死のリスクを伴います。では，人々は，どのように意思決定を行うので

しょうか？

　この問題に対する最初の研究は，1950年代に，Von Neumannらによって，スタンダード・ギャンブル法 standard gamble method（SG法）という方法を用いて行われました（Von Neumannら 1953）。この種の研究では，対象者には，たとえば，以下のようなシナリオが提示されます：

> 「あなたはもう何年間も狭心症を患っています。そのため，階段を登るとか，寒い中を少し歩くだけとかいった軽い運動でも強い胸痛が生じます。そのため，仕事もやめざるを得ず，ほとんど毎日を家でテレビを見ながら過ごしています。さて，今あなたは，そうした病状から完全に回復できる可能性のある手術法の存在を医師から告げられたとしましょう。しかし，その手術にはあるリスクが伴うとします。つまり，術中死のリスクで，その大きさ（確率）を p とします。この p がどれほどであれば，あなたはその手術を受けるのを諦めると思いますか？」

　この選択は現在の病状の程度に明らかに影響を受けます。つまり，現在の病状がかなり軽い場合には，p がかなり小さくないと手術は受けず，逆に現在の病状がかなり重いと，多少 p が大きくても手術を受ける決断をする可能性があります。こうして得られた p 値を単純に1から引くことによって，0～1の間の値をとる，現在の状態（病状）を表す値を得ることができます。p が1％の場合は，その値（効用値 utility）は0.99となり，50％の場合は，0.50となります。

　この方法の1つの問題は，統計学者やプロのギャンブラーとは違い，一般の人は，"確率"の概念に慣れていないことです。この問題を考慮して，回答しやすくするために，色々な工夫がなされてきました。たとえば，「術中死の確率10％：完全に回復する確率90％」から開始して，対象者が"そこ"と言うまで（＝無差別点 point of indifference に達するまで），徐々に数字を上げて（あるいは下げて）いくという方法や，確率円板 probability wheel を用いる方法もあります。

　時間交換法 time trade-off technique（TTO法）と呼ばれる，確率を用いない方法も開発されています（Torranceら 1972）。この方法では，まず，対象者の残存生存年数を，死亡率統計表 actuarial tables などを用いて推定します。たとえば，対象者が30歳の場合，残存生存年数を40年と推定したとしましょう。すると，上述の問題（バイパス手術の問題）は，次のように言い換えることができます。

> 残りの寿命（40年）を，現在の病状のまま生きるという選択と，"数年を犠牲にしてでも"完全に健康な状態で生きるという選択を比較してみてください。完全な健康が得られるとした場合，あなたは，何年であれば犠牲にできると思いますか？

　この方法を用いる場合は，対象者には，「40年間現在の病状のまま生きる」というオプションを提示し，それと「40年間健康な状態で生きる」のどちらを好むかを選択してもらいます（当然後者が選ばれる）。次に，後者の年数を1年ずつ減らしては同じ質問を繰り返していき，それを判断に迷う点（無差別点）に達するまで続けます。減った年数（Y）が大きいほど，現在の健康状態が悪いと考えられるため，その年数（Y）から，次式で効用値 utility（U）を求めます。

$$U = (40 - Y) / 40$$

この方法を用いた典型的な研究（高齢の認知症患者に対する親族の支援の効果に関する臨床試験）が，Mohide ら（1988）によって報告されています。

▶計量経済学的方法の問題点

以上，健康状態の測定に用いられる 2 つの計量経済学的方法について解説しました。これらは，健康状態の測定を目的とするものですが，実際には，患者だけではなく，健康者に対しても，病気になったことを"想定"して回答してもらう形で用いられています。この方法は極めて難しく，面接を担当する人には，かなりの熟練が求められます。したがって，他のより簡単な方法に勝る価値があるかどうかは，今後の検討が必要と思われます。最も簡単な方法は，直接法〔形容詞尺度や視覚アナログ尺度（VAS）〕ですが，Torrance（1976）は，時間交換法（TTO法），スタンダード・ギャンブル法（SG法），直接法を比較して，前2者の結果はほぼ同じで，直接法の結果だけが異なっていたことを報告しており，計量経済学的方法には，健康状態をより正確に推定できる可能性があることを示唆しています。

ただ，これらの方法の問題は，人々が，不確定な状態についても合理的な判断ができるとの前提に立っていることです。第6章で解説するように，一般に，尺度に対する人々の回答は，様々な外的要因に左右されますが，TTO 法や SG 法も，その例外ではなく，Llewellyn-Thomas ら（1986）が総説で示したような，様々な非合理的と思われる行動や判断の影響を受けます。たとえば，40%の生存確率と60%の死亡確率は，理屈上は同じことですが，実は，どちらを用いるかで，回答は大きな影響を受けます。計量経済学的方法は，対象者が，「価値観と独立した数値 value-free value」を回答できるという前提に立っていますが，"価値観と独立した数値"などあり得ないことはあまりにも明らかです。判断や選択はすべて何らかの価値観を伴うものであり，それに関係する心理的要因の影響を受けると考えなければなりません。さらには，患者と健康者では，同じ病的状態（例：狭心症）であっても，それに与える効用値は異なる可能性があることから，健康者に病的状態を想定させる研究（類推研究 analogue study）の意義には疑わしいものがあります。

Von Neumann ら（1953）の理論的業績に始まる計量経済学的方法の意義は，結果を，間隔変数もしくは比例変数として得られる点にあります。その妥当性は，長く未検証のままでしたが，項目反応理論 item response theory（第12章参照）の登場によって，尺度が実際に，間隔変数もしくは比例変数としての特性を有するかどうかを評価できるようになってきました。それによると，結果は必ずしも芳しいものではなく，Cook ら（2001）は，「我々の研究では，どの効用尺度 utility scale にも，スコアに間隔変数の特性は認められなかった」（p. 1275）と報告しています。

最後に，健康の対極語には，通常"死"が用いられますが，死よりも悪い状態を検討した研究はほとんどありません。

スタンダード・ギャンブル法（SG法）については，詳細な計量心理学的検討もなされておらず，初期に，SG法の再テスト信頼性が評点尺度よりも高いことを示唆する結果が発表されていますが（Torrance 1987），これは第9章で論じるように，誤った計算による結果であった可

能性があります．最近の研究では，SG法の再テスト信頼性は評点尺度よりも劣ることが示されており（0.45 vs. 0.67. Mooreら 1999），Juniperら（2001）は，SG法による疾患特異的QOLの測定の併存的妥当性 concurrent validity は，評点尺度よりもかなり劣ることを報告しており（SG法：−0.08 vs. +0.12，評点尺度：+0.21 vs. +0.46），Rutten-van Molkenら（1995）もほぼ同じ結果（SG法：0.13 vs. 0.19，評点尺度：0.47 vs. 0.59）を報告しています．もちろん，SG法は合理的選択理論 rational choice theory に基づいているため，それ自体がゴールドスタンダードであるとの議論もあり得ますが，おそらくそれは，調査対象者のことが忘れられた議論です．実際，SG法とTTO法の1つの問題は，対象者にとって回答が難しいことで，回答できるために必要な教育年数は，評点尺度では3年で済むのに対し，SG法では6年を要するとの報告があります．

　私たちが見る限り，こうした議論にとどめを刺したのはKrabbeら（1997）の研究で，彼らは，SG法，TTO法，評点尺度を比較し，(1) 評点尺度が最も簡単で信頼性が高い，(2) 評点尺度から得られたスコアは簡単な手続きで，他の方法によるスコアに変換することができる，と結論しています．以上，前述した弱点も考え併せれば，複雑で回答が難しい計量経済学的方法をあえて用いる必要性はあまりないと考えられます．

5．評点法とランキング法

　これまで解説してきた多くの方法は，形容詞尺度であれ，リッカート尺度，視覚アナログ尺度（VAS），計量経済学的方法であれ，その目的はすべて，選択肢に数量値を与えることです．比較法も，最初は順位付けから始まりますが，最終的には，各項目や段階に得点が付与された尺度を開発することが目的となります．しかし，ある領域，特に価値観を評価する研究分野では，別のアプローチ，つまり，ランキング法が用いられることがあります．たとえば，私たちは，社会的サポートの病気への効果に関する研究（McFarlaneら 1980）で，他の9つの価値観との比較の中で，人々が健康にどの程度の価値を与えるかを検討したことがあります．その研究では，対象者に，「富」「幸福」「健康」など10の価値を1つずつ印刷した10枚のカードを渡し，それらを自分が最も大切と思う順番に並べてもらい，「健康」に与えられた順位をアウトカムとして測定しました．

　評点法に比べたランキング法の大きな利点の1つは，ランキングする場合，対象者が，与えられたすべての選択肢を考慮しなければならないことです．評点尺度では，対象者にやる気がない場合や，認知能力に問題がある場合は，どの質問項目にも一律に高い（低い）スコアを付けるといったいい加減な回答〔一応回答 satisficing（第6章参照）〕をすることがあります（Krosnickら 1988）．それ以外にも，黙従回答バイアス yea-saying bias，黙否バイアス nay-saying bias，社会的望ましさバイアス social desirability bias，ハロー効果（光背効果）halo effect（いずれも第6章参照）などの影響を受けることがあります．ランキング法では，回答者にランキングを強いることによって，少なくとも，「一応回答」などのバイアスをある程度避けることができます．それでも，適当にランキングするなど，バイアスを完全に避けることは困難ですが，ただ，それがいい加減な回答かどうかは，同じ回答者に2回ランキングをしてもらうことで検証することができます．

しかし，ランキング法には，利点の反面，欠点もあります。その第1は，個々の質問項目を評点するよりも，与えられた項目をランキングする方がより高い思考力を要することです。調査は対面面接で行われ，対象者には各項目が記載されたカードを，自分が納得いくまで，並べ替えてもらいます。したがって，この方法は，郵送法や，電話法などでは実施できません。それ以上に重要な問題は，統計学的な問題で，ある限られた数の項目をランキングする場合，1つの特性（例：健康）を評点する場合に比べると，データが「イプサティブ ipsative 化」してしまうことです。"イプサティブ"なスコアとは，個々の項目の得点の合計が常に一定となる性質を持つスコアで，それゆえ全対象者で値が一定となります。たとえば，対象者に5つの特性をランキングしてもらう場合，ランクの合計はランキングがどうであれ，常に15（＝1＋2＋3＋4＋5）となります。一般式にすれば，項目数が k 個の場合，合計得点は，$k(k+1)/2$ となります。これは，項目間に負の相関があることを意味しており（Jackson ら 1980），そのため，個々の項目とその他の項目との相関値の合計は常にゼロとなります（Clemans 1966）。これに関連するもう1つの問題は，ランキングが"独立"ではないことです。つまり，たとえば，5つのうち，4つをランキングすれば，最後のものは自動的に決まってしまいます。この独立性の欠如がほとんどの統計学的検定の前提に違反してしまうのです。

イプサティブなスコアは，研究の目的が個人内での様々な特性の相対的強さの比較である場合には有用ですが，(1) 個人間の比較，(2) 異なる特性間の絶対的比較，には用いることはできません。たとえば，ある物理学者がいかに音楽に秀でた才能を持っていても，特性としては，"理論性"が優先されるため，"芸術性"のスコアは低くなってしまいます（Hicks 1970）。

Alwin ら（1985）は，評点法とランキング法のスコアの間には極めて高い相関はあるが，個々の項目同士では相関は高くない，と結論しています。前述したイプサティブ性やそれ以外の統計学的な問題（例：因子分析，級内相関，一般化可能性理論などの従来の統計手法には，ランキングデータは使えないという問題）のために，ランキング法よりも，評点法の方が一般には好まれます。しかし，最近の項目反応理論（第12章参照）の開発で状況が変わり，ランキングデータのこれらの問題の多くを克服した新たな活用の道が開発されつつあります（Brown ら 2013）。

6. 多次元尺度

これまで解説してきた尺度は，いずれも，1つの特性を評価するための尺度（＝1次元の尺度）でしたが，ある「事象 object」の様々な側面（次元 dimension）を同時に評価する必要がある場合もあります。"事象"には，診断，職業，社会的相互作用，ストレスの高い生活上の出来事，痛みの経験，国，顔など，私たちが想像できるあらゆるものが含まれます（Weinberg 1991）。次元自体は，表面からは見えない，"潜在"的なものであり，事象の集合の中に潜むパターンとして，推論によってのみ明らかにすることができるものです〔注：潜在的因子に関する詳しい解説は，Norman ら（2014）の本で因子分析に関する章を参照してください〕。こうした潜在的因子を探索する分析手法のことを，多次元尺度法 multidimensional scaling（MDS）と呼びます。ごく簡単に言えば，多次元尺度法は，まず，ある事象に関係すると思われる多数の変数を測定し，次に変数間での関連の強さをある指標（例：相関係数）で評価し，そして，その関連のパターンから，いくつの次元（側面）が存在するかを決定するというステップで開発されます。

たとえば，様々なタイプのうつ患者が経験する9つの症状を例にとってみましょう。最初は，「類似性行列 similarity matrix」（近似行列 proximity matrix とも呼ばれる）を作成することから始まります。これには様々な方法があり，第1は，一対比較法のように，9つの症状についてのすべての対の組み合わせを提示し，対となった症状同士がどれほど似ていると思うかを，たとえば，10段階尺度（1点＝全く似ていない，10点＝非常によく似ている）などで回答してもらう方法，第2は，患者における症状の併存頻度に基づいて，行列を作成する方法，そして第3は，9つの各症状について，その程度を聞く評点尺度を作成して患者に回答してもらい，それらの症状の間での相関行列を作成するという方法です。しかし，多次元尺度法の数学的手法で重要なのは，行列が作られた方法ではなく，結果の解釈であり，それは多分に研究者の判断に委ねられます。

ここでは例として，症状の併存頻度を取り上げてみましょう。表4.4 がその類似性行列だとします。スコア1.00 は，2つの症状が常に併存していること，スコア0.000 は全く併存しないことを意味しています。当然のことながら，同じ症状同士は常に併存するため，対角線上には1.00 が並ぶことになります。逆に，係数が負であるということは，不眠と過眠のように，背反的な症状であることを意味しています。

多次元尺度法では，この行列を用いて，症状間の類似性の背後に潜む，複数の次元（側面）を抽出します。そのための様々な統計学的手法が開発されていますが，測定対象が，事象 object 間の類似性（非類似性）であるか，事象に対する人の選好性（非選好性）であるか，あるいは，測定を，順序変数で行うか，間隔変数で行うかによって，分析のアプローチが異なるため，使用に当たっては十分な注意が必要です。こうした解析のプログラムの詳細については，Weinberg (1991) の論文や，Kruskal ら (1978) の著書を参照してください。ただ，どの手法を用いても，結果は，通常，1つの特性を1つの軸とするグラフとして表示されます。しかし，大切なのは

表4.4　うつ病の9つの症状の類似性行列

	A	B	C	D	E	F	G	H	I
A	1.00								
B	0.865	1.00							
C	0.495	0.691	1.00						
D	0.600	0.823	0.612	1.00					
E	0.125	0.135	0.402	0.127	1.00				
F	0.201	0.129	0.103	0.111	0.000	1.00			
G	0.125	0.581	0.513	0.578	0.713	0.399	1.00		
H	0.312	0.492	0.192	0.487	0.303	0.785	0.000	1.00	
I	0.105	0.223	0.332	0.201	0.592	0.762	0.414	0.185	1.00

A＝悲嘆感
B＝悲観的
C＝性欲の減退
D＝自殺企図
E＝体重増加
F＝体重減少
G＝過眠
H＝早朝覚醒
I＝精神運動制止（思考と行動の緩慢化のこと）

そこからで，それぞれの軸が，事象間に潜むどのような特性を反映しているかは，研究者自身の解釈にかかっています。たとえば，類似性行列から，2つの次元が抽出されたとし，それに基づいて，9つの症状が図 4.11 のように分布したとします。

グラフ上の症状の位置が近いほど，症状間の類似性が高いことを意味します。この図から，第 1 の軸（次元）は，心理学的な症状と身体的症状を区別する軸，第 2 の軸（次元）は，精神運動性遅滞 psychomotor retardation と精神運動激越 psychomotor agitation を区別する軸と解釈されていることがわかります。

普通の研究なら，ここがいわば終着点で，潜在する次元の数と特徴を記述するだけで済みます。しかし，尺度を開発する場合には，多次元尺度法は第 1 段階にすぎず，次に，各次元を独立して測定できる尺度の開発に進まなければなりません。多次元尺度法と探索的因子分析 exploratory factor analysis (EFA) は，目的の面では非常によく似た方法で，どちらも，多数の変数を，比較的少数の潜在的な「因子 factor」にまとめることを目的としています。事実，探索的因子分析は，最小空間分析 smallest space analysis と呼ばれる，多次元尺度法の特殊な場合で (Guttman 1982)，どちらを使うかは研究者自身が判断しなければなりません。回答が，2区分的な場合（例：真/偽，はい/いいえ）は自明で，通常の探索的因子分析ではなく，多次元尺度法を用いなければなりません（例：Brazill ら 2002）。逆にデータが，連続変数の場合は，探索的因子分析を用いるのが適切であり，多次元尺度法では，抽出できる因子の数が少なくなってしまいます。因子数が少ないほど解釈が簡単になるという人もいますが，重要な因子が見過ごされる危険もそれだけ高まることになります。

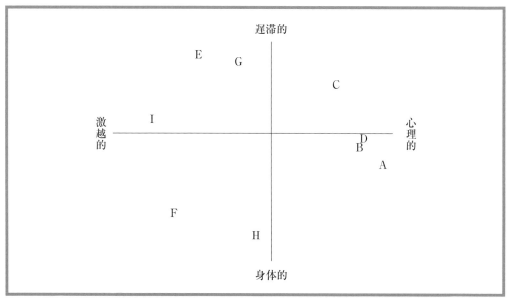

図 4.11　多次元尺度法による結果の散布図

学習文献

Dunn-Rankin, P., Knezek, G.A., Wallace, S.R., and Zhang, S. (2004). *Scaling methods* (2nd edn). Erlbaum, Mahwah, NJ.

Furr, R.M. and Bacharach, V.R. (2013). *Psychometrics: An introduction* (2nd edn). Sage, Thousand Oaks, CA.

Gorsuch, R.L. (1983). *Factor analysis* (2nd edn). Lawrence Erlbaum, Hillsdale, NJ.

TenBrink, T.D. (1974). *Evaluation: A practical guide for teachers.* McGraw-Hill, New York.

参考文献

Aitken, R.C.B. (1969). A growing edge of measurement of feelings. *Proceedings of the Royal Society of Medicine*, **62**, 989–92.

Alwin, D.F. and Krosnick, J.A. (1985). The measurement of values in surveys: A comparison of ratings and rankings. *Public Opinion Quarterly*, **49**, 535–52.

Bernston, L. and Svensson, E. (2001). Pain assessment in children with juvenile chronic arthritis: A matter of scaling and rater. *Acta Paediatrica*, **90**, 1131–6.

Beyer, J. (1984). *The Oucher: A user's manual and technical report.* Hospital Play Equipment Company, Evanston IL.

Beyer, J. and Aradine, C. (1988). Convergent and discriminant validity of a self-report measure of pain intensity for children. *Child Health Care*, **16**, 274–81.

Beyer, J., Denyes, M., and Villarruel, A. (1992). The creation, validation, and continuing development of the Oucher: A measure of pain intensity in children. *Journal of Pediatric Nursing*, **7**, 335–46.

Bieri, D., Reeve, R., Champion, G., Addicoat, L., and Ziegler, J. (1990). The faces pain scale for the self-assessment of the severity of pain experienced by children: Development, initial validation, and preliminary investigation for ratio scale properties. *Pain*, **41**, 139–50.

Bosi Ferraz, M., Quaresma, M.R., Aquino, L.R.L., Atra, E., Tugwell, P., and Goldsmith, C.H. (1990). Reliability of pain scales in the assessment of literate and illiterate patients with rheumatoid arthritis. *Journal of Rheumatology*, **17**, 1022–4.

Brazill, T.J. and Grofman, B. (2002). Factor analysis versus multi-dimensional scaling: Binary choice roll-call voting and the US Supreme Court. *Social Networks*, **24**, 201–29.

Brown, A. and Maydeu-Olivares, A. (2013). How IRT can solve problems of ipsative data in forced-choice questionnaires. *Psychological Methods*, **18**, 36–52.

Bryant, G.D. and Norman, G.R. (1980). Expressions of probability: Words and numbers. *New England Journal of Medicine*, **302**, 411.

Carifio, J. (1976). Assigning students to career education programs by preference: Scaling preference data for program assignments. *Career Education Quarterly*, **1**, 7–26.

Carifio, J. (1978). Measuring vocational preferences: Ranking versus categorical rating procedures. *Career Education Quarterly*, **1**, 34–66.

Carifio, J. and Perla, R.J. (2007) Ten common misunderstandings, misconceptions, persistent myths and urban legends about Likert scales and Likert response formats and their antidotes. *Journal of Social Sciences*, **3**, 106–16.

Carp, F.M. (1989). Maximizing data quality in community studies of older people. In *Special research methods for gerontology* (ed. M.P. Lawton and A.R. Herzog), pp. 93–122. Baywood Publishing, Amityville, NY.

Champion, G.D., Goodenough, B., von Baeyer, C.L., and Thomas, W. (1998). Measurement of pain by self-report. In *Measurement of pain in infants and children: Progress in pain research and management*, Vol. 10. (ed. G.A. Finley and P.J. McGrath), pp. 123–60. IASP Press, Seattle, WA.

Clemans, W.V. (1966). An analytical and empirical examination of some properties of ipsative measures. *Psychometric Monographs*, **14**.

Cook, K.F., Ashton, C.M., Byrne, M.M., Brody, B., Geraci, J., Giesler, R.B., *et al.* (2001). A psychometric analysis of the measurement level of the rating scale, time trade-off, and standard gamble. *Social Science & Medicine*, **53**, 1275–85.

Dickinson, T.L. and Zellinger, P.M. (1980). A comparison of the behaviorally anchored rating mixed standard scale formats. *Journal of Applied Psychology*, **65**, 147–54.

Dixon, P.N., Bobo, M., and Stevick, R.A. (1984). Response differences and preferences for all-category-defined and end-defined Likert formats. *Educational and Psychological Measurement*, **44**, 61–6.

Downie, W.W., Leatham, P.A., Rhind, V.M., Wright, V., Branco, J.A., and Anderson, J.A. (1978). Studies with pain rating scales. *Annals of Rheumatic Diseases*, **37**, 378–81.

Erviti, V., Fabrey, L.J., and Bunce, J.V. (1979). The development of rating scales to assess the clinical performance of medical students. In *Proceedings, 18th Annual Conference on Research in Medical Education*, pp. 185–9, Washington, DC.

Frisbie, D.A. and Brandenburg, D.C. (1979). Equivalence of questionnaire items with varying response formats. *Journal of Educational Measurement*, **16**, 43–8.

Gaito, J. (1982). Measurement scales and statistics: Resurgence of an old misconception. *Psychological Bulletin*, **87**, 564–7.

Glass, G.V., Peckham, P.D., and Sanders, J.R. (1972). Consequences of failure to meet assumptions underlying the analyses of variance and covariance. *Review of Educational Research*, **42**, 237–88.

Guilford, J.P. (1954). *Psychometric methods*. McGraw-Hill, New York.

Guttman, L. (1982). Facet theory, smallest space analysis, and factor analysis. *Perceptual and Motor Skills*, **54**, 491–3.

Harter, S. (1982). The Perceived Competence Scale for Children. *Child Development*, **53**, 87–97.

Havlicek, L.L., and Peterson, N.L. (1976). Robustness of the Pearson correlation against violations of assumptions. *Perceptual and Motor Skills*, **43**, 1319–34.

Hawthorne, G., Mouthaan, J., Forbes, D., and Novaco, R.W. (2006). Response categories and anger measurement: Do fewer categories result in poorer measurement? Development of the DAR5. *Social Psychiatry and Psychiatric Epidemiology*, **41**, 164–72.

Hayes, M.H.S. and Patterson, D.G. (1921). Experimental development of the graphic rating method. *Psychological Bulletin*, **18**, 98–9.

Hicks, L.E. (1970). Some properties of ipsative, normative, and forced-choice normative measures. *Psychological Bulletin*, **74**, 167–84.

Higgins, E.T. (1996). Knowledge activation: Accessibility, applicability, and salience. In *Social psychology: Handbook of basic principles* (ed. E.T. Higgins and A. Kruglanski), pp. 133–68. Guilford Press, New York.

Hoek, J.A. and Gendall, P.J. (1993). A new method of predicting voting behavior. *Journal of the Market Research Society*, **35**, 361–73.

Hunter, J.E. and Schmidt, F.L. (1990). Dichotomization of continuous variables: The implications for meta-analysis. *Journal of Applied Psychology*, **75**, 334–49.

Huskisson, E.C. (1974). Measurement of pain. *Lancet*, **ii**, 1127–31.

Jackson, D.J. and Alwin, D.F. (1980). The factor analysis of ipsative measures. *Sociological Methods and Research*, **9**, 218–38.

Jensen, M.P., Turner, J.A., and Romano, J.M. (1994). What is the maximum number of levels needed in pain intensity measurement? *Pain*, **58**, 387–92.

Jones, R.R. (1968). Differences in response consistency and subjects' preferences for three personality response formats. In *Proceedings of the 76th annual convention of the American Psychological Association*, pp. 247–8, Washington, DC.

Juniper, E.F., Norman, G.R., Cox, F.M., and Roberts, J.N. (2001). Comparison of the standard gamble, rating scale, AQLQ and SF-36 for measuring quality of life in asthma. *European Respiratory Journal*, **18**, 38–44.

Kiresuk, T.J. and Sherman, R.E. (1968). Goal attainment scaling: A general method for evaluating comprehensive community health programs. *Community Mental Health Journal*, **4**, 443–53.

Klockars, A.J. and Hancock, G.R. (1993). Manipulations of evaluative rating scales to increase validity. *Psychological Reports*, **73**, 1059–66.

Klockars, A.J. and Yamagishi, M. (1988). The influence of labels and positions in rating scales. *Journal of Educational Measurement*, **25**, 85–96.

Knäuper, B. and Turner, P.A. (2003). Measuring health: Improving the validity of health assessments. *Quality of Life Research*, **12**(Suppl. 1), 81–9.

Krabbe, P.F.M. (2008). Thurstone scaling as a measurement method to quantify subjective health outcomes. *Medical Care*, **46**, 357–65.

Krabbe, P.F.M., Essink-Bot, M.-L., and Bonsel, G.J. (1997). The comparability and reliability of five health-state valuation methods. *Social Science and Medicine*, **45**, 1641–52.

Krosnick, J.A. and Alwin, D.F. (1988). A test of the form-resistant correlation hypothesis: Ratings, rankings, and the measurement of values. *Public Opinion Quarterly*, **52**, 526–38.

Kruskal, J.B. and Wish, M. (1978). *Multidimensional scaling*. Sage, Beverly Hills, CA.

Latham, G.P. (2006). *Work motivation: History, theory, research, and practice*. Sage, Thousand Oaks, CA.

Lichtenstein, S. and Newman, J.R. (1967). Empirical scaling of common verbal phrases associated with numerical probabilities. *Psychonomic Science*, **9**, 563–4.

Likert, R.A. (1952). A technique for the development of attitude scales. *Educational and Psychological Measurement*, **12**, 313–15.

Linn, L. (1979). Interns' attitudes and values as antecedents of clinical performance. *Journal of Medical Education*, **54**, 238–40.

Llewellyn-Thomas, H. and Sutherland, H. (1986). Procedures for value assessment. In *Recent advances in nursing: Research methodology* (ed. M. Cahoon), pp. 169–85. Churchill-Livingstone, London.

Lyle, R. (1981). A performance test for assessment of upper limb function in physical rehabilitation treatment and research. *International Journal of Rehabilitation Research*, **4**, 483–92.

Mazaheri, M. and Theuns, P. (2009). Effects of varying response formats on self-ratings of life-satisfaction. *Social Indicators Research*, **90**, 381–95.

McFarlane, A.H., Norman, G.R., Streiner, D.L., Roy, R. G., and Scott, D.J. (1980). A longitudinal study of the influence of the psychosocial environment on health status: A preliminary report. *Journal of Health and Social Behavior*, **21**, 124–33.

McGrath, P., de Veber, L., and Hearn, M. (1985). Multidimensional pain assessment in children. In *Advances in pain research and therapy*, Vol. 9 (ed. H.L. Fields), pp. 387–93. Raven Press, NY.

Miller, G.A. (1956). The magic number seven plus or minus two: Some limits on our capacity for processing information. *Psychological Bulletin*, **63**, 81–97.

Mohide, E.A., Torrance, G.W., Streiner, D.L., Pringle, D.M., and Gilbert, J.R. (1988). Measuring the well-being of family caregivers using the time trade-off technique. *Journal of Clinical Epidemiology*, **41**, 475–82.

Moore, A.D., Clarke, A.E., Danoff, D.S., Joseph, L., Belisle, P., Neville, C. and Fortin, P.R. (1999). Can health utility measures be used in lupus research? A comparative validation and reliability study of 4 indices. *Journal of Rheumatology*, **26**, 1285–90.

Myles, P.S., Troedel, S., Boquest, M., and Reeves, M. (1999). The pain visual analog scale: Is it linear or nonlinear? *Anesthesia and Analgesia*, **89**, 1517–20.

Newstead, S.E. and Arnold, J. (1989). The effect of response format on ratings of teachers. *Educational and Psychological Measurement*, **49**, 33–43.

Nishisato, N. and Torii, Y. (1970). Effects of categorizing continuous normal distributions on the product-moment correlation. *Japanese Psychological Research*, **13**, 45–9.

Norman, G.R. and Streiner, D.L. (2014). *Biostatistics: The bare essentials* (4th edn). PMPH USA, Shelton, CT.

Osgood, C., Suci, G., and Tannenbaum, P. (1957). *The measurement of feeling*. University of Illinois Press, Urbana, IL.

Parducci, A. (1968). Often is often. *American Psychologist*, **25**, 828.

Pothman, R. (1990). Comparison of the visual analog scale (VAS) and a smiley analog scale (SAS) for the evaluation of pain in children. *Advances in Pain Research and Therapy*, **15**, 95–9.

Preston, C.C. and Colman, A.M. (2000). Optimal number of response categories in rating scales: Reliability, validity, discriminating power, and respondent preferences. *Acta Psychologica*, **104**, 1–15.

Ronen, G.M., Streiner, D.L., Rosenbaum, P., and the Canadian Pediatric Epilepsy Network (2003). Health-related quality of life in childhood epilepsy: The development of self-report and proxy-response measures. *Epilepsia*, **44**, 598–612.

Russell, J.A. and Carroll, J.M. (1999a). On the bipolarity of positive and negative affect. *Psychological Bulletin*, **125**, 3–30.

Russell, J.A. and Carroll, J.M. (1999b). The phoenix of bipolarity: Reply to Watson and Tellegen (1999). *Psychological Bulletin*, **125**, 611–17.

Rutten-van Molken, M.P.M.H., Custers, F., van Doorslaer, E.K.A., Jansen, C.C.M., Heurman, L., Maesen, F.P. *et al.* (1995). Comparison of performance of four instruments in evaluating the effects of salmeterol on asthma quality of life. *European Respiratory Journal*, **8**, 888–98.

Santa-Barbara, J., Woodward, C.A., Levin, S., Goodman, J.T., Streiner, D. L., Muzzin, L. *et al*. (1974). Variables related to outcome in family therapy: Some preliminary analyses. *Goal Attainment Review*, **1**, 5–12.

Schaeffer, N.C. (1991). Hardly ever or constantly? Group comparisons using vague quantifiers. *Public Opinion Quarterly*, **55**, 395–423.

Schuman, H. and Presser, S. (1981). *Questions and answers*. Academic Press, New York.

Schwarz, N. (1999). Self-reports: How the questions shape the answers. *American Psychologist*, **54**, 93–105.

Schwarz, N. and Hippler, H.J. (1995). Response alternatives: The impact of their choice and ordering. In *Measurement error in surveys* (ed. **P. Biemer, R. Groves, N. Mathiowetz**, and **S. Sudman**), pp. 41–56. Wiley, New York.

Schwarz, N., Hippler, H.J., Deutsch, B., and Strack, F. (1985). Response scales: Effects of category range on report behavior and subsequent judgments. *Public Opinion Quarterly*, **49**, 388–95.

Schwarz, N., Knauper, B., Hippler, H.-J., Noelle-Neumann, E., and Clark, L. (1991). Rating scales: Numeric values may change the meaning of scale labels. *Public Opinion Quarterly*, **55**, 570–82.

Scott, P.J. and Huskisson, E.C. (1978). Measurement of functional capacity with visual analog scales. *Rheumatology and Rehabilitation*, **16**, 257–9.

Scott, P.J. and Huskisson, E.C. (1979). Accuracy of subjective measurements made with and without previous scores: An important source of error in serial measurement of subjective states. *Annals of the Rheumatic Diseases*, **38**, 558–9.

Seymour, R.A., Simpson, J.M., Charlton, J.E., and Phillips, M.E. (1985). An evaluation of length and end-phrase of visual analog scales in dental pain. *Pain*, **21**, 177–85.

Shearman, J.K., Evans, C.E.E., Boyle, M.H., Cuddy, L.J., and Norman, G.R. (1983). Maternal and infant characteristics in abuse: A case control study. *Journal of Family Practice*, **16**, 289–93.

Spector, P.E. (1976). Choosing response categories for summated rating scales. *Journal of Applied Psychology*, **61**, 374–5.

Stinson, J.N., Kavanagh, T., Yamada, J., Gill, N., and Stevens, B. (2006). Systematic review of the psychometric properties, clinical utility and feasibility of self-report pain measures for use in clinical trials in children and adolescents. *Pain*, **125**, 143–57.

Stolee, P., Rockwood, K., Fox, R.A., and Streiner, D.L. (1992). The use of goal attainment scaling in a geriatric care setting. *Journal of the American Geriatric Society*, **40**, 574–8.

Streiner, D.L. (1985). Global rating scales. In *Clinical competence* (ed. V.R. Neufeld and G.R. Norman), pp. 119–41. Springer, New York.

Suissa, S. (1991). Binary methods for continuous outcomes: A parametric alternative. *Journal of Clinical Epidemiology*, **44**, 241–8.

Torrance, G. (1976). Social preferences for health states: An empirical evaluation of three measurement techniques. *Socio-Economic Planning Sciences*, **10**, 129–36.

Torrance, G.W (1987). Utility approach to measuring health-related quality of life. *Journal of Chronic Diseases*, **40**, 593–600.

Torrance, G., Thomas, WH., and Sackett, D.L. (1972). A utility maximization model for evaluation of health care programs. *Health Services Research*, **7**, 118–33.

Townsend, J.T. and Ashby, F.G. (1984). Measurement scales and statistics: The misconception misconceived. *Psychological Bulletin*, **96**, 394–401.

Van Laerhoven, H., van der Zaag-Loonen, H.J., and Derkx, B.H.F. (2004). A comparison of Likert scale and visual analogue scales as response options in children's questionnaires. *Acta Paediatrica*, **93**, 830–5.

Vickers, A. (1999). Comparison of an ordinal and a continuous outcome measure of muscle soreness. *International Journal of Technology Assessment in Health Care*, **15**, 709–16.

Von Neumann, J. and Morgenstern, O. (1953). *The theory of games and economic behavior*. Wiley, New York.

Watson, D. and Tellegen, A. (1999). Issues in the dimensional structure of affect – effects of descriptors, measurement error, and response formats: Comment on Russell and Carroll (1999). *Psychological Bulletin*, **125**, 601–10.

Weinberg, S.L. (1991). An introduction to multidimensional scaling. *Measurement and Evaluation in Counseling and Development*, **24**, 12–36.

Wildt, A.R. and Mazis, A.B. (1978). Determinants of scale response: Label versus position. *Journal of Marketing Research*, **15**, 261–7.

Wong, D. and Baker, C. (1988). Pain in children: Comparison of assessment scales. *Pediatric Nursing*, **14**, 9–17.

Wright, D.B., Gaskell, G.D., and O'Muircheartaigh, C.A. (1994). How much is 'Quite a bit'? Mapping between numerical values and vague quantifiers. *Applied Cognitive Psychology*, **8**, 479–496.

Zautra, A.J., Potter, P.T., and Reich, J.W. (1997). The independence of affects is context-dependent: An integrative model of the relationship between positive and negative affect. *Annual Review of Gerontology and Geriatrics*, **17**, 75–102.

第5章
質問項目の選択

1. はじめに

　第1～4章で，尺度の要素となる質問項目の開発方法について解説しました。しかし，開発したものすべてが，必ずしも使用に耐えるわけではありません。その中には，回答者を混乱させるようなものや，目的とした内容の把握には不適切なものが含まれている可能性があります。本章では，適切な質問項目を選択する場合の基準について解説します。

2. 解釈可能性

　最初の基準は，解釈可能性 interpretability で，表現が曖昧で解釈困難な質問項目は削除しなければなりません。たとえば，使われている言葉が難しすぎる，専門家しか理解できない用語が含まれている，二連質問 double-barrelled question（注：1つの項目の中に複数の質問が含まれる質問）になっている，などがそれに相当します。

相手の識字能力

　教育レベルが，あらかじめわかっている人々に特化された尺度を除けば，一般的には，尺度は12歳程度の識字能力を超えないレベルで作成しなければなりません。年齢の設定が低すぎると思われるかも知れませんが，（米国の場合）高校卒業レベルの学歴を持つ人々の中にも，そのレベル以上の文章を読むのが困難な人が少なくありません。識字能力を評価する方法には，色々なものが提案されていますが，その1つに，穴埋め式読解力テスト cloze test (Taylor 1957) があります。これは，文章の単語の一部をある語数ごとに規則的に空欄にして，どれほど多く空欄にすると意味がわからなくなるかを見るもので，やさしい文章ほど，多くの単語を除いても，意味がわかる（空欄を埋められる）傾向があります。他にも，単語の中の音節，一文の中の単語数を用いる方法（例：Flesch 1948, Fry 1968）もありますが，手間と時間がかかり，300語もの文章を必要とします（例：McLaughlin 1969）。しかし，これらの方法は，尺度

の開発にはあまり役に立ちません。なぜなら，一般に質問文は短く，1つのキーワードで意味が成り立っていることが多いからです。最近では，文法や書式をチェックするソフトが数多く開発され，識字レベルを判定するものまであり，しかも，それが様々なワープロソフトに組み込まれています。これらのソフトで行われる手続きは，基本的には上述した手続きと同じですが，これらのソフトを尺度の評価に用いる場合には，十分な注意が必要です。もう1つの方法は，各学年レベルで理解できる単語のリストを利用することです（例：Daleら 1960）。尺度に含まれるすべての単語をそのリストに照らしてチェックすることは非現実的（不必要）ですが，難しそうな単語だけをチェックするという利用の仕方もあります。そうしたリストを一度でも見ていただければ，6年生（12歳）レベルの単語が意外とレベルの高いものであることをわかっていただけるはずです。Payne (1954) は，よく使われる単語 1,000 について，その曖昧さ，難しさ，多義性を示しており，尺度のチェックにも非常に役立つので参照してください。

［訳注：このセクションは，英語での事情であるため，日本の読者にはあまり役立ちませんが，調査には，識字能力について細かな配慮が必要なことに変わりはありません。日本でも，文章はできるだけ平易なものとし（です，ます体が原則），特殊な対象者でない限り，難しい漢字は避け，漢字にルビをふるなどの配慮も必要となります］。

曖昧さ

上記の方法は，質問項目の表現の曖昧さや不適切さのチェックにもよく用いられます。「私は母親が好きです」（回答は，はい／いいえ）といった簡単そうに見える質問でも，回答者の母親が死亡している場合には不適切な質問となります。また，この質問を過去も含むと見なして回答する人もいるでしょうが，中には，"今は" 嫌いなので，「いいえ」と回答する人もいるかもしれません。また，最近の入院時に受けた，入院に関する説明のうち，誰の説明が一番わかりやすかったかを聞く質問を考えてみましょう。回答の選択肢には，様々な職種がならび，それぞれについて，「はい／いいえ」で回答するものとします。ここで対象者が，たとえば，ソーシャルワーカーという項目に，「いいえ」と回答したとしましょう。この場合，その回答には，以下のようないくつかの意味が想定されます。

- ソーシャルワーカーの言っていることが理解できなかった。
- ソーシャルワーカーに会ったことがない。
- ソーシャルワーカーに会ったかどうか覚えていない。

この質問では，2，3番目の場合は想定していなかったと思われますが，回答者は，意味が曖昧なまま，「はい／いいえ」のいずれかを選ばなければなりません。「最近，医師の診察を受けましたか？」という質問も曖昧な質問の例です。"最近" の捉え方は，1週間以内，1カ月以内，1年以内と，回答者によって様々に異なる可能性があるからです。これを「過去1年間 during the past year」とすると，一見より明確に見えますが，まだ曖昧さが残ります。なぜなら，以下のようないくつかの解釈が可能だからです。

- ほぼ過去 12 カ月以内
- 調査当日から1年前までの間

● 今年の1月1日以降

以上からわかるように,「しばしば often, 近頃 lately, 最近 recently」といった曖昧な単語は使うべきではなく, ある特定のタイムフレーム time-frame を用いる場合も, その定義を明確にしておく必要があります。過去を想起させる質問の問題については, 第6章の「11. 変化の測定に関連するバイアス」で改めて解説します。

二連質問

二連質問 double-barrelled question とは, 1つの質問の中に, 独立した複数の質問が含まれる質問のことを言います。残念なことに, このタイプの質問は, 心理的状態に関する質問や,「目が赤く, 涙がよく出る」といった身体的状態に関する質問項目に, 意外によく見受けられます。この質問に対して, 目は赤いが涙はあまり出ないという状態の人はどう回答するのでしょうか? おそらく, 2つの症状がある場合に「はい」と答える人もいれば, 1つの症状があれば「はい」と答える人もいて, それを集計しても正確な実態を把握することはできません。「肺がんが心配なので, タバコは吸わない」(答えは, はい/いいえ)という質問も, よく見れば二連質問の1つです。この質問には, 2つの内容, つまり, ある行動の有無(たばこは吸わない)に関する内容と, 動機(肺がんが心配なので)に関する内容が含まれています。したがって, 肺がん以外の動機, たとえば, 宗教的理由, 肺機能や心臓疾患への影響, タバコ臭嫌いなどが理由でタバコを吸わない人は, どう回答したらよいか困ってしまうことでしょう。タバコを吸わないことは事実なので,「いいえ」とは回答したくないところですが, 動機が自分の動機とは異なるため,「はい」とも回答しにくいからです。残念なことに, 特定の疾患に関する QOL 尺度の中には, この微妙な「二連質問」の罠に陥っている例が少なくありません。たとえば, Calgary Sleep Apnea Quality of Life Index (CSAQLI:Flemons ら 1998)には,「気分のイラつきのどれくらいが睡眠時無呼吸によるものと思いますか?」という質問がありますが, この中には,「気分がイラつく」かどうか,「睡眠時無呼吸による」かどうかの質問が含まれており,「気分のイラつき」がない人は回答に困り, 仮にあっても, それがどれほど「睡眠時無呼吸による」かどうかわからなければ, やはり答えに困ってしまいます。Dowie (2002a, 2002b) は, 患者は, 症状を, 全体として漠然と認識する傾向があり, 個々の要因についての回答を期待するのは無理があると述べています。二連質問の典型的な例を, 睡眠障害指標 Sleep Impairment Index (Morin 1993) に見ることができます。この尺度には,「あなたが, 睡眠障害によって QOL が損なわれていることを, どれほど他の人たちは気づいていると思いますか?」という質問がありますが, Fox ら (2007) が指摘しているように, この質問は長すぎるだけではなく, 回答するには, 以下の4点を同時に考えなくてはなりません。(1) 睡眠障害があるか, (2) 睡眠障害がある場合, それが QOL を損なっているか, (3) QOL が損なわれている場合, 他の人々がそれに気づいているか, (4) 他の人々が気づいている場合, どの程度わかっているか。このどれか1つでも当てはまらない場合には, 回答は「いいえ」となりますが, 研究者の側には, どこが当てはまらなかったのかはわかりません。また, これらを全部考慮するのが面倒と感じて,「いいえ」と回答することの方がむしろ多いように思われます。

質問票は少し長くなりますが, 図 5.1 に示したように, 内容をいくつかの部分に分割する方

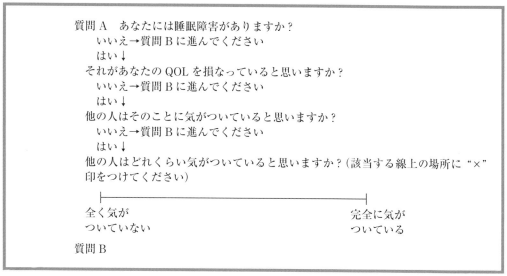

図 5.1　わかりやすいように，分枝設問を用いた質問の例

が，はるかに妥当な回答を得ることができます。

　二連質問にならないためのコツは，and ("および" や "と")，or ("あるいは")，because ("〜だから"，"〜のために") に相当するような語句を質問文に使用しないことです。本章で後述するように，対象集団と類似した人々で予備テストをすれば，こうした問題を発見できることがあります。

専門用語

　専門用語 jargon は，質問文の中にうっかりして紛れ込むことがあるので注意が必要です。研究室などであまりにも使い慣れている専門用語は，それが，一般の人々の日常生活では使われない，もしくは異なる意味で使われていることを，うっかり失念し，そのまま見過ごされてしまうことがあります。たとえば，「病巣」，「寛解」，「腫瘍」，「可動域」などは，一般の人々には，理解しがたい用語です。もっと厄介なのは，一般の人も理解できるが，尺度を開発した側が意図した意味とは違う意味に受け取られる単語です。たとえば，「ショック状態」は，血圧が低下した危険な病態ではなく，単に強い衝撃を受けた状態と受け取られる可能性があり，「貧血」も，ヘモグロビンの低下ではなく，気持ちが悪くなって立ちくらみを起こす状態と受け取られる可能性があります（参考：原文には，「hypertension は，非常にテンションが高い状態と受け取られる可能性があり，また，"What colour your stool is…?" という質問に対しては，家具ではなく，便の色と受け取られる可能性があります」という例が引かれています）。Samora ら (1961) は，医師が患者との会話でよく使う単語としてあげた 50 の単語について，125 人の患者にその意味を尋ねる研究を行っています。50％以上の患者が正確に答えられなかった単語の中には，nutrition 栄養，digestion 消化，orally 経口的に，tissue 組織など，ほとんどの医師が患者は知っていると信じていた単語が含まれていました。また，「appendectomy」の意味については，虫垂切除という正しい意味以外に，直腸切断，具合の悪い状態，胃，痛み，疾患，腕や足の切断，何か感染するもの，腸に関係するものといった回答がありました。Campbell ら (1979) は，

「医療関係者は，一般の人よりも"病気"を広く定義する傾向がある」(p.760)ことを指摘し，たとえば，十二指腸潰瘍を病気であると答えた人は，一般医では90％以上であったのに対し，一般の人々では50％にすぎなかったと報告しています。また，Boyle (1970) は，臓器の位置についての知識が，医師と患者の間で非常に大きく違っていたと報告しています。たとえば，患者のうち，約58％が心臓は胸郭全体を占める，あるいは左肩の近くにあると答え，2％が右肩の近くにあると回答し，また，大半の患者が，胃は臍の真下にあると回答しました。こうした医学的な用語や，病気の原因，治療，症状に関する知識は，教育レベルに強く関係します (Seligman ら 1957)。こうした意味からも，用語の意味が理解されているかどうかについて，予備テストで確認しておくことが大切です。

価値判断を含む用語

質問に価値判断を含む用語 value-laden terms が含まれる場合にも，質問の解釈に影響を与えることがあります。たとえば，「あなたは，ささいな問題で医者にかかることがよくありますか？」とか「医者はお金を稼ぎすぎだと思いますか？」という質問に対しては，回答者は質問の内容よりも，質問に含まれる価値観に左右される可能性があります（注："よく"，"ささいな"，"すぎ" などの表現には，定義が曖昧という問題もあります）。こうした類の質問で，私がこれまでに目にしたおそらく2番目にひどい事例は，某社が医師に自社製品を売り込む目的で行った調査における質問でしょう。そのアンケートの最後の質問は，「この製品によって病院の運営経費をかなり削減できるとしたら，あなたは白内障の治療にこの製品を使いたいと思いますか？」というものでした。そして，最悪と思われる事例は，大企業に対する裁判の制限を主張する極めて保守的な政治家の依頼を受けて，ある保守的な団体が実施した世論調査で用いられた次の質問です：「行きすぎた法的要求，馬鹿げた訴訟，過激な弁護士は困りものだ」（答えは「はい／いいえ」）。

肯定形と否定形

研究者は，対象者が，質問項目を丁寧に読み，どの選択肢にするかをよく考え，自分の考えや感情に最も適した回答を選んでくれるという前提で，尺度や質問票を開発する傾向がありますが，残念なことに，そんな回答者は多くありません。第6章で詳しく論じるように，やる気のない回答者や認知能力が損なわれた回答者は，どの質問にも「はい」と答えたり，同じ"列"ばかりをマークすることがあります［訳注：こうした行動をレスポンスセット response set と言います］。このような回答を減らすための工夫の1つとして，肯定形の質問文と否定形の質問文を同数配置することが提案されています (Anastasi 1982, Likert 1932)。しかし，この方法はあまりお勧めできません。というのは，否定形の質問文は極力避けるべきだからです。これには多くの理由があります。その第1は，肯定形を否定形に変えても，質問文の意味が正反対になるとは限らないことです。たとえば，「今日は気分がよい」という質問文に「はい」と答えるのは，肯定的な回答ですが，「今日は気分がよくない」という質問文に「いいえ」と答えるのは，「よくないわけではない」という意味になり，必ずしも「気分がよい」という意味にはなりません。第2の理由は，子どもや認知機能の低下した高齢者では，その質問文に同意しないことで肯定

的な回答をするという形式の質問（例：「ほとんど常に気分がすぐれない」に「いいえ」と答えて，健康状態がいいことを示すこと）を理解することが困難だからです（Bensonら 1985, Melnickら 1990）。第3の理由は，人間には，肯定的な質問文を否定するよりも，否定的な質問文を肯定するのを好む傾向があるからです。このため，質問文の文形によって，回答傾向が変わる可能性があります（Campostriniら 1993, Reiserら 1986）。第4の理由は，言葉使いが回答の解析に影響を与えるからです。肯定形と否定形の質問文が混ざった尺度を用いると，類似した内容の質問であるにもかかわらず，因子分析をしたときに，肯定的質問文からなる因子と否定的質問文からなる因子に分離してしまうことがあります（例：Horanら 2003, Lindwallら 2012）。言うまでもなく，これは尺度としては望ましいことではありません。第5の理由は，否定形の質問文に対する回答の妥当性係数 validity coefficient（注：標準尺度との相関係数など）は，肯定的質問文の回答よりも低くなる傾向があり（Holdenら 1985, Schriesheimら 1981），また肯定形と否定形の質問文が混在した尺度の信頼性 reliability は，文形が統一された尺度よりも低い傾向があるからです（Barnette 2000）。つまり，バランスのよい尺度とは，すべての質問文が肯定文で構成され，かつその半数が特性の一方向，他がそれとは逆方向に聞く内容となっているものだということです。

質問文の長さ

　質問文の長さは，意味を損なわない範囲で，極力短くする必要があります。質問の妥当性係数は，質問文の文字数が多くなるほど低下する傾向があり，Holdenら（1985）は，70～80の文字数からなる質問文の妥当性係数は0.10未満で，10～20の文字数では，妥当性係数が4倍以上も高くなることを報告しています。Graesserら（2006）は，web上で利用可能な，QUAID（Question Understanding Aid）という質問文の適切性を判定するコンピュータソフトを無料で公開しており（http://www.psyc.memphis.edu/quaid.html），それを用いれば，5種類までの問題を検出することができます。このソフトは，単語の使用頻度や周知度 familiarity に関する他の様々なデータベースとリンクされており，それによって，ほとんどの回答者が理解できない可能性がある単語を検出し，表示してくれます。言うまでもないことですが，この結果は，目的とする対象者に応じて，適切に斟酌する必要があります。たとえば，"透析"の意味を知る人は一般にはまだ非常に少数ですが，医師や，末期の腎疾患患者には常識に近い言葉です。QUAIDはまた，many（多く），often（しばしば），rarely（稀に）などの曖昧あるいは不正確な形容詞や副詞のほか，意味の曖昧な名詞（たとえば，複数の意味を持つような名詞）を検出してくれます。この他，QUAIDには，動詞の前に単語が長く並ぶとか，名詞の前に複数の形容詞が並ぶとかいった複雑な構文上の問題もチェックする機能があり，また，多くのif（もし～）やnot（否定）が含まれたり，文章が長すぎて，それらを記憶しなければ答えられないような問題も検出してくれます。

3. 表面妥当性

　質問文を作成したり，選択する場合には，まず，その表面妥当性 face validity を検討しなけ

ればなりません。これは，その質問の表現が，目的とする特性を測定する上で適切かどうかという概念で，その判断は，尺度の測定目的によります。表面妥当性には，以下の意義があると主張する研究者もいます。

1．対象者の調査への参加意欲を高める。
2．対象者の参加率を高める。
3．対象者の満足感を高める。
4．研究結果が，他の関係者（例：行政関係者）に受け入れてもらいやすくなる。
5．研究結果が，メディアなどの公共機関に受け入れてもらいやすくなる（Nevo 1985）。

　質問が不適切な場合には，たとえ計量心理学的には優れた特性を持つ質問であっても，対象者は回答を拒否するか，スキップしてしまいます。たとえば，一部の精神科疾患では，その急性期に非常に信心深くなる傾向があると言われており，ミネソタ多面的人格判定法 Minnesota Multiphasic Personality Inventory（MMPI）には，これに関係するいくつかの質問が含まれています。計量心理学的にも非常に優れた質問ですが，これに対しては，必要性の薄い，立ち入った質問だという強い批判があります。逆に，第6章で詳しく解説するように，回答をごまかせないように，質問の真の意図をわざとわかりにくくするように質問を作らなければならないこともあります。たとえば，患者は，よりよい医療が受けられるようにと，症状を過大に報告することがあり，逆に，医師を喜ばせようと，過小に報告することもあります。こうした回答を避けるには，質問の意図を一見わかりにくくする必要がある，言い換えれば，質問の表面妥当性をあえて犠牲にする必要があります。これは極端な例ですが，表面妥当性がどうあるべきかは，測定の目的によって異なるということです。

　尺度に表面妥当性が求められる場合は（これが普通の場合ですが），次の2つを決める必要があります。

1．誰がそれを評価するか，
　そして
2．どのように評価するか。

　表面妥当性とは，回答者やその使用者（例：その尺度を用いて対面インタビューをする人）がその質問をどう理解するかに関係する概念であるため，その判定は，その分野の専門家ではなく，実際の回答者や使用者によって行われなくてはなりません。表面妥当性の検討は，そうした人々によって，各質問について，「非常に適切」から「不適切」までの5段階で評価されます（Nevo 1985）。

4．是認率と判別能

　読みやすさ readability や，曖昧さ ambiguity の有無についての検討が終わったら，次に，比較的多数（決められた数はありませんが，最低でも50人が普通）の人々を対象に，選択肢の「是認率 endorsement frequency」などを検討します。"是認"率とは，単に，質問の各選択肢を選んだ人の割合（p）のことで，選択肢が2つの場合は，単に「はい」（もしくは「いいえ」）と回答し

た人の割合，多肢選択式 multiple-choice の場合は，各選択肢を選んだ人の割合となります。学力試験 achievement test の場合は，選択肢に正誤があり，問題の難易度によって，是認率が異なりますが，性格，態度，行動などを測定する尺度の場合は，是認率は，集団中のそうした特性の分布によって規定されます（Allen ら 1979）。

通常，p が 0.95 を超える（あるいは 0.05 を下回る）といった場合のように，1 つの選択肢に回答が偏りすぎる（高すぎる，あるいは低すぎる）質問項目は削除されます。なぜなら，尺度の目的は，人々の間に存在する，ある特性の分布を測定することであるため，全員が同じ回答をするような質問項目は，意味がないばかりか，尺度の計量心理学的特性を損なう可能性があるからです。実際には，是認率が 0.2 ～ 0.8 までの質問項目が尺度に用いられます。これはかなり大胆な基準であり，これでも，かなり回答が偏る質問項目が含まれる恐れがありますが，p が 0.05 や 0.95 といった場合に比べれば，尺度の計量心理学的特性への影響は小さく，特に，質問項目間の相関（項目間相関）inter-item correlation の平均が高い場合（0.25 以上）には，そうした質問項目も用いることができます（Bandalos ら 1996，Enders ら 1999，Feldt 1993）。したがって，単に回答の分布が偏っているとの理由だけで質問項目を削除するべきではありません。

中には，わざと是認率が高い質問項目を集めて尺度が作られることがあります。それは，対象者の能力や率直に回答する意思に関する質問の場合です。たとえば，低識字能，認知能低下，やる気のなさ，集中力の欠如などの理由により，対象者が質問の意味を正確に把握できないことがあり，また，何らかの理由によって，回答をごまかそうとすることがあります。そのため，MMPI や Personality Research Form（Jackson 1984）には，そうしたバイアスを検知するために，是認率が 90 ～ 95% という様々な質問項目を含む，特別な尺度が組み込まれています。是認率がそれほど高い質問とは，非常に奇妙（例：お金に触ったことがある）か，非常に当たり前（例：ほぼ毎日食事をする）の質問で，こうした質問の多くに「いいえ」と回答する対象者は，質問項目をよく読んでいないか，不真面目に回答している可能性があり，他の質問に対する回答の解釈にも注意が必要となります。

質問項目の有用性のもう 1 つの指標に，判別能 discrimination ability があります。これは，是認率に強く関連する指標で，尺度の総スコアが高い人ほど，その質問項目の是認率が高いかどうか，つまり，総スコアの低い人と高い人を 1 つの質問項目でどれほど区別できるかを示す指標です。判別能と是認率の間には，判別能の高い質問項目の是認率は，尺度のカットオフ値に近いという関係がありますが，是認率が個々の質問項目に関する指標であるのに対し，判別能は，個々の質問項目と他のすべての質問項目との関係に関する指標であるという点で異なります。

判別能は以下の式で算出されます。

$$d_i = \frac{U_i - L_i}{n_i}$$

ここで U_i は，尺度の総スコアが中央値を超えた人々の中で，質問項目 i を是認した人の数，L_i は，総スコアが中央値を下回った人々の中で，質問項目 i を是認した人々の数，n_i は，中央値を超えた（あるいは下回った）人々の数を表します。国立眼研究所視覚機能質問票 National Eye Institute Visual Functioning Questionnaire（Mangione ら 1998）は，眼科分野の QOL 指標として，最も広く用いられている指標ですが，その開発段階で是認率が検討されていたら，

---

2. 現在のあなたの両眼視力（眼鏡やコンタクトを装着されている場合はその状態の視力）は，非常によい，よい，まあまあ，悪い，かなり悪い，全く見えない，のどれに相当しますか？

（1つだけ○をしてください）

非常によい …………………………………… 1
よい …………………………………………… 2
まあまあ ……………………………………… 3
悪い …………………………………………… 4
かなり悪い …………………………………… 5
全く見えない ………………………………… 6

図 5.2　国立眼研究所視覚機能質問票の質問の例
国立眼研究所視覚機能質問票-25 (VFQ-25)，2000 年版（面接者用フォーマット）より，一部を，RAND 社の許可を得て再掲。Copyright © the RAND Corporation. RAND からは，これを他の何らかの製品，サービスなどに利用する許可は得ていない。

選択肢の設定が，今とは異なっていた可能性があります。図 5.2 がその一部ですが，この質問票が自記式の質問票であることを考えれば，6 番目の選択肢（全く見えない）を選択できる人がいるかどうかは非常に疑わしいところです。この例からもわかるように，実際にその質問票を回答する人の間で予備テストをすることが非常に大切です。

5. 質問項目の多様性

　行動や症状などの特性を測定する際は，たいていの場合，尺度は「均一性 homogeneity」を重視して，つまり，尺度を構成する各質問項目が，同じ特性の異なる側面についての質問となるように作られます（注：異なる特性を同時に測定する場合については，本章の「6. 多次元尺度 multifactor inventories」の節で論じます）。たとえば，医学生の問題解決能力を測定する場合，各質問項目は，問題解決に関するもので構成されます。その方が，臨床医や研究者にとって，総スコアの意味が解釈しやすいからです（Henson 2001）。そのため，質問項目は，以下の2つの統計学的特性を伴うものとなります。

1．尺度内の質問項目間には中程度の相関がある
2．各質問項目のスコアは，総スコアと相関する

　実際に，これらの特性が，尺度の内的一貫性 internal consistency の統計学的検定の基礎となります。
　内的一貫性の算出法を解説する前に，その理論と背景について少し触れておくことにしましょう。尺度では，ほとんどの場合，各質問項目のスコアの単純な総和が指標として用いられますが，それに意味があるのは，すべての項目が同じ特性を測定している場合のみであり，質問項目の中に，異なる特性に関するものが含まれている場合には，単純に加算することはできません。一方，尺度を構成する質問項目中のある質問項目が，同じ尺度内の他の質問項目と非常に強く相関している場合には，後者（もしくは前者）の質問項目は，尺度構成上意味がありま

せん（新たな情報を提供しないため）。したがって，質問項目同士がどれほど強く相関し合っているかを示す定量的な指標が必要となります。それが，尺度の均一性 homogeneity と呼ばれるものです。

　現在の尺度理論では，尺度を構成する質問項目間には，中等度の相関があることが求められます。均一性への配慮なく質問項目を集めてしまうと，項目間の相関がバラバラとなってしまい，そこに，相関の非常に高い項目が複数混じり込むと，項目が実質上重複することとなり，内容妥当性 content validity が失われる可能性があります。

　この均一性を重んじる立場は，Jackson (1970) や Nunnally (1970) をはじめとする学派によって主張されているものですが，意見の異なる学派もあることに注意が必要です。後者の学派によれば，内的一貫性 internal consistency と表面妥当性 face validity が重要なのは，尺度の目的が，特性，行動，健康状態などを測定する場合であり，ある特性を有する人とそうでない人を判別する場合には，必ずしもそれは当てはまりません。たとえば，うつの"程度"を測定しようとする場合，尺度の各質問項目はその測定にふさわしく表現されている必要があり（表面妥当性），また，項目間には適切な相関が存在している必要がありますが（内的一貫性），測定の目的が，うつ状態にある人とそうでない人の"判別"である場合には，うつ状態の人々がそうでない人とは異なる回答をする質問項目を選べばよく，項目同士の相関は問題となりません。実際，自記式の心理学的評価指標として最も有名なミネソタ多面的人格判定法（MMPI）はそのような発想で作成されています。たとえば，MMPI の中のうつ尺度（D 尺度，Depression Scale）の中のある質問項目は，他の質問項目との相関とは無関係に，単に，うつ状態の人がそうでない人と異なる回答をするという経験的な基準によって選ばれており，そのため D 尺度は，うつ状態に直接関連する質問項目と直接には関連しない質問項目とが混在する形になっています。これに対し，うつ状態の診断ではなく，その重症度を測定するためにその後開発された疫学研究用うつ病尺度 Center for Epidemiologic Studies Depression Scale (CES-D) (Radloff 1977) は，高い内的一貫性を持つように作られており，どの質問項目もうつ状態に関係する内容となっています。最近は，理論的整合性の高い，つまり内的一貫性の高い尺度が好まれる傾向があり，MMPI のように経験主義的側面の高い尺度の使用は減る傾向にあります。

　最後に，質問項目を選ぶための具体的手法の説明に入る前に，1つ注意しておきたいことは，多くのテスト（調査票），特に心理学や精神医学で使われるテストは，多次元的，つまり，多くの異なる尺度で構成されているということです。したがって，均一性の検討は，個々の尺度について行われるべきもので，テスト全体について行っても意味がありません［訳注：本書全体でも，「テスト」を多数の尺度から構成される質問票（調査票）を指す用語として用います］。

項目-合計相関

　尺度の均一性を検討する手法に，項目-合計相関（I-T 相関）item-total correlation と呼ばれるものがあります。これは，最も古い手法の1つですが，現在でもよく用いられています。その名称からわかるように，これは個々の質問項目と，その項目以外の質問項目のスコアの合計（部分合計）との関連のことで，そのため，項目-部分合計相関 item-partial total correlation と呼ばれることもあります。当該項目を除くのは，それを含めたまま相関をとると，その項目の自己相関が含まれる分だけ，項目-合計相関が不当に高くなってしまうからです。質問項目を

除外する方法としては，物理的な手法と統計学的な手法の2通りがあり，前者では，初めから1つの項目を除外して合計スコアを計算していきます。たとえば，5つの質問項目からなる尺度の場合には，項目2～5の和（部分合計）と項目1の相関，項目1～4の和〈部分合計〉と項目5の相関という具合に1つずつ相関を計算します。この手法の1つの問題は，k個の質問項目からなる尺度では，部分合計スコアをk回計算しなければならないことです。もちろん難しいことではありませんが，コンピュータソフトがないと，かなりの労力を要します。これに対し，統計学的方法では，下記のNunnally（1978）の式を用いて，総スコア（全質問項目のスコアの合計）における，その項目自身による相関分を差し引いた相関を計算することができます。

$$r_{i(t-1)} = \frac{r_{it}\sigma_t - \sigma_i}{\sqrt{(\sigma_i^2 + \sigma_t^2 - 2\sigma_i\sigma_t r_{it})}}$$

ここで$r_{i(t-1)}$は，質問項目iと総スコア（全項目のスコアの合計）の相関から，質問項目iの影響を差し引いた相関，r_{it}は，質問項目iと総スコアとの相関，σ_iは，質問項目iの標準偏差，σ_tは，総スコアの標準偏差を表します。

こうした項目–合計相関では，質問項目は相関が0.3を超える（＞0.3）ことが判断の目安となり，それを下回るものは削除されますが（Kline 1986），逆に，相関は0.7を超えてはならず，それを超える項目は，単に他の質問項目を言い換えただけの意味しかなく，尺度の幅を狭めてしまうことになります（Kline 1979）。ほとんどの場合，最も適切な検定方法は，ピアソンの相関係数 Pearson product-moment correlation（Nunnally 1970）で，回答の選択肢が2区分（2値）（例：はい／いいえ）の場合には，同じ結果にはなりますが，通常は，点双列相関係数 point-biserial correlationの使用が勧められます。回答が3区分以上になる場合には，ピアソンの相関係数を用います。ピアソンの相関係数は頑健性が高いため，たとえスコアが正規分布をしていない場合でも，比較的正確な結果を得ることができます（例：Havlicekら 1977）。

折半法

尺度の均一性は，折半法 split-half methodによって検討することもできます。これは，尺度を構成する質問項目をランダムに2群に分け，各質問項目群の合計スコア間の相関を検討する方法です。これは，奇偶法 odd-even methodと呼ばれることもあります。なぜなら，2群に分ける最も簡単な方法は，奇数番号の質問項目と偶数番号の質問項目に分けることだからです。尺度に内的一貫性 internal consistencyがある場合には，2つの質問項目群の合計スコア間には強い相関が認められます。

なお，この方法は尺度の信頼性 reliabilityの評価にも用いられますが，その場合の問題の1つは，この方法で得られる相関をそのまま用いると，その尺度の真の信頼性の過少評価となってしまうことです（信頼性については第8章を参照）。その理由は，信頼性は，尺度に含まれる質問項目数に直接比例するため，折半して質問項目数が半減すると，信頼性はかなり低下してしまうからです。この問題を補正するために開発されたのが，以下に示すスピアマン・ブラウンの予測公式 Spearman-Brown prophesy formulaです。

$$r_{SB} = \frac{kr}{1+(k-1)r}$$

ここで r_{SB} は補正後の信頼性係数 reliability coefficient, k は尺度を構成する質問項目数が増加もしくは減少する倍率, r が折半法で得られた相関を表します。

折半法の場合, 折半する前の元々の質問項目数におけるその尺度の信頼性を予測しようとすると, k は 2 となります。今, 40 項目からなる尺度について折半法で求めた相関が 0.50 であったとして, この公式に当てはめると, 以下のようになり, 補正された信頼性係数は, 0.67 となります。

$$r_{SB} = \frac{2 \times 0.50}{1+(2-1) \times 0.50}$$

しかし, 1 つの尺度の 2 分化には, 多くの組み合わせがあり, たとえば, 10 項目からなる尺度の場合には 126 通り, 12 項目尺度の場合には 462 通りにもなります(注: これは, n 個の項目から $n/2$ 個を選ぶあらゆる組み合わせを 2 で割った数。2 で割るのは, 実質同じ組み合わせが 2 通り生じるからです。たとえば, 6 項目尺度の場合, 項目 1, 2, 3 を選ぶことと, 項目 4, 5, 6 を選ぶことは, 2 群の分け方としては, 同じとみなされます)。信頼性係数は, これらの組み合わせ間でかなり大きく異なることが想定されます。

しかし, 折半法が適用できないケースが, 以下のように 3 つあります。

1. 尺度が, ある決まった時間内に何問回答できるかを測定するものである場合。
2. だんだん質問が難しくなるという順序で質問項目が配列されている場合。
3. 質問項目が相互に連鎖している場合, あるいは, すべての質問項目が, ある同じ文章を読んで答える形式となっている場合。

第 1 のケースは, 尺度の目的が, 回答者の作業速度を測ることにある場合で, そのため, 各質問は回答が簡単なものばかりで, 回答できた項目はほとんどが正解, 回答できなかったものはすべて不正解となるため, 時間内に回答できた項目数がスコアとなります。こうした尺度を折半法で検討しても, 折半された項目群の合計スコア間には, 1.0 をわずかに下回る非常に高い相関が得られるだけです。

第 2 のケース(質問が徐々に難しくなる)は, 自記式の知能テストや学力テスト, そして日常生活動作 activities of daily living (ADL)尺度によく見られるもので, 回答者は, 質問項目が自分の能力を超えるレベルに達するまで回答を続けます。第 1 のケースと同じように, そのレベルまでの回答はすべて正解, それ以外(無回答部分)はすべて不正解となり(注: できる程度で部分点が与えられる場合は, 満点, 部分点, ゼロ点となります), また, 回答者間の違いは, 正解した質問項目数の違いだけで, 回答の仕方は全員同じと仮定されています。したがって, この場合も, 折半法で得られる相関は, 1.0 に非常に近い値となります。

第 3 のケース, つまり, 質問項目が相互に連鎖している場合には, ある質問への不正解は, 真の不正解と, それに先行する問題の回答が間違っていたための連鎖的不正解の 2 つの場合が考えられます。そこで, 以下のような比較的単純な質問を例にとってみましょう。

A. 血液を駆出する臓器は，以下のうちどれでしょう。
1. 松果体
2. 心臓
3. 胃
B. その臓器があるのは，以下のどの位置ですか？
1. 胸
2. お腹
3. 頭

　質問 A の回答が正しく，質問 B の回答が間違っている場合は，回答者は心臓の位置を知らないことになり，質問 A，B の回答がどちらも間違っている場合は，回答者は心臓が血液を駆出する臓器であることを知らず，そのために質問 B も連鎖的に不正解であった可能性があります。これらの質問はセットで意味があり，単純な折半法に向かないことは明らかです。

キューダー・リチャードソンの公式とα係数

　折半法を質問項目の選択に用いる場合には，2つの問題があります。その第1は，上述したように，折半といっても多くの組み合わせがあること，第2は，どの質問項目によって信頼性が低下しているのかがわからないことです。これらの問題は，2つの関連する手法によって対処することができます。それが，キューダー・リチャードソンの公式 Kuder-Richardson formula 20 (KR-20) (Kuder ら 1937) とクロンバックの α（以下，α係数）Cronbach's alpha (Cronbach 1951) です。KR-20 は，回答が，「はい / いいえ」や「あり / なし」など，2区分的（2値的）な尺度に適した手法で，各質問に対してポジティブ（例：はい，あるいは あり）に回答した人の割合と総スコアの標準偏差を，下記の公式を代入して計算します。

$$\text{KR-20} = \frac{k}{k-1}\left(1 - \frac{\sum p_i q_i}{\sigma_T^2}\right)$$

　ここで，k は尺度を構成する質問項目数，p_i は質問 i に対して是認回答をした回答者の割合，q_i は $1 - p_i$，σ_T は総スコアの標準偏差を表します。

　α係数は，KR-20 を拡張して，回答の選択肢が3つ以上の場合にも適用できるようにしたもので，α係数を2区分的な尺度に適用すると，KR-20 と全く同じ値が得られます。α係数を求める公式は，KR-20 に非常によく似ており，違うところは，$p_i q_i$ が，各項目の標準偏差（σ_i）に置き換わったところだけです。

$$\alpha = \frac{k}{k-1}\left(1 - \frac{\sum \sigma_i^2}{\sigma_T^2}\right)$$

　KR-20 も α係数も折半のあらゆる組み合わせにおける相関の平均値を示すもので，コンピュータを用いれば，1つの項目を削除した係数を，あらゆる場合について，簡単に計算することができます。そして，ある質問項目を削除したときに，KR-20 や α係数の値が大きく増加する場合には，その項目を削除することによって，尺度の均一性を高めることができます。

今日では，α係数を用いていない論文を探すことはほぼ不可能で，一般には，係数の値が高いほどよいといった方向で論じられています。このようにα係数が広く用いられているのは，その簡便さによります。反復測定も複数の測定者も必要なく，単に多数の人を一度測定するだけで，係数を算出できるからです。しかし，内的一貫性 internal consistency を論じる場合，係数の値が高ければ高いほどよいという単純な解釈には注意が必要です。

その第1の理由は，α係数は，質問項目間の相関の強さだけではなく，尺度に含まれる質問項目数にも影響を受けるからです。質問項目間の相関が同じでも，質問項目数が増えるほど，α係数の値は大きくなっていきます。図5.3は，質問項目間の相関の平均値が0.4で，質問項目数だけが異なる場合のα係数の変化を示したグラフです。質問項目が2つのみの場合のα係数は0.57ですが，わずか2項目増やすだけで，α係数の値は0.73にまで増加します。その後もα係数は増加しますが，増加の程度は緩やかとなります。

この理由は，α係数の計算式を変形してみると，すぐにわかります。仮に，分散 variance がすべての項目で等しいとすると，

$$\alpha = \frac{k r_{平均}}{1 + (k-1) r_{平均}}$$

ここで$r_{平均}$は項目間相関の平均値（ここでは定数）を表し，kが増加すると，αは増加していきます。

厄介なことに，尺度の中に，2つの異なる特性を測定する質問項目が混在している場合でも，尺度が長ければ，α係数は高くなってしまいます。Cortina (1993) は，「尺度を構成する項目が14を超えると，たとえその尺度が次元(内容)を異にする2つの質問項目群から構成され，項目間の相関が高くない(例:0.3)場合でも，α係数は0.7以上にもなる」と述べています。

第2の理由は，α係数が高すぎることは，質問項目間に重複があることを意味するからです (Boyle 1991, Hattie 1985)。これは，言い換えれば，質問項目に無駄があるということであり，そのために，必要な質問項目が不足すれば，尺度の妥当性が低下してしまいます。では，α係数はどの程度であれば，適切なのでしょうか？ 多くの見解が一致しているのは，α係数は少

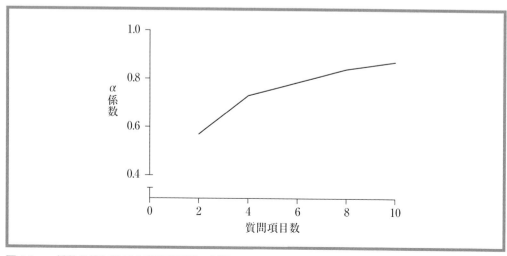

図5.3　α係数の値に及ぼす質問項目数の影響

なくとも0.7以上でなくてはならないということです（例：Heppnerら 1992，Kaplanら 1997）。Nunnally（1978）は，α係数は研究の準備段階で検討しておく必要があり，基礎研究では0.8以上（Carminesら 1979，Clarkら 1995），臨床的に用いる尺度では，0.90以上が必要だと述べています。これに対し，Ponterottoら（2007）は，α係数が尺度の長さやサンプルサイズに影響されるという点を考慮した基準を提示しており，たとえば，質問項目数が7未満で回答者数が100人未満の場合は，α係数は0.7以上，質問項目数が12以上でサンプルサイズが300を超える場合には，α係数は0.9以上なければならないとしています。

実際の研究では，α係数が高すぎる例がよく目につきます。これは，職域や学校における調査でよく見られる傾向です。そうした組織では，管理職の立場にある人々や教員は，定期的に，従業員や生徒の評価を実施しなければなりません。一般的には，「責任感」，「コミュニケーション能力」，「問題解決能力」といった特性が，5〜10の質問項目を含む尺度で測定されますが，複数の特性の測定を含む尺度でも，α係数が0.9を超えているような例がしばしば見受けられます。最近では，7項目からなる尺度のα係数が0.94という例（Sherbinoら 2013）を目にしたことがありますが，これほどα係数が高い尺度では，研究者自ら指摘しているように，人々の間の特性の違いを十分区別することができないので，注意が必要です。

第8章で論じるように，信頼性 reliabilityの測定には多くの方法があり，内的一貫性（折半法，KR-20，α係数）はその一部にすぎません。信頼性の測定には，それ以外にも，同じ対象者においてある期間の前後で同じ測定を繰り返した場合の信頼性（再テスト信頼性 test-retest reliability）や2人の測定者が同じ尺度で同じ対象者を測定した場合の信頼性（測定者間信頼性 inter-rater reliability）などがあり，それらと内的一貫性（均一性）との関係に関しては，多少議論があります。長い間，内的一貫性は，信頼性の中では最低要件であり，他のタイプの信頼性よりも下位であると論じられてきました（例：Lordら 1968）。しかし，全く逆の意見もあり，Brennan（2001）は，内的一貫性の方が，再テスト信頼性や測定者間信頼性よりも上位であると述べています。先述したように，内的一貫性は，信頼性の指標として最も広く用いられていますが，これは学術的な重要性というよりも，1回の測定で算出できるという簡便さによるもので，α係数だけしか検討していない論文が非常に数多く出版されています。そのため，α係数が信頼性の指標として，上位かそうでないかは，かなり重要な意味があります。

この問題に対する答えは，質問項目のタイプ，すなわち，それが，同属的か，タウ等価的か，並列的かによって異なります。「同属的 congeneric」とは，すべての質問項目がお互いに強く相関している場合（つまり，各項目がほぼ同じものを測定している場合）で，この種の尺度では，各質問項目の回答の選択肢数や分散には，何の制限もありません。一方，「タウ等価的 tau（τ） equivalent」とは，すべての質問項目が同じ方向の内容で，かつ共分散がすべての質問項目間でほぼ等しい場合（＝質問項目間の相関がほぼ等しい場合。そのためには，選択肢の数が全質問項目で等しいことが必要条件）を言い，「並列的 parallel」とは，すべての質問項目で分散が等しい場合を言います。α係数は，後二者，つまり，尺度が並列的あるいはタウ等価的な場合には，信頼性の上位の指標となりますが，同属的である場合には，下位の指標となります（Graham 2006，Raykov 1997）。回答の選択肢のフォーマットが全質問項目で共通の場合（例：選択肢が5つのリッカート尺度）には，尺度は並列的とみなすことができ，α係数は上位の信頼性の指標であると言えます（Falkら 2011）。逆に言えば，尺度が同属的な場合には，内的一貫性の尺度を用いることは必ずしも適切ではないことになります（Feldtら 2003，Ferketich 1990）。

▶KR-20とα係数の信頼区間

α係数とKR-20はパラメータ（母数）parameterであり，他のパラメータと同じように，信頼区間 confidence interval (CI) を示す必要があります（注：信頼区間に関する詳しい情報は，統計学の教科書を参照してください）。長年の間に多くの計算式が提案されており，おそらく最も正確なものは，Duhachekら（2004）が提案したものですが，行列計算を必要とします（注：SASやSPSSなどの統計ソフトでは計算可能）。Feldt（1965）が，もっと簡便な計算式を提案していますが，尺度開発を行う研究者がほとんど読まない学術誌に報告されたため，教科書に紹介されることもこれまでほとんどありませんでした。最近になって，ようやくCharter（1997）によって，心理学の文献に紹介され，それによれば，α係数の信頼区間の上限と下限は次の式で計算することができます（注：Lはlower，Uはupperの略）：

$$下限 = 1 - (1 - \alpha) F_L$$
$$上限 = 1 - (1 - \alpha) F_U$$

95％信頼区間（CI）の場合には，

$$F_L = F_{0.975}(df_1, df_2)$$
$$F_U = 1 / F_{0.975}(df_2, df_1)$$
$$df_1 = N - 1$$
$$df_2 = (N - 1) \times (k - 1)$$

ここで，dfは自由度，Nはサンプルサイズ，kは尺度を構成する質問項目数で，たとえば，回答者が100人，質問項目数が20，α係数が0.80とすると，$df_1 = 99$, $df_2 = 1,881$となります。F値の表は，どの統計学の教科書にも掲載されていますが，その場合は，$df_1 = 100$, $df_2 = 1,000$を用います。なぜなら，それが表に掲載されている上限の値だからです。表から，$F_{0.975}(df_1, df_2)$は1.26，$F_{0.975}(df_2, df_1)$は1.28（注：後者ではdfの順番が逆になっていることに注意）であるため，

$$下限 = 1 - (1 - 0.80) \times 1.26 = 0.748$$
$$上限 = 1 - (1 - 0.80) \times (1 / 1.28) = 0.844$$

となります。ここで，信頼区間がα係数の前後で対称ではないことに，注意してください。信頼区間が左右対称となるのは，α係数が0.5のときだけです。

▶KR-20とα係数に必要なサンプルサイズ

以上，信頼区間の算出法を解説しましたが，それを用いて，逆に，ある信頼区間を得るのに必要なサンプルサイズを計算することができます。そのためには，まず，α係数とその信頼区間の幅について，たとえば，α係数は0.7，信頼区間は±0.10（つまり，下限0.6，上限0.8）といった，合理的な仮定を設ける必要があります。サンプルサイズを非常に正確に見積もる場合

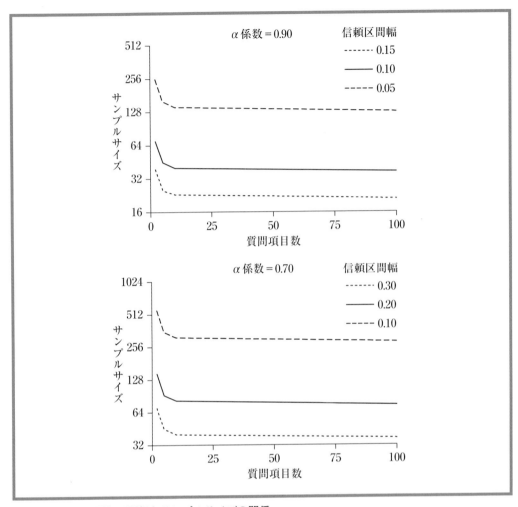

図 5.4　α係数と信頼区間幅とサンプルサイズの関係

には，Bonett (2002) の式を用いますが，サンプルサイズの見積もりは，常に推測を伴うため，それほど精密な計算は必要ありません．図 5.4 は，α係数が 0.90 と 0.70 の場合について，信頼区間幅（信頼区間の上限 − 下限）を変えた場合のサンプルサイズをグラフ化したものですが，このグラフから，(1) 信頼区間の幅が狭くなるほどサンプルサイズが大きくなること，(2) 尺度の質問項目数が増加すると，10 項目までは必要なサンプルサイズは急速に減少するが，その後の減少は緩やかであること，そして，(3) 信頼区間幅が同じであれば，α係数が大きいほどサンプルサイズは小さくなることがわかります．この図 5.4 を見ながら，α係数を報告している研究を見ると，ほとんどの研究では，サンプルサイズが非常に小さく，そのため，信頼区間が非常に広くなっていることがわかります．

グローバル尺度；質問項目数が多ければよいのか？

前節で，尺度を構成する質問項目数が多いほど，信頼性が高いことを論じました．これは，測定誤差が質問項目数に比例して減少するからです．

しかし，いつでも，"質問項目数が多いほどよい"わけではありません．それは，以下に例示するように，質問項目が1つしかない概略評価尺度 global rating scale［訳注：以下，"グローバル尺度"と省略．「グローバル」はここでは"大括りの"という意味］と多質問項目（細目）チェックリスト尺度 detailed checklist scale［訳注：以下，"多項目尺度"と省略］を比較すればよくわかります．

1. 客観的臨床能力試験 Objective Structured Clinical Examinations (OSCE，"オスキー"と読む)とは，医歯薬系学生の臨床能力を評価する試験で，学生は，多くの「ステーション」と呼ばれるブースを回りながら，臨床的課題を約10分以内でこなしていく必要がある．この OSCE に関する15の研究では，グローバル尺度（例：「病歴聴取は適切だったか？」という1つの質問に7段階で回答する尺度）の信頼性と妥当性は，多項目尺度〔例：病歴聴取について，「学生は主訴を質問したか？」など，多数の質問を含む尺度（Regehr ら 1998）〕よりも常に優れた結果を示した．
2. Rubin ら(1993)は，学術誌に投稿された抄録の評価で，グローバル尺度の方が，多項目尺度よりも信頼性が高いことを示した．
3. Norcini ら(1990)は，米国内科試験委員会 American Board of Internal Medicine と小論文の評点について検討し，多項目尺度による評価法の研修を7時間受けた内科専門医による採点の信頼性は0.36であったのに対し，グローバル尺度による評価法の研修を3時間受けた内科専門医による採点の信頼性は0.63であった．
4. 模擬患者（注：ある疾患の患者を演じるよう訓練を受けた人）を用いてコミュニケーションスキルを評価した研究では，グローバル尺度の信頼性は，多項目尺度(17項目尺度)よりも高かった(Cohen ら 1996)．

なぜこのようなことが起こるのでしょうか？　もちろん，第4章で論じたように，多項目尺度では，それぞれの質問項目で特性や行動が2区分(2値)で粗く評価されるため，個々の質問項目の情報量が少ないという問題がありますが（注：ただし，質問項目数が15～20もあれば，その欠点は補完されます），もっと基本的な問題は，健康やコンピテンシー（対応能力 competency）といった多くのグローバルな(＝大括りの)概念は，個々の質問項目の単純な合計ではない可能性があるということです．Glenn Regehr はそれについて以下のように述べています．

> コンピテンシー評価の領域では，多項目尺度の形式では結局意味のある結果は得られないのではないかと考えられるようになっている．それは，コンピテンシーの評価で重要なことは，その人がある行動を行うかどうかではなく，「なぜ」，「どのように」その行動を行うか，だからである．ある行動を実施しても，その目的やタイミングが間違っていたり，意味をわからずに実施されている場合には，「コンピテンシー」があるとは言えない．逆に，ある行動を実施しないことが，「コンピテンシーがない」とは必ずしも言えない．なぜなら，それはその人が，状況を速やかに把握し，無駄な行動を避けた可能性があるからで，その場合は，コンピテンシーはむしろ優れていることになる．つまり，コンピテンシーとは，むやみに行動することではなく，適時に適切な行動をすることであり，その評価は，客観的というよりも主観的なものとなる．なぜなら，優れた行動を支えているのは，そうした行動の解釈的(主観的)な性格であるからだ(2007年，私信)．

グローバル尺度（概略評価尺度）が，多項目尺度に劣る場合があるとすれば，それはおそらく，全体概念が複数の要素から成り立ち，1つの概略的な質問項目だけでは捉えきれない場合です。たとえば，「あなたは自分の知能はどれくらいだと思いますか？」という1つの質問で，知能テストに匹敵する妥当な情報が得られるとは到底思われません。しかし，うつ状態に関しては，どちらとも言えない面があり，「あなたは今どの程度うつ的ですか？」とグローバル（大括り）に聞く場合と，「どの程度よく眠れますか？」，「あなたは，人生は生きる価値がないと思ったことがありますか？」などの多項目で聞く場合とでは，あまり大きな違いはないように思われます。このように，グローバル尺度と多項目尺度のどちらがよいかについては，まだ明確な基準はなく，"検討中"と言うべき状況にあります。しかし，この問題の一般性を考えれば，さらなる研究が必要と思われます。

6. 多次元尺度

　ある尺度が，多次元尺度 multidimensional scale を構成する多くの尺度（下位尺度）の一部である場合には，その信頼性の評価には高度な統計学的手法が必要となります。その第1は，項目−合計相関 item-total correlation を拡張したもので，各質問項目とそれが属する下位尺度の部分スコア（その項目の得点を除いた合計スコア）との相関（項目−部分合計相関），および各項目とそれが属さない他の各下位尺度の合計スコアとの相関を計算します。各質問項目は，それが属する下位尺度との項目−部分合計相関に関しては，上述した（p.79～80の「項目−合計相関」の項）相関のレベル（0.3～0.7）を満たす必要があり，かつ，それは，他のどの下位尺度との相関よりも大きくなくてはなりません。

　第2の手法は，因子分析 factor analysis です。たとえば，今，生徒に，語彙力，語想起力，類似語類推力，記号論理力，計算能力に関する5つのテスト（複数の下位尺度からなる質問票）に回答してもらったと仮定しましょう。この場合，最初の3つの下位尺度（下位尺度群1）は相互に相関し，後の2つの下位尺度（下位尺度群2）も相互に相関する可能性がありますが，2つの下位尺度群間に，関連があるとは限りません。言い換えれば，下位尺度群1で高いスコアをとった人も，下位尺度群2で高いスコアがとれるとは限らないということです。下位尺度群1の尺度に共通するのは「語学力」，下位尺度群2に共通するのは，「論理力」と考えられます。因子分析とは，そうした，多数の質問項目の背後にある共通の「潜在因子」（以下，因子 factor）を，統計学的に探り出す手法のことを言います〔因子分析についての基本概念については巻末付録Bを，もっと詳しく勉強したい人は，Norman ら（2003）を，統計学の基礎ができている人は，Norman ら（2014）を，行列計算が得意な人は，Harman（1976）を参照してください〕。

　因子分析を行う場合には，多次元尺度を構成する1つの質問項目を基本単位として計算を行います。すべての下位尺度が適切に設定されている場合には，下位尺度の数だけ主な「因子」が抽出され，各下位尺度の質問項目は，該当する「因子」とのみ相関するという結果が得られるはずです。しかし，現実には，一部の項目が，他の「因子」と相関することがあり，その場合，その質問項目は，作成者が想定した以外のものを測定している可能性があるため，他の下位尺度に移動するか，削除する必要があります。因子分析には，確証的因子分析 confirmatory factor analysis という手法もあり，事前に因子構造を仮定し，それがデータに当てはまるかどうか，

つまり，実際に得られた因子構造が，仮定した因子構造とどれほど近いかを統計学的に検証することができます（Darton 1980）。因子分析は，2区分的項目（例：はい／いいえで回答する項目）にもよく用いられていますが，これは統計学的には疑わしく，非常におかしな結果が生じることがあるので注意が必要です（Comrey 1978）。

最後に，因子分析を尺度開発に用いる場合のいわば「禁忌事項」を指摘しておきたいと思います。それは，多次元尺度の因子分析で，複数の下位尺度を同定した後，各下位尺度のα係数と多次元尺度全体のα係数を計算し，そして全体のα係数が各下位尺度のα係数よりも大きいときに，それがまるで"優れた"尺度の証でもあるかのように論じることです。残念ながら，少なからぬ研究で認められる事実ですが，これは全く非論理的です。尺度が真に多元的であれば，多次元尺度全体の内的一貫性 internal consistency は本来低いはずで，仮に全体のα係数が下位尺度のα係数より大きいことがあっても，それは，単に，尺度全体の長さが下位尺度よりも長い（当たり前ですが）からにすぎません。

7. 均一性が問題ではない場合

尺度の均一性の議論は，古典的テスト理論 classical test theory に基づくものです。この理論では，ある特性や行動に関係する質問項目の大きな集合（母集団）があって，尺度は，そこからランダムに抽出した複数の質問項目によって構成されるという仮定が置かれています。言い換えれば，ある特性や行動（注：パーソナリティ理論では仮説的概念 hypothetical construct，統計学では潜在特性 latent trait と呼ばれるもの。第10章参照）は，数多くの観察可能な側面を有し，それらの側面を複数の質問項目で捕捉するように作られたものが尺度だという仮定です。たとえば，不安は，発汗，切迫した破滅感，過剰な心配，イライラ，睡眠障害，集中力低下など，図5.5の左側にあげた多数の症状として，捕捉することができます。

この図は，構造方程式モデリング（共分散構造分析）structural equation modeling のフォーマット（Norman ら 2014）に従って描かれたもので，円は構成概念 construct を，四角は観測（測定）項目を示しています。左側の図の観測項目は，「効果指標 effect indicator」とも呼ばれま

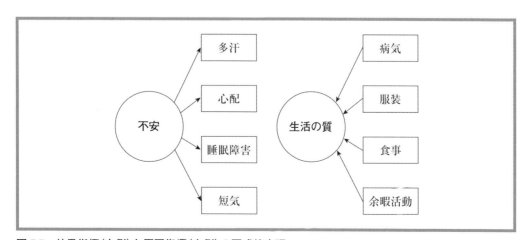

図5.5　効果指標（左側）と原因指標（右側）の図式的表現

すが，それは，構成概念がもとになって表れる「効果 effect」を反映するからです（Bollen ら 1991）。

　この図には，様々な意味が込められています。第1に，同じ特性から生じる効果であるため，観測項目間には相関が存在しなくてはなりません（注：2項目間の相関は中程度，項目-合計相関 item-total correlation は 0.20 ～ 0.80，α係数は 0.70 ～ 0.90 の範囲）。第2に，構成概念の測定においては，個々の項目の有無はあまり大きな問題ではなく，たとえば，「短気」という項目を削除しても，他にも，不安と相関がある多くの項目が存在するため，大きな問題は生じません。「短気」は，不安に関連する重要な項目なので，表面妥当性の観点からは納得しがたく思われるかもしれませんが，類似する多数の項目で1つの特性を捉えようとする多項目尺度では，1つの項目が欠けてもそれほどたいした影響はありません。そして，こういう場合（測定項目間に相関が存在する場合）には，因子分析を実施すると，これらの項目は，1つの因子を構成する要素として検出されることになります。

　これとは全く対照的なのが，図 5.5 の右側の場合です。ここにも，構成概念 construct（図では生活の質）が示されていますが，矢印の向きが，左側の図とは，全く逆であることに注意してください。ここでは構成概念によって観測項目が規定されるのではなく，逆に，観測項目によって構成概念が規定されており，この場合，観測項目は，「原因指標 causal indicator」，円内の概念は，合成変数 composite variable と呼ばれます。これは，生活の質だけではなく，様々な領域で遭遇する状況で，最もよく見られるのは，相互に因果的関連のない事象に関する質問からなる多項目尺度の場合です。たとえば，Holmes ら（1967）は，配偶者の死亡，交通違反切符，家の購入など，ストレスの原因となる最近の出来事に関する質問項目からなる尺度を作成していますが，これらの項目の間に関連があるとはまず考えられません。もう1つの例は，精神健康調査票 General Health Questionnaire（Goldberg 1979）で，この尺度は，様々な疾患に由来する様々な健康問題に関する質問項目から構成されており，この場合，項目間に必ずしも関連がないことは当然ですが，中には，そう状態とうつ状態のように，相互に排他的なものさえあります。

　このケース（右側の図）では，項目間に相関があることが想定されていないため，α係数，項目間相関 inter-item correlation，項目-合計相関 item-total correlation などの均一性の指標を用いること，あるいは，因子分析など"均一性"を前提とする統計学的手法を用いることは適切ではありません。そして，これがもっと重要なことですが，左側の図の場合とは逆に，個々の項目の有無自体が重要となります。たとえば，Holmes らの尺度から離婚を削除すると，総スコアは，最近離婚した人のストレスレベルを過少評価することとなってしまいます。しかも，項目間には必ずしも相関がないため，必要な項目を削除すれば，情報は完全に失われてしまいます。

　以上をまとめると，内的一貫性が問題となるのは，変数が「効果指標」の場合（＝項目が構成概念の効果を反映する場合）で，「原因指標」である場合（＝項目の存在によって概念が成立する場合）ではないということです（α係数がどういう場合に問題となるかは，Streiner 2003a, 2003b を参照してください）。

8. まとめ

以上をまとめると，質問項目選択の最初のステップは以下のようになります。

1. 質問項目の表現について，下記の点をチェックする。
    a. 対象集団にとって理解可能であるか。
    b. 曖昧さがないか。
    c. 二連質問となっていないか。
2. これらの基準を満たさない質問項目は削除するか，修正し，再チェックする。
3. 是認 endorse する人が少なすぎる，あるいは多すぎる質問項目は削除する。
4. 尺度の内的一貫性を以下の手法で評価する。
    a. 項目-合計相関
        i. ある質問項目を除いた尺度全体のスコアの合計（部分合計）とその項目のスコアとの相関を調べる。それを全質問項目について実施する。
        ii. ピアソンの相関係数が 0.2 未満の質問項目を，削除あるいは修正する。
        iii. 残った質問項目を相関の高い順に並べ，相関の高いものから順に採用する。
    あるいは，
    b. α 係数あるいは KR-20 係数
        i. 質問項目を1つずつ除きながら係数を計算する。
        ii. 除くと α 係数が有意に上昇する質問項目を削除する。
5. 多次元尺度では，各質問項目が適切な下位尺度に属しているかどうかをチェックする。
    a. 各質問項目と，それが属する，あるいは属しない下位尺度の合計スコアとの相関をチェックし，属する下位尺度よりも，属しない下位尺度とより強い相関がある質問項目を削除する。
    b. 尺度全体を因子分析し，属する因子よりも，属しない因子とより強い相関がある質問項目を削除する。

学習文献

Anastasi, A. and Urbina, S. (1996). *Psychological testing* (7th edn), chapter 7. Pearson, New York.

Jackson, D.N. (1970). A sequential system for personality scale development. In *Current topics in clinical and community psychology* (ed. C.D. Spielberger), Vol. 2, pp. 61–96. Academic Press, New York.

Kornhauser, A. and Sheatsley, P.B. (1959). Questionnaire construction and interview procedure. In *Research methods in social relations* (Revised edn), (ed. C. Selltiz, M. Jahoda, M. Deutsch, and S.W. Cook), pp. 546–87. Holt, Rinehart and Winston, New York.

Krause, N. (2002). A comprehensive strategy for developing closed-ended survey items for use in studies of older adults. *Journal of Gerontology: Psychological and Social Sciences*, **57**, S263–74.

Woodward, C.A. and Chambers, L.W (1980). *Guide to questionnaire construction and question writing*. Canadian Public Health Association, Ottawa.

参考文献

Alien, G.I., Breslow, L., Weissman, A., and Nisselson, H. (1954). Interviewing versus diary keeping in eliciting information in a morbidity survey. *American Journal of Public Health*, **44**, 919–27.

Allen, M.J. and Yen, W.M. (1979). *Introduction to measurement theory*. Brooks/Cole, Monterey, CA.

Anastasi, A. (1982). *Psychological testing* (5th edn). Macmillan, New York.

Bandalos, D.L. and Enders, C.K. (1996). The effects of non-normality and number of response categories on reliability. *Applied Measurement in Education*, **9**, 151–60.

Barnette J.J. (2000). Effects of stem and Likert response option reversals on survey internal consistency: If you feel the need, there is a better alternative to using those negatively worded stems. *Educational and Psychological Measurement*, **60**, 361–70.

Benson, J. and Hocevar, D. (1985). The impact of item phrasing on the validity of attitude scales for elementary school children. *Journal of Educational Measurement*, **22**, 231–40.

Bollen, K. and Lennox, R. (1991). Conventional wisdom on measurement: A structural equation perspective. *Psychological Bulletin*, **110**, 305–14.

Bonett, D.G. (2002). Sample size requirements for testing and estimating coefficient alpha. *Journal of Educational and Behavioral Statistics*, **27**, 335–40.

Boyle, C.M. (1970). Differences between patients' and doctors' interpretation of some common medical terms. *British Medical Journal*, **2**, 286–9.

Boyle, G.J. (1991). Does item homogeneity indicate internal consistency or item redundancy in psychometric scales? *Personality and Individual Differences*, **12**, 291–4.

Brennan, R.L. (2001). An essay on the history and future of reliability from the perspective of replications. *Journal of Educational Measurement*, **38**, 295–317.

Campbell, E.J.M., Scadding, J.G., and Roberts, R.S. (1979). The concept of disease. *British Medical Journal*, **ii**, 757–62.

Campostrini, S. and McQueen, D.V. (1993). The wording of questions in a CATI-based lifestyle survey: Effects of reversing polarity of AIDS-related questions in continuous data. *Quality & Quantity*, **27**, 157–70.

Carmines, E.G. and Zeller, R.A. (1979). *Reliability and validity assessment*. Sage, Thousand Oaks, CA.

Charter, R.A. (1997). Confidence interval procedures for retest, alternate form, and alpha coefficients. *Perceptual and Motor Skills*, **84**, 1488–90.

Clark, L.A. and Watson, D. (1995). Constructing validity: Basic issues in objective scale development. *Psychological Assessment*, **7**, 309–19.

Cohen, D.S., Colliver, J.A., Marcy, M.S., Fried, E.D., and Swartz, M.H. (1996). Psychometric properties of a standardized patient checklist and rating-scale form used to assess interpersonal and communication skills. *Academic Medicine*, **71**, S87–9.

Comrey, A.L. (1978). Common methodological problems in factor analysis. *Journal of Consulting and Clinical Psychology*, **46**, 648–59.

Cortina, J.M. (1993). What is coefficient alpha? An examination of theory and applications. *Journal of Applied Psychology*, **78**, 98–104.

Cronbach, L.J. (1951). Coefficient alpha and the internal structure of tests. *Psychometrika*, **16**, 297–334.

Dale, E. and Eichholz, G. (1960). *Children's knowledge of words*. Ohio State University, Columbus, OH.

Darton, R.A. (1980). Rotation in factor analysis. *The Statistician*, **29**, 167–94.

Dowie, J. (2002a). Decision validity should determine whether a generic or condition-specific HRQOL measure is used in health care decisions. *Health Economics*, **11**, 1–8.

Dowie, J. (2002b). 'Decision validity . . .': a rejoinder. *Health Economics*, **11**, 21–2.

Duhachek, A. and Iacobucci, D. (2004). Alpha's standard error (ASE): An accurate and precise confidence interval estimate. *Journal of Applied Psychology*, **89**, 792–808.

Enders, C.K. and Bandalos D.L. (1999). The effects of heterogeneous item distributions on reliability. *Applied Measurement in Education*, **12**, 133–50.

Falk, C.F. and Savalei, V. (2011). The relationship between unstandardized and standardized alpha, true reliability, and the underlying measurement model. *Journal of Personality Assessment*, **93**, 445–53.

Feldt, L.S. (1965). The approximate sampling distribution of Kuder-Richardson reliability coefficient twenty. *Psychometrika*, **30**, 357–70.

Feldt, L.S. (1993). The relationship between the distribution of item difficulties and test reliability. *Applied Measurement in Education*, **6**, 37–48.

Feldt, L.S. and Charter, R.A. (2003). Estimating the reliability of a test split into two parts of equal or unequal length. *Psychological Methods*, **8**, 102–9.

Ferketich, S. (1990). Focus on psychometrics: Internal consistency estimates of reliability. *Research in Nursing & Health*, **13**, 437–40.

Flemons, W.W. and Reimer, M.A. (1998). Development of a disease-specific health-related quality of life questionnaire for sleep apnea. *American Journal of Respiratory and Critical Care Medicine*, **158**, 494–503.

Flesch, R. (1948). A new readability yardstick. *Journal of Applied Psychology*, **32**, 221–33.

Fox, M.T., Sidani, S., and Streiner, D.L. (2007). Using standardized survey items with older adults hospitalized for chronic illness. *Research in Nursing and Health*, **30**, 468–81.

Fry, E.A. (1968). A readability formula that saves time. *Journal of Reading*, **11**, 513–16.

Goldberg, D.P. (1979). *Manual of the general health questionnaire*. NFER Publishing Co, Windsor.

Graesser, A.C., Cai, Z., Louwerse, M.M., and Daniel, F. (2006). Question Understanding Aid (QUAID): A Web facility that tests question comprehensibility. *Public Opinion Quarterly*, **70**, 3–22.

Graham, J.M. (2006). Congeneric and (essentially) tau-equivalent estimates of score reliability. *Educational and Psychological Measurement*, **66**, 930–44.

Harman, H.H. (1976). *Modern factor analysis* (3rd edn). University of Chicago Press, Chicago, IL.

Hattie, J. (1985). Methodology review: Assessing unidimensionality of tests and items. *Applied Psychological Measurement*, **9**, 139–64.

Havlicek, L.L. and Peterson, N.L. (1977). Effect of the violation of assumptions upon significance levels of the Pearson *r*. *Psychological Bulletin*, **84**, 373–7.

Henson, R.K. (2001). Understanding internal consistency reliability estimates: A conceptual primer on coefficient alpha. *Measurement and Evaluation in Counseling and Development*, **34**, 177–89.

Heppner, P.P., Kivlighan, D.M., and Wampold, B.E. (1992). *Research design in counseling*. Brooks/Cole, Pacific Grove, CA.

Holden, R.R., Fekken, G.C., and Jackson, D.N. (1985). Structured personality test item characteristics and validity. *Journal of Research in Personality*, **19**, 386–94.

Holmes, T.H. and Rahe, R.H. (1967). The Social Readjustment Rating Scale. *Journal of Psychosomatic Research*, **11**, 213–18.

Horan, P.M., DiStefano, C., and Motl, R.W. (2003). Wording effects in self-esteem scales: Methodological artifact or response style? *Structural Equation Modeling*, **10**, 435–55.

Jackson, D.N. (1970). A sequential system for personality scale development. In *Current topics in clinical and community psychology*, Vol. 2 (ed. C.D. Spielberger), pp. 61–96. Academic Press, New York.

Jackson, D.N. (1984). *Personality Research Form manual*. Research Psychologists Press, Port Huron, MI.

Kaplan, R.M. and Saccuzzo, D.P. (1997). *Psychological testing: Principles, applications, and issues* (4th edn). Brooks/Cole, Pacific Grove, CA.

Kline, P. (1979). *Psychometrics and psychology*. Academic Press, London.

Kline, P. (1986). A *handbook of test construction*. Methuen, London.

Kuder, G.F. and Richardson, M.W. (1937). The theory of estimation of test reliability. *Psychometrika*, **2**, 151–60.

Likert, R.A. (1932). A technique for the measurement of attitudes. *Archives of Psychology*, **140**, 44–53.

Lindwall, M., Barkoukis, V., Grano, C. Lucidi, F., Raudsepp, L., Liukkonen, J., et al. (2012). Method effects: the problem with negatively versus positively keyed items. *Journal of Personality Assessment*, **94**, 196–204.

Linton, M. (1975). Memory for real world events. In *Explorations in cognition* (ed. D.A. Norman and D.E. Rumelhart), pp. 376–404. Freeman, San Francisco, CA.

Lord, F.M. and Novick, M.R. (1968). *Statistical theory of mental test scores*. Addison-Wesley, Reading, MA.

Mangione, C.M., Lee, P.P., Pitts, J., Gutierrez, P., Berry, S., and Hays, R.D. (1998). Psychometric properties of the National Eye Institute Visual Function Questionnaire (NEI-VFQ). NEI-VFQ field test investigators. *Archives of Ophthalmology*, **116**, 1496–504.

McLaughlin, G.H. (1969). SMOG grading: A new readability formula. *Journal of Reading*, **12**, 639–46.

Means, B., Nigam, A., Zarrow, M., Loftus, E.F., and Donaldson, M.S. (1989). *Autobiographical memory for health-related events*. Vital and health statistics, Series 6: Cognition and Survey Measurement, No. 2. Public Health Service, Hyattsville, MD.

Melnick, S.A. and Gable, R.K. (1990). The use of negative stems: A cautionary note. *Educational Research Quarterly*, **14**(3), 31–6.

Morin, C.M. (1993). *Insomnia: Psychological assessment and management*. Guilford Press, New York.

Neisser, U. (1986). Nested structure in autobiographical memory. In *Autobiographical memory* (ed. **D.C. Rubin**), pp. 71–81. Cambridge University Press, Cambridge.

Nevo, B. (1985). Face validity revisited. *Journal of Educational Measurement*, **22**, 287–93.

Norcini, J.J., Diserens, D., Day, S.C., Cebul, R.D., Schwartz, J.S., et al. (1990). The scoring and reproducibility of an essay test of clinical judgment. *Academic Medicine*, **65**, S39–40.

Norman, G.R. and Streiner, D.L. (2003). *PDQ statistics* (3rd edn.). B.C. Decker, Toronto.

Norman, G.R. and Streiner, D.L. (2014). *Biostatistics: The bare essentials* (4th edn). PMPH USA, Shelton, CT.

Nunnally, J.C., Jr. (1970). *Introduction to psychological measurement*. McGraw-Hill, New York.

Nunnally, J.C., Jr. (1978). *Psychometric theory* (2nd edn). McGraw-Hill, New York.

Payne, S.L. (1954). *The art of asking questions*. Princeton University Press, Princeton, NJ.

Ponterotto, J.G. and Ruckdeschel, D. (2007). An overview of coefficient alpha and a reliability matrix for estimating adequacy of internal consistency coefficients with psychological research measures. *Perceptual and Motor Skills*, **105**, 997–1014.

Radloff, L.S. (1977). The CES-D scale: A self-report depression scale for research in the general population. *Applied Psychological Measurement*, **1**, 385–401.

Raykov, T. (1997). Scale reliability, Cronbach's coefficient alpha, and violations of essential tau-equivalence with fixed congeneric components. *Multivariate Behavioral Research*, **32**, 329–53.

Regehr, G., MacRae, H.M., Reznick, R.K., and Szalay, D. (1998). Comparing the psychometric properties of checklists and global rating scales for assessing performance in an OSCE-format examination. *Academic Medicine*, **73**, 993–7.

Reiser, M., Wallace, M., and Schuessler, K. (1986). Direction of wording effects in dichotomous social life feeling items. *Sociological Methodology*, **16**, 1–25.

Rubin, H.R., Redelmeier, D.A., Wu, A.W., and Steinberg, E.P. (1993). How reliable is peer review of scientific abstracts? Looking back at the 1991 annual meeting of the Society of General Internal Medicine. *Journal of General Internal Medicine*, **8**, 255–8.

Samora, J., Saunders, L., and Larson, R.F. (1961). Medical vocabulary knowledge among hospital patients. *Journal of Health and Human Behavior*, **2**, 83–92.

Schriesheim, C.A. and Hill, K.D. (1981). Controlling acquiescence response bias by item reversals: The effect on questionnaire validity. *Educational and Psychological Measurement*, **41**, 1101–14.

Seligman, A.W., McGrath, N.E., and Pratt, L. (1957). Level of medical information among clinic patients. *Journal of Chronic Diseases*, **6**, 497–509.

Sherbino, J., Kulsegaram, K., Worster, A., and Norman, G.R. (2013) The reliability of encounter cards to assess the CanMEDS roles. *Advances in Health Sciences Education: Theory and Practice*, **18**, 987–96.

Streiner, D.L. (2003a). Starting at the beginning: An introduction of coefficient alpha and internal consistency. *Journal of Personality Assessment*, **80**, 99–103.

Streiner, D.L. (2003b). Being inconsistent about consistency: When coefficient alpha does and does not matter. *Journal of Personality Assessment*, **80**, 217–22.

Taylor, W.L. (1957). 'Cloze' readability scores as indices of individual differences in comprehension and aptitude. *Journal of Applied Psychology*, **41**, 19–26.

United States National Health Survey (1965). *Reporting of hospitalization in the Health Interview Survey*. Health Statistics, Series 3, No. 6. Public Health Service, Hyattsville, MD.

第6章
回答のバイアス

1. はじめに

　尺度は，対象者が正直に回答するという前提で作られています。しかし，回答が現実を必ずしも正確に反映しない場合があり，1950年代以来，それに影響する要因に関する研究が数多く行われてきました。この問題の程度や深刻さは，尺度の内容や，測定が行われる条件によって大きく異なります。極端な場合には，尺度の妥当性が著しく損なわれて，目的とする症状や疾患の存在率（有病率）prevalenceを過大もしくは過小評価することになってしまいます。

　しかし，研究者の中には，尺度開発の目的が，「集団間の比較」だからという理由で，回答者バイアス responder bias に全く無頓着な人々もいます。こうした人々は，集団間の違いを検出できる限りは，その尺度に対する個々人の回答の"多少の不正確さは問題ない"，と考える傾向があります。たとえば，「私はスポーツマガジンを読むのが好きだ」という質問を例にとれば，それが個々人の読書嗜好を正確に反映し得るかどうかはどうでもよく，それによって，集団間での雑誌嗜好の違いが検出できればそれでよいと考えるわけです。尺度開発についての，こうした考え方は，1940～1950年代にかけて一般的だった"古い考え方"ですが，今でも，その名残りが認められることがあります。

　しかし，理論に基づく尺度開発が広まるにつれ，こうした考え方は下火となり，現在では，できる限り回答バイアスを減らすことが，尺度開発の原則とされるようになっています。本章では，バイアスの原因，バイアスが測定に及ぼす影響，バイアスを減らすための方策などについて解説します。

2. 尺度に対する見方の違い

　尺度の開発者，それを用いる研究者，回答者は，それぞれ尺度に関わる人々ですが，様々な理由で，尺度に対する見方や考え方は，それぞれ異なります。研究者にとっては，個々の質問項目にどの回答者がどのように回答したかは大きな問題ではありません。なぜなら，1つの質問項目は，尺度を構成する多数の質問項目の1つにすぎず，重要なのは総スコアであって，

個々の質問項目のスコアではないからです。また，何十人，何百人のデータが集計されるため，個々人の回答はその中に埋もれてしまいます。しかし，その一方で，個々の回答が真かどうかが重要な場合もあります。それは，ある症状（例：腹痛）や行動の有無を問う場合で，正直な回答が得られないと，医師はその患者を治療することができず，研究者も，重要な事実を見過ごすことになってしまいます。さらに，評価（調査）する側は，少なくとも気持の上では，自分たちの調査は，特定の価値観や利害とは無関係であると考えており，特に尺度の開発者たちは，回答者もそうした認識で回答するものと考える傾向があります。

しかし，回答者の側の認識は，通常，それとは全く異なります。回答者は，個々の項目への回答よりも，総スコアの方が重要だとはつゆ知らず，たとえ，回答がスコア化されてコンピュータ処理されると説明されても，回答用紙の端に，自分の回答の理由を細々（こまごま）と書き込むことがよくあります。つまり，回答者にとっては，1つひとつの質問項目が重要であり，研究者の側も1つひとつを丁寧に見て評価するのだと信じる傾向があるということです。

これ以外にも，回答者には，協力的だと思われたい，余計なことはなるべく早く済ませたい，（回答すれば）必要なときに何か援助が得られるかもしれないなど，人間なら誰しも抱く気持ちも働くと考えられます。以下で論じるように，これらを含めた様々な要因が，回答に影響を与えることになるのです。

3. 質問への回答：知的労力

「こどもを叩くのはよくないことだと，どれほど強く思いますか？」といった単純な質問にも，その回答には，かなり複雑な知的作業が伴います。ある理論によれば，人々が回答に至るまでには，以下のように，4つ（例：Tourangeau 1984）ないし5つ（Schwarzら 2001）のステップがあり，各ステップごとに，バイアスが入り込む余地があります。

1. 質問の理解

    これは，回答者が，質問文の内容を，開発者と同じように理解しているかどうかということです。簡明な表現を用いたり，回答者の理解の仕方を事前に検討することによって，曖昧な表現や二連質問 double-barrelled question を避けることはできますが，それでも完全にはバイアスを防ぎきれない可能性があります。たとえば，「叩く」という言葉を，手を上げて子どもを泣かすようなあらゆる行為をさすと考える人もいれば，たとえば，子どもがストーブに触ろうとするときに，その手を払うなど，しつけの範囲のものはそれに含まれないと考える人もいます。質問項目の回答の選択肢の表現が，回答に影響することもあります（Schwarz 1999）。たとえば，「あなたは本当にイラだつことがどれくらいありますか？」という質問の回答に，「1年に1回未満」という選択肢があったとすると，回答者は，それはよほど深刻な場合だけに関する質問だと考える可能性があります。なぜなら，ささいな出来事がそんなに頻度が少ないはずはないと考えるからです。しかし，そのような解釈は，尺度の開発者はおそらく想定していないはずです。同じように，「過去1年の間に」といった長いタイムフレーム（時間枠）での質問の場合も，「過去1週間」と聞かれる場合よりも，もっと重大な出来事について聞かれていると考える可能性があります（Winkielman

ら 1998)。

2. 行動，態度，信念の想起

　回答者は，質問を理解したら，（誤解していたとしても）該当する行動をどれくらいの頻度で行ったか，あるいは，何かについてどう思ったかを想起 recall しなければなりません。尺度の開発者は，人々の想起能力を非常に過大評価する傾向がありますが，実際には，人間の想起能力にはかなりの限界があります。たとえば，ある有名な研究では，過去に病気で1年間入院したという事実を，その経験があるはずの人の42％が忘れていたと報告されており (Cannell ら 1965)，別の研究では，患者に健康上の出来事が起きた1年後にそれについて想起してもらったところ，重大な出来事の場合は，偽陽性率が22％，偽陰性率が69％で，軽微な出来事の場合は，偽陽性率が32％，偽陰性率が53％であったと報告されています (Means ら 1989)。これは医療機関にかかった患者の場合ですが，そうでない人々ではもっと想起は不正確となる可能性があります (Allen ら 1954)。

　想起に関する問題には2通りのケースがあります。その第1は，上記の例に見られるように，出来事を完全に忘れてしまう場合と，第2は，覚えてはいるが，いつ起こったかを忘れてしまう場合です。後者では多くの場合，「当てはめ現象 telescoping」を伴います。これは，それ以前に起きたことを，聞かれたタイムフレームに当てはめて想起してしまう現象のことで，たとえば，「過去6か月に何回医者にかかりましたか」と質問されたときに，7カ月，8カ月前の受診を6か月以内の出来事と勘違いしてしまうことを言います (Clarke ら 2008)。

　認知理論（例：Linton 1975，Neisser 1986）に基づいて，Means ら (1989) は，人は，何度も繰り返して起こるような出来事に対しては，大まかな記憶を保つことはできるが，個々の事例を想起するのは難しいという仮説を提唱しています。また，病気になったとか，飲みすぎたとか，ジムに行ったとか，自分に関する出来事についての記憶（自伝的記憶 autobiographical memory）は，出来事ごとに記憶されるのではなく，大まかなタイムフレーム（例：「私がX社に勤めていたころ」，「最初の結婚生活のとき」）の枠組みの中に記憶され（例：「その頃はよく働いた」），個々の出来事はその下位に記憶されます (Schwarz ら 2001)。したがって，過去1年間に何回医療機関を受診したかとか，6か月前にどう感じたかといったタイプの質問は，こうした記憶の構造に適していないため，回答には，ある程度の不確かさが伴うことを認識しておく必要があります。この問題に関して，Schwarz ら (2001) は，「記憶を想起させる質問については，研究者自身が回答できるかどうかを，必ず事前に試しておく必要がある」と述べています (p.141)。

　想起 recall は，関節炎，うつ病，多発性硬化症などのように，症状が絶えず変動する疾患の場合は特に難しく，たとえば，痛みに関する質問では，前日あるいは1週間前の痛みの程度を，「最も軽い」，「最もひどい」，「平均的」のどれに該当するかを聞くのが一般的ですが，回答者にとっては思い出すのが困難で，回答は最も重要なエピソード（例：一番ひどかった痛み）や，回答直前に起きた痛みに非常に偏る傾向があります（例：Bryant 1993，Eich ら 1985, Jamison ら 1989）。質問票への回答と，痛み日記の記録とを比較した研究では，質問票に回答された痛みの程度は，痛み日記に記録された痛みの全体平均よりも，痛みが強かったときの痛みの平均とより強い相関があることが示されています (Stone ら

2000, 2004)。つまり, 患者は, 痛みが弱かったときを無視してしまうため, 平均的痛みの程度が, 実際よりも高めに報告されてしまうということです。さらに厄介なことは, 痛みが絶えず変動するときは, このように過大に報告されますが, 痛みが落ち着くと逆に過小に報告される傾向があります(Salovey ら 1993)。

3. 推量と丸め

上述のように, 質問は, ほとんどの場合, 記憶の構造を無視した聞き方をするため, 回答者は, 様々な"推量"を働かせて質問に答えようとします。1つは, 分解 decomposition と外挿 extrapolation です(Schwarz ら 2001)。たとえば, 「過去1年間に何回歯医者にかかりましたか」という質問に対して, 直近の"3カ月に2回"かかったことを思い出したとしましょう。次に回答者は, それが平均的な頻度かどうかを考え, そう思える場合は, それを4倍して, "1年間に8回"と回答することになります。ここには, 2つの誤差が混入する可能性があります。つまり, 短期記憶に伴う誤差［訳注：実際には"4カ月に2回"だったかもしれません］と, 思い出したものが本当に平均的な頻度かどうかの誤差です。人には, 稀なことを過大評価し, 頻度の高いことを過小評価する傾向があることに注意が必要です(例：Sudman ら 1996)。これら2つの誤差が合わされば, 回答の誤差はさらに増幅されてしまいます。

推量のもう1つのタイプに「丸め」と呼ばれるものがあります。これは, 回答者が, 数量的な回答を5や10の倍数で答える傾向, またどれくらい前かと聞かれたときに, カレンダーの単位(7日, あるいは4週間)の倍数として答える傾向です。この「丸めバイアス end-digit bias」の見事な例を, Norcross ら(1997)の論文に見ることができます。この論文は, 多数の臨床心理士に, 出版した論文数などを尋ね, その回答結果をまとめたもので, 図6.1

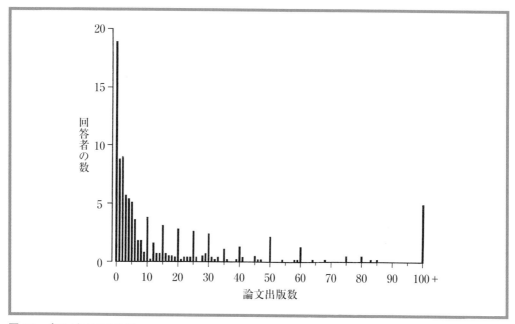

図6.1　丸めバイアスの例

Norcross, J.C. et al., Clinical psychologist in the 1990s: II, The Clinical Psychologist, Volume 50, Issue 3, pp. 4-11, Copyright © 1997 American Psychological Association. より許可を得て再掲。

がその結果です。一見して明らかなように，0～9までは急に，しかし比較的滑らかに低下していますが，10で急に増え，その後5の倍数ごとにピークができています。Huttenlocherら(1990)は，医師に患者の受診回数を尋ねたとき，5回までは，具体的な数字をあげるのに，それ以降20回までは，5の倍数に丸め，その後は10の倍数に丸める傾向があることを報告していますが，私たちも，属性情報に，年齢集積 age heaping と呼ばれる，よく似た現象があることを確認しています。集団調査でも，0や5が付く年齢が，本来期待される以上の割合で報告されることが少なくありません。これは記憶の不確かさや，意識的に年齢を低目に報告する傾向(例：43歳を40歳と報告する)によるものと思われますが，後者の傾向は，後述する「社会的に望ましい回答 social desirable answer」の一種と思われます。実際に，サンプルの中にどの程度の年齢集積が存在するかは，ウィップル指標 Whipple's index を用いて測定することができます(例：Spoorenberg 2007)。

　回答者が自分の状態(安定や変化)についてのストーリーを作り上げてしまうことによるバイアスもあります。これは，改善や悪化を評価しようとする側にとって非常に厄介な問題です。たとえば，質問票や診察時の面接で，「前回受診されたとき(＝質問票を記入したとき)に比べて，今日の具合はどうですか？」という質問をすることがよくありますが，現実には，3カ月や6カ月も前の記憶は不確かで，そういうときに人々は，変化があったか，治療が効いたかについて，ストーリーを作ろうとします(暗黙的変化理論 implicit theory of change. Ross 1989)(Schwarzら 2001, p. 144)。

　治療(介入)には効果がありそうだと思うと(変化に関する主観的理論 subject theory of change)，患者は以前の方が状態が悪かったというように，ストーリーを作り変えて，治療(介入)に効果があったかのように回答することがある。そのため，実際に変化があったかどうかを評価するには，治療(介入)前と後の状態を測定するか，対照群を設定しなければならない。介入前に適切な測定がなされていなければ，介入後にはその欠陥をどう補うこともできない。

この問題については，本章の「11. 変化の測定に関連するバイアス」の節でもっと詳しく取り扱います。

4. 回答を選択肢の中から選ぶ

　質問を読んで，自分の行動の頻度や態度についてある程度の考えが浮かんだら，回答者は選択肢の中から"該当する"と思われるものを選ばなければなりません。ここでは第4章で論じた選択肢の「形容詞」が問題となります。つまり，「非常にしばしば」とか「頻繁に」とかいった曖昧な形容詞を回答者がどう解釈するかということです。その他にも，線上に記された数値〔視覚アナログ尺度(VAS)の場合〕や選択肢数などが回答に影響します。これは，選択肢のフォーマットと，回答者が思い描く回答のイメージが必ずしも対応しないという問題です。回答が口頭であれ，質問紙上にマークする形式であれ，"回答"とは，回答者本人の言葉から研究者の用いる用語へのいわば"翻訳"であり，翻訳の常として，何らかの情報の欠失が伴います。

5. 回答の編集

　回答者が本当に考えていることと，回答が必ずしも同じとは限りません。これは，前節

で解説したように，研究者と回答者とでは，考え方も立場も異なるからです。回答者がどのように，また，なぜ回答を「編集 edit」するかについては，本章で詳しく解説します。

4. 最適回答と一応回答

　尺度の開発者は，回答者が全員，上述の5つのステップを経て，丁寧に回答してくれることを期待しています。この理想的な回答の仕方を，Krosnick (1991) は，経済的な意思決定 (Simon 1957) の専門用語を使って，「最適回答 optimizing」と呼んでいます。しかし，前節で述べたように，尺度の開発者と回答者とでは，尺度に対する関心にはかなりの違いがあり，特に，質問票が長い場合には，回答に相当の知的エネルギーを要する上に，回答自体は本人にとって大して重要なことでもないため，なるべく労力の少ない方法で義務を果たそうとします。このような回答の仕方を，Krosnick は，やはり経済学の用語を使って「一応回答 satisficing」（一応記入欄にマークはするという姿勢）と呼んでいます。彼は，一応回答を6つに分類しており，最初の2つ，つまり，多少は頭を使って回答する場合を「軽度」，残りの4つ，つまり，ほとんどもしくは全く頭を使わずに行う場合を「高度」と定義しています。

　「一応回答」の第1のタイプは，そうおかしくないと思われる限り，「近場」の選択肢を選ぶという回答態度で，質問票であれば，全体の選択肢を見ることなく，最初の選択肢を選ぶ，面接質問であれば，最後に読み上げられ，一番記憶に残っている選択肢だけを選ぶという回答態度がそれに相当します。いずれの場合も，中間にある選択肢はほとんど選ばれません。こうした回答態度を意識して，選挙の投票ではある工夫がなされるようになっています。一般に，選挙では，人々は，長い退屈な公約文書以外には，立候補者のことを全く知らないのが普通で，また誰を選んだらいいのかもわからず，また，大した関心もないため，投票用紙の最初に名前が印刷されている候補者に機械的に票が集まる恐れがあります。そこで，投票用紙に印刷する候補者の名前をランダムに順序を入れ替えて印刷するという方法がとられるようになりました。

　第2のタイプは，どの質問にも「同意する」，もしくは，「正しい」あるいは「正しくない」のどちらかを選ぶという回答態度で，これについては後節の「8. 黙従バイアス」で改めて触れます。

　第3のタイプは，「現状追認 endorse the status quo」です。これは，身体的，心理的状態や行動に関する質問では，普通は問題になりませんが，政策に対する態度に関する質問では問題となることがあります。たとえば，ある医療行為が医療保険でカバーされるべきかどうかに関する質問や，人工授精の是非に関する質問などでは，そうしたことを真面目に考えるのを嫌がって，無難な回答をする可能性があります。

　第4のタイプは，最初の質問にある回答をしたら，後の問題にもすべて同じ回答をするという回答態度です。これは，視覚アナログ尺度 (VAS) やリッカート尺度などのように，選択肢が一定の方向に並ぶ尺度で特に生じやすく，回答者が1つの選択肢の列だけを見て，機械的にマークしていく可能性があります。それを防ぐには，質問ごとに選択肢の配列を変えるという方法も考えられますが，回答者側には面倒が増すため，逆に「一応回答」を誘発する恐れもあります。

　第5のタイプは，「わからない」という選択肢，あるいはリッカート尺度の中間的選択肢を機械的に選んでしまう回答態度です。第4章で解説したように，質問によっては，選択肢の数を偶数にして，こうした中間的選択肢を設定せずに済む場合もありますが，「わからない」という

選択肢や中間的選択肢が，どうしても必要で，それを除くと尺度の妥当性自体が損なわれてしまう場合もあります。

第6のタイプは，適当にランダムに回答するという態度です。Krosnick (1991) は，この種の回答は，「一応回答」の中では最も少ないと述べています。

「一応回答 satisficing」を減らすには，2つの方法があります。その1つは，質問文をなるべく答えやすくすることです。最も簡単なところでは，第5章で解説したように，質問文をなるべく短く，かつわかりやすく表現するという工夫があります。たとえば，（あることに対して）"以前に"どう思ったかと聞かれるより，"今"どう思うかと聞かれる方が答えやすく，また行動についても，"過去1年のこと"より，"過去1カ月のこと"の方が思い出しやすく，さらに，"複数のもの"を比較するより，"1つのもの"についての感じ方を聞かれる方が答えやすいはずです。最後に，選択肢は，あまり複雑なものは避けるべきですが，あらゆる可能性が網羅されていなければなりません。たとえ数問であっても，適切な選択肢がない質問にぶつかると，そこで回答者は，真剣に回答をすることをやめ，「一応回答」をするようになる恐れがあります。

「一応回答」を減らすもう1つの方法は，回答者のモチベーションに注意を払うことです。たとえば，調査内容に興味を持っている人だけを対象にする，質問票をできるだけ短くするというやり方があります。質問票が長いと，最初は回答者のモチベーションが高くても，次第にモチベーションは低下していきます。質問が面倒だったり，回答に時間がかかる場合には特にそうです（第13章で解説するように，短い質問票とは質問数が100まで，あるいは枚数にして10頁までが目安です）。また，回答者に，回答内容に責任を持たせるのも一法で，この場合は，選択した回答に対する理由を聞くという形式になります。最後に，インセンティブ（報償）を提供することによって，モチベーションを高める方法もありますが，それについては，第13章で解説します。

5. 社会的に望ましい回答と優装回答

飲酒者に，「普通の日はどれくらいお酒を飲みますか？」，あるいは定年退職した人に，「引きこもりがちですか？」といった質問をすると，人は，実際とは異なる回答をすることがあります。これを，「社会的に望ましい回答 socially desirable answer (SD)」と呼び，多飲者は，実際よりも飲酒量を少な目に，定年退職した人は，実際よりも活発な生活をしているように回答してしまいます。「社会的に望ましい回答」とは，一般には，悪質な虚偽ではなく，軽い気持ちでつい回答してしまうことと定義されており (Edwards 1957)，これと区別するために，意識的に望ましい状態（状況）を装う回答は，「優装回答 faking good」と呼ばれます。こうした回答は，下記のように，別名で呼ばれることもあるので注意してください。「社会的に望ましい回答」は，「思い込み self-deception」と表現されることもあり，他人を欺こうとする意図的な行為ではなく，本人が自分をどう認識（あるいは誤認）しているかの反映と考えられています。これに対し，「優装回答」は，「印象操作 impression management」とも呼ばれ，自分の状態や状況が実際よりもよく見えるように意識的に回答を操作することを言います。尺度研究の理論家の1人であるPaulhus (2002) は，「社会的に望ましい回答」（思い込み）と「優装回答」（印象操作）を，それぞれその内容によって，自分の社会的，知的立場を誇張するタイプ（エゴイスティックバイアス

egoistic bias)と，モラル性を強調するタイプ（モラルバイアス moralistic bias)に分類しており，したがって，彼によればこの種の回答には，以下の4つのタイプが存在することになります。(1) エゴイスティックな思い込み，(2) エゴイスティックな印象操作，(3) モラリスティックな思い込み，(4) モラリスティックな印象操作，です。ただ，概念的にはこのような区別も可能ですが，尺度を開発する立場からは，いずれも同じような問題を生じる態度であり，対策も似通ったものとなります。

「社会的に望ましい回答」は，個人の特性，性別，文化的背景，質問の特性，質問が行われる文脈（例：面接調査か自記式質問票か）など様々な要因の影響を受けます。Sudman ら(1982)は，この種のバイアスが生じやすい質問のリストを発表しており，それによると，過大な回答を誘いやすい質問には，市民的態度に関する質問（例：投票行動，重要な社会的問題への知識)，知性や文化度に関する質問（例：新聞や本の購読，図書館の利用度，文化的行事への参加)，モラルや社会的責務に関する質問（例：慈善事業への態度，友人や親類への援助）などがあり，逆に，過小な回答を誘いやすい質問には，ある種の病気や障害に関する質問（例：がん，性感染症，精神疾患)，非合法的あるいは普通ではない行動に関する質問（例：犯罪的行為，脱税，薬物使用や飲酒，婚外性交渉)，経済的状態に関する質問（例：収入，貯蓄額，高額な物品の所有）などがあります。

ここで，「社会的に望ましい回答」の例を3つあげてみましょう。そのうち2つは，食事摂取に関する自記式質問票を用いた研究に関するものです。第1の例は，英国の国民食事栄養調査 National Diet and Nutrition Survey (Gregory 2005) です。この調査では，48%の女性，29%の男性が，低カロリー食を摂っていると回答しましたが，これは，かなりの過少報告であり［訳注：カロリー摂取を少な目に報告しているという意味で]，「結果の解釈上に大きな問題となる」と報告されています(Cook ら 2000, p. 616)。第2の例は，米国で約7億ドルもの巨費を投じて，161,000人の女性を15年間追跡した女性健康イニシアティブ研究 Women's Health Initiative (Anderson ら 2003) です。この研究では，質問票は事前に慎重に開発され，食事に関しては，脂肪摂取と乳がんなどとの関連が明らかになることが期待されていましたが，「社会的に望ましい回答」のために，台無しになってしまいました。この研究では，ベースライン時の参加者の体重は平均77 kgで，摂取カロリーは1日1,800キロカロリーでしたが，15年後には，体重は1kgしか減少しなかったのに，摂取カロリーは300キロカロリーも減少して，1日わずか1,500キロカロリーという結果となりました。神経性無食欲症にもなりかねないそのような低カロリー食で，体重減少がわずか1kgというのは，まずあり得ないことです。第3の例は血糖値に関する研究で，1型糖尿病患者の3分の2以上が，おそらくは，血糖管理が不十分と言われないように，血糖値を過少に回答していたと報告されています(Mazze ら 1984)。これらのいずれの例でも，回答者は，そうした回答をすることによって何も直接の利益が得られるわけではありません。あるとすれば，それによって，自分自身がより健康に思える，医師の指示によく従っているように思えるという主観的メリットだけです。

「社会的に望ましい回答」のもう1つの側面は，Smith［Berke (1998)における引用．p. 1］が述べているように，人は「自分は普通の人よりましだと考えている」ということです。これは，クリントン大統領のスキャンダルの最中に行われた社会調査の結果によく表れています。この調査では，「あなたはこの事件にどれほど興味がありますか」，「他の人はこの事件にどれほど興味を持っていると思いますか」という質問がなされました。その結果を示したのが，図6.2です。

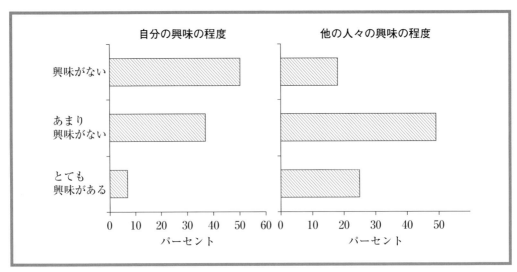

図6.2 クリントン大統領のスキャンダルに対する自分と他の人々の関心
出典：Keating Holland/CNN, Poll: Clinton scandal has not taught young Americans it's OK to lie, February 17, 1999, Copyright © 1999 Cable News Network, Inc. All Rights Reserved. アクセス先　http://edition.cnn.com/ALLPOLITICS/stories/1999/02/17/poll/

多くの人は，他人は，自分よりも低俗だと考えていることがよくわかります。

「社会的に望ましい回答」については，それが，人々の特性 trait（状況とは関係のない人間の本性）なのか，状況的態度 state（質問の内容や文脈に依存する態度）なのかという議論があり，どちらが正しいかはわかりませんが，研究では，「社会的に望ましい回答」はできる限り最小限にとどめ，かつ，そうした回答が想定される場合には，常にその程度を定量的に見積もるように努力しなければなりません（例：Anastasi 1982，Jackson 1984）。

「社会的に望ましい回答」が生じると，その尺度の妥当性が損なわれてしまいます。その理由の第1は，身体の不具合，行動，考え方などを調べようとしても，偏ったデータしか得られなくなってしまうからです。その最も典型的な例が，薬物使用，婚外性交渉，中絶などの社会的批判を受けやすい行動に関する質問で，親への感情，特定の政党への投票など，あまり人に知られたくない感情や考え方に関する質問にもそうした傾向が生じます。逆に，社会的に望ましいと考えられている行動は，過大報告される傾向があります。たとえば，Rosse ら（1998）は，すでに雇用されている人に比べて，就職活動中の人々は，外向性，協調性，真面目さなど，自分の長所的特性を高めに評価し，神経質さなどの短所的特性を低めに評価する傾向があると報告しています。

第2の理由は，第10章でも解説しますが，尺度の弁別的妥当性 discriminant validity が損なわれてしまうからです。ごく簡単に言えば，一般に，尺度が別の要因（ここでは，「社会的に望ましい回答」をしようとする態度）と非常に強く相関する場合は，本来その尺度が測定しようとする要因との相関が弱まってしまう，言い換えれば，その尺度が測定しているのは，もはや研究目的としている特性ではなく，「社会的に望ましい回答」をしようとする態度ということになってしまいます。

「社会的に望ましい回答」の程度は，様々な方法で評価することができます。1つの方法は，「社会的に望ましい回答」を測定するための質問項目を特別に設けて，その特別な質問項目と他

の質問項目との相関を調べることです。Jackson (1970) は，下記の式で算出される，判別的信頼性指標 differential reliability index (DRI) と呼ばれる指標を開発しています。

$$\mathrm{DRI} = \sqrt{\left(r_{\mathrm{is}}^2 - r_{\mathrm{id}}^2\right)}$$

ここで，r_{is} は，尺度の中のある質問項目（i：item）と尺度の総スコア（s：sum）との相関，r_{id} は，その項目と「社会的に望ましい回答」(d：desirable) を測定するための "特別質問" との相関を意味します。

つまり，簡単に言えば，DRI とは，その項目と尺度の総スコアとの相関と，その項目と "特別質問" との相関の差であり，後者の相関が高いほど，その値はゼロに近づきます（注：後者の方が大きい場合には，ルートの中は負となり，DRI は計算不能となります）。DRI が小さい項目は，修正するか，削除しなければなりません。

「社会的に望ましい回答」を測定するための "特別質問" は様々なものが考案されており，Crowne らによる「社会的望ましさ尺度 social desirability scale」(1960) が最も広く用いられていますが，その他にも，パーソナリティ研究フォーム Personality Research Form (PRF) の中の「望ましさ尺度 Desirability (DY) scale」(Jackson 1984)，Edwards (1957) の尺度，最近では，Paulhus (1994) によって，「バランス型社会的望ましさ反応尺度 Balanced Inventory of Desirable Responding (BIDR)」が開発されています。これらの尺度は，「社会的には非常に望ましいが実生活では稀なこと」に関する質問項目で構成されており，たとえば，「選挙では，候補者についてよく調べてから投票する」，「家で食べるときも，外食するときと同じように行儀よく振る舞う」などがその例です。こうした尺度は，単独ではなく，他の尺度と一緒に用いられます。その結果，「社会的望ましさ social desirability」の影響が認められなければ，心配はいりませんが，影響が認められれば，もはや対応策はなく，結果の解釈を注意する以外にありません。しかし，困ったことに，こうした社会的望ましさ尺度には，相互間の相関が低いという問題があります。Holden ら (1989) は，ジャクソン Jackson の尺度とエドワード Edwards の尺度との相関は 0.71，Jackson の尺度と Crowne-Marlowe の尺度の相関，Edwards の尺度と Crowne-Marlowe の尺度の相関は，それぞれわずか 0.27，0.26 で，さらには，因子分析の結果，Jackson の尺度と Edwards の尺度は，「自分の能力全般に関する認識」，Crowne-Marlowe の尺度は「対人感受性」と，それぞれ異なる概念に関係していると報告しています。Paulhus (1983, 1984) も，ほぼ同じ結果を報告しており，様々な尺度を因子分析した結果，Edwards の尺度は，「社会的に望ましい回答」をする傾向（Paulhus の言う "思い込み"）に，Crowne-Marlowe の尺度は，「思い込み」と「優装 faking good」(Paulhus の言う "印象操作") を含む概念を反映していると報告しています。「思い込み self-deception」という言葉にはネガティブな響きがありますが，これは，社会順応性の高い人々，つまり，失敗をなるべく避け，ささいな批判は気にせず，新しいこともうまくこなせると思っている人々の１つの特性であることを示唆するデータが示されています (Paulhus 1986)。こうしたことが，Crowne-Marlowe の尺度と他の社会的望ましさ尺度との相関が低い理由の１つかもしれません。

それでは，一体どの尺度を用いればいいのでしょうか？ Crowne-Marlowe の尺度が最も多く使われてはいますが，それは，計量心理学的に優れているからというよりも，習慣的，惰性的なものと思われます。Edwards の尺度については，神経質さを主とする精神病理学的な特性

に関する質問が混入しているため，用いるべきではない，という指摘もあります(Crowne ら 1960, Mick 1996)。最も丁寧に作成されているのは，「バランス型社会的望ましさ反応尺度」の第6版(BIDR Version 6)(Paulhus 1994)と思われますが，Paulhus が，2区分(2値)の選択肢を推奨しているのに対し，Stöber ら(2002)は，5 ないし7段階のリッカート尺度を用いた方がよい結果が得られることを報告しています。これは，選択肢が多いほど信頼性が高いことを考えれば当然のことです。

　「社会的に望ましい回答」の程度を測定し，かつそれを減少させるためのもう1つの方法は，McFarlane ら(1981)が，社会関係尺度 Social Relations Scale を開発したときに用いた，同じ尺度に2度回答してもらう方法です。この方法では，1回目は，通常の説明をした後に回答してもらい，しばらくしてから2回目の回答を依頼しますが，そのときには，最も理想的あるいは好ましいと思われる回答をしてもらうように依頼します。たとえば，「生活上の問題が生じたときに，相談する相手を全部あげてください」という質問にまず回答してもらい，数週間経って，最初の回答をもう覚えていないと思われる頃に，今度は，最も望ましいと考える回答をしてくださいとお願いして，同じ質問に回答してもらうというやり方をします。この場合，1回目の回答と2回目の回答のスコアに全く差がない場合は，最初の回答は，「事実」よりも，「社会的望ましさ」を反映していた可能性があると考えられます。McFarlane らは，このような回答は，計量心理学的な要件を欠くとして，削除しています。「優装 faking good」は，一般には，性格に関する尺度に，故意に事実と異なる回答をする場合に対してよく用いられる用語です。

　よく似たバイアスに，「見栄バイアス prestige bias」と呼ばれるものがあります(Oppenheim 1966)。たとえば，アンケートをした結果，テレビについては，教育番組や文化番組を見る人ばかりで，通俗的な番組(ゲームショーやメロドラマ)を見る人が1人もなく，余暇にはコンサートと美術館に出かけ，1日に歯を4～5回磨く人が大半だったとすれば，それは現実にはあり得ないことで，見栄バイアスが作用した可能性が濃厚です。

　Whyte (1956, p. 197) は，半ば冗談に，会社で昇進したいなら，性格テストで最高の回答ができるように，以下の内容を何度も繰り返して頭に叩き込んでおくようにとアドバイスしています。

- 私は父と母のどちらも好きでしたが，父の方への愛着がより強かったかもしれません［訳注：面接官が男性の場合］。
- 私は現状に非常に満足しています。
- 私はあまりくよくよ考えないたちです。
- 本や音楽はあまり好きではありません。
- 私は妻や子どもを愛しています。
- 私は家庭のことを職場に持ち込むことはありません。

　しかし，半世紀以上にもわたって研究が続けられてきたにもかかわらず，「社会的に望ましい回答」が現実にどれほどの問題であるかは明確ではありません。一部の研究者は，「社会的望ましさバイアス」に対して十分な関心が払われていないと主張し(例：King ら 2000)，他の研究者は，「社会的に望ましい回答」は，自己報告によるどのようなデータとも相関がなく，したがってアウトカムに影響を与えないと主張し(例：Nolte ら 2013)，さらには，「社会的望ましさ尺度」，特に Crowne-Marlowe の尺度は，神経質さなどの個人特性と相関するため，測定は

意味のあるものであり，その影響を除いてしまうと，性格尺度の妥当性を損ねてしまうと主張する研究者もいます（Ellingsonら 1999, McCraeら 1983）。

では，私たちは，「社会的望ましさバイアス」を気にするべきなのでしょうか？ 答えはおそらく，「気にするべきだが，神経質になりすぎることはない」ということだと思われます。優装回答や見栄バイアスのように意図的なものには，事前の説明，質問の表現の工夫などで対処できるため，努力する価値はあります（注：それが奏効するかどうかは保証できませんが）。これに比べると，意図性の小さい，思い込み self-deception は，対処はやや難しい面がありますが，優装回答や見栄バイアスほど大きな問題ではありません。

6. 偏向回答と劣装回答

「社会的に望ましい回答」と優装回答の対極が，「偏向回答 deviation」と「劣装回答 faking bad」です。これらは，「社会的に望ましい回答」や優装回答ほどは研究されておらず，それを測定するための尺度として広く用いられているものもありません。偏向回答は，Berg（1967）によって提唱された概念で，ある種の質問に対して特定の偏った回答をする傾向を意味します。

優装回答と同じように，劣装回答も，主には性格評価の文脈で生じるものですが，特殊な例としては，望まない状況（例：兵役）に陥ることを避けるために，自分を悪く見せようとする場合があります。「ハロー・グッドバイ効果 hello-goodbye effect」と呼ばれる興味深い現象［訳注：出会うときの挨拶"hello"と別れるときの挨拶"goodbye"という正反対のことが生じる現象］がありますが，その中では，「社会的に望ましい回答」（おそらく，優装回答も）と偏向回答（おそらく，劣装回答も）が，いずれも生じます。ハロー・グッドバイ効果とは，たとえば，介入（新しい治療）研究では，介入前には，患者は，自分の状態をできるだけ悪く言うことで，自分が介入に適した深刻な健康状態にあることを印象付けようとしますが，介入が終わると，逆に，医師を喜ばせようと，問題を過少報告して，症状が改善したかのように申告する現象のことです。こうした現象が起こると，何も症状は改善していないのに改善したかのように見える，あるいは効果が増幅されることになってしまいます。この効果は，心理療法の分野で最初に報告されたものですが，介入前後に測定が行われるという状況では常に生じる可能性があります。

7. バイアス回答を低減させる

これらのバイアスを減少させるために，様々な方法が提案されています。その1つは，調査の真の目的を隠す，つまり，何をその尺度で測定しようとしているのかを回答者にわからなくするという方法です。たとえば，ローカス・オブ・コントロール locus of control（統制の所在）を測定するロッター尺度（Rotter 1966）は，測定の目的がわからないようにするために，個人反応尺度 personal reaction inventory という名称が付けられています（ローカス・オブ・コントロール自体も意味不明な言葉ですが）。

しかし，こうした工夫も，質問項目の内容から目的が自明な場合には意味がありません。そこで，回答者にどういう特性や行動を測定しているかがわからない「さりげない質問 subtle question」をする方法が開発されています．これは，表現には不自然さがなく，表面妥当性は保たれているものの，実際には，その質問項目は，回答者の想定とは異なるものを測定しているというタイプの質問で（Holden ら 1979），たとえば，「私はバイクで競争をするのが好きです」という質問は，一見余暇の過ごし方を聞いているように見えますが，実際には，「リスクをあえて犯す性格」を測る尺度の一部として用いられることがあります．しかし，こうしたタイプの質問項目の計量心理学的特性は，質問の意図が明瞭な質問項目よりも劣り，本来目的とする特性さえ測定できないことがあります（Burkhart ら 1976，Jackson 1971）．最後の方法は，匿名性 anonymity を保証することによって回答者に安心感を与える方法です．郵送法であれば，返送用の封筒に，個人の同定につながる情報を一切印刷しないという方法がありますが，電話法や，対面方式で質問票に記入してもらう場合などでは，相手が匿名性に疑念を抱く可能性があります．Nederhof（1984）と Wiseman（1972）は，これらの方法を比較し，郵送法では「社会的望ましさバイアス」が若干減少したものの，後の 2 つの方法ではほとんど効果がなかったと報告しています．

ランダム回答法

　前節で解説した方法では，「社会的望ましさバイアス」の減少はわずかですが，非合法的，非道徳的，あるいは答えにくい行動については，特に有効な 2 つの方法が開発され，それぞれ，ランダム回答法 random response technique（RRT）（Warner 1965），非対応計測法 unmatched count technique（Raghavarao ら 1979）と呼ばれています．RRT には様々な変法がありますが，その中で最もよく用いられているのは，以下の例のように，回答者に，「答えやすい質問（中立質問 neutral question）」，あるいは「答えにくい質問（デリケートな質問 sensitive question）」のどちらかが書かれたカードを渡す方法です．

　A．私は DVD を持っています．
　B．私は過去 6 か月以内に薬物を使用したことがあります．

　回答者には，コイン，凝ったものでは，スピナー（注：12 等分され，A と B が互い違いに色分けされた円盤の中心に針があり，それを回答者に指で回してもらう装置）を用いて，カードをランダムに選んでもらい，当たったカードの質問に，質問内容を研究者側には伏せたまま，"はい" か "いいえ" で回答します．

　この方法を実施する場合には，まず全調査対象者の中からランダムに一部を選び出して RRT 群とし，残りの全員を非 RRT 群とします．RRT 群の対象者には，上記の RRT 法を適用し，「はい」の回答の割合（p_t）を算出します．この中には，質問 A への「はい」と質問 B への「はい」が"混在している"ことに注意してください．一方，非 RRT 群の対象者には全員，「答えやすい質問」（質問 A）だけに回答してもらい，質問 A に対する「はい」回答の割合（p_d）を算出しておきます．今，RRT 群で質問 B に当たった人の割合を α（上記の例では 0.5），その質問に「はい」と答えた人の割合を仮に p_s とすると，$\alpha p_s + (1-\alpha)p_d = p_t$ の関係が成り立ち，p_s を計算することができます［訳注：s は sensitive，d は direct（答えやすい），t は total］．

　質問のセットが 2 組の場合（上記の A，B のような組み合わせの質問が 2 組以上ある場合：仮に，以下，A/B と A'/B' とする）は，少し複雑ですが，対象者全体をまずランダムに 2 群

（Ⅰ，Ⅱ）に等分し，Ⅰ群を質問A/Bを適用するRRT群，Ⅱ群を質問A'/B'を適用するRRT群とします。しかし，これでは非RRT群がないため，お互いを非RRT群として利用する，つまり，Ⅰ群には，質問A'，Ⅱ群には質問Aにも回答してもらい，それぞれのp_dを算出します。

変法としては，「答えやすい質問」に，たとえば，自動車を2台持っている，あるいは3人の子どもがいる家族の割合など，真の存在率が周知の質問を用いる方法があります。この場合は，非RRT群を設けずに済みますが，対象集団にもその割合が当てはまることが確実でなくてはなりません。

いずれの方法であれ，「答えにくい質問」への「はい」回答の割合は，$\alpha p_s + (1-\alpha)p_n = p_t$を変形した，以下の式で算出することができます。

$$p_s = [p_t - (1-\alpha)p_d]/\alpha$$

上述したように，p_tは，RRT群で当たった質問に「はい」と回答した人の割合，p_nは，非RRT群で「答えやすい質問」に「はい」と回答した人の割合，αは，RRT群で「答えにくい質問」に当たる人の割合を示しています［訳注：αは0～1の範囲で研究者の側で設定できます］。p_sの分散〈$V(p_s)$〉は以下の式で与えられます。ここでnは，全対象者数を意味します。

$$V(p_s) = \frac{p_t(1-p_t)}{n\alpha^2}$$

標準誤差の推定値は，この分散の平方根となります。

「答えにくい質問」に当たる確率（α）は，コインを用いる場合は，50%ですが，他の方法を用いて変えることもできます。たとえば，スピナー法で，円盤を24等分し，その中の30%をA，70%をBとすれば，αは0.7となります。他にも，色の違う2種類の玉の入った壺から，玉を選んでもらうという方法があり，この場合，2色の玉の割合を変えることで，αを様々な値に調整することができます。α（「答えにくい質問」に当たる人の割合）が1.0に近いほど，p_sを正確に推定するのに必要なサンプルサイズは小さくなりますが，そうなると，「答えにくい質問」だけを依頼している状況に近づくため，本来の目的である回答の匿名性が失われていくことになります。

この方法の1つの問題は，「答えやすい質問」を考え，その割合を推定しなければならないことです。RRTの変法として，Greenbergら（1969）は，以下の方法を提案しています。それは，スピナーの円盤を3等分，もしくは，壺の中の玉の色を3種類にする方法で，回答者は当たり具合によって，以下の3通りのどれかを選ぶことになります。

1. Aゾーン（もしくは玉A）の場合：「答えにくい質問」に正直に答える。
2. Bゾーン（もしくは玉B）の場合：「答えにくい質問」に「はい」と答える。
3. Cゾーン（もしくは玉C）の場合：「答えにくい質問」に「いいえ」と答える。

［訳注：A，B，Cをランダムに3等分したとし，A群における「はい」の割合をp，「いいえ」の割合をqとすると，全対象者の「はい」回答の割合は$p+1/3$，「いいえ」回答の割合は$q+1/3$なので，実際得られた「はい」と「いいえ」の割合からpとqを計算できます］。

p_sと分散の推定式は，上記のものと同じです。この方法は，前の方法と比べると，一長一短

で，1つ問題が解消する一方，1つ新たな問題が生じます。つまり，「はい」と答えるゾーン（もしくは玉）に当たった人が，そうした行為をしたと思われるのを嫌がって，「いいえ」と回答してしまう可能性があることです。

RRTとその変法のもう1つの問題は，回答が「はい／いいえ」もしくは「真／偽」の2区分（2値）に限られていることです。Greenbergら（1971）は，そこを修正して，以下のように，数量的な回答ができるものを開発しています。

A. 過去1年間に自分の配偶者以外の何人の相手とセックスをしたことがありますか？
B. 子どもは何人いますか？

この場合，「答えにくい質問」に対する回答の推定平均値（μ_s）とその分散〈$V(\mu_s)$〉は，それぞれ次の式で求めることができます。

$$\mu_s = \frac{(1-P_1)\overline{z_1} - (1-P_2)\overline{z_2}}{P_1 - P_2}$$

$$V(\mu_s) = \frac{(1-P_1)^2\left(\frac{s_1^2}{n_1}\right) + (1-P_2)^2\left(\frac{s_2^2}{n_2}\right)}{(P_1 - P_2)^2}$$

ここで，$\overline{z_1}$は，RRT群の回答の平均値，n_1はRRT群のサンプルサイズ，s_1^2は$\overline{z_1}$の分散，P_1は，質問Aに当たった人の割合を意味します。$\overline{z_2}$, n_2, s_2^2, P_2は，同じ変数の非RRT群に該当する変数で，これらはすべて，質問B（答えにくい質問）に対する回答の平均値や分散の算出に必要となります。これ以外の変法も開発されています（Scheers 1992）。

ランダム回答法（RRT）の利点は，答えにくい行動 sensitive behavior の割合（存在率 prevalence）を，直接に質問するよりも，より正確に測定できる点にあり，たとえば，妊娠中絶を経験した女性の数は，直接に質問するよりも，RRTの方が9倍も多かったという報告があります（Shimizuら1978）。また，Lensvelt-Muldersら（2005）は，RRTの妥当性を検討するために，2つのメタアナリシスを実施しています。1つのメタアナリシスは，真のデータとRRTによるデータを比較した6つの研究を，もう1つは，RRTで推定された割合（存在率）と他の方法で推定された割合（存在率）を比較した32の研究をレビューしたものです。その結果，RRTでも，「答えにくい行動」の存在率は28～42％の過小評価となりましたが，電話法，質問紙法，対面聴取法，コンピュータ法よりも，過小評価の程度が小さいこと，「非常に答えにくい行動」では，RRTの結果の方が妥当性が高いことが明らかとなりました。

しかし，RRT法には欠点もあります。第1は，この方法は対面法に最も適し，電話法でも可能ですが，郵送法では実施できないことです。第2は，どの回答者がどの質問に答えたかがわからないため，他の質問（変数）と関連させた分析ができないこと，そして，第3は，算出された割合（存在率）が3つの推定値，つまり，「答えにくい質問」が当たった回答者の割合，RRT群全体での「はい」回答者の割合，非RRT群（答えやすい質問のみに回答）における「はい」回答者の割合に依存することです。これらの推定値には，それぞれ誤差が伴うため，「答えにくい行動」について誤差の小さい（＝定度 precision の高い）推定値を得るためには，かなり大きなサンプルサイズが必要となります。必要なサンプルサイズを計算するための式については，Ulrichら（2012）を参照してください。

非対応計測法

ランダム回答法（RRT）の主な欠点は，すでに指摘したように，ランダム割り付けの道具（コインやスピナー）が必要なため，郵送法やオンライン法では実施できないことです。この問題を解決するために開発されたのが，非対応計測法 unmatched count technique（UCT）で，RRT と同じように，この方法でも，対象者は2群に分割され，最初の群には，下記のように，2〜5問からなる質問のリストが渡されます。

A．私は猫を飼っている。
B．私は，『The Prince』という本を読んだことがある。
C．私はモロッコに行ったことがある。
D．私は，「項目反応理論」が何かを説明することができる。

回答者は，これらの質問のうち，何問に「はい」と答えたかを尋ねられますが，それがどの質問であったかは答える必要はありません。第2の群には，同じ質問のリストに1問だけ，たとえば，「E．私は，万引きをしたことがある」といった「答えにくい質問」を追加した質問リストが渡されます。この非対応計測法（UCT）の名称は，群によって回答する問題数が異なる（＝非対応である）ところから付けられています。

答えにくい行動の割合（存在率 prevalence）は，両群間の「はい」回答数の平均値の差として簡単に求められます。たとえば，「はい」回答数の平均値が，第1群で1.8，第2群で2.1 であった（注：第2群の方が質問数が多いので，平均値は第1群より大きくなります）とすれば，答えにくい行動の割合（存在率）の推定値は，2.1 − 1.8 ＝ 0.30 ＝ 30％となります。

UCT には，RRT と同じ問題があります。それは，誰が答えにくい質問に「はい」と回答したかがわからないため，他の情報と関連付けた分析ができないことです。また，正確な推定値を得るためには，各群に少なくとも，40〜50人の対象者が必要となります（Dalton ら 1994）。また，質問の選択には十分な注意が必要です。「はい」の回答割合が非常に高い質問（例：私は車を運転することができる）ばかりをリストしてしまうと，匿名性が損なわれるか，あるいは，損なわれると思われてしまう可能性があります。なぜなら，その場合は，スコアの高い人が，そうした行動をしている人と特定されやすくなるからです［訳注：仮に，上記 A〜D が全員「はい」と答えられる質問ばかりなら，E に「はい」と答えた人，つまりスコアが5点の人は万引きの経験があるとわかってしまいます］。UCT を用いた研究はあまりありませんが，RRT よりも，非合法な行動を捉えやすいことを示唆する研究結果が報告されています（Coutts ら 2011）。

8. 黙従バイアス

黙従バイアス acquiescence bias, yea-saying とは，「正しい」，「好む」，「しばしば」，「はい」といった，ポジティブに響く選択肢を選ぶ傾向のことを言います（Couch ら 1960）。極端な場合には，質問の内容に関係なく，相互に矛盾するのもおかまいなく，たとえば，「私は，いつも薬をきちんと時間通りに飲む」，「私は薬を飲み忘れることがよくある」のどちらにも「はい」と答

えたりします。その対極が，黙否バイアス nay-saying で，どういう質問にもネガティブに回答する傾向のことを言います。これら傾向は多少とも正規分布をすると考えられており，両極端の人は少数ですが，程度の軽い傾向を持つ人はかなり存在すると考えられています。

9. 両端忌避バイアス，ポジティブ偏向，ハロー効果

以上解説したバイアス以外に，視覚アナログ尺度（VAS）やリッカート尺度などのように，段階的あるいは連続的なスコアを用いる尺度に特有のバイアスがあり，両端忌避バイアス，ポジティブ偏向，ハロー効果と呼ばれています。

両端忌避バイアス

両端忌避バイアス end-aversion bias は，中心化傾向バイアス central tendency bias とも呼ばれ，尺度の両端の選択肢を避ける傾向のことを言います。これは，極端な状況というものは稀にしか起こらないとの思いから，回答者が両端の選択肢の選択をためらうことが，その原因の1つと考えられます。このバイアスが生じると，回答の選択肢が事実上狭まってしまうことになります。したがって，5段階のリッカート尺度の両端が，「常に」，「全くない」と表記されている場合，事実上その尺度は，3段階となってしまいます。

このバイアスには2つの対処方法があります。第1の方法は，両端の形容詞を，「常に」，「一度もない」といった絶対的な表現ではなく，「ほぼ常に」，「ほとんどない」といった，少し緩めた表現にすることです。しかし，この方法には問題があり，対象者の中には，緩めた表現を認めず，「常に」，「全くない」といった絶対的回答しか受け入れない人がいるため，それらの人々のデータが失われる可能性があります。利点としては，回答がすべての選択肢に分布する可能性が大きくなることがあげられます。

第2の方法は，第1の方法とは逆に，両端忌避バイアスを計算に入れて，わざと両端の項目を追加するという方法で，たとえば，7段階の選択肢を目的としているときに，わざと両端に選択肢を追加して9段階にする方法です。この方法では，回答が目的とする7つの選択肢に分布することをある程度期待できますが，使う形容詞の表現が増えるという欠点があります。

尺度を翻訳して複数の文化間での比較研究に用いる場合には，両端忌避バイアスには，新たに"文化性"という問題が加わる可能性があります。たとえば，北米は非常に個人主義的な文化ですが，アフリカやアジアには，集団主義的な文化，つまり，自分の考えや行動を自分が属する社会集団に合わせることに重きを置く文化が存在します。そうした社会では，人々は，他人と異なる可能性のある極端な回答を避け，中間的な選択肢を選ぶ傾向があります（例：Cheung ら 2000, Hui ら 1989）。一方，感情表現が豊かな文化圏（例：ラテンアメリカ，イタリア）の人々は，北米や欧州北部の人々よりも，極端な選択肢をより多く選ぶ傾向があり（Craig ら 2005），それは，それらの人々が北米や欧州北部に移住しても変わらないことが示されています（Weech-Maldonado ら 2008）。こうした傾向は，集団の平均値にはあまり影響はありませんが，スコアのバラツキに影響し，そのため，他の尺度との相関に影響を与える可能性があります（例：Schmitt ら 2005）。

ポジティブ偏向

回答が，好ましいと思われる選択肢の方に偏ることがあり，これをポジティブ偏向 positive skew と言います。この偏向が最も強く表れるのは，学生や教員評価に尺度が用いられる場合です。たとえば，Linn (1979) は，5段階尺度の平均スコアが3.00ではなく4.11で，3.30〜4.56の間に分布していたことを報告しています。これは，下半分の選択肢が全く選ばれなかったことを意味しています。同じように，Cowlesら(1959)は，教員たちに，ある大学の学生を下位5分の1，上位5分の1，中間の5分の3に分類するように依頼したところ，上位5分の1には31％が分類されたのに対し，下位5分の1に分類されたのは5％にすぎなかったと報告しています。

おそらくこの結果は，教員たちが，自分の学生たちは，難しい入学試験を通っているので，「"一般集団に比べると"平均的な学生は少ないはずだ」と思い込んでいるためと思われ，これでは，大学生内部での優劣の分布を調べようとしていた本来の評価の目的が損なわれてしまうことになります。

このような偏りがあると，「天井効果 ceiling effect」が生じてしまいます。これは，ほとんどの回答が上位の一部の選択肢に集まるため，スコアが最高点に近い値に集中してしまう現象のことで，これが生じると，それ以上のスコアの上昇が望めないため，改善の評価が不可能となり，また，上位に分類された者の間に存在する程度の違いも検出できなくなってしまいます。

これに対処する方法がいくつか提案されていますが，それらはいずれも，中間的選択肢が必ずしも尺度の真ん中に位置しなくてもよいという考え方に基づいています。教員の間で，自分の学生たちは平均以上だという思い込みが非常に根強い場合には，1つの方法として，優秀さの程度を分類する尺度が考案されています。普通のリッカート尺度（図6.3）では，右側の上位3つ（両端忌避バイアスがある場合は，2つ）の選択肢に回答が偏ってしまいますが，図6.4の尺度は，それを修正したもので，中間的選択肢が，尺度の左の方に寄せられています。

これによって，平均以上の部分には，3つではなく，5つの選択肢が与えられることになります。

もう1つの方法は，その拡張として，中間的選択肢の周りをもう少し丁寧に評価しようとす

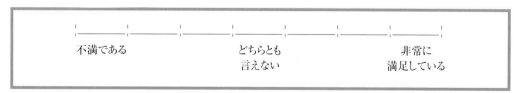

図6.3　普通のリッカート尺度の例

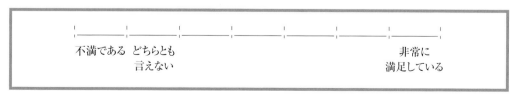

図6.4　修正したリッカート尺度の例

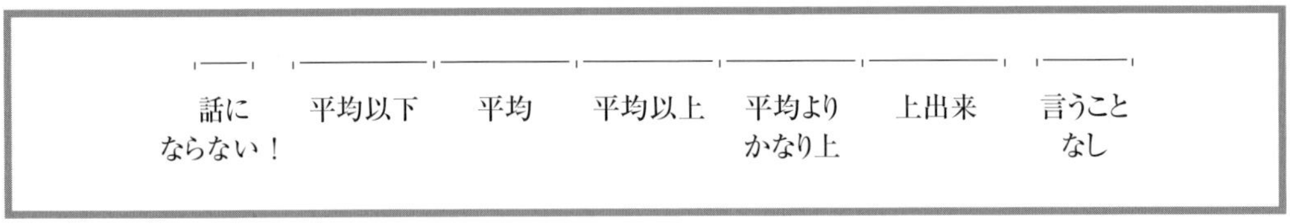

```
|─────|─────|─────|─────|─────|─────|
 話に   平均以下  平均  平均以上 平均より 上出来  言うこと
ならない！              かなり上       なし
```

図 6.5　拡張されたリッカート尺度の例

るもので，図 6.5 がその例です。両端は簡素化され，調査の目的に合うように，「平均」の周りが少し詳細に区分されています。

ハロー効果

　ハロー効果（光背効果 halo effect）とは，100 年以上も前に発見された現象で（Wells 1907），人の個々の側面に対する判断が，その人の全体的印象に左右されることを言います。Thorndike（1920）によって命名され，現在でもその定義が用いられています（p. 447）。

　　　人には，相手の持つ個々の側面を区別して評価するのではなく，全体的な優劣の印象として判断する傾向がある。

　たとえば，指導医によい印象を持たれている研修医は，あらゆる側面で高い評価を受け，まだ未熟と思われている研修医は，あらゆる側面で低い評価を受けることがあります。ただ，これは，ある程度は真実の反映でもあります。なぜなら，1 つの面で優れている人は他の面でも優れていることが多く，また，人の様々な側面は，ある共通の特性（能力）に関連していることが多いからです。たとえば，患者とラポールを築ける能力は，同僚と円滑な関係を築ける能力と関連していると考えられます。Cooper（1981）は，潜在する特性が人の様々な側面に影響することを，「真のハロー効果 true halo」と呼んでいます。

　しかし，ハロー効果が非常に広汎に認められることや，様々な側面の相互相関が高すぎることから，「真のハロー効果」以外の "別の効果" も加わっていると思われます。Cooper はこれを，「幻のハロー効果 illusory halo」と呼んでおり，これが通常私たちが，「ハロー効果」と呼ぶものに相当します。「幻のハロー効果」については，様々な説明がなされていますが，結局，人が，一度に評価できる側面の数には限りがあることがその理由とされています。第 5 章で解説したように，グローバル尺度 global rating scale が，たった 1 問で，人の様々な側面に細分化した尺度に劣らない評価ができる場合があることも，こうしたことに関連している可能性があります。

　「幻のハロー効果」を減少させるために，様々な手法が提案されていますが，それには尺度自体以外の，たとえば，評点者のトレーニングや評価対象とする項目（行動）を増やすこと，評点者を増やすことなどが含まれます（例：Cooper 1981）。尺度のデザインとしては，行動アンカー尺度 behaviourally anchored ratings（BAR）が開発され，よく用いられています。これは，たとえば，尺度の選択肢に，単に，「平均以下」などといった簡単な形容詞を付ける代わりに，各選択肢に該当する "具体的例" の説明を付ける方法で，説明は別紙に記載されることもあります（例：Streiner 1985）。この方法では，評点者は，各選択肢の具体的意味を知ることができ，主観的な判断を減らし，評価をある程度標準化することができます。

10. フレーミング

バイアスにはもう1つ，フレーミング framing と呼ばれるものがあり，計量経済学的な尺度でよく生じることが知られています（Kahnemanら 1984）。これは，質問がどのように構成（表現）frame されるかによって，人々の回答が影響を受けることを言います。たとえば，今，インフルエンザが流行して，国内で600人が死亡すると予測されている状況を考えてみましょう。対象者は，次の2つのプログラム（治療）のいずれかを選択しなければならないとします。

プログラムA：600人のうち200人の命が助かる可能性がある。
プログラムB：600人の命が助かる確率は3分の1で，命が助からない確率は3分の2。

約75％の人々がプログラムBよりもA，つまり救われる人と救われない人をそれぞれ確率で表した場合よりも，救われる人だけを200人という具体的な数字で表した場合を選ぶことがわかっています。次の例を考えてみましょう。これは，同じ例を表現を変えただけのものです。

プログラムC：400人が死亡する可能性がある。
プログラムD：600人の誰も死亡しない確率は3分の1で，死亡する確率は3分の2。

プログラムAとC，BとDは，実質的には同じ内容で，表現の仕方が異なるだけです。Aでは，救われる可能性のある人数が，Cでは逆に死亡する可能性のある人数が明示されており，数字の上では，意味することはどちらも同じですが，実際には，最初の例とは逆に，プログラムCとDでは，75％がDを選ぶ，つまりA，Bの場合とは，結果が全く逆転してしまいます。

Kahnemanらは，こうした一見矛盾して見える結果について，人間には，何かが得られる可能性がある場合は，リスクを避け，何かを失う可能性がある場合は，リスクを冒す傾向があるという仮説を提唱しています。つまり，人は，命が助かる，賭けに勝つなど，何かが得られる可能性がある場合は，それが確実に得られるような安全な選択をし，もっと得られる可能性があっても，失敗するとすべてを失うような危険は冒さない，逆に，CとDの選択のように，何かを失う恐れのある状況では，（失敗するとすべてを失う恐れはあるが）損失を最小限にとどめるために危険を冒し，黙って損失に甘んじるような状況を避けようとします。

したがって，質問票をデザインするときは，質問のフレーミングによって，結果がかなり変わる可能性のあることを十分認識しておかなければなりません。たとえば，新しい手術や薬に対する医師の態度を調査する場合，合併症が0.1％の確率で生じると告げる場合と，99.9％合併症は生じないと告げる場合とでは，非常に結果が異なる可能性があるということです。

以上のことから，尺度を開発する場合には，こうしたバイアスが生じる可能性があることを想定し，可能な限り，それを避けるための手立てを講じる必要があります。

11. 変化の測定に関連するバイアス

本章の前半（p. 98）で述べたように，「1年前に比べて…」といった形式の質問は，想起が難しいため，できるだけ避けることが望まれます。こうした質問をされると，対象者は，1年前

の自分を想起して現在と比較し,その間に自分がどの程度変化したかを主観的に推定しなければなりませんが,1年以上も前のことについての人の記憶は極めて不確かであり,もっと短期の記憶ですら,あやふやなことが少なくありません。

たとえば,先週の火曜日に食べた食事を思い出すことは,それが,たまたま誕生日でもない限り,一般には非常に困難です。そのために,以前の健康状態からの変化に関する質問には,様々なバイアスが混入する恐れがあります。

しかし,それにもかかわらず,最近では,いわゆる「変化測定 transition measure」と呼ばれる,患者に,以前の状態との違いを尋ねる形式の質問に対する関心が非常に高まっています。その1例が,生活の質(QOL)の「臨床的に重要な最小変化量 minimally important difference (MID)」で,この測定には,患者に,まず,過去4～6週において,状態が改善したか,変わらないか,悪化したかを想起してもらい,次に,7段階尺度を用いて,その変化の程度が,少し改善(あるいは悪化)から大きく改善(あるいは悪化)のどれに該当するかを答えてもらうというタイプの質問が用いられます。

こうした回答におけるバイアスの有無を判断する際,主観的に報告された変化(以下,主観的変化)と,(1)現在のQOL,および(2)以前のQOLとの相関が重要な指標となります〔注:(1)と(2)は,標準的な指標を用いて別々に測定されたもの〕。主観的変化に全くバイアスがなく,(1)と(2)の測定の分散が等しい場合には,主観的変化との相関は,方向は真逆ですが,相関の大きさは両者で等しくなるはずです(Guyattら 2002)。しかし,現実にはそういうことは起こらず,(1)"現在の状態"との相関の方が,(2)"以前の状態"との相関よりもかなり大きいのが普通です(Guyattら 2002, Normanら 1997)。

これは,主観的な変化が,"現在の"状態に強く影響を受けている可能性が高いことを意味しています。これは,単に以前の状態に関する記憶の曖昧さによるようにも思われますが,問題は,それほど単純ではありません。この現象については,2つの理論,すなわち,「レスポンスシフト response shift」と「暗黙的変化理論 implicit theories of change」が提唱されています。どちらも,特に,数日もしくは数カ月以前の健康状態との比較の問題を扱った理論で,前向きの測定(prospective:事前と事後に同じ尺度で測定し比較すること)と,後ろ向きの測定(retrospective:過去の状態を思い出して変化があったかどうか判定すること)のそれぞれについて,その長所と短所が指摘されています。興味深いことに,前向きと後ろ向きの測定のどちらがより妥当性が高いかについては,両者で結論は全く逆になります。

以前の状態の推定—レスポンスシフト

測定をすると,しばしば当惑するような結果に遭遇することがあります。たとえば,高度の障害のある人のQOLが,健常人のQOLと変わらない,もしくは,もっとよいという結果が得られることが稀ならず見られます(例:Albrechtら 1999, Saigalら 2006)。それ以外にも以下のような例が報告されています。

- 患者の自己QOL評価は,ほとんどの場合,患者の家族や医療従事者によるQOL評価よりも高い(Yipら 2001)。
- 健康の指標と幸福度の間にはわずか0.08程度の相関しか認められない(Okunら 1984)〔訳

注：健康が悪くても幸福感は変わらないということ]。
- 夫婦療法（夫婦関係に関する心理療法）を受けたカップルは，自分たちのコミュニケーションは，（心理療法を受けたにもかかわらず）受けていないカップルよりも劣ると考える。

簡単に言えば，客観的状況に大きな変化があった場合でも，健康，QOL，幸福感などに関する主観的判断は，驚くほど変化しないということです。逆に，客観的状況に全く変化がなくても，主観的判断が変化することもあります。

これらの現象を説明する考え方の1つが「レスポンスシフト response shift」(Schwartz ら 1999)で，この理論では，個人の主観的判断の意味は，「3つのR」，つまり，内的判断基準の変化 recalibration，優先順位の変化 reprioritization，概念の再定義 reconceptualization のために，時間とともに変わっていくと考えます。たとえば，上記の例で，心理療法を受けた後で，自分たちの夫婦間のコミュニケーションが普通の夫婦よりも悪いと考えるようになるのは，彼らが，「心理療法を受けるまで，自分たちのコミュニケーションがそんなに悪いとは知らなかった」と思い，コミュニケーションの良し悪しの評価の基準を変えてしまった（＝基準を高くリセットしてしまった）ことによるものです。逆に，脊椎損傷やがんの患者などで高いQOLが観察されるのは，病気になって初めて，家族の大切さを悟り，親身に世話してくれる家族のありがたさを感じるようになったため（＝優先順位の変化），あるいは，「健康」ということの意味を，「身体的に健常な」状態から，「情緒的，社会的に満たされた」状態へと変化させたため（＝概念の再定義）と考えられます。

この考え方によれば，人々の主観的判断（QOLやコミュニケーションの優劣）は，それぞれの時点におけるその人の価値基準の影響を受けるため，たとえ，過去と現在が同じ尺度で測定されていても（前向きの測定），価値基準が異なれば，単純な比較はできない。逆に，後ろ向きの測定（過去を想起して現在と比較する主観的測定）の方が，過去と現在を，同じ新たな価値基準の下で判断することになるため，妥当性が高いということになります。

以前の状態の推定—暗黙的変化理論

もう1つの理論は，暗黙的変化理論 implicit theory of change と呼ばれる理論で(Ross 1989)，過去の状態に対する人々の記憶自体がそもそも不確かだという前提に立つ理論です。この理論によれば，人は，現在の状態に至るまでの変化について，あるパターン（理論）を想定し，それに基づいて判断しようとします。つまり，人々はまず，「今日の具合はどうだろう？」と考え，次いで，「この数週間（あるいは月，年）の間に，どう変わっただろう」と考えますが，変化のパターンには，徐々に改善する，徐々に悪化する，変わらない，改善したがその後変化しないなど，人によって様々なものがあります。たとえば，人は，「医師から薬をもらった➡医師は信頼できる人である➡したがって，状態はよくなっているに違いない」，と考える可能性がありますが，これはあくまで印象であって，各時点の状態に関するデータに基づく判断ではありません。

最後に，暗黙的変化理論の立場から見れば，以前の状態に関する後ろ向き（思い出し）の測定にはバイアスがかかりやすく，2つの時点でのデータに基づく判断（前向きの測定）の方が，妥当性が高いことになります。

12. 変化測定の使用

　以上，主観的測定の妥当性に関する判断は，2つの理論で全く異なり，レスポンスシフトでは主観的価値観基準に，暗黙的変化理論では客観的測定に妥当性の根拠が置かれます。本書の執筆時点では，どちらの理論が正しいかを比較検証した研究はなく，そもそも，どのような検証が可能かすら明らかではありません(Norman 2003)。それでも，1つ明らかなことは，以前の状態を思い出して行う変化の判断には，いずれにしても，曖昧さが伴うということです。したがって，そうした測定の方法(変化測定 transition measurement)の無頓着な使用は(現実には，ほとんどの場合そうですが)，厳に慎まなければなりません。

　第11章では，変化の測定の問題を再び解説しますが，そこでは，主観的判断の問題は取り扱いません。

13. 代理回答

　目的とする対象者から回答を得ることが調査の前提ですが，それがいつでも可能とは限りません。たとえば，幼児，知的障害のある人，認知症の人などで，質問の意味が理解できない，あるいは自分の状態を正確に回答できないと考えられる場合には，代理者 proxy reporter に回答を依頼することがあります。また，家庭を単位とした調査では，該当する家庭の中の1人をその家庭の代表としてランダムに選択することがあります。いずれの場合も，代理(代表)者から適切な回答が得られるかどうか，代理(代表)者によるバイアスが生じないかどうかが問題となります。

　代理(代表)回答には，長所と短所があります。代理(代表)回答では，喫煙歴や余暇の活動(Debanne ら 2001)，身体動作，社会的孤立の有無，痛み(Boyer ら 2004)，社会的，対人的問題(Ronen ら 2003)など，客観的で観察可能な事象については，かなり正確な情報を期待できますが，一方，QOLや障害など主観的な事象については，当然，確かな情報を期待することはできません。Yip ら(2001)は，高齢者の「活動性」や「メンタルヘルス」などについての，代理回答者(家族，医療従事者)による推定は，患者自身の申告よりも有意に低いことを報告しており，これは，代理報告の場合に典型的な結果と言えます。しかし，もっと複雑な場合もあり，Todorov ら(2000)は，非常に大規模な全国調査のデータを2次分析し，代理回答者は，18～64歳の人々の障害については過少報告，逆に65歳以上の人々の障害については過大報告していたことを明らかにしました。これは，代理人には，若い人の能力を過大評価し，逆に，高齢者の能力を過小評価する傾向があることを意味しています。

　さらに厄介なことには，代理回答者自身の心理的状況が回答を左右することもあります。たとえば，自分の健康状態に問題を抱える母親(Waters ら 2000)や，不安やうつ状態にある母親(Sawyer ら 1998)は，自分の子どもの健康状態についても悪く報告する傾向があります。

　代理回答に伴うもう1つの問題は，代理回答者は，様々な役割や見方を持ち込んでしまう可能性があることです(Ronen ら 2013)。患者を観察する立場にあることから，患者の主観に関することにまで，自分の見方や意見を交えて回答したり，まるで患者の考えがわかるかのよう

に，患者になりきって回答 surrogate informant したり，患者の考えを補って回答 substitute informant したり，患者を弁護するような回答 advocacy informant をしたりすることがあります。この問題を避けるための，様々な方法が提案されていますが，その中で最も重要なことは，代理回答者に，どのような役割が期待されているのかを，事前に丁寧に説明することです。そして，可能ならば，さらに，代理回答者が回答を終えた後で，どの立場で回答をしたかについて，認知面接法 cognitive interview［訳注：想起を促す方法を取り入れて，対象者が体験した出来事の記憶を，より多く正確に聞き出す面接法］を用いて確認することが望まれます。しかし，たとえ丁寧に説明しても，代理回答者は，求められる役割とは異なる立場で回答することがあり，結果に誤差が持ち込まれることが少なくありません。

14. 質問項目の適否の判定

　第5章で解説した，質問項目作成上のルールにすべて従い，本章で解説したバイアスに十分に注意を払ったとしても，質問項目が，作成者が意図したように回答者に理解される保証は必ずしもありません。たとえば，Belson (1981) は，質問項目のうち正しく回答者に理解されたものは，30%にすぎなかったと報告しており，こうしたことは決して少ないことではありません。

　先述したように（第5章と第6章の1〜13節），誤差は，質問項目自体と，それに対する回答の2つが原因となって生じます。前者による誤差は，第5章で解説したように，二連質問 double-barrelled question，質問文の曖昧さや長さ，選択肢の表現の曖昧さ，専門用語の使用などから生じます。一方，回答による誤差は，様々なバイアスや不適切な回答態度（例：一応回答 satisficing response）などによって持ち込まれます。

　そこで，質問項目の適否の判定が必要となります。項目−合計相関 item-total correlation や，回答の分布の検討などの統計学的手法を用いれば，問題のある質問項目を同定することはできますが，それがなぜ問題なのかを知ることはできません。それを知る方法として，認知的判定法 cognitive method と呼ばれるいくつかの方法が開発されています。

認知的判定法

　社会心理学や認知心理学の分野では，人々が「回答」という課題にどのように対処するか，そのプロセスに照らして，問題を生じる質問項目を同定する数多くの判定法が開発されており，その主なものとしては，リフレージング（言い換え）rephrasing，二重面接 double interview，発話思考面接 thinking aloud interview，プロービング（確認質問）probing などがあります。

　リフレージング（言い換え）は，Nuckols (1953) によって開発された方法で，対象者に，自分の言葉で，質問文を原文とできるだけ意味が同じになるように言い換えてもらう方法です。そしてその言葉をそのまま記録し，それを以下の4つのコードに分類します：「完全に正しい」，「ほぼ正しい（不正確な部分や省かれた部分は1カ所まで）」，「一部間違っている（ただし，対象者は質問の意図は理解している）」，「完全に間違っている」(Foddy 1993)。また，リフレージングを依頼したときに，「その質問は聞いたことがありません」，「言っている意味がわかりません」，「質問をもう一度繰り返してもらえますか？」といった反応があれば，その質問文に問題が

ある可能性があります（Schechter ら 1997）。言うまでもなく，コード化には，ある程度の主観性が伴うため，評価は複数の評価者が独立して行うことが望まれます。

　一方，二重面接とは，対象者にすべての質問に対してまず回答をしてもらい，次に各対象者ごとに，面接を行って，その中の3～4問について，「なぜこのように回答したのですか？」，「なぜこのような回答になったのか，理由を正確に述べてもらえますか？」といった質問をする方法です（Foddy 1993）。発話思考法もそれに非常によく似た方法ですが，異なるのは，対象者に全部の質問に回答してもらうという最初のステップは通常含まれず，その代わりに，各質問項目ごとに，対象者に，「頭の中で質問を音読してから回答してください」と依頼することです。最後に，プロービング（確認質問）とは，対象者が質問に回答したそのつど，その回答を確認する方法で，確認する内容は，全質問項目で共通なものを用いることもあれば，質問の内容によって変えることもあります。また，プロービング（確認質問）は，あらかじめ準備しておく場合もありますが，相手の回答によってその場で考えることもあります（Willis ら 1991）。プロービング（確認質問）とは，たとえば，「その質問への回答はどれくらい難しかったですか，あるいは簡単でしたか？」，「その質問への回答に迷いはありませんでしたか？」，「その質問への回答にどう感じましたか？」といった種類の質問です（Collins 2003）。

　これらの方法のうち，どれを用いるかは，質問項目のタイプによります。たとえば，対象者が質問項目に用いられた言葉の一部を理解していないのではないかと疑われる場合には，リフレージング（言い換え），あるいはプロービング（確認質問）（例：「"病気"という用語はどのような意味だと思われましたか？」）が適しており，一方，ある情報を思い出すタイプの質問項目の場合は，発話思考や二重面接の方が適していると思われます。すべての質問項目に同じ方法を適用する必要はありません。そうした統一性にこだわるよりも，得るべき情報に合わせて，質問項目ごとに適切な方法を用いることの方が大切です。

　ただし，これらはいずれも時間のかかる方法であるため，認知的判定法を全質問項目について実施するのは，実施する側にもされる側にもかなりの負担になります。その場合は，1人の対象者にはある一部分の質問に限定するのも一法です。ただし，この方法では，個々の対象者の負担削減にはなるものの，研究者側には，より多くの対象者をリクルートする必要があるため，その分の負担が増すことになります。

　これらの手法を用いるに当たって大切なことは，年齢，教育歴など，質問への理解や回答に影響する諸条件が，できるだけ予定対象者に近い人々をリクルートすることです。自分の同僚や簡易サンプルなどを安易に用いると，特性が予定対象者と大きく異なることがあり，問題を過小評価してしまう可能性が高くなるので注意が必要です。

　認知的判定法を用いても，どの質問項目にも全く問題が認められないことがありますが，後述するように，認知的判定法は万能ではなく，そういう場合には，認知的判定法自体に問題があった可能性についても考慮が必要です。認知的判定法による事前検討に何人のサンプルが必要なのか，については特に基準はありませんが，おそらく，質的研究で用いられる「理論的飽和 theoretical saturation」の概念を用いるのが最も適切と思われます。つまり，"もはや新たな問題は出て来ない"と確信された時点でサンプリングを止めるという方法です。ほとんどの場合，8～15人の範囲で飽和するのが普通です。

認知的判定法の限界

　認知的判定法は，万能ではありません。なぜなら，第1に，この手法は質的方法であり，対象者の回答に対する解釈自体が，絶対的なものではないからです。第2に，対象者は回答に至るまでの内的なプロセスを必ずしも言語化できるとは限らないからです。そして，第3に，認知的判定法の結果は，ホーソン効果 Hawthorne effect の影響を受ける可能性，つまり，回答後にインタビューを受けることがわかっているため，対象者は普通の場合よりもより慎重に回答する可能性があるからです（Wilson ら 1995）。しかし，こうした限界にもかかわらず，新たな尺度や質問票を作成する場合や，尺度や質問票を本来想定されていた集団とは異なる集団に適用する場合には，認知的判定法を用いることが強く勧められます。

再検討

　尺度の質問項目が，以上解説したあらゆる方法で吟味されたとしても，質問項目の意味に変化が生じていないかどうかを数年ごとに再検討することが望まれます。たとえば，「ゲイパーティに行くのを好む」という表現は，以前は，「ゲイ」という言葉は，ほとんどの人にとって男性同性愛とは関連のない言葉でしたが，現在では同性愛と強く関連する言葉となっているため，全く異なる意味に受け取られる可能性があります。

謝　辞

　Elsevier 社（http://www.sciencedirect.com/science/journal/01676296）の許可を得て，下記の論文から一部を引用させていただきました。Journal of Health Economics, Volume 27, Issue 5, Philip M., Clarke et al., Optimal recall length in survey design, pp. 1275-1284, Copyright©2008.

学習文献

Berg, I.A. (ed.) (1967). *Response set in personality assessment*. Aldine, Chicago, IL.

Couch, A. and Keniston, K. (1960). Yeasayers and naysayers: Agreeing response set as a personality variable. *Journal of Abnormal and Social Psychology*, **60**, 151–74.

Edwards, A.L. (1957). *The social desirability variable in personality assessments and research*. Dryden, New York.

Thorndike, E.L. (1920). A constant error in psychological ratings. *Journal of Applied Psychology*, **4**, 25–9.

Warner, S.L. (1965). Randomized response: Survey technique for eliminating evasive answer bias. *Journal of the American Statistical Association*, **60**, 63–9.

参考文献

Albrecht, G.L. and Devlieger, P.J. (1999). The disability paradox: High quality of life against all odds. *Social Science & Medicine*, **48**, 977–88.

Allen, G.I., Breslow, L., Weissman, A., and Nisselson, H. (1954). Interviewing versus diary keeping in eliciting information in a morbidity survey. *American Journal of Public Health*, **44**, 919–27.

Anastasi, A. (1982). *Psychological testing* (5th edn). Macmillan, New York.

Anderson, G.L., Manson, J., Wallace, R., Lund, B., Hall, D., Davis, S., *et al.* (2003). Baseline monograph: Implementation of the WHI Study Design. *Annals of Epidemiology*, **13**, S5–S17.

Belson, W.A. (1981). *The design and understanding of survey questions*. Gower, Aldershot.

Berg, I.A. (1967). The deviation hypothesis: A broad statement of its assumptions and postulates. In *Response set in personality assessment* (ed. I.A. Berg), pp. 146–90. Aldine, Chicago, IL.

Berke, R.L. (1998). Clinton's O. K. in the polls, right? *New York Times*, 15 February, pp. 1, 5.

Boyer, F., Novella, J.-L., Morrone, I., Jolly, D., and Blanchard, F. (2004). Agreement between dementia patient report and proxy reports using the Nottingham Health Profile. *International Journal of Geriatric Psychiatry*, **19**, 1026–34.

Bryant, R.A. (1993). Memory for pain and affect in chronic pain patients. *Pain*, **54**, 347–51.

Burkhart, B.R., Christian, W.L., and Gynther, M.D. (1976). Item subtlety and faking on the MMPI: A paradoxical relationship. *Journal of Personality Assessment*, **42**, 76–80.

Cannell, C.F., Fisher, G., and Bakker, T. (1965). *Reporting on hospitalization in the Health Interview Survey*. Vital and Health Statistics, Series 3, No. 6. Public Health Service, Hyattsville, MD.

Cheung, G.W. and Renswold, R.B. (2000). Assessing extreme and acquiescence response sets in cross-cultural research using structural equation modeling. *Journal of Cross-Cultural Psychology*, **31**, 187–212.

Clarke, P.M., Fiebig, D.G., and Gerdtham, U.-G. (2008). Optimal recall length in survey design. *Journal of Health Economics*, **27**, 1275–84.

Collins, D. (2003). Pretesting survey instruments: An overview of cognitive methods. *Quality of Life Research*, **12**, 229–38.

Cook, A., Pryer, J., and Shetty, P. (2000). The problem of accuracy in dietary surveys. Analysis of the over 65 UK National Diet and Nutrition Survey. *Journal of Epidemiology and Community Health*, **54**, 611–16.

Cooper, W.H. (1981). Ubiquitous halo. *Psychological Bulletin*, **90**, 218–44.

Couch, A. and Keniston, K. (1960). Yeasayers and naysayers: Agreeing response set as a personality variable. *Journal of Abnormal and Social Psychology*, **60**, 151–74.

Coutts, E. and Jann, B. (2011). Sensitive questions in online surveys: Experimental results for the randomized response technique (RRT) and the unmatched count technique (UCT). *Sociological Methods & Research*, **40**, 169–93.

Cowles, J.T. and Kubany, A.J. (1959). Improving the measurement of clinical performance in medical students. *Journal of Clinical Psychology*, **15**, 139–42.

Craig, C.S. and Douglas, S.P. (2005). *International marketing research* (3rd edn). Wiley, Chichester.

Crowne, D.P. and Marlowe, D. (1960). A new scale of social desirability independent of psychopathology. *Journal of Consulting Psychology*, **24**, 349–54.

Dalton, D.R., Wimbush, J.C., and Daily, C.M. (1994). Using the unmatched count technique (UCT) to estimate base rates for sensitive behavior. *Personnel Psychology*, **47**, 817–28.

Debanne, S.M., Petot, G.J., Li, J., Koss, E., Lerner, A.J., Riedel, T.M., *et al*. (2001). On the use of surrogate respondents for controls in a case-control study of Alzheimer's disease. *Journal of the American Geriatric Society*, **49**, 980–4.

Edwards, A.L. (1957). *The social desirability variable in personality assessments and research.* Dryden, New York.

Eich, E., Reeves, J.L., Jaeger, B., and Graff-Radford, S.B. (1985). Memory for pain: Relation between past and present pain intensity. *Pain*, **23**, 375–9.

Ellingson, J.E., Sackett, P.R., and Hough, L.M. (1999). Social desirability corrections in personality measurement: Issues of applicant comparison and construct validity. *Journal of Applied Psychology*, **84**, 155–66.

Foddy, W. (1993). *Constructing questions for interviews and questionnaires.* Cambridge University Press, Cambridge.

Greenberg, B.C., Abul-Ela, A., Simmons, W., and Horvitz, D. (1969). The unrelated question randomized response model: Theoretical framework. *Journal of the American Statistical Association*, **64**, 520–9.

Greenberg, B.C., Kuebler, R.R., Abernathy, J.R., and Horvitz, D.G. (1971). Application of the randomized response technique in obtaining quantitative data. *Journal of the American Statistical Association*, **66**, 243–50.

Gregory, J. (2005). *National diet and nutrition survey.* Her Majesty's Stationery Office, London.

Guyatt, G.H., Norman, G.R., and Juniper, E.F. (2002). A critical look at transition ratings. *Journal of Clinical Epidemiology*, **55**, 900–8.

Holden, R.R. and Fekken, G.C. (1989). Three common social desirability scales: Friends, acquaintances, or strangers? *Journal of Research in Personality*, **23**, 180–1.

Holden, R.R. and Jackson, D.N. (1979). Item subtlety and face validity in personality assessment. *Journal of Consulting and Clinical Psychology*, **47**, 459–68.

Hui, C.H. and Triandis, H.C. (1989). Effects of culture and response format on extreme response style. *Journal of Cross-Cultural Psychology*, **20**, 296–309.

Huttenlocher, J., Hedges, L.V., and Bradburn, N.M. (1990). Reports of elapsed time: Bounding and rounding processes in estimation. *Journal of Experimental Psychology: Learning, Memory, and Cognition*, **16**, 196–213.

Jackson, D.N. (1967). Acquiescence response styles: Problems of identification and control. In *Response set in personality assessment* (ed. I.A. Berg), pp. 71–14. Aldine, Chicago, IL.

Jackson, D.N. (1970). A sequential system for personality scale development. In *Current topics in clinical and community psychology*, Vol. 2 (ed. C.D. Spielberger), pp. 61–96. Academic Press, New York.

Jackson, D.N. (1971). The dynamics of structured personality tests: 1971. *Psychologica Review*, **78**, 229–48.

Jackson, D.N. (1984). *Personality Research Form manual.* Research Psychologists Press, Port Huron, MI.

Jamison, R.N., Sbrocco, T., and Parris, W.C.V. (1989). The influence of physical and psychosocial factors on accuracy of memory for pain in chronic pain patients. *Pain*, **37**, 289–94.

Kahneman, D. and Tversky, A. (1984). Choices, values, and frames. *American Psychologist*, **39**, 341–50.

King, M.F. and Bruner, G.C. (2000). Social desirability bias: A neglected aspect of validity testing. *Psychology & Marketing*, **17**, 79–103.

Krosnick, J.A. (1991). Response strategies for coping with the cognitive demands of attitude measures in surveys. *Applied Cognitive Psychology*, **5**, 213–16.

Krosnick, J.A. (1999). Survey research. *Annual Review of Psychology*, **50**, 537–67.

Lensvelt-Mulders, G., Hox, J.J., der Heijden, P., and Mass, C. (2005). Meta-analysis of randomized response research: Thirty-five years of validation. *Sociological Methods & Research*, **33**, 319–48.

Linn, L. (1979). Interns' attitudes and values as antecedents of clinical performance. *Journal of Medical Education*, **54**, 238–40.

Linton, M. (1975). Memory for real world events. In *Explorations in cognition* (ed. D.A. Norman and D.E. Rumelhart), pp. 376–404. Freeman, San Francisco, CA.

Mazze, R., Shamoon, H., Pasmantier, R., Lucido, D., Murphy, J., Hartmann, K., *et al*. (1984). Reliability of blood glucose monitoring by subjects with diabetes mellitus. *American Journal of Medicine*, **77**, 211–17.

McCrae, R.R. and Costa, P.T., Jr. (1983). Social desirability scales: More substance than style. *Journal of Consulting and Clinical Psychology*, **51**, 882–8.

McFarlane, A.H., Neale, K.A., Norman, G.R., Roy, R.G., and Streiner, D.L. (1981). Methodological issues in developing a scale to measure social support. *Schizophrenia Bulletin*, **1**, 90–100.

Means, B., Nigam, A., Zarrow, M., Loftus, E.F., and Donaldson, M.S. (1989). *Autobiographical memory for health-related events*. Vital and Health Statistics, Series 6, No. 2. Public Health Service, Hyattsville, MD.

Messick, S.J. (1967). The psychology of acquiescence: An interpretation of the research evidence. In *Response set in personality assessment* (ed. I.A. Berg), pp. 115–45. Aldine, Chicago, IL.

Mick, D.G. (1996). Are studies of dark side variables confounded by socially desirable responding? The case of materialism. *Journal of Consumer Research*, **23**, 106–19.

Nederhof, A.J. (1984). Visibility of response as mediating factor in equity research. *Journal of Social Psychology*, **122**, 211–15.

Neisser, U. (1986). Nested structure in autobiographical memory. In *Autobiographical memory* (ed. D.C. Rubin), pp. 71–81. Cambridge University Press, Cambridge.

Nolte, S., Elsworth, G.R., and Osborne, R.H. (2013). Absence of social desirability bias in the evaluation of chronic disease self-management interventions. *Health and Quality of Life Outcomes*, **11**, 114.

Norcross, J.C., Karg, R.S., and Prochaska, J.O. (1997). Clinical psychologist in the 1990s: II. *The Clinical Psychologist*, **50**(3), 4–11.

Norman, G.R. (2003). Hi! How are you? Response shift, implicit theories and differing epistemologies. *Quality of Life Research*, **12**, 239–49.

Norman, G.R., Regehr, G., and Stratford, P.S. (1997). Bias in the retrospective calculation of responsiveness to change: The lesson of Cronbach. *Journal of Clinical Epidemiology*, **8**, 869–79.

Nuckols, R.C. (1953). A note on pre-testing public opinion questions. *Journal of Applied Psychology*, **37**, 119–20.

Okun, M.A. and George, L.K. (1984). Physician- and self-ratings of health, neuroticism, and subjective well-being among men and women. *Personality and Individual Differences*, **5**, 533–9.

Ones, D.S., Viswesvaran, C., and Reiss, A.D. (1996). Role of social desirability in personality testing for personnel selection: The red herring. *Journal of Applied Psychology*, **81**, 660–79.

Oppenheim, A.N. (1966). *Questionnaire design and attitude measurement*. Heinemann, London.

Paulhus, D.L. (1983). Sphere-specific measures of perceived control. *Journal of Personality and Social Psychology*, **44**, 1253–65.

Paulhus, D.L. (1984). Two-component models of socially desirable responding. *Journal of Personality and Social Psychology*, **46**, 598–609.

Paulhus, D.L. (1986). Self deception and impression management in test responses. In *Personality assessment via questionnaire* (ed. A. Angleitner and J.S. Wiggins), pp .143–65. Springer, New York.

Paulhus, D.L. (1994). *Balanced Inventory of Desirable Responding: Reference manual for BIDR Version 6*. Unpublished manuscript, University of British Columbia, Vancouver, BC.

Paulhus, D.L. (2002). Socially desirable responding: The evolution of a construct. In *The role of constructs in psychological and educational measurement* (ed. H.I. Braun, D.N. Jackson, and D.E. Wiley), pp. 49–69. Lawrence Erlbaum, Mahwah, NJ.

Phillips, D.L. and Clancy, K.J. (1970). Response biases in field studies of mental illness. *American Sociological Review*, **35**, 503–5.

Raghavarao, D. and Federer, W.T. (1979). Block total response as an alternative to the randomized response method in surveys. *Journal of the Royal Statistical Society Series B (Statistical Methodology)*, **41**, 40–5.

Ronen, G.M. and Streiner, D.L. (2013). Self- and proxy-rated valuations of outcomes. In *Life quality outcomes in children and young people with neurological and developmental conditions* (ed. G.M Ronen and P.L. Rosenbaum), pp. 234–48. Mac Keith Press, London.

Ronen, G.M., Streiner, D.L., Rosenbaum, P., and the Canadian Pediatric Network. (2003). Health-related quality of life in children with epilepsy: Development and validation of self-report and parent proxy measures. *Epilepsia*, **44**, 598–612.

Rorer, L.G. (1965). The great response-style myth. *Psychological Bulletin*, **63**, 129–56.

Ross, M. (1989). Relation of implicit theories to the construction of personal histories. *Psychological Review*, **96**, 341–7.

Rosse, J.G., Stecher, M.D., Miller, J.L., and Levin, R.A. (1998). The impact of response distortion on preemployment personality testing and hiring decisions. *Journal of Applied Psychology*, **83**, 634–44.

Rotter, J. (1966). Generalized expectancies for internal versus external control of reinforcement. *Psychological Monographs: General and Applied*, 80 (1, Whole No. 609).

Saigal S., Stoskopf, B., Pinelli, J., Streiner, D.L., Hoult, L., Paneth, N., and Goddeeris, J. (2006). Self-perceived health-related quality of life of former extremely low birth weight infants in young adulthood. *Pediatrics*, **118**, 1140–8.

Salovey, P., Smith, A.F., Turk, D.C., Jobe, J.B., and Wills, G.B. (1993). The accuracy of memory for pain: Not so bad most of the time. *APS Journal*, **2**, 184–91.

Sawyer, M.G., Streiner, D.L., and Baghurst, P. (1998). The influence of distress on mothers' and fathers' reports of childhood emotional and behavioral problems. *Journal of Abnormal Child Psychology*, **26**, 407–14.

Schechter, S. and Herrmann, D. (1997). The proper use of self-report questions in effective measurement of health outcomes. *Evaluation & the Health Professions*, **20**, 28–46.

Scheers, N.J. (1992). A review of randomized response techniques. *Measurement and Evaluation in Counseling and Development*, **25**, 27–41.

Schmitt, D.P. and Allik, J. (2005). Simultaneous administration of the Rosenberg Self-Esteem Scale in 53 nations: Exploring the universal and culture-specific features of global self-esteem. *Journal of Personality and Social Psychology*, **89**, 623–42.

Schwartz, C.E. and Sprangers, M.A.G. (1999). Methodological approaches for assessing response shift in longitudinal health related quality of life research. *Social Science & Medicine*, **48**, 1531–48.

Schwarz, N. (1999). Self-reports: How the questions shape the answers. *American Psychologist*, **54**, 93–105.

Schwarz, N. and Oyserman, D. (2001). Asking questions about behavior: Cognition, communication, and questionnaire construction. *American Journal of Education*, **22**, 127–60.

Shimizu, I.M. and Bonham, G.S. (1978). Randomized response technique in a national survey. *Journal of the American Statistical Association*, **73**, 35–9.

Simon, H.A. (1957). *Models of man*. Wiley, New York.

Spoorenberg, T. (2007). Quality of age reporting: Extension and application of the modified Whipple's index. *Population-E*, **62**, 729–42.

Stöber, J., Dette, D.E., and Musch, J. (2002). Comparing continuous and dichotomous scoring of the Balanced Inventory of Desirable Responding. *Journal of Personality Assessment*, **78**, 370–89.

Stone, A.A., Broderick, J.E., Kaell, A.T., DelesPaul, P.A.E.G., and Poter, L. (2000). Does the peak-end phenomenon observed in laboratory pain studies apply to real-world pain in rheumatoid arthritis? *The Journal of Pain*, **1**, 212–17.

Stone, A.A., Broderick, J.E., Shiffman, S.S., and Schwartz, J.E. (2004). Understanding recall of weekly pain from a momentary assessment perspective: Absolute agreement, between- and within-person consistency, and judged change in weekly pain. *Pain*, **107**, 61–9.

Streiner, D.L. (1985). Global rating scales. In *Assessing clinical competence* (ed. V.R. Neufeld and G.R. Norman), pp. 119–41. Springer, New York.

Sudman, S. and Bradburn, N.M. (1982). *Asking questions: A practical guide to questionnaire design*. Jossey-Bass, San Francisco, CA.

Sudman, S., Bradburn, N.M., and Schwarz, N. (1996). *Thinking about answers: The application of cognitive processes to survey methodology*. Jossey-Bass, San Francisco, CA.

Thorndike, E.L. (1920). A constant error in psychological ratings. *Journal of Applied Psychology*, **4**, 25–9.

Todorov, A. and Kirchner, C. (2000). Bias in proxies' reports of disability: Data from the National Health Interview Survey on Disabilities. *American Journal of Public Health*, **90**, 1248–53.

Tourangeau, R. (1984). Cognitive sciences and survey methods. In *Cognitive aspects of survey methodology: Building a bridge between disciplines* (ed. T. Jabine, M. Straf, J. Tanur, and R. Tourangeau), pp. 73–100. National Academies Press, Washington, DC.

Ulrich, R., Schröter, H., Striegel, H., and Simon, P. (2012). Asking sensitive questions: A statistical power analysis of randomized response models. *Psychological Methods*, **17**, 623–41.

Warner, S.L. (1965). Randomized response: A survey technique for eliminating evasive answer bias. *Journal of the American Statistical Association*, **60**, 63–9.

Waters, E., Doyle, J., Wolfe, R., Wright, M., Wake, M., and Salmon, L. (2000). Influence of parental gender and self-reported health and illness on parent-reported child health. *Pediatrics*, **106**, 1422–8.

Weech-Maldonado, R., Elliott, M. N., Oluwole, A., Schiller, K. C., and Hays, R. D. (2008). Survey response style and differential use of CAHPS rating scales by Hispanics. *Medical Care*, **46**, 963–8.

Wells, F.L. (1907). A statistical study of literary merit. *Archives of Psychology*, **1**(7), 5–30.

Whyte, WH., Jr. (1956). *The organization man*. Simon and Schuster, New York.

Willis, G.B., Royston, P., and Bercini, D. (1991). The use of verbal report methods in the development and testing of survey questionnaires. *Applied Cognitive Psychology*, **5**, 251–67.

Wilson, T.D., LaFleur, S.J., and Anderson, D.A. (1995). The validity and consequences of verbal reports about attitudes. In *Answering questions: Methodology for determining cognitive and communicative processes in survey research* (ed. N. Schwarz and S. Sudman), pp. 91–114. Jossey-Bass, San Francisco, CA.

Winkielman, P., Knäuper, B., and Schwarz, N. (1998). Looking back at anger: Reference periods change the interpretation of (emotion) frequency questions. *Journal of Personality and Social Psychology*, **75**, 719–28.

Wiseman, F. (1972). Methodological bias in public opinion surveys. *Public Opinion Quarterly*, **36**, 105–8.

Yip, J.Y., Wilber, K.H., Myrtle, R.C., and Grazman, D.N. (2001). Comparison of older adult subject and proxy responses on the SF-36 health-related quality of life instrument. *Aging & Mental Health*, **5**, 136–42.

第7章
質問項目から尺度へ

1. はじめに

　尺度の中には，視覚アナログ尺度 visual analogue scale（VAS．例：「全く痛みを感じない」から「考えられる限り最悪の痛み」の間の線上の該当部分をマークする）のように1つの質問項目からなるものもありますが，通常は1つの特性に関連する，多数の質問項目から構成されているため，質問項目をどのように組み合わせるか，スコアをどのように算出するかが問題となります。

　最も簡単な方法は，個々の質問項目のスコアを単純に加算することで，多くの尺度で用いられています。たとえば，ベックうつ病評価尺度-II Beck Depression Inventory-II（BDI-II, Beckら 1996）は，21項目からなり，各項目は，0～3点で点数化されるため，総スコアは，0～63点の範囲をとります。この方法は，概念的にも計算上も単純で，複雑な仮定も存在せず，総スコアに対する個々の項目の重みは等しいということだけが唯一の仮定です。

　しかし，この方法には，あまりに単純なため，2つの問題が"可能性"として考えられます。ここで"可能性"としているのは，後述するように，問題かどうかは状況によるからです。第1の問題は，項目の間には，重要性（重み）の違いが存在する可能性があること，そして，第2の問題は，たとえば，血圧測定のように，機器が変わってもほぼ同じ測定値が得られる場合とは異なり，日常生活動作（ADL）のような測定では，尺度が変われば，測定値自体が変わってしまう可能性があることです。こうした場合には，不可能ではないにしても，異なる尺度間でスコアを比較するのは困難となってしまいます。以下，これらの点についてもう少し詳しく解説します。

2. 質問項目の重み付け

　単に各質問項目のスコアを加算するのではなく，全体への寄与の違いを考慮して，質問項目の「重み付け weighting」がなされることがあり，一般には，そのアプローチは，質的（理論的）アプローチと量的（実証的）アプローチに大別されます。質的アプローチは，尺度の作成者が，

自分の専門的経験に基づいて，より重要と思われる項目に相対的に大きな重みを付けるという主観的な方法で，たとえば，心臓病患者の回復を評価する上で，仕事への復帰の方が，余暇活動の再開よりも重要であれば，前者に関する質問項目にはその重要性に応じた倍率（重み）を付けて総スコアを計算します。

一方，量的（実証的）アプローチでは，数学的手法，具体的には，多変量回帰分析 multiple regression が用いられます。ごく単純に言えば，多変量回帰分析とは，下記のように，あるスコア(Y)を，複数の独立変数(X)の式で表そうとするものです。

$$Y = \beta_0 + \beta_1 X_1 + \beta_2 X_2 + \cdots + \beta_i X_i + \cdots + \beta_k X_k$$

ここで，β_0 は定数で，β_i は，項目 X_i の回帰係数（β 重み beta weights）を表します。

数学的手続きによって，この式による予測の正確度が最大になるような β を選択します。尺度の場合は，Y は予測しようとすると特性や行動，X_i は，尺度を構成する個々の質問項目に相当します。逆に言えば，個々の質問項目に重みを付けることによって，総スコアの「正確度」が高まることになります。

こうした精緻な方法の欠点は，計算が面倒なことで，優れたモデル式ができても，各質問項目の素点に重みを付けてそれらを足し合わせるという作業は，時間もかかり，誤差の原因にもなります。

問題は，そうした「コスト」が利益に見合うかどうかで，その答えは場合によって異なることがあります。Wainer (1976) は，β が非常に小さい（つまり，モデル全体の正確度にほとんど貢献しない）項目を除去すれば，「他の項目の重み付けには意味がなくなる」，と述べています。

これは，Lei ら (1980) によって，Holmes ら (1967) の社会的再適応評価尺度 Social Readjustment Rating Scale (SRRS) を用いた研究で，実証されています。SRRS は，過去6カ月に起こった出来事（例：結婚，配偶者の死，退職）をチェックする尺度で，適応の難しさに応じて各項目に重み付けがなされていますが，Lei らは，下記の4タイプの重み付けを適用し，結果を比較しています。

1．Holmes らによる元々の重み付けをそのまま用いる。
2．全項目の重みをすべて1とする。
3．元々の重み付けを用いるが，それを各項目にランダムに割り振る。
4．1〜100の範囲の架空の重みをランダムに各項目に割り振る。

一見すると，生活上の出来事には軽重があり，重み付けは当然のことと思われ，SRRS では，出来事によって，100倍も異なる重み付けがなされています。単純に考えれば，配偶者の死と駐車禁止の罰金を受けたことに同じ重みを付けることは，いかにも馬鹿げて聞こえることでしょう。しかし，この研究の結果は驚くべきものでした。この4つの重み付けによる総スコア間には，0.97 という極めて高い相関が認められたのです。言い換えれば，どのように重み付けをしようと結果に変わりはない，つまり，上記のうち，ある1つのタイプの重み付けでスコアが高かった（低かった）人は，他のタイプの重み付けでもスコアが高かった（低かった）ということです。Streiner ら (1981) も，SRRS を用いた別の研究で，同じような結論に至っています。

こうした結果は，SRRS に限ったことではなく，性格や健康状態に関する様々な尺度でも同

様です（例：Jenkinson 1991, Streiner ら 1993）。実際，Gulliksen（1950）は，以下のように，重み付けをした尺度としない尺度の間の相関(r)を示す式を作成しています。

$$r = 1 - \left(\frac{1}{2k\bar{r}}\right)\left(\frac{s}{M}\right)^2$$

ここで，k は，尺度に含まれる質問項目数，$\bar{r}$ は，k 個の質問項目相互間の相関係数の平均値，M は重みの平均値，s は重みの標準偏差を意味します。この式から，重み付けをした尺度としない尺度の間の相関(r)は，以下の場合に高くなることがわかります。

1．質問項目の数が多い場合。
2．質問項目間の相関の平均値が大きい場合。
3．重みの標準偏差が平均値より相対的に小さい場合。

　実証的な研究でも，重み付けをした尺度としない尺度の間には高い相関があることが報告されていますが（Retzlaff ら 1990, Streiner ら 1989），これは，ある意味当然のことです。なぜなら，尺度は一般に 15 ～ 20 項目からなり，項目は相互に相関のあるものが選ばれ，かつ，重み付けの範囲も 1 ～ 3 と狭い場合がほとんどだからです。

　しかし，ややこしいことに，全く相反する結論が，Perloff ら（1988）によって報告されています。彼らは，重み付けによって，スコアの予測力が有意に高まることを示し，上述した Wainer の結論は，「項目のβが 0.25 ～ 0.75 という狭い範囲で比較的均一」という普通にはあまりないと思われる条件下での限定的なものにすぎないと批判しています。

　では，果たして，私たちは，重み付けをした方がよいのでしょうか，しない方がよいのでしょうか？　答えは，かなり曖昧なものとなります。尺度を構成する項目数が 40 以上の場合は，重み付けをする意味はあまりなく，単に計算を面倒にするだけですが，項目数が 40 未満〔Nunnally（1970）によれば，20 未満〕の場合には，重み付けにはある程度の効果がある可能性があります。また，上述のように，質問項目のβが比較的均一，つまり狭い範囲に分布している場合には，重み付けにはあまり意味がなく，逆に，尺度が，関連のない質問項目で構成される場合（例：第 5 章の「7．均一性が問題ではない場合」という節で論じた，因果指標 causal indicator の場合）は，多変量解析を行って，項目の重み付けを行う価値があります。

　重み付けには，上述した，単に項目に倍率をかけるという単純なもの以外に，尺度のデザイン段階で，意識的もしくは無意識的に「作り込む（作り込まれる）」ものがあり，それには 2 つのタイプがあります。つまり，1 つは，測定する特性の側面によって，質問項目数を変える（が異なる）タイプ，もう 1 つは，相互に強く相関する質問項目を含ませる（が含まれる）タイプです。第 1 のタイプについて，子どもの行動上の問題に関する仮想の尺度を例にとってみましょう。今，この尺度には，就寝に関連する質問項目が 1 つ，行儀上の問題に関する質問項目が 5 つあるとします。つまり，この尺度では，事実上，「行儀」という側面に重きがおかれ，総スコアの中では，行儀に関するスコアは，就寝に関するスコアの 5 倍の重みがおかれていることになります。言い換えれば，たとえ親が，子どもを寝かしつけることが，行儀などよりももっと問題と思っていても，この尺度では，それが 5 分の 1 も軽く扱われてしまうということです。

　この問題にはいくつかの対処方法があります。1 つは，各側面に関する質問項目数を等しくすることです。ある子どもの QOL 尺度（Ronen ら 2003）は，そのように作成されています。第

3章で解説した,「内容妥当性チェックのための表」(表3.1)をその検討に用いることができます。もう1つは,各側面を,複数の質問項目からなる下位尺度subscaleを用いて測定することです。各下位尺度についてスコアの平均値を計算して,それに10ないし100を掛けて整数化し,それを全下位尺度について加算したものを,総スコアとします。これによって,各下位尺度の項目数が異なっていても,各下位尺度の総スコアに対する重みを等しくすることができます。

第2の作り込みのタイプは,非常に相関の強い項目が尺度に含まれる(含ませる)場合ですが,ここでも子どもの行動に関する尺度を例にとってみましょう。今,学校での問題行動を測る尺度に以下の項目が含まれているとします。

1. よく学校に遅刻する。
2. 先生に口答えする。
3. よくケンカをする。
4. 指示に従わない。
5. 先生を無視する。

この中の,項目2,4,5が非常に強く相互に相関していれば,回答者はそのいずれにもほぼ同じ回答をすることになります。これは,結果として,第1の作り込みタイプと同じ問題であり,これらの3つの項目が表す特性が他の項目が表す特性よりも3倍の重みを持つことになります。これには,上述の,第1の作り込みタイプの場合と同じ方法で対処できますが,加えて,一部の質問を削除するというやり方もあります。尺度は同じ特性に関連する項目からなり,相互にある程度は相関する($r \approx 0.50 \sim 0.60$。ただし0.70は超えない)ことが多いため,この種の問題は,尺度一般に通じる問題です。

初めから重み付けする場合とは異なり,こうした作り込みによる重み付けは,不用意に尺度を作ると,意図せずにそうなってしまうことがあり,実際よく見られることです。それが不都合な場合は(普通はそうですが),そうした問題が生じないように,予備研究の段階で十分注意する必要があります。

3. 欠測項目

大半の尺度では,総スコアは各項目のスコア(注:重みがあればその倍率を掛けたスコア)を加算したものが用いられますが,質問項目の一部に回答の欠測missingがある場合には,単純に加算することはできません。これには,いくつかの対処方法がありますが,どの方法も,欠測の理由に"ある仮定"をおいて行われるため,完全な解決になるものはありません。

欠測が生じる理由は様々です。その第1は,回答者がうっかりその質問項目を見過ごした場合で,たとえば,後で回答しようと飛ばしていたものを,そのまま回答し忘れるといった場合です。第2は,その項目を不愉快に感じて故意に回答しない場合で,たとえ慎重に予備調査をして開発した尺度であっても,人によっては,それが,立ち入りすぎた,失礼な,ぶしつけな質問と(誤解を含めて)受け取られることがあります。第3は,用いた単語や言葉遣いのために質問項目の理解が難しい場合で,これも,予備調査でチェックすることはできますが,それでも一部の人々には理解が難しい項目が残ってしまうことがあります。第4は,これが最も多い

理由ですが，質問項目がその人に該当しないため，スキップされる場合で，たとえば，頭髪のない人に対して，日常生活動作として「髪の毛をくしですくのにどれほど困難を感じますか？」といった質問をした場合などで起こります。たとえ，尺度作成時点で，こうした事態を想定して，「該当しない」という選択肢を設けたとしても，必ずしも解消される問題ではありません〔注：これら以外に，時間が足りなかったという理由もあり得ますが，これは時間制限のある学力テストなどの場合で，態度，気分，QOLなどの測定の場合には該当しません。詳しくは，Ludlowら(1999)を参照してください〕。

欠測問題に対処するための最も一般的な方法としては以下の2つがあります：(1) 同じ回答者の欠測のない質問項目のスコアの合計を"欠測のない質問項目数で"割った平均値を代入する，(2) 同じ回答者の欠測のない質問項目のスコアの合計を"全質問項目数で"割った平均値を代入する。結果は両者であまり大きな違いはありません。いずれも，欠測がランダム（無作為）に生じている，あるいは，欠測が故意に生じているとしても，もし回答していれば他の項目と同じような回答をしたであろうという仮定に基づくものですが，その妥当性は不明であり，検証のしようもありません。

他の方法としては，欠測した質問項目は無視して，欠測のない質問項目のスコアだけを加算して総スコアとする方法もあります。しかし，これは，欠測した質問項目のスコアを0と見なすことになるため，妥当性に何の保証もない上に，いくつかの重要な問題を伴います。その第1は，総スコアが小さくなるために，測定対象としている特性の実際のレベルを過小評価してしまう可能性があることです。第2は，質問項目に0点というスコアがない場合（例：1〜5点）には，欠測項目を単に省いてしまう（つまり0点として扱う）と，総スコアが不当に小さくなってしまうことです。第3の，そして最も重要な問題は，因子分析 factor analysis や α係数などの，各質問項目を解析単位とする統計手法では，完全な（欠測のない）データセットを前提としているため，1つでも欠測のある回答者のデータは，すべて計算から除外されてしまうことです。たとえ，それぞれの質問項目には欠測が少なくても，1つでも欠測データのある回答者の数は相当の数になることがあり，その場合は，有効なサンプルサイズが大きく減少してしまうことになります。

この問題については，理想的な解決法というものは存在しません。欠測のある項目が少ない場合（例：5%以下）には，平均値を代入しても，結果に，おそらく，それほどのバイアスは生じませんが，あまりその数が多くなると，結果の妥当性に問題が生じます。言うまでもなく，最良の戦略は，作成時点で質問項目をよく吟味し，回答者に「該当しない」と思わせるような項目が含まれないようにすること（注：日常生活動作に関する一部の動作についての質問ではそれが難しいことがありますが），そして，回答者にすべての項目に漏れなく回答するように促すことです。

4. 掛け合わせ合成スコア

「2. 質問項目の重み付け」の節で，重み付けが必ずしも意味があるとは限らない場合があることを解説しましたが，本節では，重み付けされた尺度と他の尺度との相関に，重み付けが及ぼす影響について論じます。結論としては，やはり，やむをえない場合を除き，重み付けは用

いない方がよいということになりますが，どうしても用いる場合には，サンプルサイズの増加や解析の複雑さという問題が生じることを覚悟しなければなりません．

掛け合わせ合成スコア multiplicative composite score とは，2つのスコアを掛け合わせて作られるスコアで，一見すると何の問題もないように思われます．たとえば，指導医が，臨床的技量，対人スキル，自己学習，知識量などのドメイン（領域）で構成される尺度を用いて研修医を評価する場合を考えてみましょう．1つのローテーションでは，時間的制約のため，研修医のあらゆる領域を的確に評価するのは難しいことが想定されます．そこで，指導医に，あらかじめ，評価についての自信度を各領域ごとに段階尺度で質問しておき，それで得られた各領域の自信度スコア（重み）を，その指導医がローテーションで付けた各領域の評価スコアに掛けると，指導医の自信度が反映された総スコアを算出することができます．同じように，QOL尺度の開発において，ある日常行動の巧拙のスコアと，その人にとってのその行動の重要度（例：女性にとっては，髭剃りという行動は普通重要ではありません）の重みを掛け合わせることは一見合理的なように思われ，逆にそうしなければ，重要でもない行動のスコアが低いために，QOL全体が低くなるという不合理な結果が生じてしまいます．重みの掛け合わせによって，総スコアは，重要な行動をより強く反映するものとなり，その分，介入の効果や加齢変化などを敏感に検出できることになります．

しかし，同時に問題も生じます．その1つは，スコアに重みを掛け合わせる（＝合成変数を作成する）ことによって，"質問項目間" の相関に影響が出ることですが，もっと重要なことは，重みの付け方を変えるだけで（例：−3から+3の重み付けから，1〜7の重み付けへの変更），"尺度間" の相関に非常に深刻な影響が出ることです．

そのことを，表7.1の仮想データを用いて見てみましょう．これは，5つの質問項目からなる7段階のリッカート尺度の素スコアと2種類の重み付け後のスコアを示したものです．Xの列（列1）には，各質問項目ごとの素スコアとその合計である総スコアが，Yの列（列2）には，別のある尺度の総スコアが示されています．X列の総スコアとY列の総スコア間の相関係数を計算すると，0.927となります．

次に，列3は，各項目の重要度に応じた重み（1は，全く重要ではない，7は，極めて重要）を，列4は，それをX列のスコアに掛けて得られたスコア（合成スコア）を示したものです．列4の総スコアとY列（列2）の総スコアの相関係数は，この場合，0.681と小さくなります．そして，列5は，列3から4を引いただけの，新たな重み付け〔−3（全く重要ではない）から+3（極めて重要）〕を，列6には，それと元々のスコアとを掛けて得られたスコア（合成スコア）を示したものです．

さて，この最後の重み付けで何が変わったでしょうか？　実は驚くべきことに，これによって，先ほど0.681であった相関係数は，−0.501と，負の値に変わってしまいました．つまり，単に4を引くと言う重み付けの操作をしただけで，比較的高い正の相関を示していたものが，負の相関に逆転してしまったのです．このことから，重みの足し引きによって，相関はどのような値でも取り得ることがわかります．

なぜこんなことが起こるのでしょうか？　この背後にある数学的詳細は本書の範囲を超えますが，興味のある人は，Evans (1991) を参照してください．簡単に言えば，Xが合成変数の場合，相関は，重みの分散，Xと重みの共分散，重みの平均値に影響を受けるからです．このため，これらの中のいずれか，特に重みの平均値が大きく変われば，相関の程度や方向に非常に

表7.1 重みの変更の影響

対象者	素スコア		重み付け(+1〜+7)		重み付け(−3〜+3)	
	X	Y	重み(W)	W×X	重み(W)	W×X
1	7		1	7	−3	−21
	5		2	10	−2	−10
	7		3	21	−1	−7
	6		4	24	0	0
	3		5	15	1	3
総スコア	28	25		77		−35
2	1		6	6	2	2
	3		7	21	3	9
	1		1	1	−3	−3
	2		2	4	−2	−4
	4		3	12	−1	−4
総スコア	11	13		44		0
3	3		4	12	0	0
	4		5	20	1	4
	5		6	30	2	10
	4		7	28	3	12
	3		1	3	−3	−3
総スコア	19	18		93		23
4	5		2	10	−2	−10
	7		3	21	−1	−7
	6		4	24	0	0
	3		5	15	1	3
	2		6	12	2	4
総スコア	23	26		82		−10
5	2		7	14	3	6
	3		1	3	−3	−9
	2		2	4	−2	−4
	4		3	12	−1	−4
	5		4	20	0	0
総スコア	16	15		53		−11

大きな影響が生じることになるのです。

　この問題は，階層的(段階的)回帰分析を行えば回避することができますが，その分より多くのサンプルサイズが必要となります。この方法では，研究者が予測変数を段階的に回帰式に投入していきます〔詳しくは，Normanら(2014)を参照してください〕。ステップ1では，重み変数(仮にW)と重みを付けられる変数(仮にX)を除くすべての共変数を回帰式に投入します。ステップ2では，WとXを回帰式に追加し，そして，ステップ3では，WとXを掛け合わせた変数(交互作用変数 interaction variable とも言う)を投入します。ステップ1から2への移行によって，多変量回帰式の相関が有意に高まれば，WとXにYの予測を高める効果があるこ

とがわかります．しかし，最も重要なことは，ステップ2から3への移行で，それによって相関が有意に高まれば，WとXの掛け合わせ（$W \times X$）に，それぞれの変数の独立した効果を超える効果があることを意味します．もちろん，ステップ2では，W自体にYの予測を高める効果があるかどうかを見ることもできます．

このように，この方法を用いれば，重み変数とは無関係に，変数の重み付けの効果を知ることができますが，その代償として，より大きなサンプルサイズが必要となります．なぜなら，$W \times X$以外に，WとXを変数として投入しなければならないため，$W \times X$だけの場合よりも，変数が2つ増えてしまうからです．一般に，多変量解析では，1つの予測変数について，最低10人のサンプルが必要となります（Normanら 2014）．結論としては，どうしても重み付けが必要な場合を除けば，合成変数の使用は，控えた方がよいということになります．

5. 最終スコアの変換

項目のスコアを単純に加算して総スコアを算出することの第2の問題は，尺度間でスコア化の仕方が異なる場合に〔注：多くの場合そうですが〕，結果を相互に比較できないことです．これは，新しい尺度を開発する場合に特に問題となります．他に類例のない全く新しい尺度であれば，比較の必要はありませんが，そんなケースは極めて稀で，通常は，1人の対象者について，2つの異なる尺度間で回答を比較しなければなりません．たとえば，上述のように，ベックうつ病評価尺度-II（BDI-II）のスコアは0～63までの範囲をとりますが，類似した尺度である，うつ病自己評価尺度 Self-Rating Depression Scale（SRDS）（Zung 1965）は，25～100までの範囲をとります．このような場合，どのように結果を比較すればよいでしょうか？　もちろん，素スコアのままで比較することは不可能です．

16PF（Cattellら 1970）やパーソナリティ研究フォーム Personality Research Form（Jackson 1984）のような多くの性格測定尺度や，知能テスト（例：Wechsler 1981）などでも問題は同じです．スコア自体や，スコアの変化を比較しようとしても，測る物差しが違えば，どうしようもありません．こうした問題の解決策として，素スコアを何らかの形で変換するという方法があります．本節では，その中の3つの変換法，つまり，パーセンタイル，標準化，正規化について解説します．

パーセンタイル

パーセンタイルとは，ある値まで（注：その値を含まない）のスコアを示した人々の割合（パーセント）のことで，観察された最低のスコアまでのパーセンタイルは0（最低スコア未満の人はいないため）ですが，100パーセンタイルには誰も該当しないため，99パーセンタイルが最高値となります．なぜなら，最高スコア未満までの人の割合が，100％になることはないからです（最高値の人は含まれないため）．医学分野でパーセンタイルが最もよく用いられるのは，身長と体重の成長曲線です．身体計測後，その子どもの身長を同じ年齢の子どもの身長のパーセンタイル表と照合して，それが50パーセンタイルであると，その子どもの身長は，丁度真ん中に相当することになります．

表7.2 仮想の尺度に対する20人の対象者の素スコア

対象者(No.)	スコア	対象者(No.)	スコア
5	37	19	17
13	32	14	17
2	31	1	16
15	29	20	16
17	26	7	16
8	23	6	15
10	23	11	13
3	21	16	12
12	20	4	10
18	18	9	8

　パーセンタイルの計算方法を示すために，ある新しい尺度が開発され，代表性のある"大きな"サンプル集団（正規集団，基準集団と呼ばれる）でそれを用いた調査が実施された場合を想定してみましょう。商業的な目的の調査では，"大きな"サンプルは，1,000人程度の注意深く選択された人々を意味するのが普通で，もっと簡単な調査では，100人程度でも"大きな"サンプルとみなされることがあります。このサンプル集団は，その結果を基準データとして用いることができるような，偏りのない集団でなくてはなりません。調査が済んだら，次に，スコアを最も高いものから低いものまで，順番に並べます。話を簡単にするために，今20人というとても小さな基準集団を考えてみましょう。その仮想の結果を示したのが，表7.2です。

　最大のスコアはNo.5の人の37で，その値よりも低い人は19人いるため，37というスコアは，95パーセンタイル(19/20)に相当することになります。一方，No.3の人のスコアは21で，それよりスコアの小さい人は，12人いるため，No.3の人のパーセンタイルは60パーセンタイル(12/20)に相当することになります。多少厄介なのは，同じスコアの人が複数いる場合で，この表では，No.8と10の人，あるいは，No.19と14の人が同じスコアになっています。スコア16のように，同スコアの人数が奇数（この場合3人）の場合には，「中間にあたる人 middle person」(表7.2ではNo.20の人)をとればよく，その人よりも下に並んでいる人の割合がパーセンタイルとなります。この場合，No.20の下には，6人いるため，パーセンタイルは30(6/20)となり，同スコアの人には全員このパーセンタイルが適用されます。では，スコア17のように，同スコアの人が偶数，つまり中間にあたる人がいない場合はどうすればよいのでしょうか？　その場合は，同点の人々を，0.5人の集まりと考え，中心部の0.5人を2つ併せて「中間にあたる人」とみなします。すると，「中間にあたる人」よりも下には，8.5人いることになり，パーセンタイルは，42.5 (8.5/20)となります。このようにして計算したパーセンタイルを示したのが，表7.3です。

　パーセンタイルの主な利点は，統計や，尺度開発に詳しくない人々でも理解しやすいことです。しかし，反面色々な難点もあります。その第1は，表7.3からすぐわかるように，基準集団のサンプルサイズが小さい場合，パーセンタイル間の間隔がかなり大きくなってしまうこと，第2は，サンプルサイズが小さい場合，スコアの範囲も狭くなるため，その範囲外のスコアには，パーセンタイルを当てはめられなくなってしまうことです。そして第3は，パーセンタイ

表7.3 表7.2の素スコアのパーセンタイルへの変換

対象者(No.)	スコア	パーセンタイル	対象者(No.)	スコア	パーセンタイル
5	37	95	19	17	42.5
13	32	90	14	17	42.5
2	31	85	1	16	35
15	29	80	20	16	35
17	26	75	7	16	35
8	23	67.5	6	15	25
10	23	67.5	11	13	20
3	21	60	16	12	10
12	20	55	4	10	5
18	18	50	9	8	0

ルが順序変数で，通常のパラメトリック統計では扱えないため，平均や標準偏差などを計算することができないこと，そして，第4は，ややマイナーですが，素スコアの分布が，通常，正規分布するのに対し，パーセンタイルの分布は長方形型の分布をするため，素スコアの分布の中央付近の差が誇張されるのに対し，分布の裾野の方の差は逆に縮められてしまうことです。たとえば，35パーセンタイルに位置するスコア16は，50パーセンタイルに位置するスコア18とは，わずか2点の違いしかありませんが，スコア37と32では，5パーセンタイルしか違わないのに，スコアでは5点の違いがあります。

標準スコアと標準化スコア

パーセンタイルには，このような問題があるため，一般には，標準スコア standard score が用いられます。素スコアから標準スコアへの変換は次の式によって行われます。

$$z = \frac{X - \bar{X}}{\mathrm{SD}}$$

ここで，Xは，ある個人の総スコアで，$\bar{X}$は，全対象者におけるスコアの平均値，SDはその標準偏差です。

この変換によって，尺度のスコアは，平均0，標準偏差1の分布を持つ数値，言い換えれば，個々人のスコアは，「標準偏差を単位とする数値」に変換されます。また，変換が線形（一次関数）であるため，素スコア（理想的には正規分布）の分布形状は保たれます。たとえば，**表7.3**の20個のスコアの平均は20.0で標準偏差は7.75ですから，これらの数値を上記の式に代入することによって，37という素スコアをzスコアに変換することができます。

$$z = \frac{37 - 20}{7.75} = 2.19$$

つまり，37というスコアは，標準偏差2.19個分だけ平均（=0）より大きいことを示しています。同じように，素スコア12のzスコアは-1.55で，標準偏差1.55個分だけ平均（=0）より小

さいことを示しています。

　すべての尺度のスコアをこのように変換すれば，尺度間の比較が非常に簡単になります。実際，平均値と標準偏差を計算できる限りは，この手法を用いて，尺度間の比較を行うことができます。そして，同じ患者において，ある時点である尺度を用いた測定を行い，その後，同じ特性を測定する類似した尺度を用いて測定を行った場合でも，それぞれの時点のスコアを z 変換することによって，その間に特性の変化があったかどうかを検討することができます。たとえば，ベックうつ病評価尺度−II（BDI−II）によるスコア 23 と，SRDS によるスコア 68 を比較する場合には，平均と標準偏差が前者の尺度でそれぞれ 11.3 と 7.7，後者の尺度で 52.1 と 10.5 とすると，z スコアは，前者のスコアで 1.52，後者のスコアで 1.51 となり，素スコアの違いは大きいものの，z スコアはほぼ近い（うつの程度は近い）と考えることができます。

　現実的には，私たちは，正の数のスコアに慣れており，たとえば，$-3 \sim +3$ など，負の値をとるスコアには，なじみにくいため，これをさらに次の式で T スコア（標準化スコア standardized score）に変換する T 変換という手法が非常によく用いられます。

$$T = \bar{X}' + z\,(\mathrm{SD}')$$

ここで，$\bar{X}'$ と SD' は，任意に設定された尺度の新たな平均と標準偏差で，z は変換したい z スコアを意味します。

　この式を z スコアの計算式と組み合わせれば，素スコアから直接 T スコアを計算することもできます。

$$T = \bar{X}' + \frac{(\mathrm{SD}')(X - \bar{X})}{\mathrm{SD}}$$

　つまり T スコアとは，z スコアを単に新たな平均と標準偏差のもとで再計算したものにすぎません。これが McCall（1922, 1939）によって導入されたとき（彼の指導者で著名な教授であった E.L. Thorndike に敬意を表して T スコアと命名されました），T スコアの平均は 50，標準偏差（SD）は 10 に設定されました。この定義は，現在も，ミネソタ多面人格判定法 Minnesota Multiphasic Personality Inventory（MMPI）や性格評価テスト Personality Assessment Inventory など，多くの性格テストで使われていますが，次第に使われなくなり，現在では，大学や大学院の入学試験，専門医らの試験など多くの全国規模の試験では，平均 500，標準偏差 100 が使われるようになっています。また，知能テストでは，ほとんどの場合，平均 100，標準偏差 15 が使われており，新しい知能テストを開発する場合には，規模の大きい基準集団で測定を行い，素スコアを z スコアに変換し，さらに，平均値を 100，SD を 15 に設定して，z スコアを T スコアに変換します。それによって，その結果を既存の知能テストと比較することができるようになります。

　しかし，z スコアや T スコアの効用は，単に，2 つの異なる尺度が比較可能になるというだけにとどまらず，パーセンタイルのように，全体におけるその人の位置を知ることもできます。スコアがかなり正規分布に近い分布をしていると仮定できる場合には，それに基づいて，ある値より測定値が高い（低い）人が何パーセントいるかを計算することもできます。ここで簡単に，正規分布について復習しておきましょう。図 7.1 に示したように，大部分のスコアは，平

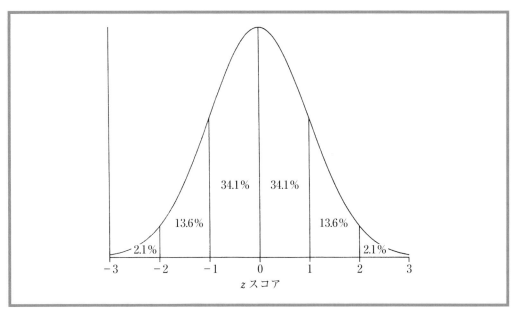

図 7.1　正規分布

均値の周囲に分布し，両裾にいくに従って，急速にスコアの分布が減少していきます。定義上，平均値によって分布全体は 2 等分され，約 68％が −1 標準偏差と +1 標準偏差の間に分布します。+1 標準偏差以下には，全体の約 84％が分布しますが，それは，平均値までに 50％，+1 標準偏差までに 34％が分布するからです。たとえば，医学部入学試験 Medical College Admission Test（MCAT）は，平均 500，標準偏差 100 の分布をするため，約 68％が 400〜600 点の間に分布し，約 84％が 600 点に満たない（16％がそれ以上の点数）ことになります。正規分布のもっと詳細な値については，どの統計学の教科書にも掲載されているので参照してください。正規分布は，z スコアや T スコアの極めて有用な特性であり，汎用されている多くのテストでこれらのスコアが用いられているのはそのためです。もう 1 つの長所は，これらのスコアが正規分布に基づいているため，素スコアやパーセンタイルよりも，パラメトリック統計を適用しやすいことにありますが，標準化されたスコアが常に正規分布をするとは限らないので，注意が必要です。

　T スコアが正規分布をしているかどうかは，T スコアの数値の範囲を検討すれば，だいたいのところはわかります。正規分布では，99.74％が ±3 標準偏差の範囲に分布するため，T スコアも正規分布をしているのであれば，同じ分布をしているはずで，上述の MMPI のように，平均 50，標準偏差 10 の正規分布をするとされている場合，T スコアのほぼすべて（99.74％）は，20〜80 の範囲に分布していなければなりません。したがって，もし，120 を超えるようなスコアが散見されるようであれば，それは，分布が右側に長い裾を持っていること，つまり右側に歪んだ分布をしていることを意味しているため，正規分布に近くなるような補正を施してから T スコアを算出する必要があります。

　臨床検査値の SI ユニット表示の勉強に苦労したことのある臨床医なら誰でも，なぜ検査値でも標準スコアを使わないのかとうらめしく思われることでしょう。なぜなら，SI ユニットは単なる単位の書き換えでは済まず，値そのものまで変わってしまうからです。たとえば，空腹

時血糖値と血漿レニン濃度の正常範囲は，それぞれ，70〜110 mg/dL と 1.1〜4.1 ng/mL/h でしたが，SI ユニット表示では，同じ範囲が，それぞれ，3.9〜6.1 mmol/L と 0.30〜1.14 ng/L/s となります。もし，こうした様々な検査の結果が，同じ z スコアや T スコアを用いて表現できれば，きっと人生はもっと楽になることでしょうね。

正規標準スコア

標準スコアと標準化スコアが確実に正規分布をするように，素スコア自体が正規分布をするように変換することもできます。最もよく用いられるのは，正規標準スコア normalized standard score です。表7.3に戻り，今度は，正規分布表を使って，パーセンタイルを標準スコア（zスコア）に変換してみましょう。たとえば，95 パーセンタイルの正規標準スコアは1.65で，90 パーセンタイルでは1.29になります。正規化されていない標準スコアも，自分の望む平均と標準偏差を持つ，標準化され，正規化されたスコアに変換することができます。表7.4は，表7.3に新たに2つの列を追加したものです。1つは，パーセンタイルから正規化された z スコア（標準スコア）への変換，もう1つは，それを平均が100で標準偏差が10の分布を持つ，正規化された T スコア（標準化スコア）に変換したものです。

表7.4 表7.3のパーセンタイルの正規標準スコアへの変換

対象者（No.）	スコア	パーセンタイル	正規化された標準スコア（z）	正規化された標準化スコア（T）
5	37	95	1.65	116.5
13	32	90	1.29	112.9
2	31	85	1.04	110.4
15	29	80	0.84	108.4
17	26	75	0.67	106.7
8	23	67.5	0.45	104.5
10	23	67.5	0.45	104.5
3	21	60	0.25	102.5
12	20	55	0.13	101.3
18	18	50	0.00	100.0
19	17	42.5	−0.19	98.1
14	17	42.5	−0.19	98.1
1	16	35	−0.39	96.1
20	16	35	−0.39	96.1
7	16	35	−0.39	96.1
6	15	25	−0.67	93.3
11	13	20	−0.84	91.6
16	12	10	−1.29	87.1
4	10	5	−1.65	83.5
9	8	0	−3.00	70.0

6. 年齢別，性別の基準

　成人の心拍出量などのように，特性によっては，年齢や性別であまり変化（違い）のないものもありますが，たとえば，努力性肺活量のような肺機能検査値は，年齢と性別で大きく異なります。計量心理学的には，その解決は比較的簡単で，年齢別あるいは性別に基準値を設ければ済みます。一方，うつ症状についても，女性は男性よりもうつ症状を訴える傾向が強いことが知られています。しかし，この場合も，性別に異なる基準を設けることで済むでしょうか？
男女の違いが，単に尺度への回答傾向が異なるだけで，実際のうつ症状の頻度や程度に男女差がないのであれば，問題はありませんが，実際のうつ症状の頻度や程度に男女差がある場合には，このアプローチ（男女別の基準値の設定）は，重大な問題を引き起こしてしまいます。

　Wechsler（1958）は，知能テスト開発の際に，これ（男女別の基準値の設定）とは全く逆のアプローチをとっています。彼は，自分が開発した知能テストのどの領域にも男女差はない，という明確な仮定を立て，したがって，テストの開発においては，空間認識など，男女間で系統的な偏りを示す課題は一切削除することにしました。

　こうした判断は，計量心理学的な根拠というより，特性のあり方に関する開発者の考え方（理論）に基づくもので，性別の基準が必要か否か（例：MMPI），是認項目（例：「はい」と回答された項目）が多いほどうつ傾向が強い〔例：うつ病自己評価尺度（SRDS）やベックうつ病評価尺度-II（BDI-II）〕，知性には性別が存在するなどの判断は，開発者の考え方（理論）に基づいています。こうした理論は，結果の解釈に重要であり，尺度の解説書や論文には，尺度の背景となるそうした前提を明確に記述しておかねばなりません。

　身長，体重，語彙数などの発達的変化は，客観的であるため，これらの年齢別の基準については，比較的異論の少ない分野です。こうした指標は，年齢別，あるいは，男女で発育の速度が異なるため，年齢・性別の基準がよく用いられます。しかし，年齢区分別に基準を設けるとしても，年齢区分の範囲をどう決めればよいのでしょうか？　その答えは，対象となる特性が成熟する速度によって異なります。年齢区分の境の前後で，パーセンタイルが大きく変わるような区分では困ります。それが起こる場合には，年齢区分が広すぎる可能性があります。

7. カットオフ値の設定

　本書では一貫して，カテゴリー変数よりも連続変数の方が情報量などの面で優れていることを強調してきましたが，カットオフ値を決めて，アウトカムを2区分（2値）変数 dichotomous variable として用いなければならないことがあります。これに相当するのは，たとえば，どの程度のうつ尺度スコアで臨床的なうつと診断するかを決定する場合，どの点数以下の学生を落第とするかを決める場合，新しい治療法に「有効」と言えるだけの十分な効果が得られたかどうかを判定する場合などです。

　新しい治療法の効果は，特に QOL の分野で関心の高いトピックですが，ここには，2つの重要な論点があります。その第1は，統計学的有意性と臨床的重要性は異なるということです。このことは，どの統計学の本でも強調されていることですが，論文の出版の段階になると，

あっさりと忘れ去られてしまうことが多く，差は小さいのに「差は，非常に高度に統計学的に有意（$p < 0.0001$）であった」などという記述が後を絶ちません。臨床試験でも，臨床的にほとんど意味のないデータが，統計学的に有意というだけで出版されている論文が少なくありません。たとえば，急性心筋梗塞の治療で，ストレプトキナーゼと組織プラスミノーゲンの効果を比較した研究では，死亡率の減少はそれぞれ7.3％と6.3％で，「統計学的には有意な結果であった」と報告されているといった具合です（Van de Werf 1993）。第2は，QOLの測定値をどう解釈するかということです。1％という死亡率の減少が臨床的にほとんど無意味であることはすぐにわかりますが，たとえば，QOLの3.1点の違いにどれほど意味があるかは簡単にはイメージできません。そこで，QOLの研究者たちは，「臨床的に重要な最小変化量 minimum clinically important change」をとにかく設定しようとしてきました。これは概念としては，カットオフ値を設定することであり，臨床的に有益な変化とそうでない変化を線引きすることです。そのために，教育分野や臨床医学の分野で様々な方法が開発されてきましたが，それらは，(1) 分布の特性に基づくものと，(2) 分布とはあまり関係のない主観的判断に基づくもの，に大別されます。教育の分野では，(1) は集団基準準拠テスト，(2) は目標基準準拠テストと呼ばれており，QOLの分野では，(1) は分布に基づく方法，(2) はアンカー（外的基準）に基づく方法と呼ばれています。両者の違いは最終的には曖昧な部分がありますが，出発点としては悪くありません。これらの方法を，簡単な事例で見てみましょう。

1. 多くの臨床検査には，正常範囲（上限，下限）が設定され，その範囲を超える場合は「異常」とみなされます。そして多くの場合，正常範囲は，まず，明らかに健常と思われる非常に多くの人々で検査を実施し，次に，その分布の 2.5 パーセンタイルと 97.5 パーセンタイル（±2 標準偏差）に相当する範囲を求めて，正常範囲とします。この方法の問題は，当然のことながら，いかなる正常の集団でも，5％は"機械的に"異常とみなされることで，たとえば，全員が改善した場合〔例：全員が食生活に気を付けるようになった結果，低比重リポ蛋白（LDL）コレステロールの平均値が減少した〕でも，定義上，5％は異常とみなされ，ここには事前の検査では健康とみなされた人の一部も含まれてしまう可能性さえあります。また，この種の基準では，時間とともに基準が変化するという問題が生じることもあります。たとえば，肥満を例にとれば，集団全体の体重が増大していけば，肥満の基準値自体も上方にシフトしてしまい，今日肥満とみなされる人も〔体格指数（BMI）< 29〕，将来は，正常範囲に入ってしまう可能性があります。この問題に対処するためには，正常範囲を固定する必要がありますが，通常は，ある年代（例：1970年代，1980年代）の基準値が用いられます。

2. 大学では気が減入るほど多くの試験を受けなければなりませんが，その合否基準は，試験の内容にかかわらず，（100点満点で）カナダでは50点，米国では65点に設定されています。全体に成績が悪くて落第者が出すぎる場合には，得点分布による方法に頼らざるを得ないこともありますが，そういうことは滅多にありません。しかし，50点，60点といった合格点は，長年用いられてはいますが，単に慣習的なもので，特に根拠があるわけではありません。あえて言えば，どういうふうに問題を作れば，その基準で合格者と不合格者を適切に振り分けられるかを経験的に学び，そのように問題が調節されているということでしょう。

それでは，次に，教育や医学分野で，どのようにして客観的にカットオフ値を設定するか，その方法について解説します。

分布に基づく方法

▶教育分野での応用

　分布に基づく方法 distribution-based method でおそらく最も古いのは，集団基準準拠テスト norm-referenced test（NRT）でしょう．この方法では，あらかじめ設定されたあるパーセンテージがカットオフ値として用いられます．たとえば，米国とカナダの医師国家試験では，1960〜1990年の間，NRTが用いられ，カナダでは，第1回目の試験の不合格率は，4.5％に設定されていました．これは，一見恣意的な基準にも見えますが，実際には，ある根拠に基づくものでした．カナダでは，この時期，国家試験が，口頭試問や小論文から多肢選択式の試験に切り替えられたため，これまでのように試験官の判断に頼ることができなくなり，それに代わる基準が必要となっていました．そこで，これまでの試験結果を調べたところ，毎年，約4〜5％が不合格となっていたことがわかり，全受験者のうち，平均4.5％は，能力不足であると仮定したわけです．実際，毎年，得点は正規分布をしていることから，その基準で問題ないと考えられています．

　しかし，こうしたアプローチには，常に，「5％の受験者に能力がないという根拠は何か？　全員能力がある場合でも，機械的に5％を切り捨ててしまうことになり，公正を欠くのではないか？」という批判がつきまといます．そこで，試験問題の適切さが問われることになります．実際，国全体では，受験生数は毎年2,000〜20,000人で，その集団特性には毎年あまり大きな違いはないと想定されますが，試験問題の数は比較的少ないため，変動しやすく，その安定性が問題となります（そのため，毎年，試験問題の中に，過去と同じ問題を少数含ませ，問題の安定性の検討が行われています）．

▶医学分野での応用

　QOLの分野で，分布に基づく方法を最初に提唱したと考えられているのは，Cohenで，その論文（1988）で彼は，「効果量 effect size（ES）」の概念を論じています．効果量とは，2つの平均値の差を標準偏差で割った値（平均値/ベースラインの標準偏差）で，Cohenは，効果量が0.2のとき（平均値の差が標準偏差の5分の1のとき）を"小"，0.5のときを"中"，0.8のときを"大"と評価しています．彼がそういう基準を設けた意図は，単にサンプルサイズ計算のためで，臨床的な重要性の目安とするためではありませんでしたが，この基準は，今日，重要な変化とそうでない変化の基準としてよく使われています．この"大・中・小"の基準は，一部の研究者からは金科玉条のように扱われていますが，Cohen自身に，そういう意図があったわけではありません．Thompson（2001）は，「統計学的検定における有意水準（0.05）と同じように効果量の基準を妄信的に扱うなら，それは単に愚かという他ない」（pp. 82〜83）と述べています．

　分布に基づく方法には，平均値を，標準偏差ではなく，測定の標準誤差 standard error of measurement（SEM）〔訳注：平均の標準誤差 standard error of mean（= $SD/\sqrt{N}$）と混同しないように注意してください〕で割るという効果量の変法もあり，それに基づくカットオフ値が設けられています．この2つの効果量の間には明らかな関係があります．なぜなら，第8章の

「13. 解釈の問題」で解説するように，SEM は，測定の信頼性（r）とベースラインの標準偏差（$\sigma_{ベースライン}$）と以下の式のような関係があるからです。

$$SEM = \sigma_{ベースライン} \times \sqrt{1-r}$$

Wyrwich ら（1999）は，1 SEM を基準として提案していますが，McHorney ら（1995）は，統計学的な有意差に相当する 1.96 SEM を提案しています。

アンカーに基づく方法

分布に基づく方法では，分布の一部がいわば"機械的に"不合格と判定されることになりますが，アンカー（外的基準）に基づく方法 anchor-based method とは，その対極で，何らかの「意味のある基準」に基づいて判定する方法のことを言います。

▶教育分野での応用

対比群と境界群

対比群法 contrasting groups method と境界群法 borderline groups method では，試験に合格／不合格基準を設ける手法で，後述の「医学分野における応用」で解説する「重要な最小変化量 minimally important difference（MID）」とほぼ完全に同じものと考えることができます。対比群法は，測定者（評価者）が受験者を総合的に判定し（例：小論文の内容，もしくは，評価対象が自分の学生である場合には，普段の成績に基づいて），協議により合格者，不合格者を決定しますが，その際には，全受験者の得点を並べて，その分布から，最も偽陽性や偽陰性が少ないと思われる得点を合格（不合格）ラインとします（注：こういう場合には，次節で述べる ROC 曲線を用いると，より客観的な判断ができます）。

これに対し境界群法は，カナダでは，OSCE 試験の基準として用いられていますが（Dauphinee ら 1997，第 9 章の OSCE に関する記述を参照のこと），この方法では，各ステーションで，試験官が，必要な診察行動をどの程度受験者が実施できたかを，チェックリストに基づいて採点していき，その合計点が各ステーションでのスコアとなります（細目評価）。試験官は，7 段階尺度によるグローバル（概括）評価も併せて実施し，「明らかに不合格」，「境界域不合格」，「境界域合格」，「明らかに合格」などの評価を行います。グローバル評価で「境界域不合格」，「境界域合格」とされた受験者のチェックリストスコアの平均値が，各ステーションの合格点となり，全ステーションの合計スコアによって，最終的な合否が判断されます。

絶対法

多肢選択式のテストでは，その判定基準の設定に，非常に複雑で時間のかかる特殊な方法（絶対法 absolute method）が用いられることがあります。この種の方法は非常に時間と費用のかかる方法であるため，国家規模の試験以外で用いられることはほとんどありません。3 種類の方法がありますが，どの方法でも，専門家のパネルによって，1 つひとつの質問項目に対する境界域受験者の回答結果が検討され，それぞれ，以下の指標が決定されます。

1．境界域受験者の正答率（Angoff 1971）
2．境界域受験者の誤回答のパターン（Nedelsky 1954）
3．難易度で群分けされた質問に対する，境界域受験者の各質問群ごとの正答率（Ebel 1972）

そして合格点は，上記のデータを特別なアルゴリズムで処理することによって算出されます。
こうした方法は，分布に基づく方法（不合格にする割合をあらかじめ決める方法）よりも公平に見えますが，試験のたびに実施する必要があり，そうでなければ基準がかなり的外れのものとなる恐れがあります。それよりはるかによいアプローチとして，最近では，以前の試験の成績データに基づいて，個々の質問について専門家が判定する方法が，最もよく用いられるようになっています（Shepard 1984）。

これらの絶対法は，多肢選択式の試験の成績判定に特化された方法と思われていますが，多少工夫すれば，医学分野にも応用することができます。うつ尺度を例にとれば，臨床家のパネルによって，尺度の各質問項目について，境界領域の患者（臨床的うつかどうかの境目の患者）が，どの質問項目（例：いつも疲れた感じがする，食欲がなくなった）に「はい」と回答しているかを検討し，これらの項目のスコアの合計を，正常と臨床的うつのカットオフ値とすることが考えられます。

▶医学分野における応用

「アンカーに基づく方法」には多くのものがありますが（例：Lydick ら 1993），圧倒的によく用いられているのは「重要な最小変化量 minimally important difference (MID)」（Jaeschke ら 1989）で，これは，「厄介な副作用，過剰な費用，治療方針の変化などを全く伴うことなく，ある臨床上の領域で，患者が有益と感じることができる最小のスコアの変化」（p. 408）と定義されるものです。これは，自己申告による，小さいが重要なグローバル（概括）尺度スコアの変化と，健康関連 QOL 尺度スコアの変化を対応させようとするアプローチで，患者を，ある期間フォローアップし，その間に「改善した」か，「変化がなかった」か，「悪化した」かを，グローバル尺度で質問します。そして，変化（改善，悪化）があった場合には，患者に，それを 1～7 点（1～3 点が小さな変化，6～7 点が非常に大きな変化に対応）で回答してもらい，次に，1～3 点と回答した患者の QOL スコアの変化の平均値を計算し，それを MID とします。

このアプローチの重大な問題は，1 つのグローバル尺度による"変化の測定"がどれほど信頼に値するかという問題です。第 4 章で論じたように，そうした測定は，現時点の状態に強い影響を受け，最初の時点の状態とは弱く関連するにすぎないからです。したがって，"小さな変化"が何を意味するのかが明らかではありません。しかし，いずれにしても，最近の系統的レビューによる研究では，MID は，標準偏差の約半分に等しいことが報告されており，苦労してMID を求める意味はあまりないようにも思われます（Norman ら 2003）。

要約―基準値を確立するためのアプローチ

以上，基準設定に用いられる方法について解説しましたが，簡略にとどめたため，詳しく勉強したい方は，教育分野の測定に関しては，Norcini ら（2002）と Berk（1986）を，MID（重要な最小変化量）に関しては，Lydick ら（1993）を参照してください。

これらの方法は，一見異なっているように見えますが，それほど大きな違いはありません。教育分野における「目標基準準拠アプローチ criterion-referenced approach」では，信頼に足る結果を得るためには，実際の試験成績が必要なため，一般に信じられているほど，独立性の高いものではありません。結局，目標基準準拠アプローチでも，その妥当性の指標は，「集団基準準拠アプローチ norm-referenced approach」と同じように，それによって生じる不合格率の程度だからです。

8. ROC 曲線法

「対比群と境界群」の節で解説したように，対象集団を2群に分ける方法にはいくつかの方法がありますが，ゴールドスタンダードが存在する場合には，もっと客観的なアプローチをとることができます。

それは，ROC 曲線法 receiver operating characteristic curve method と呼ばれる方法で，第2次世界大戦時に開発された，レーダー波や音響を捉える技術（Peterson ら 1954）に由来し，今でも名称にその名残を残しています。この方法は，ゴールドスタンダード（あるいはそれに近いもの）が存在する場合に，尺度（例：うつ尺度）の概念妥当性 construct validity，特に，基準関連妥当性 criterion validity の検討に用いることができます。ラジオの場合，その感度を上げれば，信号 signal（目的とする音）以外の雑音も拾ってしまいます。感度を徐々に上げていくと，最初は，信号が雑音よりも早く増加しますが，その後は逆に，雑音の方が信号よりも早く増加するようになり，信号と雑音の比が最大になるポイントが，最適のポイントと判断されます。この手法は，その後，心理学の分野で，信号音の有無を聴取する能力の判定に用いられ（Tanner ら 1954），その後，臨床検査や診断法の判定能力の検討に用いられるようになりました。

医学分野における"信号"とは，たとえば，高血圧患者やうつ尺度で判定されたうつ病患者の数であり，"雑音"とは，誤って"患者"と判定された人々の数に相当し，ボリュームの目盛が，その尺度のカットオフポイントに相当します。QOL 尺度の場合，スコアの値が低いほど状態が悪いことを意味しますが，カットオフ値を非常に低く設定すると（図7.2 のライン A），捉えられる「真の患者 case」の数は少ないものの，偽陽性はほとんどなくなります。次に，カットオフ値をライン B まであげていくと，その範囲に含まれる「真の患者」数は急速に増加し，遅れて偽陽性（「患者」と判定された「真の非患者」）が緩やかに増加し始めます。そして，さらに感度を上げていくと（ライン C），「真の患者」数も多少増えるものの，今度は，偽陽性者が急速に増加してしまいます。問題は，どこを，最適のレベルとするかということです。

図7.2 が示すように，ここには，2つの正規分布が存在しているという前提があります。1つは，健康に異常のある人々（真の患者）におけるスコアの分布，もう1つは，異常のない人々（真の非患者）におけるスコアの分布です。この2つの分布は重なる場合がほとんどで，患者の中には，そのスコアが非患者の人々よりも高い人々がいること，逆に，非患者の中には，そのスコアが，患者よりも低い人々がいることを意味しています。言い換えれば，どこにカットオフ値を設定しても，必ず一部の人では，判断を誤る可能性があるということです。

そこで，表7.5 のように，患者と非患者をスコア値別に分類してみましょう。この表を用い

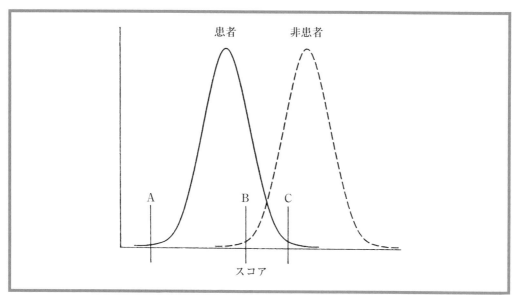

図7.2 様々なカットオフ値の効果

表7.5 各スコアにおける患者と非患者の数

スコア	グループ		合計
	患者	非患者	
< 10	0	0	0
10	49	0	49
11	87	5	92
12	92	4	96
13	83	9	92
14	58	30	88
15	68	70	138
16	29	61	90
17	25	56	81
18	4	126	130
19	5	113	118
20	0	26	26
合計	500	500	1,000

れば，表7.6に示すような2×2表を，カットオフ値のレベル（例：スコア12と13の間）に応じて順次作成することができます。この表の枠Aは，真の患者（例：ゴールドスタンダードとなる確認検査で患者と判定された人々）で，かつ，検査（尺度）でも異常と判定された人々（真陽性者）の数，枠Bは，真の非患者で，検査（尺度）によって誤って異常と判定された人々（偽陽性者）の数，枠Cは偽陰性の人々の数，枠Dは真陰性の人々の数です。この表から，2つの重要な指標が導かれます。すなわち，検査の感度 sensitivity と特異度 specificity です。感度は，$A/(A+C)$で，真の患者の中で検査陽性となった人の割合を，特異度は$D/(B+D)$で，真の非患者の中で検査陰性となった人の割合を意味します。

表 7.6 2×2 表における感度の計算

新しい尺度(検査)		ゴールドスタンダード	
		患者	非患者
	陽性	A	B
	陰性	C	D

表 7.7 ROC 曲線を作成するための計算

カットオフ値	患者	非患者	カットオフ値	患者	非患者	カットオフ値	患者	非患者
10	49	0	11	136	5	12	228	9
11～20	441	500	12～20	364	495	13～20	272	491

カットオフ値	真陽性	偽陽性	感度	1－特異度
＜10	0	0	0.000	0.000
10	49	0	0.098	0.000
11	136	5	0.272	0.010
12	228	9	0.456	0.018
13	311	18	0.622	0.036
14	369	48	0.738	0.096
15	437	118	0.874	0.236
16	466	179	0.932	0.358
17	491	235	0.982	0.470
18	495	361	0.990	0.722
19	500	474	1.000	0.948
20	500	500	1.000	1.000

　感度と特異度に関しては 2 つ認識しておくべきことがあります。1 つは，各カットオフ値における感度は，真の患者中の検査陽性者の割合，特異度は，真の非患者中の検査陰性者の割合で，いずれも一般集団中の患者の存在率（有病率）prevalence とは無関係だということ，もう 1 つは，感度と特異度は，シーソーのような関係にあり，一方が上がれば一方が下がるということです。カットオフ値を変えていくと，そのバランスが変わっていきますが，検査（尺度）の性能が変わらない限り，両者を同時に改善することはできません。

　ROC 曲線を作るためには，カットオフ値を変えながら，感度，特異度を計算していきます。今，500 人の患者と 500 人の非患者がいるとし，総スコアが 10～20 点の範囲をとる新しい検査（尺度）の感度，特異度を検討する場合を考えてみましょう。表 7.7 の上の表には，10，11，12 をそれぞれカットオフ値とした場合を例として，その場合の 2×2 表が一並びに表示されています。実際には，こうした表をすべてのカットオフ値について作成し，それぞれで感度，特異度を計算していきます。その結果を示したのが，表 7.7 の下の表です。ここには，ROC 曲線が $(X, Y) = (0.0, 0.0)$ から始まり，$(X, Y) = (1.0, 1.0)$ で終わるようにするため，最初（最上段）にカットオフ値が＜10 の場合，最後（最下段）にカットオフ値が 20 の場合が付け加えられていることに注意してください。表ができたら，グラフを作成します（図 7.3）。図にもあるように，X 軸は，「1－特異度」（＝偽陽性率）で，Y 軸は，感度です。

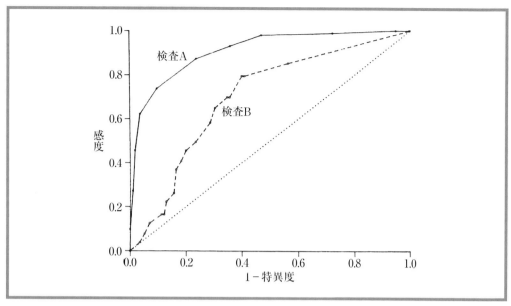

図 7.3 ROC 曲線の例

　座標(0.0, 0.0)から座標(1.0, 1.0)に引かれた斜めの直線は，全く判別能力のない検査(尺度)の場合のグラフで，優れた検査(尺度)ほど，その直線から遠ざかります。**図 7.3** の検査 A は，**表 7.7** のデータに基づくグラフですが，検査 B よりも判別能力が高いことがわかります。曲線の角が，座標(0.0, 1.0)に最も近い曲線が，判別誤差(偽陽性や偽陰性)の最も少ない検査(尺度)ということになります。これは，ヨーデン指標 Youden index あるいはヨーデンの J Youden's J と呼ばれ，「感度＋特異度－1」［訳注：大きいほどよい］で定義されます(Youden 1950)。検査(尺度)の判別能の指標としては，ROC 曲線の下側の曲線下面積 area under the curve (AUC) も用いられます(注：AUC は，数式では D' とも略されます)。AUC (D') は，判別能の全くない検査(尺度)(**図 7.3** の斜めの直線)の場合は 0.5，完璧な検査(尺度)では 1.0 となります(注：患者群，非患者群におけるスコア分布に歪みがある場合などで AUC が 0.5 を下回ることもあります)。AUC (D') を手計算するのは困難ですが，現在は多くのソフトウェアを利用することができます(例：Centor ら 1985，Dorfman ら 1969)。ROC の標準誤差(SE)は，以下の式で与えられます(Hanley ら 1982)。

$$SE = \left[\frac{D'(1-D') + (N_C - 1)(Q_1 - D'^2) + (N_n - 1)(Q_2 - D'^2)}{N_C N_n} \right]^{\frac{1}{2}}$$

ここで，$Q_1 = D'/(2-D')$，$Q_2 = 2D'^2/(1-D')$，N_C ＝ 患者数，N_n ＝ 非患者数

　AUC (D') の 95％信頼区間(CI)は，次式となります。

$$CI_{95} = D' \pm 1.96 \times SE$$

AUC の解釈

表 7.7 の例では、AUC は 0.911、標準誤差は 0.009（95% 信頼区間 0.893 〜 0.929）となりますが、これは、ランダムに選ばれた真の患者と真の非患者では、前者が「異常」と判定されるスコアを示す確率が高いこと（Lasko ら 2005）、言い換えれば、真の患者を 1 人、真の非患者を 1 人、それぞれランダムに選んだとき、患者の方が非患者より低スコア（悪い結果）を示す確率は、91.1% ということになります。大まかな目安としては、AUC が 0.50 〜 0.70 の場合は判別能が「低い」、0.7 〜 0.8 の場合は「中程度」、0.9 を超える場合は「高い」と考えられます（Fischer ら 2003）。

ROC 曲線の比較

ROC 曲線を用いれば、2 つの尺度（検査）の比較は、AUC の大小で簡単にできるように思われますが、必ずしもそうではなく、それは、ROC 曲線同士が交差しない場合に限られます。図 7.4 には、AUC がほぼ等しい 2 つの ROC 曲線が示されていますが、これらは交差しているため、2 つの検査（尺度）は特性に大きな違いがあることがわかります。特異度が高いとき（= 1 − 特異度が小さいとき）は、検査 A の方が B より高い判定能を示しますが、特異度が低いとき（= 1 − 特異度が大きいとき）は、逆に検査 B の方が A より高い判定能を示します。どちらの検査（尺度）を使うべきかを決定するには、AUC の変法である、部分 AUC（partial AUC：pAUC）を用いる必要があります（Lasko ら 2005, Obuchowski 2003）。この方法では、曲線全体の AUC を計算する代わりに、たとえば、偽陽性率が 0.2 〜 0.4 の範囲もしくは感度が 0.7 〜 0.8 の範囲といった、使用したい部分に限って AUC を計算します。これは、手計算ではほとんど不可能ですが、偽陽性率や感度の「範囲」ではなく、その範囲のある 1 点について見ることで、大まかな近似値を得ることができます。

pAUC から、検査（尺度）の判別能について、重要なポイントが見えてきます。その第 1 は、

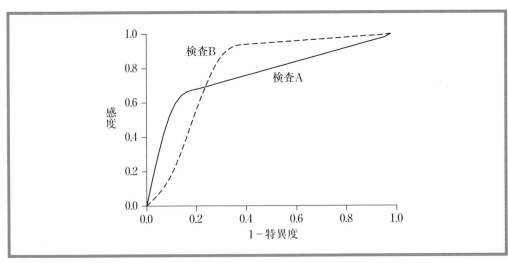

図 7.4　AUC の等しい ROC 曲線の交叉

全体のAUCは小さくても，ある特定の範囲でAUCが大きければ，その範囲で用いることができるということ，第2は，逆に，ある範囲で判別能の高い検査(尺度)も，他の範囲では能力が落ちることがあるということです。このことからも，検査(尺度)の妥当性とは固定した概念ではなく，対象となる集団や，評価の目的によって異なることがわかります。

カットオフポイントの選択

上述したように，ROC曲線の左上の隅に最も近いところにカットオフポイントを設定すれば，判別の誤差が最も小さくなります。しかし，状況によっては，たとえ，偽陽性の数が増えることになっても，このポイントを上下にずらすのが望ましいことがあります。たとえば，1例でも患者を見逃すことが許されず(例：HIV)，第2段階の検査で偽陽性を除去できる場合には，感度を高めるために，カットオフ値は低く設定されます。逆に，大学院などのように，定員が決まっているところに多数の応募がある場合などは，カットオフ値は高めに設定されます。その場合，偽陰性(＝優秀な学生の不合格)が生じる可能性がありますが，偽陽性を少数にとどめることができます。

サンプルサイズ

ROC曲線分析に必要なサンプルサイズの算出には2通りの方法があります。1つは，AUCの信頼区間に基づく方法，もう1つは，1つの値〔例：AUC = 0.5（無意味なテスト），あるいはある既存の検査(尺度)のAUC値〕との統計的有意差に基づく方法です。残念ながら，どちらも簡単に手計算できるものではありません。

信頼区間の幅に基づく方法は，AUCがパラメータ(母数)であり，平均値や相関係数などのパラメータと同じように，真のAUCの推定値にすぎないという事実に基づいています。真の値は，研究を無限に繰り返して初めて得られる値で，事実上知ることができないものです。したがって，サンプルサイズを計算する場合には，AUCを推量で決め(単なる大雑把な推定値)，次いで，望む信頼区間の幅を決めるという手続きをとります。こうした計算を様々な値のAUCや信頼区間について行えば，サンプルサイズが一目でわかるノモグラム(計算表)を作成することができます(Hanleyら 1982)。

第2の方法は，仮説検定に基づく古くからある方法で，2つのAUCの差を統計学的に有意に検出するのに必要なサンプルサイズを計算する方法です。この計算は，あるAUCの値(対照値)に対して差なし仮説(帰無仮説) null hypothesis を立てることから始まりますが，そのAUCが無意味(AUC = 0.50)ではないことを示したい場合は，対照値は0.50であり，その検査(尺度)が他のある検査(尺度)よりも優れていることを示したい場合には，対照値は他の検査(尺度)のAUC値となります。ただし，後者の場合には，2つの検査(尺度)間の相関 correlation の情報も必要となります。表7.8に示したのは，コンピュータプログラム(Hintze 2002)を用いて，αが0.05，βが0.20で，2つの検査(尺度)間の相関が0.3と0.6の場合のサンプルサイズを計算したものです(Streinerら 2007)。

表 7.8 2つの検査間の相関が 0.6 の場合（表の対角線の上部分）と 0.3 の場合（表の対角線の下部分）の，AUC の違いを検出するのに必要なサンプルサイズ

AUC(2)	AUC(1)									
	0.50	0.55	0.60	0.65	0.70	0.75	0.80	0.85	0.90	0.95
0.50	—	404	104	48	28	18	13	9	7	6
0.55	700	—	414	107	49	28	18	12	9	7
0.60	176	700	—	428	110	50	28	17	12	9
0.65	78	175	700	—	440	111	49	28	18	12
0.70	44	78	175	695	—	445	108	49	28	18
0.75	28	44	78	173	680	—	431	110	48	27
0.80	20	28	44	76	168	646	—	421	103	45
0.85	14	19	28	43	74	159	585	—	367	89
0.90	11	14	19	27	41	69	142	486	—	269
0.95	8	11	14	18	25	37	61	115	339	—

Streiner, D.L. and Cairney, J., What's under the ROC? An introduction to receiver operating characteristic curves, *Canadian Journal of Psychiatry*, Volume 52, Volume 2, pp. 121-8, Copyright © 2007 The Canadian Psychiatric Association より許可を得て再掲

9. まとめ

本章で論じたことは，以下の4点にまとめることができます。第1は，項目の重み付けは苦労の割に益が少ないこと，第2は，検査（尺度）を限られた範囲で用いる場合には各項目のスコアの単純合計で十分だが，使用対象を大きく広げる場合や他の検査（尺度）と結果を比較する場合には，スコアを，パーセンタイル，理想的には，z スコアや T スコアに変換する必要があること，第3は，特性が，性別や発達段階で異なる場合には，年齢・性別で異なる基準を設ける必要があること，です。さらに，本章では，カットオフ値や合格点を設定する場合の様々な方法についても解説しました。

学習文献

Nunnally, J.C., Jr. (1970). *Introduction to psychological measurement*, chapter 8. McGraw-Hill, New York.

参考文献

Angoff, W.H. (1971). Scales, norms and equivalent scores. In *Educational measurement* (ed. R.L. Thornkike), pp. 508–600. American Council on Education, Washington, DC.

Beck, A.T., Steer, R.A., and Brown, G.K. (1996) *Manual for the Beck Depression Inventory-II*. Psychological Corporation, San Antonio, TX.

Berk, R.A. (1986). A consumer's guide to setting performance standards on criterion-referenced tests. *Review of Educational Research*, **56**, 137–72.

Cattell, R.B., Eber, H.W., and Tatsuoka, M.M. (1970). *Handbook for the Sixteen Personality Factor Questionnaire (16PF)*. Institute for Personality and Ability Testing, Champaign, IL.

Centor, R.M. and Schwartz, J.S. (1985). An evaluation of methods for estimating the error under the receiver operating characteristic (ROC) curve. *Medical Decision Making*, **5**, 149–56.

Cohen, J. (1988). *Statistical power analysis for the behavioral sciences* (2nd edn). Lawrence Erlbaum, Hillsdale, NJ.

Cohen, J. (1994). The earth is round (p <.05). *American Psychologist*, **49**, 997–1003.

Dauphinee, W.D., Blackmore, D.E., Smee, S., Rothman, A.I., and Reznick, R. (1997). Using the judgments of physician examiners in setting the standards for a national multi-center high stakes OSCE. *Advances in Health Sciences Education: Theory and Practice*, **2**, 201–11.

Dorfman, D.D. and Alf, E. (1969). Maximum likelihood estimation of parameters of signal detection theory and determination of confidence intervals-rating-method data. *Journal of Mathematical Psychology*, **6**, 487–96.

Ebel, R.L. (1972). *Essentials of educational measurement*. Prentice-Hall, Englewood Cliffs, NJ.

Evans, M.G. (1991). The problem of analyzing multiplicative composites: Interactions revisited. *American Psychologist*, **46**, 6–15.

Fischer, J.E., Bachmann, L.M., and Jaeschke, R. (2003). A readers' guide to the interpretation of diagnostic test properties: Clinical example of sepsis. *Intensive Care Medicine*, **29**, 1043–51.

Gulliksen, H.O. (1950). *Theory of mental tests*. Wiley, New York.

Hanley, J.A. and McNeil, B.J. (1982). The meaning and use of the area under a receiver operating characteristic (ROC) curve. *Radiology*, **143**, 29–36.

Hintze, J.L. (2002). *PASS user's guide: II*. NCSS, Kaysville, UT.

Holmes, T.H. and Rahe, R.H. (1967). The social readjustment rating scale. *Journal of Psychosomatic Research*, **11**, 213–18.

Jackson, D.N. (1984). *Personality Research Form manual*. Research Psychologists Press, Port Huron, MI.

Jaeschke, R., Singer, J., and Guyatt, G.H. (1989). Measurement of health status. Ascertaining the minimally important difference. *Controlled Clinical Trials*, **10**, 407–15.

Jenkinson, C. (1991). Why are we weighting? A critical examination of the use of item weights in a health status measure. *Social Science and Medicine*, **32**, 1413–16.

Lasko, T.A., Bhagwat, J.G., Zou, H.H., and Ohno-Machado, L. (2005). The use of receiver operating characteristic curves in biomedical informatics. *Journal of Biomedical Informatics*, **38**, 404–15.

Lei, H. and Skinner, H.A. (1980). A psychometric study of life events and social readjustment. *Journal of Psychosomatic Research*, **24**, 57–65.

Ludlow, L.H. and O'Leary, M. (1999). Scoring omitted and not-reached items: Practical data analysis implications. *Educational and Psychological Measurement*, **59**, 615–30.

Lydick, E. and Epstein, R. S. (1993). Interpretation of quality of life changes. *Quality of Life Research*, **2**, 221–6.

McCall, W.A. (1922). *How to measure in education*. Macmillan, New York.

McCall, W.A. (1939). *Measurement*. Macmillan, New York.

McHorney, C. and Tarlov, A. (1995). Individual-patient monitoring in clinical practice: Are available health status measures adequate? *Quality of Life Research*, **4**, 293–307.

Nedelsky, L. (1954). Absolute grading standards for objective tests. *Educational and Psychological Measurement*, **14**, 3–19

Norcini, J.J. and Guille, R. (2002). Combining tests and setting standards. In *International handbook of research in medical education* (ed. G. Norman, C.P.M. van der Vleuten, and D.I. Newble), pp. 810–34. Kluwer, Dordrecht.

Norman, G.R. and Streiner, D.L. (2014). *Biostatistics: The bare essentials* (4th edn). PMPH USA, Shelton, CT.

Norman, G.R., Wyrwich, K.W., and Sloan, J.A. (2003) Interpretation of changes in health-related quality of life: The remarkable universality of half a standard deviation. *Medical Care*, **41**, 582–92.

Nunnally, J.C., Jr. (1970). *Introduction to psychological measurement*, McGraw-Hill, New York.

Obuchowski, N.A. (2003). Receiver operating characteristic curves and their use in radiology. *Radiology*, **229**, 3–8.

Perloff, J.M. and Persons, J.B. (1988). Biases resulting from the use of indexes: An application to attributional style and depression. *Psychological Bulletin*, **103**, 95–104.

Peterson, W.W., Birdshall, T.G., and Fox, W.C. (1954). The theory of signal detectability. *IRE Transactions: Professional Group on Information Theory*, **4**, 171–212.

Retzlaff, P.D., Sheehan, E.P., and Lorr, M. (1990). MCMI-II scoring: Weighted and unweighted algorithms. *Journal of Personality Assessment*, **55**, 219–23.

Ronen, G.M., Streiner, D.L., Rosenbaum, P., and the Canadian Pediatric Epilepsy Network. (2003). Health- related quality of life in children with epilepsy: Development and validations of self-report and parent-proxy measures. *Epilepsia*, **44**, 598–612.

Shepard, L.A. (1984). Setting performance standards. In *A guide to criterion referenced test construction* (ed. R.A. Berk), pp. 169–98. Johns Hopkins Press, Baltimore, MD.

Streiner, D.L. and Cairney, J. (2007). What's under the ROC? An introduction to receiver operating characteristic curves. *Canadian Journal of Psychiatry*, **52**, 121–8.

Streiner, D.L., Goldberg, J.O., and Miller, H.R. (1993). MCMI-II weights: Their lack of effectiveness. *Journal of Personality Assessment*, **60**, 471–6.

Streiner, D.L, and Miller, H.R. (1989). The MCMI-II: How much better than the MCMI? *Journal of Personality Assessment*, **53**, 81–4.

Streiner, D.L., Norman, G.R., McFarlane, A.H., and Roy, R.G. (1981). Quality of life events and their relationship to strain. *Schizophrenia Bulletin*, **7**, 34–42.

Tanner, W.P., Jr., and Swets, J.A. (1954). A decision-making theory of visual detection. *Psychological Review*, **61**, 401–9.

Thompson, B. (2001). Significance, effect sizes, stepwise methods, and other issues: Strong arguments move the field. *Journal of Experimental Education*, **70**, 80–93.

Van de Werf, F. (1993). Mortality results in GUSTO. *Australian and New Zealand Journal of Medicine*, **23**, 732–4.

Wainer, H. (1976). Estimating coefficients in linear models: It don't make no nevermind. *Psychological Bulletin*, **83**, 213–17.

Wechsler, D. (1958). *The measurement and appraisal of adult human intelligence* (4th edn). Williams and Wilkins, Baltimore, MD.

Wechsler, D. (1981). *WAIS-R manual: Wechsler Adult Intelligence Scale-Revised*, Psychological Corporation, New York.

Wyrwich, K.W., Nienaber, N.A., Tierney, W.M., and Wolinsky, F.D. (1999). Linking clinical relevance and statistical significance in evaluating intra-individual changes in health-related quality of life. *Medical Care* 37, 469–78.

Youden, W.J. (1950). An index for rating diagnostic tests. *Cancer*, **3**, 32–5.

Zung, W.K. (1965). A self-rating depression scale. *Archives of General Psychiatry*, **12**, 63–70.

第8章
信 頼 性

1. はじめに

　信頼性 reliability という概念は，どのような測定にもつきまとう，偶然誤差とバイアス(系統誤差)を含む "測定誤差 measurement error" 全体の程度を表す概念で，測定の適切さを判断する上で不可欠な概念ですが，計量心理学的アプローチにおける信頼性の理解は，極めて困難と言わざるを得ません。研究者によって，客観性 objectivity，再現性 reproducibility，安定性 stability，同意 agreement，関連 association，感度 sensitivity，定度(精度) precision など，多くの類似語が使われていますが，ほとんどが定義が曖昧なまま用いられているため，これらの違いを説明するのに時間を費すのはやめ，ここでは，「信頼性」に絞って，その概念を解説することにします。一部の用語については，後の文脈で取り上げることもありますが，それは，その問題点を指摘するためであり，それ以外の用語は本書では取り上げないことにします。

　このように用語を，「信頼性」1つに絞り込む理由は単純で，それは，この概念が心理学分野において最も古くから使われてきたものだからです。調べてみると，この概念は，1930年代の教科書に遡り，そこでは，引用文献なしに，基本的定義がなされています。つまり，70年以上も前から，信頼性の定義は明確であり，現在も，医学系の研究者を除けば，教育系，心理系の研究者の間では，完全なコンセンサスが得られています。この基本概念が理解できれば，「信頼性」という用語には，あらゆる測定に必要な要素や特性が完全に反映されていることが理解されるはずです。最近では，一般化可能性理論(第9章参照)など，新しいアプローチも開発されていますが，それらも，この基本概念の拡張にすぎません。医学研究の分野では，Bland ら(1986)の方法など，信頼性の基本概念と矛盾するような見解も出されていますが，私たちは，それに特に利点はないと考えています。ただし，この方法は最近よく使われるようになっているため，後で簡単に解説しておくことにします。

2. 基本概念

　信頼性 reliability という概念は，なぜ捉えにくく，理解が非常に難しそうに見えるのでしょ

うか？　厳密な定義を紹介する前に，測定誤差に関するいくつかの常識的な事項について論じておくことにしましょう。

　測定誤差の問題は，日常生活の中にも溢れています。たとえば，浴室で体重を計るとき，1 kg 未満の変化はあまりあてになりません。なぜなら，市販の体重計は，せいぜい 1 kg 単位でしか正確に測定できないからです。家庭用の体温計も ±0.2℃ が測定の限界です。一方，乳児の体重測定や外科手術時の体重測定は，精密な測定が必要なため，±20 g まで測定できる特別な計量器が用いられます。

　さて，あなたの日常を考えると，朝起きて，1 階のアンティークの大きな振り子時計で時間を確認し（測定誤差数分程度），コートを引っ掛けて玄関を出て外の温度計を見（測定誤差 ±1℃），車に飛び乗って速度計（測定誤差 ±5 km/h）を見ながら，制限速度ぎりぎりで飛ばして職場に駆けつけることでしょう。そして，職場に着くと腕時計（測定誤差 ±15 秒）で時間を確認し，机に座ると，最初のコーヒーを淹れ，おもむろに新聞を読み始めます。するとひょっとしたら，次のような記事を目にするかも知れません（そんなことはあり得ませんが）。「級内相関 intraclass correlation を用いて信頼性を計算したところ，0.86 であった」。

　この記事では，信頼性が，あらゆる測定値に適用できる 0 ～ 1 の範囲の数値として表現されていることに注意してください。しかし，なぜ，そうした指標の開発が必要なのでしょうか？ その理由を知るために，先ほどの日常生活のストーリーにおける，時間，体重，温度の測定に戻ってみましょう。測定誤差に対する感覚が共有されていると仮定して進めれば，体重は，日々 1 kg 程度は変動するので，浴室の体重計の誤差 ±1 kg は全く問題ないと考えられますが，幼児の体重測定に用いるには測定誤差が大きすぎます。同じように，日常生活では，数分の測定誤差は許容範囲で，最近では，デジタル式の時計の正確さに疲れて，アナログの腕時計を使う人が増えつつあります。温度については，外気温の測定に数度程度の測定誤差があっても，季節間の大きな温度の変動を考えれば大した問題ではありませんが，体温ではそうはいきません。

　このように，測定誤差とは，全体のごく一部（したがって大した問題ではない）というのが一般の考え方です。言い換えれば，測定誤差に関するこうした認識の背景には，日常生活ではどの程度の値の範囲があり得るかについての人々の"常識"があるということです。しかし，多くの尺度では，そのスコアの"常識的な"範囲についての情報というものは全く存在しません。たとえば，新たに開発されたうつ尺度のスコアの測定誤差が ±3 だったとしても，そのスコアの患者間の違いや，患者-非患者間の違いについての情報がなければ，その測定誤差が，果たして大きいのか小さいのか判断がつきかねるのです。

　対象者集団における「測定値のバラツキ」の大きさがわかれば，測定誤差（偶然誤差とバイアス）を測定値の全バラツキ total variability に対する比として表現することができます。そして，測定値のバラツキの中には，測定誤差と「個人間の真の違い」が含まれるため，その比は，0 ～ 1 の間の数値をとり，それが，その測定が対象者間の違いを識別できる能力を示すことになります。実際には，信頼性は，「個人間の真の違い」を分子，「測定値の全バラツキ（個人間の真の違いと測定誤差の合計）」を分母とする比で表され，信頼性が低い場合は 0 に近づき，測定誤差がない場合には 1 となります。これを式で表すと以下のようになります。

$$信頼性 = \frac{個人間の真の違い}{個人間の真の違い + 測定誤差}$$

これを，バラツキの統計的指標の1つである分散 variance（σ^2）を用いて表すと以下のようになります。

$$信頼性(r) = \frac{\sigma^2_{対象者}}{\sigma^2_{対象者} + \sigma^2_{測定誤差}}$$

$\sigma^2_{対象者}$は，常に$\sigma^2_{対象者} + \sigma^2_{測定誤差}$よりも小さいため，信頼性（$r$）は，0～1の間の値をとることになります。その唯一の例外が第5章で論じたα係数（クロンバックのα Cronbach's α）です。尺度を構成する項目の一部が他の項目と負の相関をする場合には，α係数は負になることがあります（Krusら 1993）。その場合には，尺度の項目構成に問題があるので見直しが必要です。

上の式から，信頼性係数 reliability coefficient は，「個人間の真の違い」である$\sigma^2_{対象者}$が，測定の全分散（$\sigma^2_{対象者} + \sigma^2_{測定誤差}$）に占める割合であることがわかります。ここでいう「真」は非常に特別な意味で用いられていますが，その詳細は，計算法のところで説明します。

この信頼性の定義には非常に長い歴史があり，正式には古典的テスト理論 classical test theory に由来しますが，その理論は100年以上も前の，「ピアソンの相関係数 Pearson correlation coefficient」で有名な，Pearson の業績に基づくものです。古典的テスト理論では，いかなる観察 O_{ij}（対象者iにおけるj番目の測定）も，2つの要素，つまり，真の値 T_i（対象者iの持つ真の値）と測定誤差 e_{ij} からなります。級内相関 intraclass correlation と呼ばれる，信頼性の正式な計算法は，その後1925年に Fisher によって確立されました（Fisher 1925）。

なぜ，「級内相関」と呼ばれるのでしょうか？ それを理解するためには，Fisher の著書の中で「級内相関」の章に続く次の章のタイトルが，「級間相関 interclass correlation」であること，そしてその中で有名な「ピアソンの相関係数」について記述されていることを知る必要があります。つまり，「級内」とは，同じ変数"内"という意味で，「級間」とは変数"間"という意味なのです。

3. 哲学的意味

上記の信頼性 reliability の公式は，測定の論理に大きな影響を与えます。信頼性は，「個人間の真の違い」を分子と分母の両方に持つその公式が示すように，測定が「真の個人差」をどれほど正確に識別できるかを示す概念です。つまり，信頼性は，個人間には違いがある（＝人間は等しくない）ことを前提とする概念であり，その意味で，社会進化論 social darwinism 的側面を有するとも言えます。そしてその解釈は，科学的というよりも，一種の価値判断であり［訳注：全個人が"等しい"と信頼性は"ゼロ"となる，つまり，"等しい"ことが"よくない"こととみなされるという意味で］，それは測定自体の問題というよりも，信頼性という概念が，測定の持つ，人を"区別する"という側面に焦点を当てているためと思われます。

日常生活での測定の話をもう一度思い出してください。屋外の気温計を見るのは，それによって，その日の温度が昨日までとどれくらい"違う"かがわかるからで，毎日温度が一定で，気温計も毎日同じ温度を示すだけなら，誰も気温計などに見向きもしないことでしょう。これは，臨床でも同じで，役に立つ臨床検査とは，個人間，特に，病人と健康者の"違い"を区別できる検査であって，染色体数検査のように，測定誤差のほとんどない検査でも，誰でもほぼ

同じ結果(46個)となる検査は，ルーチン検査には向きません。同じように，学生の習達度評価や研修態度評価などのグローバル尺度では，たいていの学生が，「平均以上」という評価になってしまうため，やはり評価法として有用とは言えません。

つまり，"違い"を区別できない検査や"違いがない"状況で行われる検査は，検査としては有用性がない(信頼性が低い)，言い換えれば，信頼性と「一致度 agreement」は，必ずしも関連した概念ではなく，ときには，相反する関係になることさえあるということです。たとえば，学生の習達度評価で，全員が「平均以上」であれば，測定者(評価者)間の一致度は高い反面，信頼性はゼロとなってしまいます(注：分子がゼロとなるため)。これは，第4章で論じた「選択肢の数」にも該当する問題です。なぜなら，回答の選択肢を減らせば，スコアの個人間のバラツキが減るため，信頼性は低下しますが，逆に，測定者間の測定の一致度は上昇するからです。

臨床試験を行う研究者も統計学者も，信頼性の概念には手こずってきました。臨床試験の場合，目的は，介入効果を検出することにあります。しかし，介入群とコントロール群の比較には，常にデータのバラツキが伴い，それには個人間の真の違い(真の個人差)に起因するものも含まれますが，「主効果」を検出する上では，それが"邪魔"になります。統計学的検定では，これが明確に定式化され，ほとんどの場合，介入の効果(例：平均値や割合の違い)が分子，個人間の真の違いを含む分散が分母にきます。そのため，分母が大きい(＝真の個人差が大きい)ことは，検定上不利となります。つまり，皮肉なことに，計量心理学者にとって重要な情報(真の個人差)が，介入研究者や統計学者にとっては，"雑音"として扱われるということです。この矛盾は，α係数(第5章)と一般化可能性理論 generalizability theory (第9章)を開発した Cronbach が，1957年に出版した「科学的心理学における2つの規則」という論文の中で最初に指摘したものですが，一部の心理学者にしか知られていないのが現状です。この矛盾は，研究の随所で表出しています。

その1つの例が，選択基準 selection criteria (包含基準と除外基準)で，これは，目的とする対象者を絞り込むための基準ですが，それが多すぎると，あるコレステロール降下薬の臨床試験のように，300,000人をスクリーニングした結果，該当者が4,000人しかいなかったといったことになってしまいます。このように，対象集団を執拗に"均一化"しようとするのは，患者集団が不均一だと，患者間のバラツキの中に，研究で期待される比較的小さな効果が埋没してしまう恐れがあるからです。しかし，この均一化によって，測定の信頼性は低下してしまうのです。

信頼性の公式から導かれるもう1つの重要な結論は，信頼性は，測定を実施する集団の特性に強く依存し(＝適用された集団に固有であること)，"絶対不変の"信頼性などというものは存在しないということです。つまり，いわばアインシュタインの相対性原理における時間の概念のように，信頼性は「相対的」な概念にすぎないということです。研究者の中には，これを，従来の信頼性に関する評価法の欠陥と捉えて強く批判する人もいますが(Bland ら 1986)，私たちは，これは，信頼性という概念の限界ではなく，それが測定というものの現実だと考えています。事実，あらゆる信頼性の数式でこれは不可避であり，分母には，常にスコアの全分散を表す項が含まれます。当然のことながら，QOLスコアの分散は，均一なリウマチ患者集団と，リウマチ患者・健康者・強直性脊椎炎が混ざった集団では異なるため，同じ尺度を用いても，その信頼性は集団によって大きく異なることになります。これは不都合なことのようにも見えますが，単に測定の現実をそのまま反映しているにすぎません。類似しているよりも，多様な方

が，区別しやすいのは当然だからです。本章の冒頭で述べたように，気温計の場合も，その有用性は，"温度の変化する範囲"に依存し，温度変化が小さい環境では，それが大きい環境よりも，変化を検出するのが困難になります。

　重要なことなので，あえて繰り返しますが，尺度に"絶対的"信頼性というものは存在しません（注：第10章で論じるように，"絶対的"妥当性というものも存在しません）。信頼性とは，その尺度に固有の不変の特性ではなく，尺度と，それに回答する集団，尺度が用いられる状況の相互関係の中で決まるものなのです。Gronlundら（1990）が述べているように，「信頼性とは，尺度自体ではなく，尺度で得られる結果についての概念である」(p. 78)。したがって，ある集団のある状況下で信頼性の高かった尺度が，状況の異なる別の集団においても同じ程度の信頼性を示すとは限らず，それは厳密な手続きで検証されなければなりません。つまり，「尺度の信頼性」ではなく，正確には，「尺度を用いて得られたスコアの信頼性」を論じなければならない，したがって，信頼性を記述する際には，「尺度の信頼性係数は，$x.xx$ であった」ではなく，「その集団における尺度の信頼性係数は，$x.xx$ であった」と記載しなければならないということです（Helmsら 2006）。

　しかし，とは言え，尺度を用いるたびに信頼性を再評価するのは非現実的であり，多くの場合，必ずしも必要ではありません。たとえば，その尺度の信頼性が，ある疾患を10年も患っている患者群で確かめられている場合，11年目の患者群でも同じ程度の信頼性があると仮定することは可能です。しかし，その疾患と診断されたばかりの人や，異なる疾患の患者などでは，同じ尺度でも信頼性が異なる可能性があります。信頼性が確認された集団と，自分が研究対象とする集団が似ているかどうかは，ある程度は，研究者の判断の問題になります。尺度の信頼性に影響を与える要因については，本章の後半で解説します。

4．用　語

　詳しい解説に入る前に，用語の問題を整理しておきたいと思います。ここで私たちが「信頼性 reliability」と呼んでいる概念は，心理学や教育学以外の分野では，多くの異なる名称（例：accuracy, precision, agreement, dependability, reproducibility, repeatability, consistency）で呼ばれています。本書では，「信頼性 reliability」を用いることにしますが，その理由の第1は，他の用語は使う人によって意味が異なることがあるからです。たとえば，accuracyは，信頼性の同義語として用いる人もいれば，妥当性 validityの意味で用いる人もいます（例：Giftら 1988, Lynn 1989）。第2は，これらの類似用語は，「信頼性」という，いわば大きな概念の一部を表現しているにすぎないからです。特に，repeatability（反復可能性），reproducibility（再現性），consistency（一貫性）などは，信頼性の式における，誤差にのみ関連する概念で，もう1つの重要な要素である，「個人間の真の違い（真の個人差）」を含まない概念です（Streinerら 2006）。たとえば，学生の習達度評価で，2人の教員が学生全員を「平均以上」と評価し，1週間後に再評価して，再び全員を「平均以上」と評価すれば，反復可能性，再現性，一貫性はすべて完璧ですが，信頼性はゼロです。なぜなら，学生間に評価のバラツキが全くないからです。

5. 信頼性の定義

これまで，「信頼性」を明確に定義することなく用いてきましたが，いよいよここで，信頼性をどう算出するか，つまり，信頼性の要素となる2種類の分散（真の個人差による分散と測定誤差の分散）をどのように算出するかについて解説します。これまでの議論からおわかりのように，その解析には，分散分析 analysis of variance ANOVA，その中でも，同じ対象者における重複測定，つまり同じ対象者を，測定者や時間を変えて，あるいは2つのバージョンの尺度で測定する場合に適用される，「反復測定の分散分析 repeated measures ANOVA」が用いられます。

たとえば，3人の測定者がそれぞれ独立して10人の対象者の特性（例：悲哀感）を10段階尺度を用いて測定した場合を考えてみましょう。

その結果を示したのが，表8.1です。スコアにはある程度のバラツキがあり，個々のスコアは2～10点の範囲で，各対象者のスコアの平均値は2～9点の範囲でバラツキがみられます。そして，各測定者ごとのスコアの平均値も5，6，7とバラツキ，測定者間に，"系統的な"差異（バイアス）があることが示唆されます。同じ対象者に対するスコアも，3人の測定者間に，最大2点の開きがあります。

ここには3つのバラツキの原因があります。つまり，対象者，および測定者に由来するバラツキ，そして偶然誤差です。対象者間のバラツキは一番右側の列の平均値間の違い，測定者間のバラツキ（系統的なバラツキ）は一番下の行の平均値間の違いから算出でき，偶然によるバラツキは，表中の個々のスコアとその「期待値 estimated value」との違いから算出することができます。期待値とは，「真の値 true value」の計算上の推定値のことで，"測定されたスコアから"算出されます。なお，ここで用いる"真"とは，作業上の定義（仮の真）であり，一般に使われる"真"とは，意味合いが異なることに十分に注意してください。実際，ここで"真"という表現を用いるのはやや抵抗がありますが，伝統的に使われています。厳密には，この「仮の真」も，その尺度が無限回使用された場合（当然無理ですが）に得られるスコアの平均値のことです

表8.1 3人の測定者によって測定された10人の対象者の悲哀感の測定結果

対象者	測定者1	測定者2	測定者3	平均
1	6	7	8	7.0
2	4	5	6	5.0
3	2	2	2	2.0
4	3	4	5	4.0
5	5	4	6	5.0
6	8	9	10	9.0
7	5	7	9	7.0
8	6	7	8	7.0
9	4	6	8	6.0
10	7	9	8	8.0
合計	5.0	6.0	7.0	6.0

が，それでも「真の真」とは異なることに注意してください。なぜなら，たとえば，管理職採用の試験では，応募者は，「他の人々をあまり信用しない」という質問には（不利になると思い）わざと控えめに回答する可能性があり，同じ質問を何度繰り返しても，おそらく毎回同じバイアスが加わるため，その平均値（仮の真）は，応募者の真の感情（真の真）を反映するものとは決してならないからです。このことを Stanley (1971) は，以下のように，非常に的確に表現しています：「ここで言う"真のスコア"とは，記録天使 recording angel [訳注：人の善悪の行為を記録するといわれる空想上の存在] の本に記録されるような絶対的真理ではなく，系統的なバイアス要因によって歪められたものにすぎない」(p. 361)。

こうした"真"の意味を念頭におきながら，分散 variance の計算に必要な平方和 sum of square (SS) を計算してみることにしましょう。

$$平方和（測定者間）= 10\,[(5.0 - 6.0)^2 + (6.0 - 6.0)^2 + (7.0 - 6.0)^2] = 20.0$$

ここで左辺を10倍しているのは，10人分の観察が行われているからです。同じように，

$$平方和（対象者間）= 3\,[(7.0 - 6.0)^2 + (5.0 - 6.0)^2 + (2.0 - 6.0)^2 + \cdots + (8.0 - 6.0)^2] = 114.0$$

ここでは左辺が3倍されているのは，測定者が3人だからです。

最後に，偶然誤差の平方和は，個々のスコアと個々の期待値［訳注：表の行と列の合計値の分布から比例配分で算出される値］との差の平方の総和ですが，その計算法は，どの統計の入門書にも記載されているので（特に，カイ2乗法のセクション），ここで詳細には立ち入りませんが，ちなみに，測定者1の対象者1, 2, 3のスコア，6, 4, 2に対する期待値は，それぞれ6, 4, 1となり，平方和は以下のように計算されます。

$$平方和（偶然誤差）= (6.0 - 6.0)^2 + (4.0 - 4.0)^2 + (2.0 - 1.0)^2 + \cdots + (8.0 - 9.0)^2 = 10$$

分散分析（ANOVA）の表は，**表 8.2** に示したように，これらの平方和から作られます。

次のステップは，全分散を，対象者間の分散，測定者間の分散，そして偶然誤差による分散（偶然誤差分散）に分解することです。表にそれぞれの平均平方和（注：平方和を自由度で割った値）があるので，それで十分なようにも見えますが，そうではありません。なぜなら，対象者間の平均平方和にも測定者間の平均平方和のいずれにも，実は，偶然誤差分散が含まれているからです。このことは，対象者が全員，全く同じ程度の悲哀感を有していると仮定した場合を考えれば明らかです。この場合，対象者間にバラツキはないはずですが，実際には，対象者の

表 8.2　分散分析表

要因	平方和	自由度	平均平方和	F	P値
対象者	114.00	9	12.67	22.80	0.0001
測定者	20.00	2	10.00	18.00	0.0001
誤差	10.00	18	0.56		
合計	144.00	29			

第8章 信頼性

"測定値"にはバラツキが生じます。なぜなら，尺度測定に伴う偶然誤差が加わるからで，そのため，そういう場合も，対象者間の平方和はゼロにはなりません。

平均平方和 mean square (MS) と分散 σ^2 には，次のような関係があります。

- $MS_{偶然誤差} = \sigma^2_{偶然誤差}$
- $MS_{対象者} = 3\sigma^2_{対象者} + \sigma^2_{偶然誤差}$
- $MS_{測定者} = 10\sigma^2_{測定者} + \sigma^2_{偶然誤差}$

これらの式を変形すると，以下のように，平方和から分散を計算することができます。

- $\sigma^2_{偶然誤差} = MS_{偶然誤差} = 0.56$
- $\sigma^2_{対象者} = (MS_{対象者} - MS_{偶然誤差})/3 = (12.67 - 0.56)/3 = 4.04$
- $\sigma^2_{測定者} = (MS_{測定者} - MS_{偶然誤差})/10 = (10.00 - 0.56)/10 = 0.94$

最後に，信頼性係数は以下のように求めることができます。

$$r = \frac{\sigma^2_{対象者}}{\sigma^2_{対象者} + \sigma^2_{偶然誤差}} = \frac{4.04}{4.04 + 0.56} = 0.88$$

この式を，分散を用いず，平均平方和だけで書き換えると以下のようになります。

$$r = \frac{MS_{対象者} - MS_{偶然誤差}}{MS_{対象者} + (k-1)MS_{偶然誤差}}$$

ここで k は，測定者数を表します。r が 0.88 であるため，全分散の 88% が対象者間の真の違い(真の個人差)によると解釈されます。ここで大切なことは，信頼性は，信頼係数 r で表され，r^2 ではないということです。r^2 は，別の原因による分散が分散全体に占める割合を意味します。

r は級内相関係数 intraclass correlation coefficient (ICC) と呼ばれていますが，ICC には，前提となる仮定や評価の観点の異なるいくつかの形式があり，これはその1つにすぎません。繰り返しになりますが，Fisher (1925) が，これを級"内"相関と呼んだのは，「同じ変数」をいくつかの角度から見た場合の関係として算出された係数だからであり，ピアソンの相関係数が「異なる変数」間の関係，つまり級"間"相関 interclass correlation であるのと対照的です。両者のこの違いについては，この少し後で再び論じます。

Shrout ら (1979) と McGraw ら (1996) の用語を組み合わせて，ここでは，この級内相関係数 (ICC) のことを，ICC2 (C, 1) と呼ぶことにします。2 は「クラス 2」の ICC という意味で，全対象者が同じ測定者(1人もしくは複数)から測定される場合で [訳注：対象者が必ずしも同じ測定者から測定されない場合が「クラス 1」]，C は測定者間の絶対的一致 absolute agreement ではなく，相関 (correlation あるいは consistency) を見ていること (この違いについては後述)，1 は測定回数が1回であることを意味しています。

6. 尺度の信頼性に関するその他の考察：相関か絶対的一致か

では，測定者間の違い（バイアス）に由来する分散はどこへ行ったのでしょう？　分散分析表には確かに存在し，高度に統計学的に有意となっていますが，その後全く出てきていません。その理由は，偶然誤差を反映する$\sigma^2_{偶然誤差}$や$MS_{偶然誤差}$とは異なり，$\sigma^2_{測定者}$あるいは$MS_{測定者}$は，測定者間の違い（バイアス）を反映するものであるため，それらは測定者間の"相関"の指標である$ICC2(C, 1)$の式には含まれないからです。たとえば，測定者Aのスコアが測定者Bのスコアよりも，常に2点高い場合を考えてみましょう。この場合，測定者は違っても，スコアによる対象者の順位付けは変わらないため，両者のスコアの間には，完全な相関があり，この場合，$ICC2(C, 1)$は高い値を示すことになります。

しかし，上述したように，信頼性にはいくつかの形式があり，Shroutら（1979）は，その著名な論文で，信頼性について，測定者間の違い（系統的バイアス）を含めた場合と含めない場合について論じています。

測定者間の違い（バイアス）を信頼性の計算に含めるかどうかは，相関correlationと一致性agreementのどちらを評価するのかによります。その違いを2つの例を用いて見てみましょう。第1の例は，3人の測定者が，50人定員の専門学校の入試に応募した300人の受験者を，それぞれ独立に，100点満点で採点する場合で，1人の測定者は，非常に厳しく，3人目の測定者は非常に甘い，つまり3人それぞれで採点の厳しさが異なる（＝バイアスがある）としましょう。しかし，彼らの職務は，トップの50人を選択することにあるので，それが可能な限り，採点の点数が一致していなくても，何の問題もありません。重要なことは，測定者間に相関があること，つまり，受験者の"順位付け"に違いがないことです。これは，試験が集団基準準拠タイプnorm referencedである場合，つまり，他の人々との点数の"順位"の違いによって合格・不合格が判定される場合です。

第2の例は，たとえば65点を基準に応募者の合否を決めるといった場合です。これは，目標基準準拠タイプcriterion referencedと呼ばれるもので，前者とは異なり，各測定者の採点の値そのものが重要となります。つまり，点数の順位（相対値）だけではなく，その"絶対値"も一致しなければならないということです。これは，患者の血圧測定の場合と似ており，血圧値は，専門学会などが定めたある基準値に基づいて，正常か異常かが判定されます。ここで重要なのは，測定値の絶対値です。

相関と一致性の違いは，分散分析の用語を用いて言えば，測定者を，固定要因fixed factorとみなすか，ランダム要因random factorとみなすかの違いとも言えます。たとえば，幼児が感じている痛みの程度を"2人の測定者"が評価する場合を考えてみると，ここで重要なのは，測定者一般の信頼性ではなく，"その2人"の測定の信頼性です。もし，2人の間に，たとえば，一方の測定者が他方より常に高い点数を付けるといった，系統的な違い（バイアス）が存在する場合には，点数の低い測定者のスコアに何点かの下駄をはかせる（あるいは，点数の高い測定者のスコアから何点かを差し引く）という具合にして簡単に調整することができます。この場合，測定者は，「固定要因」とみなされ，"相関"を測定する場合に相当します。これに対し，"どのような測定者"でも使える痛みの尺度を開発する場合は，測定者は，測定者の母集団からのランダムサンプルとみなされるため，測定者は，「ランダム要因」となります。この場合は，下

駄をはかすなどの措置はできないため，スコアの「一致性 agreement」が問題となります。前節では，相関に関する ICC の式〔$ICC2\,(C, 1)$〕を示しましたが，1回の測定値に関する絶対的一致性に関する数式は以下のようになります。

$$ICC2\,(A, 1) = \frac{\sigma^2_{対象者}}{\sigma^2_{対象者} + \sigma^2_{測定者} + \sigma^2_{偶然誤差}}$$

以下の平均平方和(MS)と分散の関係を使って書き換えると，

- $MS_{偶然誤差} = \sigma^2_{偶然誤差}$
- $MS_{対象者} = k\sigma^2_{対象者} + \sigma^2_{偶然誤差}$
- $MS_{測定者} = n\sigma^2_{測定者} + \sigma^2_{偶然誤差}$

$$ICC2\,(A, 1) = \frac{MS_{対象者} - MS_{偶然誤差}}{MS_{対象者} + \frac{k}{n}(MS_{測定者} - MS_{偶然誤差}) + (k-1)MS_{偶然誤差}}$$

ここで，A は一致性 agreement，n は対象者数，k は測定者数を表します。この式に，表8.2のデータを代入すると，0.73 という値が得られます。これは，前節で計算した，$ICC2\,(C, 1)$ の値 0.88 よりも小さい値となっています。これは，両者の計算式の違いから当然のことで，一致性に関する信頼性は，相関に関する信頼性よりも常に小さくなります。なぜなら，一致性の信頼性に関する式は，相関の信頼性に関する式の分母に，$\sigma^2_{測定者}$ が加わったものだからです。

7. 1人の対象者が複数の測定者によって測定される場合

1人の対象者を，複数の異なる測定者が測定するときに，測定者のグループが，対象者ごとに異なることがよくあります。たとえば，ある授業でチュートリアルグループに区分された学生たち（＝測定者）が，それぞれのグループのチューター（＝対象者）の教育スキルを評価する場合，あるいは異なるローテーションユニットに割り付けられた初期研修員（＝対象者）がそのユニットの指導に当たる関係者（＝測定者：医師，看護師，スタッフ，患者）から評価を受ける場合などが該当します。

これらの状況には，以下の共通性があります。

1. 各対象者は，複数の測定者からの測定を受ける，しかし，
2. 測定者は，対象者ごとに異なる。

このような状況では，一見，測定結果間の比較も，信頼性の計算もできないように見えます。確かに，1人の測定者が1人の対象者しか測定しないという極端な場合には，対象者間の分散，測定者間の分散，偶然誤差分散を計算することは不可能です。しかし，上記の例では，少なくとも，部分的な分散の計算は可能です。

この種のデータの分析には，一元配置分散分析 one-way ANOVA が用いられます。その場合，対象者が「群間要因」，個々の対象者における複数者による測定が「群内要因」となります。各対象者における測定回数は，それが複数回である限り，回数が等しい必要はありません。

一元配置分散分析を行うと，群間平均平方和と群内平均平方和が算出されますが，群間平均平方和からは対象者間の分散（$\sigma^2_{対象者}$），群内平均平方和からは偶然誤差分散（$\sigma^2_{偶然誤差}$）を推定できるため，これらの分散の推定値を $ICC2(C, 1)$ の数式（本書の p. 162）に代入すれば，信頼性係数を計算することができます。ただし，この場合の数式は，$ICC1(C, 1)$ と呼ぶ方がふさわしいかもしれません。なぜなら，これは，各対象者が"異なる測定者"によって評価されるという，Shrout らの「クラス1」の場合に相当するからです。

なお，3人の面接者からなる15組の面接チームが各チーム10回ずつの面接を行うといった場合のように，測定者に部分的な重複がある場合でも，重複がないと仮定して，計算を行うことができ，それでも信頼性の推定にバイアスが生じることはありません。

8. 複数回の観察

最後に，複数回の観察（反復観察）の問題を改めて論じておくことにします。対象者が，複数の測定者によって評価される場合や，多数の項目からなる尺度に回答する場合，あるいは，同じ患者が同じ痛み尺度に数回にわたって回答する場合などは，これらの平均値をとれば，一度（1回）きりの測定よりも，測定誤差（偶然誤差とバイアス）が減少するため，測定の信頼性が高まることは直感的に理解することができます。これは，信頼性の計算にも反映されなくてはなりません。そのアプローチは極めて単純で，測定誤差による分散を測定回数で割るだけです。相関についての信頼性の場合，以下の式になります。k は測定の回数を表します。

$$ICC2(C, k) = \frac{\sigma^2_{対象者}}{\sigma^2_{対象者} + \sigma^2_{偶然誤差}/k}$$

これを平方和で表すと，

$$ICC2(C, k) = \frac{MS_{対象者} - MS_{偶然誤差}}{MS_{対象者}}$$

絶対的一致性についての信頼性の場合は，以下の式になります。

$$ICC2(A, k) = \frac{\sigma^2_{対象者}}{\sigma^2_{対象者} + (\sigma^2_{測定者} + \sigma^2_{偶然誤差})/k}$$

これを平方和で表すと，

$$ICC2(A, k) = \frac{MS_{対象者} - MS_{偶然誤差}}{MS_{対象者} + (MS_{測定者} - MS_{偶然誤差})/n}$$

n は対象者数です。$k = 1$ の場合は，この式は，$ICC2(A, 1)$（前頁）と同じ式になることに注意してください。この式を用いれば，実際の研究で得られた結果を用いて，測定者の数を減らしたり，増やしたりした場合に，信頼性がどれほど影響を受けるかを推定することができます。

この式から，このような複数の測定に基づく信頼性は，1回の測定に基づく信頼性よりも常

に大きくなることがわかります（分母が小さくなるため）。注意すべきことは，統計ソフトでは，これらが同時に算出されることが多いことです。したがって，こうした計算の根拠を理解していないと，つい値の高い方を報告に用いたくなってしまいますが，測定が1回しか行われていない場合に，複数回の測定に基づくICCの結果を用いると，信頼性を過大評価してしまうことになります。複数の測定に基づくICCは，実際に測定が複数回行われ，それが"平均される"場合にのみ使用できるものであることに注意が必要です。こうした複数回の測定は，たとえば，医学部の入試などで，1人の測定者の評点だけでは信頼性が低い場合に，よく用いられています。

9. 他のタイプの信頼性

　これまでの解説では，測定者が複数である場合の信頼性，言い換えれば，測定が複数の測定者によって行われる場合の測定のバラツキにのみ着目して，信頼性を論じてきました。しかし，よく考えれば，それとは異なるタイプのバラツキも存在します。たとえば，個々の対象者の「悲哀感」を，同じ測定者が同じ対象者を複数回にわたって測定するときに，測定の仕方が日によって変化する場合などがそれに相当します。こうした変化は，たとえば，対象者の状態を収めたビデオを，同じ測定者に1, 2週間間隔で2回見せ，それぞれの時点での測定スコアを比較することで，実験的にその有無を検証することができます。このような，同じ対象者を同じ測定者が複数回測定する場合の信頼性を，測定者内信頼性 intra-observer reliability と呼びます。これに対し，これまで論じてきた，同じ対象者を複数の異なる測定者が測定する場合の信頼性を測定者間信頼性 inter-observer reliability と呼びます。

　優れた尺度かどうかの判断には，測定者間信頼性と測定者内信頼性の両者が最低限必要だという主張をよく目にしますが，それは必ずしも正しくありません。測定者間信頼性には，測定者内信頼性に関連する誤差要因も含まれるため，測定者間信頼性が高ければ，それで十分です。なぜなら，その場合は，測定者内信頼性も高いと考えられるからです。しかし，測定者間信頼性が低い場合には，それがどの分散（測定者間，測定者内，あるいはその両者）によるものかがわからないため，それを明らかにするために，測定者内信頼性を検討する必要があります。

　自記式の調査票（例：心理的機能，痛み，病気の重症度）のように，測定に測定者が全く関与しない場合も少なくありませんが（注：記入者自身を測定者とみなせば，これは，測定者が1人の場合とみなすこともできます），この場合でも，尺度の信頼性が問題となります。この場合の信頼性の検討は，通常，対象者に，短い間隔（対象者に変化が生じないと思われる期間）を挟んで，同じ尺度に2回，回答してもらうという形式で行われます。これを「再テスト法 test-retest method」といいます。もちろん，挟む期間の長さには注意が必要で，長すぎると，対象者に何らかの変化が生じてしまい，短すぎると，対象者は最初の自分の回答を覚えている可能性があります。この"間隔"に関する専門家の意見は様々で，尺度の内容によって，1時間〜1年もの幅がありますが，多くの場合は，2〜14日が用いられます（注：テストの種類と間隔の違いによって，信頼性がどれほど変わるかは，本章の「再テスト信頼性の実証的データ」の節で解説します）。再テスト信頼性が低い場合には，3つの理由が考えられます。第1は，尺度（質問項目）自体には信頼性はあるが，測定しようとする特性（現象）が比較的短時間で変わってし

まう場合(例:関節痛や気分),第2は,尺度自体の信頼性が低い場合(Crocker ら 1986),そして,第3は,1回目のテストが2回目のテストの回答に影響を与える場合です。これは,1回目の回答によって,その特性(現象)に対する対象者の関心が高まったり,それが気になったりする場合で,こういう場合を,テストが「リアクティブ reactive」であると言います(注:対象者全員が1回目のテストにほぼ等しく影響を受ける場合は,相関に関する信頼性には影響を与えません)。第5章で論じたように,内的一貫性 internal consistency が,尺度の信頼性として報告されることがありますが,これは,尺度内部での信頼性の指標にすぎず,それ以外の,日々の変動や測定者間のバラツキなどの情報が含まれていません。内的一貫性は,複数の測定を行う必要がなく簡単に計算できるため,尺度の信頼性の指標として,非常によく用いられていますが,その限界を踏まえた慎重な解釈が必要です。

10. その他の信頼性係数

どの信頼性係数が最も適切かについては,研究者間でかなり意見の食い違いがあります。今日用いられている係数は,すべて,「級内相関係数 intraclass correlation coefficient」の一種です。それ以外にも,ピアソンの相関係数やコーエンのカッパ(κ)係数(Cohen 1960)などがよく用いられており,Altman ら(1983, Bland ら 1986)は,従来の方法の弱点を踏まえて,それに代わる方法を提唱しています。そこで,以下では,これらの代替法を紹介し,方法間の違いについて解説します。

ピアソンの相関係数

ピアソンの相関係数 Pearson correlation は,回帰分析に基づく方法で,2つの変数間の関係をどれほど直線関係で表すことができるか,その程度を示す指標で,得られた個々のデータとその直線との距離が最小になるような直線を決めるという手続きを取ります。それを信頼性の文脈で言えば,1つの集団における2つの測定値のセットの間の関係がどれほど直線に近いかを表す指標ということです。そうした関係の1つを示したのが,図8.1 です。ここでは,2つの直線が示されており,ピアソンの相関係数は,切片が0で直線の傾きが1.0である場合(実線)も,切片も0ではなく直線の傾きも1.0ではない場合(点線)も,いずれも1.0となっていますが,級内相関係数(intraclass correlation coefficient:ICC)が1.0となるのは,2つのデータが完全に一致する場合,つまり,前者(実線)の場合のみです。これは,ピアソンの相関係数は,信頼性の指標としては,不適切で緩い指標であること,言い換えれば,ピアソンの相関係数は真の信頼性よりも常に高い値となることを意味しています。しかし,現実には,最も大きなバラツキの原因は,通常は偶然誤差であるため,ピアソンの相関係数と級内相関係数は,かなり近い値となります。

級内相関係数(ICC)の方がピアソンの相関係数より優れているのには,もう1つ理由があります。表8.1 を思い出してください。そこでは,3人の測定者が10人の患者を測定した場合の級内相関係数を算出しましたが,これにピアソンの相関係数を用いようとすると,2人の測定者間でペアにしたデータセットを作成する必要があり,それだけでも3つのデータセット(測定

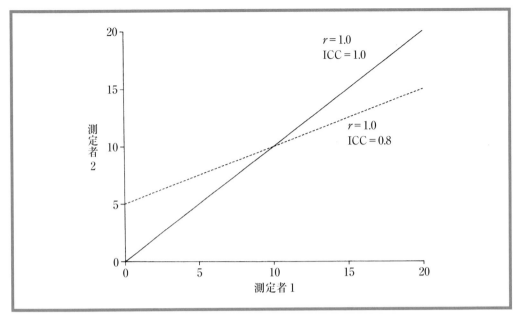

図 8.1　2つの測定者間スコアの直線関係とピアソンの相関係数および級内相関係数
注：r はピアソンの相関係数，ICC は級内相関係数

者1と2，測定者2と3，測定者3と1）が必要となりますが，これが10人の測定者になると，その組み合わせは45通りにもなり，しかも，それらの平均の仕方，組み合わせ方については，何の決まった方法もありません。

　ペアデータに基づく相関には，他の測定者とかけ離れたスコアを付ける測定者を見つけるのには役立ちますが，一般には，測定者は測定者母集団の中からランダムに選ばれたと仮定するため，測定者個々について問題にすることはありません。こうした場合には，すべてのデータを用いて，1つの級内相関係数を算出する方がはるかに簡単でかつ意義があります。

カッパ（κ）係数

　本書で扱う信頼性は，ほとんどの場合，数量的なデータに関するものですが，現実的には，2区分（2値）的なデータ（例：あり／なし，陽性／陰性，異常／正常，生／死）を扱う場合も少なくありません。こうしたデータの測定者間あるいは測定者内の信頼性の最も単純な指標は，2人の測定者の測定（判定）結果が一致したケースの割合（全一致率 overall agreement）を算出することです。この指標には直感的なわかりやすさはありますが，対象者の特性の分布に強く影響を受けるため，たとえば，対象者の大半が異常もしくは正常の場合，測定結果は，偶然のみで一致する確率が高くなってしまいます。偶然の影響を排除するために開発されたのが，カッパ係数 kappa coefficient (Cohen 1960) で，分割表の周縁の合計値を用いて，偶然によって生じる一致率（以下，「偶然による一致率」）を推定し，それを差し引いて一致率を計算するという手続きを取ります。たとえば，2人の測定者が，バビンスキー反射（注：新生児の足の裏側をこすると，親指が甲側に曲がる反応）の有無を判定する場合を考えてみましょう。その結果が表8.3であるとします。

表8.3　2人の測定者の2×2分割表

		測定者2		
		陽性	陰性	合計
測定者1	陽性	20	15	35
	陰性	10	55	65
	合計	30	70	100

全一致率は，単純に，(20 + 55)/100 = 75%となりますが，これらの中には単なる偶然の一致が含まれています。この例について，具体的にカッパ係数を計算してみましょう。以下の計算式を用います。

$$\kappa = \frac{p_{全} - p_{偶然}}{1.0 - p_{偶然}}$$

ここで，$p_{全}$は全一致率，$p_{偶然}$は偶然による一致率を意味します。具体的に計算してみると，偶然による一致と推定される数は，左上の枠(陽性×陽性の枠)では，(30 × 35)/100 = 10.5，右下の枠(陰性×陰性の枠)では，(70 × 65)/100 = 45.5 となるため，

$$\kappa = \frac{\left(\frac{75}{100}\right) - \left(\frac{10.5 + 45.5}{100}\right)}{1.0 - \left(\frac{10.5 + 45.5}{100}\right)} = 0.43$$

と計算されます。率に変換することなく，人数から直接計算する場合には，次の式を用います。

$$\kappa = \frac{f_{全} - f_{偶然}}{N - f_{偶然}}$$

ここで，$f_{全}$と$f_{偶然}$はそれぞれ，全一致数，偶然によると推定される一致数，Nは総サンプル数を意味し，この事例では以下のようになります[訳注：56は，10.5と45.5の和]。

$$\kappa = \frac{75 - 56}{100 - 56} = 0.43$$

2×2表では，次の式で，カッパ係数の標準誤差を計算することもできます。

$$SE(\kappa) = \sqrt{\frac{p_{全}(1 - p_{全})}{N(1.0 - p_{偶然})^2}}$$

この例では以下のようになります。

$$\sqrt{\frac{0.75(1 - 0.75)}{100(1.0 - 0.56)^2}} = 0.098$$

こうして，全一致率 0.75 の代わりに，偶然による一致率を除去した一致率として 0.43 (標準誤差約 0.10)という値を得ることができました。一方の結果(陽性もしくは陰性)の頻度が非常に低い，もしくは非常に高い場合には，全一致率は非常に高くなりますが，偶然以外による一致

率はほとんど0に近くなってしまいます。

こうしたアプローチは，前述した分散分析（ANOVA）を用いたアプローチとは何の共通性もないように見えますが，実はそうではありません。それは事例を少し変えてみれば明らかです。たとえば，筋力測定は，通常，「弛緩＝0」から「正常＝5」までの6段階で評価されるため，2人の測定者間の一致は，6×6の分割表で検討されます。

表8.3の例では，変数が2区分（2値）変数であったため単純でしたが，筋力測定の場合は，完全な一致だけではなく，"比較的近い一致"（注：1, 2段階程度の食い違いしかない場合）も考慮に入れなければなりません。それを可能にするのが，重み付けカッパ係数 weighted kappa (Cohen 1968) です。重み付けカッパ係数では，実際には，"不一致の度合い"が重み付けされるため，分割表の左上隅から右下隅の至る対角線上のすべてのセル（2人の測定者の値が完全に一致する場合）の重みは0，右上隅のセルと左下隅のセル（2人の測定者の値が最も異なる場合）には最大の重みが与えられます。そして重み付けカッパ係数は，下記の式で，偶然による影響を補正した，重み付けされた率の合計として算出されます。

$$\kappa_w = 1.0 - \frac{\sum w_{ij} \times P_{実測ij}}{\sum w_{ij} \times P_{偶然ij}}$$

ここで，w_{ij}は，(i, j)のセルに与えられた重みで，$P_{実測ij}$と$P_{偶然ij}$は，それぞれ(i, j)のセルにおける実測の一致率，偶然による一致率（推定値）を表します。

この式では，重み（w）は0〜1の間の任意の値を用いることができますが，任意の値を用いると，他の研究と結果を比較できなくなるため，特別な理由がない限りは，一般に用いられている，2次重み（平方重み）quadratic weight と呼ばれる重み付け法を用いるべきです。この方法では，2人の測定者の測定値の差の平方を重みに用います。これを具体例で見てみましょう。話を単純にするために，バビンスキー反射の検査所見を，陽性，疑い，陰性の3段階に，測定者を2人とします。そのデータを示したのが，表8.4です。各セルの最上段の数字は2次重み［訳注：2次重み（平方重み）は，陽性，疑いあり，陰性のスコアを1, 2, 3点とすると，たとえば，測定者1と測定者2がいずれも陽性の場合は$(1-1)^2 = 0$，測定者1が陽性，測定者2が疑いの場合は$(1-2)^2 = 1$，測定者1が陽性，測定者2が陰性の場合は$(1-3)^2 = 4$となりま

表8.4　2人の測定者で3段階の評価をした場合の分割表

		測定者2			
		陽性	疑いあり	陰性	合計
測定者1	陽性	0 15 (5)	1 3 (3)	4 2 (12)	20
	疑いあり	1 8 (6.25)	0 10 (3.75)	1 7 (15)	25
	陰性	4 2 (13.75)	1 2 (8.25)	0 51 (33)	55
	合計	25	15	60	100

表 8.5　カッパ係数の様々な判定基準

カッパ係数	Landis ら	Cicchetti ら	Fleiss
≤ 0	不一致 poor	不一致 poor	不一致 poor
0.00 ～ 0.20	わずかに一致 slight		
0.21 ～ 0.40	少しは一致 fair		
0.41 ～ 0.60	まあまあ一致 moderate	まあまあ一致 fair	まあまあ一致 fair to good
0.61 ～ 0.75	かなり一致 substantial	高度に一致 excellent	
0.75 ～ 0.80			高度に一致 excellent
0.80 ～ 1.00	ほぼ完全に一致 almost perfect		

出典：Cicchetti, D.V. and Sparrow, S.A, Developing criteria for establishing interrater reliability of specific items: Applications to assessment of adaptive behavior, *American Journal of Mental Deficiency*, Volume 86, Issue 2, pp. 127-37, Copyright © 1981, Landis, J.R. and Koch, G.G., The measurement of observer agreement for categorical data, *Biometrics*, Volume 33, pp. 159-74, Copyright © 1977, Fleiss, J. L., *Statistical methods for rates and proportions*, Second Edition, Wiley, New York, USA, Copyright © 1981.

す〕，中段は観察数，下段の（　）内の数字は，偶然によって生じたと推定される一致数（期待数）を示します。前頁の式により，重み付けカッパ係数は以下のように計算されます．

$$\kappa_w = 1.0 - \frac{(0 \times 15) + (1 \times 3) + (4 \times 12) + \cdots + (0 \times 51)}{(0 \times 5) + (1 \times 3) + (4 \times 12) + \cdots + (0 \times 33)} = 1 - 0.266 = 0.734$$

　この 2 次重みを用いると，重み付けカッパ係数の値は，級内相関係数と全く同じ値となります（Fleiss ら 1973）．つまり，陽性を 1，疑いありを 2，陰性を 3 とコードし，2 人の測定者のデータを「反復測定のある分散分析（repeated measures ANOVA）」で分析して級内相関係数を計算すると，2 次（平方）重み付けカッパ係数と等しい値となります（注：2 次重み付け以外の重み付けでは等しくはなりません）．同じように，表 8.3 の例で，陽性を 1，陰性を 0 とし，100 のペアデータとみなすと，1-1 ペアが 20，1-0 ペアが 15，0-1 ペアが 10，0-0 ペアが 55 となり，それを 200 の測定値として「反復測定のある分散分析」を実施すると，表 8.3 で重み付けをせずに計算したカッパ係数と同じ，0.43 という値になります．

　カッパ係数や重み付けカッパ係数の判定基準については，Fleiss（1981），Cicchetti ら（1981），Landis ら（1977）によって，様々な基準が提案されています．それをまとめたのが表 8.5 です．これらは，用語やカットオフ値に違いがありますが，簡単にまとめると，0.60 以下では低すぎて問題外ですが，0.75 でも（Cicchetti らを除けば）厳しいということになります．

カッパ係数の問題点

　カッパ係数は非常に広く用いられていますが，この係数は，その有用性を根底から揺るがしかねない 2 つの"矛盾"をはらんでいます．それは，バイアスと存在率（有病率）prevalence の影響です（Byrt ら 1993）．

　第 1 の矛盾（バイアスの矛盾）とは，測定者間の測定結果の隔たり（バイアス）が大きいほど，カッパ係数が大きくなる（＝隔たりが小さいほど，カッパ係数が小さくなる）現象のことを言います．表 8.6 を見てください．ここには 2 つの事例が示されていますが，どちらの場合も，2

表8.6 全一致率は等しいが，カッパ係数が異なる場合

		測定者2					測定者2		
		はい	いいえ	合計			はい	いいえ	合計
測定者1	はい	45	15	60	測定者1	はい	25	35	60
	いいえ	25	15	40		いいえ	5	35	40
	合計	70	30	100		合計	30	70	100

人の測定者間で判定が一致したケースは60ですが，違いは，左の例では，どちらの測定者でも，陽性判定が陰性判定よりも多くなっているのに対し，右の例では，測定者1は陽性判定が多く，測定者2では逆に陰性判定が多くなっています。カッパ係数は，左の例では0.13，右の例では0.26となり，一般的に，測定者間の隔たり（バイアス）が大きいほど，カッパ係数は大きくなります。

第2の矛盾（存在率の矛盾）とは，陽性と陰性の相対的な分布に関する問題です。カッパ係数の不幸な特性として，その値は，対象者集団における陽性（あるいは陰性）の存在率（有病率）が50％のときが最大で，そこから離れるにつれて，急速に低下していきます（Feinsteinら 1990）。例えば，表8.7のような結果では，全一致率は91％と非常に高いにもかかわらず，カッパ係数は0.14にしかなりません。

これらの矛盾を解決するために，多くの方法が考案されていますが，その中で2つが最もよく用いられています。その1つは，PABAK法（Prevalence and Bias Adjusted Kappa）（Byrtら 1993）で，下記の極めて単純な式で表されます。

$$\text{PABAK} = 2(p_{全}) - 1$$

ここで，$p_{全}$は，全一致率を表します。

これを表8.7に適用すると，$2 \times (0.90 + 0.01) - 1 = 0.82$となります。表8.7は，あり／なしの2区分ですが，測定が3区分以上の場合は，重み付けカッパ係数のような計算になります。web上で無料の計算ソフトが公開されているので参照してください（http://www.singlecaseresearch.org/calculators/pabak-os）。

もう1つの方法は，「偶然に対する相対的改善度 relative improvement over chance（RIOC, Loeberら 1983）」と呼ばれるもので，計算法が異なります。カッパ係数値の上限は，分割表の辺縁分布（＝表の合計欄の数値）によって制限されているため，RIOCでは，偶然によらない一致率を，その範囲でとり得る最大のカッパ相対値として算出します。その単純化した計算式が以下の式です。

表8.7 「なし」の存在率が低い場合の分割表

		測定者2		
		はい	いいえ	合計
測定者1	はい	90	5	95
	いいえ	4	1	5
	合計	94	6	100

$$RIOC = \frac{Na - [(a+c)(a+b)]}{N_{min}[(a+c)(a+b)] - [(a+c)(a+b)]}$$

ここで，$N_{min}[(a+c)(a+b)]$ の "min" は，"小さい方"という意味で，$(a+c)$ と $(a+b)$ のいずれか小さい方を N と掛けるという意味になります。表 8.7 の例で計算すると以下のようになります。

$$RIOC = \frac{(100)(90) - (94)(95)}{(100)(94) - (94)(95)} = 0.15$$

元々のカッパ係数(0.13)より，ほんのわずか大きい値にとどまっていますが，一般には，カッパ係数よりもかなり大きな値となります(例：Cairney ら 2011)。

では，どちらを用いるべきなのでしょうか？ もう一度，信頼性の定義と，重み付けカッパ係数が，級内相関係数と同一であることを思い出してください。すると，存在率の"矛盾"は，もはや矛盾ではなく，単に，サンプルの均一性の効果を反映するにすぎないことがわかるはずです。本書の随所で指摘したように，信頼性は，サンプルの均一性が高まると，逆に減少します。存在率が非常に低い(あるいは非常に高い)という状態は，言い換えればサンプルが非常に均一だということでもあり(例：ほぼ全員の回答が 0 あるいは 1 である状態)，信頼性の推定値は低くならざるを得ません。したがって，PABAK や RIOC のどちらも用いる必要はなく，通常のカッパ係数を用いれば済むことになります。

一方，第 1 のバイアスの問題は，これよりもっと複雑で，私たちの関心が，"絶対的一致"ではなく，"相関"であれば，測定者間での不一致を計算に含む指標(絶対的一致の信頼性)を用いると，信頼性を過少評価してしまうことになります。一方，測定者を測定者母集団からのランダムサンプルと仮定する場合は(注：多くの場合がこれに該当します)，いかなる測定者間の偏り(バイアス)も，現実世界での測定では，補正し得ないものということになります。言い換えれば，仮にある特性の存在率が，1 人の測定者では 5％，他の測定者では 20％であった場合，それは偶然誤差であることになり，測定者由来の偶然誤差として，誤差の一部に含めるのが理にかなっています。

11. カッパ係数と級内相関係数

以上の解説から，私たちの結論は，最も単純な 2×2 分割表のカッパ係数以外は，カッパ係数や重み付けカッパ係数ではなく，級内相関係数を用いるのがよいということです。Berk (1979)は，級内相関係数〔およびその延長としての一般化可能性理論(第 9 章で解説)〕の方が優れている理由を 11 点あげています。そのすべては原著をご覧いただくとして，以下にその一部を示します。(1) 信頼性に影響する要因を特定できる，(2) 柔軟性が高く，測定者が複数の場合や，反復測定の場合にも分析が容易である，(3) 測定者間の違い(バイアス)を系統誤差要因として含めたり除外したりすることができる，(4) 欠測データを扱うことができる，(5) 測定者の数を増やしたり減らしたりした場合の信頼性への影響を見積もることができる，(6) コンピュータで容易に計算できる，(7) 測定者間の一致を測定する様々な方法を 1 つの理論的枠組

で評価できる(すべてが級内相関係数のバリエーションとなるため)。

これに対し，Cicchetti (1976)は，彼の開発したカッパ係数の重み付け法(後述)は，2区分-順序尺度 dichotomous-ordinal (DO) scale にはよりよい指標であると述べています。DO 尺度とは，「1＝異常所見なし，2＝わずかな所見あり，3＝軽度の所見あり，4＝中等度の所見あり，5＝高度の所見あり」という具合に，"あり"の場合を，いくつかに段階化した尺度で，Cicchetti は，(1)「なし」と「わずか」の間の違い，(2)「軽度」と「中等度」の間の違いは，尺度上の違いはどちらも1ですが，実際の意味は，(1)の違いの方が後者よりもはるかに大きいと言います。なぜなら，「なし」と「わずか」の違いは，"所見が全くない"と"存在する"という大きな判断の違いであるのに対し，(2)では，存在する所見の程度の違いにすぎないからです。こうした場合は，Cicchetti の重み付けに厳密に従う限り，彼の主張に間違いはありません。DO 尺度に対する Cicchetti の重み付けは，不一致よりも一致に基づくもので，中間的な値に対する線形の重み付けは，尺度における回答選択肢の段階数によって変わります。段階数が k 個の場合，重みの計算は，$2(k-1)$ で表される W の計算から始まり(例：5段階の場合は $W=8$)，その後は，次の式で計算して行きます。

$$\frac{W-1}{W-1} ; \frac{W-2}{W-1} ; \frac{W-3}{W-1} \cdots \frac{W-W}{W-1}$$

段階数が5個の場合は次のようになります。

$$\frac{7}{7} ; \frac{6}{7} ; \frac{5}{7} ; \cdots \frac{0}{7} = 1.0 ; [0.86 ; 0.71] ; [0.57 ; 0.43] ; [0.29 ; 0.14] ; 0.0$$

1.0(完全一致)以降の数値が，対になっていることに注意してください。最初の数値(重み)は，ある特性について，2人の測定者が揃って「所見あり」(注：高度，中等度，軽度，わずかを含む)と評価した場合で，2番目の数値は，一方が「所見なし」，一方が「所見あり」と評価した場合に用いる重みです。つまり，[0.86；0.71]では，0.86 は，2人の測定者の判定がどちらも「所見あり」で，所見の程度の差が1段階の場合(例：高度 vs. 中等度，中等度 vs. 軽度，軽度 vs. わずか)，0.71 は，一方が「所見なし」で他方が1段階差の「所見あり」(＝わずか)の場合です。同じように，[0.57；0.43]では，所見の差が2段階の場合で，0.57 は，2人の測定者の判定がどちらも「所見あり」で，所見の差が2段階の場合(例：高度 vs. 軽度，中等度 vs. わずか)，0.43 は，一方が「所見なし」で他方が2段階差の「所見あり」(＝軽度)の場合です。そして，最後の 0.0 は，所見が最大に食い違った場合(＝高度 vs. なし)です。

12. Altman-Bland分析

一致度を評価する新しい方法が，Altman らによって提案されています(1983，Bland ら 1986)。この方法は，信頼性の定義と無関係に計算ができるという長所がありますが，この"無関係"さは，同時に弱点でもあります。ただ，この方法は，臨床関係の論文で，非常によく用いられているため，ここで少し解説しておくことにします。

この方法は，全く同じ尺度を用いて行われた2回の測定の絶対的一致度の評価法として開発

されたものです。それゆえ，ピアソンの相関係数とは違い，偶然誤差（ランダム誤差）と測定者バイアスを明確に区別するという，級内相関係数の利点を有する方法と言えます。この方法では，測定が，測定者 A と測定者 B によって，ペアで行われた場合に〔訳注：仮に測定値を a, b とする〕，その平均値〔$(a+b)/2$〕を X 軸に，その差 $(a-b)$ を Y 軸にとったグラフをまず作成します。そして，次に，差の平均とその標準偏差を計算し，最後に，「一致の限度 limit of agreement」を，「差の平均 ± 2 標準偏差」として算出します。しかし，これらは，すべて級内相関係数の計算の過程で算出される統計量と関係が強く，差の平均は，級内相関係数で計算される測定者間の分散に（実際には，$\sqrt{(2/n)} \times MS_{測定者}$ に等しい。MS は平均平方和），差の標準偏差は $\sqrt{MS_{偶然誤差}}$ に関係しています。測定者バイアスの有無については，分散分析と同じように，統計学的検定を行うことができます。このように，Altman-Bland 分析に用いられるパラメータは，級内相関係数分析に用いられる数値から導くことができますが，級内相関係数に比べ，個々のパラメータがそれぞれ区別して見える点は若干の利点と言えるかもしれません。また，グラフによって，測定者バイアスを可視化することができるため，それが固定バイアス constant bias（差 $a-b$ が，測定値の大きさにかかわらず一定の場合）なのか，比例バイアス proportional bias（差が，測定値が大きくなるにつれて，大きくなっていく場合）なのかを視覚的に判断することができます。

13. 解釈の問題

信頼性，測定の標準誤差，推定値の標準誤差

　信頼性（ここでは級内相関係数）を，無単位の分散の"比"として表現することの1つの問題は，スコア（注："点"という単位を持つ）との直接の関係がわかりにくいことです。たとえば，信頼性係数が 0.7 と言われても，具体的な意味がピンときません。しかし，信頼性は，2つの量，つまり，測定誤差の分散と対象者間の真の違いの分散を含むため，それから逆算して，"測定の誤差"を表現することができます。つまり，「測定の標準誤差 standard error of measurement（SEM）」は，標準偏差（σ）と信頼性（r）によって，以下のように定義することができます。

$$SEM = \sigma_x \sqrt{1-r}$$

ここで，σ_x はスコアの実測値（x）の標準偏差です。SEM の単位は，元々のスコアと同じであり，この式から，信頼性係数が1のとき，SEM は 0 で測定には誤差がないこと，逆に，信頼性が 0 のときは，SEM は，測定値の標準偏差に等しくなります。この関係の一部を示したのが，図 8.2 です。このグラフは次のように用いることができます。つまり，標準偏差がある値で，信頼性が，たとえば 0.8 の場合は，測定の標準偏差（SD）に対する標準誤差（SE）の割合（図中の SE/SD）が 45%，信頼性が 0.5 の場合は，SE の割合は 70% となり，具体的な測定を全くすることなく，事前の情報だけで，測定の信頼性を 30%（0.3）増加させた場合の標準誤差の割合をシミュレーションすることができます。

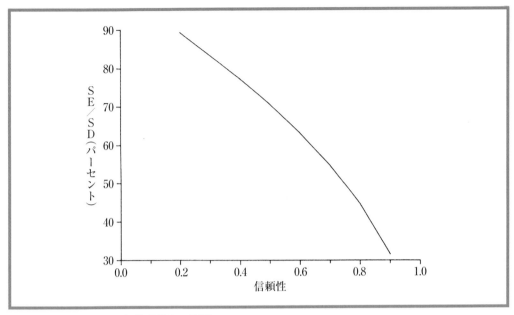

図8.2 信頼性と測定の標準誤差との関係

　式から明らかなように，信頼性（ここでは級内相関係数）とSEMには関係がありますが，含まれる意味には違いもあります。つまり，信頼性は，尺度が個人間の違いを識別する"能力"を反映する相対的な指標ですが，SEMは絶対的な指標であり，個々の対象者における，個々のスコアの定度（精度）precisionを表します（Weir 2005）。

　SEMを算出する1つの理由は，スコアの信頼区間を計算できるからですが，これには2つの問題があります。第1の問題は，SEMがスコアの全範囲で等しいという仮定があることです。しかし，これは無理な仮定で，SEMは，平均値に近いスコアでは小さく，平均値から離れるにつれて大きくなり，2倍もの開きが生じることもあります（Feldtら 1985）。第2の問題は，「スコアの実測値」と「推定された真のスコア」（後出）のどちらを信頼区間の中心に用いるべきかということです。ここでの問題は，尺度の信頼性が1.0の場合（現実にはありえませんが）を除けば，平均値との差は，スコアの実測値の方が「推定された真のスコア」（次頁）よりも常に大きいことですが（Charter 1996），いわゆる"伝統的"アプローチ（Charterら 2000, 2001）では，信頼区間は，スコアの実測値を中心とする範囲として表現されます。

$$X_0 \pm z \times SEM$$

ここで，X_0は，スコアの実測値で，zは，希望する信頼区間のレベルに対応する正規分布の値です（信頼区間が90％の場合は1.64，95％の場合は1.96）。たとえば，平均値が50点，標準偏差が10点，信頼性が0.8で，ある人が65点をとった場合の，95％信頼区間は，以下のように計算されます。

$$SEM = 10\sqrt{1 - 0.8} = 4.47$$
$$CI_{95} = 65 \pm 1.96 \times 4.47 = 56.24 \sim 73.76$$

この式は，"個人レベル"での測定誤差を表現しており（Charterら 2001），95％信頼区間を用いる場合には，その区間の中に真の値が含まれる，言い換えれば，その人の真のスコアが，その区間，つまり上記の場合，56.24と73.76の間に含まれることは，95％確かだということを意味しています。

「推定された真のスコア estimated true score (ETS)」を中心として表す，「回帰 regression」に基づくアプローチもあります（Charterら 2000）。ETSは以下の式で表されます。

$$ETS = M + r(X_0 - M)$$

ここでMは，測定値の平均値で，X_0はスコアの実測値，rは信頼性係数を表します。そして，信頼区間の計算には，SEMの代わりに以下の式で表される「推定値の標準誤差 standard error of estimate (SEE)」を用います。

$$SEE = \sigma\sqrt{r(1-r)}$$

そして，信頼区間は次の式で表されます。

$$ETS \pm z \times SEE$$

zは希望する信頼区間のレベルに対応する正規分布の値です。先述した事例の場合，95％信頼区間は以下のようになります。

$$SEE = 10\sqrt{0.8(1-0.8)} = 4.00$$
$$ETS = 50.0 + 0.8(65-50) = 62.0$$

$CI_{95} = 62.0 \pm 1.96 \times 4.00 = 54.2 \sim 69.8$で，下限が54.2，上限69.8となります。

この場合の信頼区間は，前者とはやや異なり，個人レベルではなく，"スコアが65点であった集団"における信頼区間であり，その集団に属する95％の人々のスコアが，54.2〜69.8の範囲にあることを意味します（Charterら 2001）。信頼区間が，測定値に対して非対称であることに注意してください（ただし，測定値が平均値と等しい場合には，対称となります）。どちらの信頼区間（個人レベルと集団レベル）も正しいものであり，どちらを用いるかは，目的によります。個人のスコアの信頼区間を知りたい場合は，測定値についての信頼区間を，あるスコア得点の人々の集団についての信頼区間を知りたい場合には，「推定された真のスコア（ETS）」についての信頼区間を用いることになります。

再テストにおける測定値の誤差

個人が2回同じテストに回答する場合，テスト間のスコアの違いはどの程度と推定できるでしょうか？ 2つの測定値の差の標準偏差は，$\sqrt{2} \times SEM$と表されます。前出の例を少し変え

て，ある人における測定値が15で，SEMが3であるとすると，正規分布から，真のスコアが12と18の間にある確率は68％となります。そして，その人が2回目のテストを受けた場合には，2回目のスコアが，$15 - (\sqrt{2} \times \text{SEM})$と$15 + (\sqrt{2}\text{SEM})$の間，つまり，10.8と19.2の間にある確率は，68％となります。信頼区間が(12〜18に比べて)少し広くなることに注意してください。これは，1回目の測定だけではなく2回目の測定にも誤差が伴うからです(Green 1981)。

再テスト信頼性の実証的データ

新たに開発した尺度の信頼性が高いか低いかを判断する1つの方法は，信頼性が比較的安定していると一般に認められている尺度と比較することです。Schuergerら(1982, 1989)は，2日〜20年の間隔で再テストされた多くの人格に関する尺度のデータを集めて分析し，外向性などの比較的安定した性格の再テスト信頼性 test-retest reliability は，再テストまでの間隔が1年以内の場合は0.70台の後半から0.80台の前半で，20年以上経つと0.60台の半ばまで低下することを示し，一方，それに比較すると，"不安"のような心理的状態に関する尺度の場合は，それよりも0.10ほど信頼性が低いこと，逆に，知能指数(IQ)，特に成人のIQ尺度では，信頼性が0.10高いことを明らかにしています(Schuergerら 1989)。また，能力の測定，特に専門職認定試験の場合の信頼性は，7〜10年後に実施された場合は0.70以上であることが示されています(Ramseyら 1989)。

信頼性の大きさの標準

これまで，信頼性とは，その尺度に固有の絶対的なものではなく，使われる対象集団や条件によって変わる"相対的"なものであることを強調してきましたが，ここで問題となるのは，では，どれほどの信頼性があれば適切と言えるのかということです。計量心理学の教科書には，色々な基準が使われていますが，その根拠が示されていることはほとんどなく，実際，そうした基準には，"60点未満を不合格とする"という基準に根拠がないのと同じように，科学的根拠があるわけではありません。

強いてあげれば，個人レベルでの基準として，Kelley (1927)は最低0.94，Weinerら(1984)は0.85という値を提案していますが，これらはあまりに高すぎて，実用的ではありません。事実，妥当性が確立されているSF-36の8つの下位尺度のうち，信頼性が0.90を超えるものは，わずか2つで(Wareら 1992)，自動血圧計で1日2回を測定した場合の信頼性(再現性)ですら，最高血圧で0.87，最低血圧で0.67にすぎません(Prisantら 1992)。

教科書には，一般に，"個人レベル"での尺度の信頼性は"集団レベル"の場合の信頼性よりも高くなくてはならないと書かれています。たとえば，Nunnally (1978)は，集団(研究)に用いる場合は最低0.70，個人(臨床)に用いる場合には，最低0.90の信頼性を推奨しています。このように集団では低目の信頼性でも許容されるのには2つの理由があります。その第1は，集団を対象とする研究では，サンプルサイズが大きいため，比較する集団間の平均値の差に対して，測定の偶然誤差が相対的に小さくなるため，信頼性の低い尺度でも，差を統計学的に検出できるからです。つまり，サンプルサイズが1,000もあるような研究では，サンプルサイズが10しかないような場合とは違って，多少信頼性の低い尺度でも何とか使用に耐え得るということで

す。そして，第2は，研究の世界では1つの研究結果だけで結論が下されることは稀で，多数の研究で再現性が確認されてから結論されることが普通だからです。

信頼性と誤分類の確率

信頼性に関するさらなる問題は，その値を見ただけでは，それがどれほど判断に影響（偽陽性，偽陰性）を与えるかがわからないことです。測定が連続変数の場合には，誤分類 missclassification の確率が，尺度の特性のみならず，カットオフ値のレベルによって異なるため，単純な回答はありません。たとえば，簡易ヘモグロビン測定器を用いて，ランダムに選ばれた血液サンプルにおける貧血の有無を判定する場合，どれほどの偽陽性もしくは偽陰性が生じるかは，正常，異常の境界値の設定レベルと，その集団における貧血の存在率（有病率）prevalence によって影響を受けます。

信頼性の高低が，誤分類の程度に影響することについて，Thorndike ら(1969)は，以下のように，測定値の"順位"に着目して，両者の関係を論じています。たとえば，今100人の人々を，ある測定値で順位付けしたとし，その中で，25番目の人と50番目の人を取り上げてみましょう。測定の信頼性が0であれば，2回目の測定で，両者の順位が完全に入れ替わる確率は50%となります。なぜなら，測定は無意味であり，順位自体が偶然によるものだからです。信頼性が0.5の場合でも，順位が入れ替わる確率はまだ37%もあり，信頼性が0.80，0.95になると，確率はそれぞれ20%，2.2%となります。つまり，信頼性が0.75あっても，順位が入れ替わる確率（＝誤分類の確率）は20%以上もあることになり，尺度の有用性という意味では，かなり最低要件に近いものとなります。

信頼係数の報告

統計学では，あらゆる検定の結果は，p 値が0.05未満である場合にのみ，"統計学的に有意"であると教え込まれるため，信頼係数にも p 値をと考えがちですが，信頼係数に関する限り，それは，頼まれてもいない仕事をするようなものです(Streiner 2007)。

統計学的有意性の検定とは，差なし仮説（帰無仮説）が正しいとき（＝差がないとき）に，"差がある"という結果が偶然によって生じる確率を表すものですが，信頼性に関する限り，それはあまり重要な問題ではありません。信頼性（および一部の妥当性）にとって重要なのは，信頼性係数の"大きさ"であって，"統計学的有意性"ではありません。たとえば，サンプルサイズが50のとき，相関係数0.28は統計学的には有意ですが，再テスト信頼性あるいは測定者間信頼性がこの程度しかない尺度を研究に用いるとしたら，それは愚かなことです。Wilkinson や Task Force on Statistical Inference (1999)の指針にも沿った，（統計学的検定より）はるかに優れたアプローチは，信頼性係数の95%信頼区間を算出することです。そして，その下限が，信頼性の最低限度（例：研究に用いる場合は0.70，臨床に用いる場合は0.90)より大きいかどうかを確かめることが，信頼性にとっての適切な"検定"のあり方ということができます。

サンプルサイズに与える信頼性の影響

　尺度で測定されたスコアがアウトカムとして用いられる場合には，その尺度の信頼性は，統計学的有意性を確保するのに必要なサンプルサイズに大きな影響を与えます。その理由は，信頼性が低いと，測定されたスコアの分散が大きくなってしまうからで，正確に言えば，σ^2 を真のスコアの分散とすると，信頼性が r の尺度で測定されたスコアの分散は，σ^2/r となるからです。信頼性が1.0 の尺度を用いるときに必要なサンプルサイズを N とすると，信頼性係数が r の場合のサンプルサイズは，N/r となります(Kraemer 1979)。したがって，信頼性が0.80 のテストでは，信頼性が1.0 の場合に比べて，25％大きいサンプルサイズが必要となり，0.70 では43％，0.50 では100％（＝2倍）大きなサンプルサイズが必要となります。信頼性の高い尺度の方が有利であることは明らかです。

14. 信頼性を向上させる

　ここでもう一度，信頼性の基本的定義，つまり，信頼性は，対象者間の分散を「対象者間の分散＋測定誤差分散」で割った値であることを思い出してください。これから明らかなことは，信頼性を向上するには，対象者間の分散を測定誤差（偶然誤差＋バイアス）分散に対して"相対的に"大きくするしかないということです。

　それには，様々な方法がありますが，その第1は，測定誤差分散を減少させることで，それにはいくつかの方法があります。すぐに思いつくのは，測定者のトレーニングですが，トレーニングの方法まで明示した研究はあまりお目にかかりません。逆に，Newble ら(1980)は，トレーニングに手間をかけるよりも，測定値が常におかしい測定者を，研究から除外するのがよいと述べています。第4章で解説した尺度のデザインの改善法も，測定誤差分散の減少に役立ちます。

　第2は，対象者間の分散を大きくすることですが，これにも様々な方法があります。たとえば，天井効果 ceiling effect（ほぼ全員の値が最高値に偏ること）や床効果 floor effect（ほぼ全員の値が最低値に偏ること）を示すような尺度は，対象者間の違いを捉えることができません。そういう場合は，質問項目を再構成して，平均値が中央に近く，かつ測定値がより広く分散するように尺度を改善する必要があります。また，たとえば，「良くない，まあまあ良い，良い，極めて良い」を「まあまあ良い，良い，非常に良い，極めて良い」に変えるなど，測定段階の表現を変えることが役立つこともあります。

　あまり勧められる方法ではありませんが，対象者の分散を大きくするために，対象をもっと多様性の大きい集団に変えるという方法もあります。たとえば，運動機能を測定する尺度の信頼性が，救急外来を訪れた関節炎患者の集団だけでは低い場合には，そこに，健常人や関節炎で入院中の患者を加えれば，確実に信頼性を高めることができます。もちろん，この場合，信頼性が高まったとは言え，救急外来を訪れた関節炎患者の測定が改善するわけではありません。

　これとは逆に，均質性の高い（＝多様性の小さい）集団で信頼性が検討された尺度が，より均質性の低い（＝多様性の大きい）集団に用いられることがあります。これまでの議論から明らか

なように,尺度の信頼性は,後者の集団では大きくなりますが,2つの集団におけるスコアの標準偏差がわかっている場合には,下記の公式を用いて,新しい集団におけるその尺度の信頼性を算出することができます。

$$r' = \frac{r\sigma_{新}^2}{r\sigma_{新}^2 + (1-r)\sigma_{旧}^2}$$

ここで,$\sigma_{新}^2$と$\sigma_{旧}^2$は,それぞれ,新しい集団,元の集団における分散で,rは元の集団における信頼性係数,r'は新しい集団における信頼性係数を表します。

新しい集団における尺度の信頼性を高めるおそらく最も簡単な方法は,尺度を構成する質問項目の"数"を増やすことです。質問項目数を増やすと,(質問項目間に完全な相関がない限り)偶然誤差分散は質問項目数に比例して増えますが,対象者間の分散は,質問項目数の2乗に比例して増加します。したがって,仮に,尺度の質問項目数を3倍にし,増やした質問項目の計量心理学的特性が既存の質問項目と変わらない場合,対象者間の分散は9倍に,偶然誤差分散は3倍に増加します。すると,第5章で論じたSpearman-Brownの公式により,新しい信頼性(r_{SB})は以下のように表されます。

$$r_{SB} = \frac{3 \times r}{1 + 2 \times r}$$

当初の信頼性係数rが0.7であれば,質問項目数が3倍となった場合の新たな信頼性係数は,0.875となります。図8.3は,質問項目数と信頼性係数の関係を示したものです。

現実には,この公式では,新しい信頼性を過大評価することになります。それは,新しい質問項目を追加する際,手軽に入手できる質問項目を用いる傾向があり,そうした質問項目の計量心理学的特性は,既存の質問項目よりも劣ることが多いからです。Spearman-Brown公式に

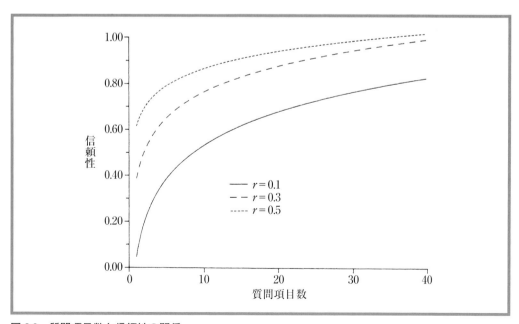

図8.3 質問項目数と信頼性の関係

は，別の使い道もあります。今，ある数の質問項目を持つ尺度の信頼性を r とし，信頼性を r' にまで高めたい場合に，質問項目数を何倍に増加させればよいかは，下記の式（Spearman-Brown 公式を変形したもの）で算出することができます。

$$k = \frac{r'(1-r)}{r(1-r')}$$

再テスト信頼性の場合は，再テストを実施するまでの期間を短くすれば，信頼性は通常高くなりますが，その尺度の目的が何週間前，何カ月前という単位の情報を測定することである場合，数時間や数日の間隔での再テスト信頼性は役に立たないことに注意が必要です。

最後に，これまでの議論から明らかなように，1つの尺度に固有の絶対的な信頼性というものは存在しません。信頼性を高めるためのより系統的なアプローチは，分散の構成要素を1つひとつ丁寧に検討してその重要な源を突き止め，偶然誤差あるいはバイアスによる分散を減らす努力を行うことです。このアプローチは，一般化可能性理論 generalizability theory と呼ばれるもので，第9章で解説します。

15. 信頼性係数の標準誤差とサンプルサイズ

信頼性の研究では，できるだけ正確に信頼性係数を推定しようとするため，ここでも，信頼区間 confidence interval の概念が登場します。おそらくご存じのように，信頼区間は，サンプルサイズが大きいほど小さくなります。したがって，推定したい信頼区間が決まっている場合には，理論的に，それに必要なサンプルサイズを逆算することができます。以下に紹介する計算法は，再テスト信頼性や測定者間信頼性に限定されたものであることに注意してください（α 係数［クロンバック α］の信頼区間については，第5章で解説したので参照してください）。

計算するには，まず「信頼性係数の標準誤差」を求める必要があります（注：これは，「測定の標準誤差（SEE）」（本書 p. 177）とは異なるので，注意してください）。しかし，この計算は，極めて複雑で，標準誤差の歪みを除去するために考案された，Fisher の級内相関（信頼性）係数の z_r 変換（Fisher 1925）を用いなければなりません。

$$z_r = \frac{1}{2} \log_e \left[\frac{1+(k-1)r}{1-r} \right]$$

ここで，r は，信頼性係数（級内相関）の値，k は対象者1人当たりの測定回数（あるいは，測定者数）を表します。この式から，Fisher は，下記の z_r 変換の標準誤差を導きました。

$$SE(z_r) = \sqrt{\frac{k}{2(k-1)(n-2)}}$$

ここで，n は対象者数を表します。

これらの式により，信頼性係数 r とサンプルサイズ（n）がわかれば，信頼性係数の標準誤差を計算することができます。たとえば，対象者数が102人，測定者数が5人，信頼性係数が0.75であるとすると，標準誤差は以下のステップで算出できます。

(1) 信頼性係数をz変換する。

$$z_r = \frac{1}{2}\log_e\left[\frac{1+(4\times 0.75)}{1-0.75}\right] = \frac{1}{2}\log_e(16) = 1.386$$

(2) z変換されたrの標準誤差(SE)を算出する。

$$SE = \sqrt{\frac{5}{2(4)(100)}} = 0.079$$

(3) z変換されたrの上限値と下限値を算出する。

$$1.386 \pm 0.079,\ \text{つまり下限値}\ 1.307,\ \text{上限値}\ 1.465.$$

(4) 上限値と下限値を信頼性係数に変換する。ここでは，下限値についてのみ計算すると，1.307から$1/2\ \log_e(k-1)$を引きます。

$$z'' = 1.307 - \frac{1}{2}\log_e(k-1) = 1.307 - 0.6931 = 0.6139$$

さらにzをrに変換する。

$$r' = \frac{e^{(2z'')} - 1}{e^{(2z'')} + 1} = \frac{e^{(1.2278)} - 1}{e^{(1.2278)} + 1} = \frac{2.4137}{4.4137} = 0.5469$$

これにkを掛けたものに，$(k-2)$を加え，それを$2(k-1)$で割ると下限値が得られます。

$$\frac{(r'\times k) + (k-2)}{2(k-1)} = \frac{(0.5469 \times 5) + 3}{2 \times 4} = 0.717$$

同じ計算を上限値について行うと，0.780となります。

(5) こうして，信頼性係数の推定値は0.75で，その標準誤差($\pm$SE)の下限と上限は，0.717と0.780であると結論できます。分布の特性から，推定値に対して非常に非対称的になっています。

必要なサンプルサイズを計算するためには，まず，信頼性係数(ここでは級内相関)rと標準誤差について，何らかの参考情報から，それぞれの値を仮定する必要があります。たとえば，予定している研究から得られる信頼性係数が0.80で，95%信頼区間の幅が0.10となるように，サンプルサイズを設定したいと考えたとしましょう。この場合，標準誤差(SE)はその半分，つまり0.05となります。また，計算には，測定回数(あるいは測定者数)の情報も必要なため，それを，たとえば5回とします。以上の値を用いて，以下のような手続きでサンプルサイズを計算します。

まず，r^-(注：信頼区間の下限値) = r − 標準誤差(SE)を計算します(注：r + SEではなく，r − SEを用いていることに注意してください。後者の方が保守的で，サンプルサイズも大きめになります)。これを用いてz_rとz_{r^-}は以下のように表されます。

$$z_r = \frac{1}{2}\log_e\left[\frac{1+(k-1)r}{1-r}\right] \quad \text{および} \quad z_{r^-} = \frac{1}{2}\log_e\left[\frac{1+(k-1)r^-}{1-r^-}\right]$$

これから，SE を次式で計算します。

$$SE(z_r) = z_r - z_{r^-}$$

さらに前出(p. 182)の式から，

$$SE(z_r) = \sqrt{\frac{k}{2(k-1)(n-2)}}$$

であるため，上記2式を連結，変形することにより，以下の式が得られます。

$$n = 2 + \frac{k}{2(k-1)(z_r - z_{r^-})^2}$$

ここから，r に 0.80，標準誤差(信頼区間の半分)に 0.05，k に 5 という値を代入して，具体的に計算していきます。

(1) 前頁の式を用いて，z_r と z_{r^-} を算出します。

$$z_r = \frac{1}{2}\log_e(4.2/0.2) = 1.522$$

$$z_{r^-} = \frac{1}{2}\log_e(4.0/0.25) = 1.386$$

(2) したがって，標準誤差(SE)は，

$$z_r - z_{r^-} = 1.552 - 1.386 = 0.316$$

(3) この値を上式に代入して，求めるサンプルサイズ(整数にまるめた値)は，以下のようになります。

$$n = 2 + \frac{5}{(2)(4)(0.136)^2} = 36$$

これらの値をグラフを用いて算出することもできますが，変数が3つ(r, k, 信頼区間)あるため，複数のグラフが必要となります。図8.4 は，信頼係数が 0.75 と 0.90 の場合のグラフを示したものです。

これとは少し異なる，仮説検定に基づく方法が Donner ら(1987)によって提示されています。差なし仮説(帰無仮説) null hypothesis は，ほとんどの場合，ゼロ仮説〔群間に差がない，あるいは関連がない(相関 = 0，もしくはオッズ比 = 1)という仮説(Cohen 1994)〕になりますが，そればかりではありません。たとえば，薬物の非劣性試験 non-inferiority testing における仮説は，新しい薬物は既存の薬物より効果が悪いという形式で，この仮説を否定することが研究の目的となります(Streiner 2003b)。Donner らのアプローチもこの形式をとっており，測定された信頼性係数が，ある値よりも小さいという仮説を立てます。この正確な解は膨大な計算を要するものですが，Walter ら(1998)は，計算しやすい以下の近似式を考案しており，ほぼ正確なサンプルサイズ(n)を算出することができます。

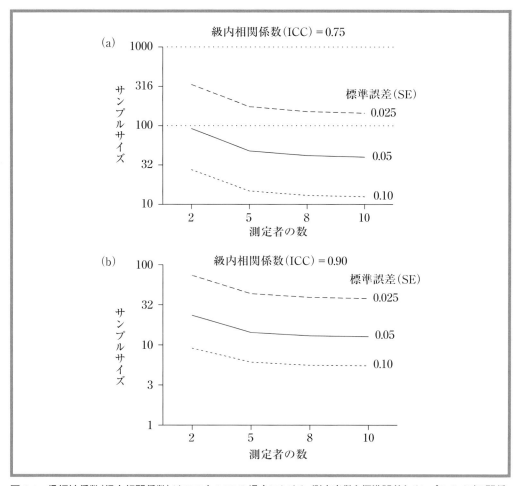

図 8.4 信頼性係数(級内相関係数)が 0.75 と 0.90 の場合における,測定者数と標準誤差とサンプルサイズの関係

$$n = 1 + \frac{2 \times (z_\alpha + z_\beta)^2 \times k}{(\ln C_0)^2 (k-1)}$$

ここで,

$$C_0 = \frac{1 + \dfrac{k\,\rho_0}{1-\rho_0}}{1 + \dfrac{k\,\rho_1}{1-\rho_1}}$$

ρ_0 は,信頼性係数の最低許容値で,ρ_1 は信頼性係数の仮定値,k は測定回数(あるいは測定者数),z_α は正規分布の片側の α レベルに相当する z 値(例:$\alpha = 0.05$ の場合は,1.6449),z_β は,β レベルに相当する z 値(例:$\beta = 0.20$ の場合は,0.8416)を表します。

たいていの場合は,$k = 2$ であり(例:再テスト,測定者が 2 人の場合),通常 α と β には,0.05 と 0.20 が用いられるため,式は,以下のようにさらに単純化することができます。

$$n = \frac{24.7307}{(\ln C_0)^2}$$

表 8.8 測定者が 2 人の場合の，様々な ρ_0 と ρ_1 に対するサンプルサイズ

ρ_0	ρ_1					
	0.70	0.75	0.80	0.85	0.90	0.95
0.60	204	79	38	20	11	5
0.65	870	189	71	32	16	7
0.70		554	116	41	17	7
0.75			391	78	25	9
0.80				249	45	12
0.85					133	19
0.90						105

注：すべての数字は整数に丸められている。$\alpha = 0.05$, $\beta = 0.20$。

そして，表 8.8 は，もっともよく用いられる ρ_0 と ρ_1 の値に対するサンプルサイズを示したものです。ρ_0, ρ_1 と k のさらに詳細な値に関するサンプルサイズについては原著論文を参照してください。

サンプルサイズについては，ある数を推奨する研究者もいますが，評価は様々です。Guilford (1956) と Kline (1986) は最低 200 を，Nunnally (1978) は最低 300 を推奨していますが，Charter (1999, 2003b) は，「400 集まればそれで十分ということではなく，多ければ多いほどよい」と述べています (p. 118)。さらに大きいサイズを提唱する研究者もおり，Feldt ら (1999) は，ある場合には，1,000 ものサンプルサイズが必要としていますが，全く逆に，Cicchetti (1999, 2001) は大胆にも，サンプルサイズを 50 から 300 (600%増) に増加させるのは，かかるコストを考えれば，それに値しないと述べています (2001, p. 695)。Cicchetti ら (1977) は，測定者が 2 人のときは，たいていの場合，サンプルサイズは，$2m^2$ で十分だと論じています。ここで，m は，尺度における選択肢の段階数を表します。

では，一体どうすればよいのでしょうか？ 図 8.4 から明らかなように，測定回数 (測定者数) と希望する標準誤差の程度 (あるいは，信頼区間) を考慮する必要があり，サンプルサイズは大きければ大きいほどよいというのは事実です。しかし，50 以上 (あるいは Cicchetti らの $2m^2$) を超えるのは，統計学的には，おそらく行きすぎと思われます。

16. 信頼性の一般化

前述したように，信頼性とは尺度に固有の特性ではなく，対象集団や調査が行われる状況によって異なります。このことから，4 つの疑問が生じてきます。(1) 尺度の最も典型的 (代表的) な信頼性というものを求められるか，(2) 信頼性のバラツキを求めることができるか，(3) すべての研究の生データがあれば，併合した信頼性を求めることができるか，(4) 信頼性に影響を与える要因を知ることができるか。これら 4 つの質問に対する回答はすべて「はい」であり，これらに回答を与えることを，「信頼性の一般化 reliability generalization (RG)」と呼びます。

RG は，1998 年に，Vacha-Haase によって提唱されたものです。彼女は，介入研究のメタアナリシスの方法 (Hunter ら 2004) に準じてこの方法を開発しました。したがって，RG 研究の手法は，メタアナリシスの手法に酷似しており (Streiner 1991)，ここでは，その概略を紹介す

るにとどめます。まず最初に行うことは，出版されていないものも含めて，関連するあらゆる研究のデータを集めることです。ここで，研究者は，たとえば臨床試験のメタアナリシスとは異なる困難に直面します。なぜなら，臨床試験では，選ばれた論文のほとんどから，分析に必要な情報を得ることができますが，尺度を用いた研究では，信頼性については，他の研究で報告された値を引用するか，標準的な尺度を用いた場合には，その実施マニュアル（例：Wilson 1980）を引用する場合がほとんどだからです。研究の目的が，尺度の計量心理学的特性の検討ではなく，尺度を単に研究のアウトカムとして用いる場合には，特にそうです（例：Caruso ら 2001，Vacha-Haase 1998）。その結果，文献検索をしても，信頼性を推定した文献はごく少数にとどまります。たとえば，Yin ら（2000）は，ベックうつ病評価尺度 Beck Depression Inventory を用いた論文で，データに基づいて信頼性を算出していたのは，8％に満たなかったと述べています。

該当する文献を集めたら，次に，コーディングシートを作成し，必要な情報を抽出します。どのような情報を集めるかは，信頼性に影響すると思われる要因として，どのようなものを想定するかによって，異なります。しかし，信頼性係数のタイプ（例：内的一貫性，再テスト信頼性，測定者間信頼性），サンプルサイズ，回答者の性別，対象者の基本的特徴（例：患者／非患者，年齢，人種）についての情報は必ず集める必要があります。Henson ら（2002）は，これら以外の必ずしも必要でないものも含めて多数の要因を列挙しており，Hunter ら（2004）は，コーディングシートの例を示しています。

r と α の平均値

集めた多数の信頼性係数の平均値を計算したら，研究者の中には，その分布を正規化するために，Fisher の z 値に変換する人もいますが，「信頼性の一般化（RG）」研究におけるその必要性については，研究者間で意見が一致しておらず，それが必要と主張する研究者もいれば（例：Beretvas ら 2003，Hedges ら 1998），それに反対する研究者もいます（Lord ら 1968）。Thompson ら（2000）や Henson ら（2002）は，変換する必要はないとしており，最終的結論にはまだ至っていませんが，シミュレーションを用いた研究では，変換しない方がより正確な値が得られると報告されています（Hall 2002）。しかし，α 係数（クロンバックの α）では事情が異なり，α 係数は正規分布をしないため，それぞれの研究の α 係数を，Hakstian ら（1976）が提唱した下記の式で変換する必要があります。

$$T_i = (1 - \alpha_i)^{1/3}$$

以上の議論から，前頁の4つの疑問のうち，疑問（1）と（2）（信頼性の代表的な値やバラツキは存在するか）に対する答えはもはや明らかです。それは，それぞれ，信頼性の指標（再テスト信頼性や測定者間信頼性の r や α 係数の T 変換値）の平均値と標準偏差である，がその答えとなります。

しかし，このプロセスは慎重に行う必要があります。当然のことながら，タイプの異なる信頼性係数を併合して「平均値」を算出するのは無意味です。また，再テスト信頼性はテスト間の間隔の長さによって値が変わること，測定者間信頼性は，測定者のトレーニングの程度で変わること，そして，α 係数は，質問項目数に一部依存することなどを念頭におく必要があります

(Cortina 1993，Streiner 2003a)。もちろん，再テスト信頼性，測定者間信頼性，α係数を足して平均するなど論外です。なぜなら，これらはそれぞれ異なる特性の推定値だからです。これらの信頼性はそれぞれ独立して分析されなくてはなりません(Beretvasら 2003)。

平均値や標準偏差を計算する前に，データの重み付けを行う必要があるかどうかについても多少の議論があります。メタアナリシスの方法にならって，サンプルサイズもしくは分散の逆数をかけて，サンプルサイズが大きい研究，あるいは定度(精度)precisionの高い研究の影響が大きくなるようにする研究者もいれば(例：Hunterら 2004)，RG研究では，疑問(4)への答えとして，(補正をせずに)サンプルサイズが信頼性に影響する1つの要因であることがわかるようにしておくべきだと主張する研究者もいます。しかし，大方の意見は，下記の式を用いて，信頼性係数(r_i)をサンプルサイズ(n_i)によって，補正することで一致しています(注：iは，分析に用いられた研究の番号)。

$$\bar{r} = \frac{\sum [n_i r_i]}{\sum n_i}$$

信頼性係数の分散

同じように，信頼性係数の分散にも，サンプルサイズによる重み付けが必要です。

$$s_r^2 = \frac{\sum [n_i (n_i - \bar{r})^2]}{\sum n_i}$$

推定値の併合

疑問(3)は，複数の研究に関するすべての生データが存在するときにそれらを併合して，正確な信頼性を計算するにはどうしたらよいかという問題です。Charter(2003a)は，そのための2つの式を提示しています。1つは，α係数，KR-20，級内相関係数に関するもの，もう1つは，再テスト信頼性，測定者間信頼性，平行テスト法の信頼性 parallel form reliability に関するものです。どちらの式にも，それぞれの研究から，4つの情報，つまり尺度の平均スコア，その標準偏差，サンプルサイズ，信頼性係数の情報を集める必要があります。α係数，KR-20，級内相関係数に関する式は次の通りです。

$$R = \frac{N\sum Y^2 - (\sum X)^2}{\sqrt{[N\sum X^2 - (\sum X)^2][N\sum Y^2 - (\sum X)^2]}}$$

この式で得られた R を平方した値が併合した r ($r_{併合}$) となります。

$$N = \sum n_i$$
$$\sum X = \sum (n_i \bar{X}_i)$$
$$\sum X^2 = \sum [n_i (\bar{X}_i^2 + SD_i^2)]$$
$$\sum Y^2 = \sum \{n_i [\bar{X}_i^2 + (\sqrt{r_i} SD_i)^2]\}$$

表 8.9　2 つの研究の内的一貫性のデータ

研究	平均	標準偏差(SD)	n	α 係数
研究 1	50	10	100	0.910
研究 2	60	12	150	0.920
組み合わせ	56	12.26	250	0.930

ここで，X_i，n_i，SD_i，r_i は，i 番目の研究のスコアの平均値，サンプルサイズ，標準偏差，信頼性係数を表します。厳密に言えば，それぞれの標準偏差には，$(n_i - 1)/n_i$ を掛けなければなりませんが，サンプルサイズが 50 を超える場合には，計算結果にあまり大きな影響はありません。最後に，併合された平均は X/N で，併合された標準偏差(SD)は次式で表されます。

$$SD_{併合} = \sqrt{\frac{\sum X^2 - \frac{(\sum X)^2}{N}}{N}}$$

話を単純にするために，研究数を 2 つとし，そのデータを表 8.9 として，計算してみましょう。N は $(100 + 150) = 250$ で，X は $[(50 \times 100) + (60 \times 150)] = 14,000$ となるため，統合された平均値は，$14,000/250 = 56.0$ となり，$\sum X^2$ と $\sum Y^2$ は以下のようになります。

$$\sum X^2 = 100\,(50^2 + 10^2) + 150\,(60^2 + 12^2) = 821,600$$
$$\sum Y^2 = 100\left[50^2 + (\sqrt{0.910} \times 10)^2\right] + 150\left[60^2 + (\sqrt{0.920} \times 12)^2\right] = 818,972$$

したがって，併合された標準偏差は，

$$SD_{併合} = \sqrt{\frac{821,600 - \frac{(14,000)^2}{250}}{250}} = 12.26$$

R は，

$$R = \frac{(250)(818,972) - (14,000)^2}{\sqrt{\left[(250)(821,600) - (14,000)^2\right]\left[(250)(818,972) - (14,000)^2\right]}} = 0.964$$

となります。

したがって，$r_{併合}$ は，$0.964^2 = 0.930$ となり，これが，すべての生データが入手できる場合に得られる信頼性係数となります。

次に，ピアソンの相関に基づく信頼性(例：再テスト信頼性，測定者間信頼性，平行テスト法の信頼性)に関する式は以下のようになります。

$$r_{併合} = \frac{N \sum XY - (\sum X)(\sum Y)}{\sqrt{\left[N \sum X^2 - (\sum X)^2\right]\left[N \sum Y^2 - (\sum Y)^2\right]}}$$

N と X の定義は前と同じで，X と Y は，それぞれ 1 回目と 2 回目(あるいは測定者 1 と測定者 2)の測定を表します。

$$\sum X = \sum (n_i \bar{Y}_i)$$
$$\sum X^2 = \sum \left[n_i (\bar{X}_i^2 + SD_{Xi}^2) \right]$$
$$\sum Y^2 = \sum \left[n_i (\bar{Y}_i^2 + SD_{Yi}^2) \right]$$
$$\sum XY = \sum \left[n_i (r_i SD_{Xi} SD_{Yi} + X_i Y_i) \right]$$

信頼性に影響する要因

　疑問(4)の，どのような要因が信頼性に影響するかを知るには，様々な方法があります。最も簡単な方法は，信頼性係数と予測因子の関係を分析することで，たとえば，サンプルサイズとの関連を見たり，t検定や分散分析を用いて男女間で比較するなどの2変量解析が行われることもありますが，最もよく行われるのは，信頼性係数をアウトカム変数，予測因子を説明変数とする線形回帰分析で，それから得られる標準化偏回帰係数(β)や構造係数 structure coefficients から，それぞれの要因の信頼性係数に与える影響を検討することができます(Normanら2008)。

　比較的最近まで，信頼性の一般化(RG)研究で用いられる回帰分析は，ほとんどの統計学的教科書で扱われている「固定効果モデル fixed-effects model」を用いて行われていました。このモデルの前提は，「真の」信頼性の値がただ1つ存在し，すべての研究は，その値を推定するために行われ，研究間の相違は偶然誤差にすぎないというものですが，メタアナリシスでは，「混合効果モデル mixed-effects model」(あるいは，ランダム効果モデル random-effects model)と呼ばれる，より複雑なモデルに徐々にシフトしつつあり(Normanら 2008)，RG研究でもこのアプローチが用いられるようになっています(Beretvasら 2003)。このモデルは，「真の」値は1つではない(研究間で異なる)という前提に立つものです。

　このモデルの欠点は，固定効果モデルよりも計算がやや複雑であること，信頼性の推定値が低目になることですが，それを補う以下の利点があります。(1) 現実世界の状況をより正確に反映する，特に，(2) RG研究の結果をその研究に用いた論文の範囲を超えて一般化することができる。これらの利点は欠点を凌ぐものであり，混合効果モデルの使用が強く推奨されます。

17. まとめ

　以上，信頼性の指標について論じてきましたが，結論はいたって単純です。ピアソンの相関係数は，実際にはそれほど的をはずれた評価にはなりませんが，理論的には問題があります。Altman-Bland法は，級内相関 intraclass correlation における偶然誤差分散の計算に類似(注：実際に数学構造は同じ)するものですが，他の信頼性係数のような，偶然誤差分散と対象者間の分散との関連付けがなされておらず，信頼性の定義が根本から異なっています。したがって，残るは，カッパ係数と級内相関係数ということになり，前述したように，どちらも同じ結果をもたらします。したがって，結論としては，計算の簡単な方を選べばよいということになります。

学习文献

Anastasi, A. and Urbina, S. (1996). *Psychological testing* (7th edn), chapter 4. Pearson, New York.

Cronbach, L.J. (1984). *Essentials of psychological testing* (4th edn), chapter 6. Harper and Row, New York.

Nunnally, J.C., Jr. (1970). *Introduction to psychological measurement*, chapter 5. McGraw-Hill, New York.

参考文献

Altman, D.G. and Bland, J.M. (1983). Measurement in medicine: The analysis of method comparison studies. *Statistician*, **32**, 307–17.

Bland, J.M. and Altman, D.G. (1986). Statistical methods for assessing agreement between two methods of clinical measurement. *Lancet*, **i**, 307–10.

Beretvas, S.N. and Pastor, D.A. (2003). Using mixed-effects models in reliability generalization studies. *Educational and Psychological Measurement*, **63**, 75–95.

Berk, R.A. (1979). Generalizability of behavioral observations: A clarification of interobserver agreement and interobserver reliability. *American Journal of Mental Deficiency*, **83**, 460–72.

Byrt, T., Bishop, J., and Carlin, J.B. (1993). Bias, prevalence and kappa. *Journal of Clinical Epidemiology*, **46**, 423–9.

Cairney, J. and Streiner, D.L. (2011). Using relative improvement over chance (RIOC) to examine agreement between tests: Three case examples using studies of developmental coordination disorder (DCD) in children. *Research in Developmental Disabilities*, **32**, 87–92.

Caruso, J.C., Witkiewitz, K., Belcourt-Dittlof, A., and Gottlieb, J.D. (2001). Reliability of scores from the Eysenck Personality Questionnaire: A reliability generalization study. *Educational and Psychological Measurement*, **61**, 675–89.

Charter, R.A. (1996). Revisiting the standard errors of measurement, estimate, and prediction and their application to test scores. *Perceptual and Motor Skills*, **82**, 1139–44.

Charter, R.A. (1999). Sample size requirements for precise estimates of reliability, generalizability, and validity coefficients. *Journal of Clinical and Experimental Neuropsychology*, **21**, 559–66.

Charter, R.A. (2003a). Combining reliability coefficients: Possible application to meta-analysis and reliability generalization. *Psychological Reports*, **93**, 643–7.

Charter, R.A. (2003b). Study samples are too small to produce sufficiently precise reliability coefficients. *Journal of General Psychology*, **130**, 117–29.

Charter, R.A. and Feldt, L.S. (2000). The relationship between two methods of evaluating an examinee's difference scores. *Journal of Psychoeducational Assessment*, **18**, 125–42.

Charter, R.A. and Feldt, L.S. (2001). Confidence intervals for true scores: Is there a correct approach? *Journal of Psychoeducational Assessment*, **19**, 350–64.

Cicchetti, D.V. (1976). Assessing inter-rater reliability for rating scales: Resolving some basic issues. *British Journal of Psychiatry*, **129**, 452–6.

Cicchetti, D.V. (1999). Sample size requirements for increasing the precision of reliability estimates: Problems and proposed solutions. *Journal of Clinical and Experimental Neuropsychology*, **21**, 567–70.

Cicchetti, D.V. (2001). The precision of reliability and validity estimates re-visited: Distinguishing between clinical and statistical significance of sample size requirements. *Journal of Clinical and Experimental Neuropsychology*, **23**, 695–700.

Cicchetti, D.V. and Fleiss, J.L. (1977). Comparison of the null distributions of weighted kappa and the C ordinal statistic. *Applied Psychological Measurement*, **1**, 195–201.

Cicchetti, D.V. and Sparrow, S.A. (1981). Developing criteria for establishing interrater reliability of specific items: Applications to assessment of adaptive behavior. *American Journal of Mental Deficiency*, **86**, 127–37.

Cohen, J. (1960). A coefficient of agreement for nominal scales. *Educational and Psychological Measurement*, **20**, 37–46.

Cohen, J. (1968). Weighted kappa: Nominal scale agreement with provision for scaled disagreement or partial credit. *Psychological Bulletin*, **70**, 213–20.

Cohen, J. (1994). The earth is round ($p < .05$). *American Psychologist*, **12**, 997–1003.

Cortina, J.M. (1993). What is coefficient alpha? An examination of theory and applications. *Journal of Applied Psychology*, **78**, 98–104.

Crocker, L. and Algina, J. (1986). *Introduction to classical and modern test theory*. Holt, Rinehart and Winston, New York.

Cronbach, L.J. (1957). The two disciplines of scientific psychology. *American Psychologist*, **12**, 671–84.

Donner, A. and Eliasziw, M. (1987). Sample size requirements for reliability studies. *Statistics in Medicine*, **6**, 441–8.

Feinstein, A.R. and Cicchetti, D.V. (1990). High agreement but low kappa: I. The problem of two paradoxes. *Journal of Clinical Epidemiology*, **43**, 543–8.

Feldt, L.S. and Ankenmann, R.D. (1999). Determining sample size for a test of the equality of alpha coefficients when the number of part–tests is small. *Psychological Methods*, **4**, 366–77.

Feldt, L.S., Steffan, M., and Gupta, N.C. (1985). A comparison of five methods for estimating the standard error of measurement at specific score levels. *Applied Psychological Measurement*, **9**, 351–61.

Fleiss, J.L., Levin, B., and Paik, M.C. (2003). *Statistical methods for rates and proportions* (3rd edn). Wiley, New York.

Fisher, R.A. (1925). *Statistical methods for research workers*. Oliver and Boyd, Edinburgh.

Fleiss, J.L. and Cohen, J. (1973). The equivalence of weighted kappa and the intraclass correlation coefficient as measures of reliability. *Educational and Psychological Measurement*, **33**, 613–19.

Fleiss, J.L. (1981). *Statistical methods for rates and proportions* (2nd edn). Wiley, New York.

Gift, A.G. and Soeken, K.L. (1988). Assessment of physiologic instruments. *Heart & Lung*, **17**, 128–33.

Green, B.F (1981). A primer of testing. *American Psychologist*, **36**, 1001–11.

Gronlund, N.E. and Linn, R.L. (1990). *Measurement and evaluation in teaching* (6th edn). Macmillan, New York.

Guilford, J.P. (1956). *Psychometric methods* (2nd edn). McGraw Hill, New York.

Hakstian, A.R. and Whalen, T.E. (1976). A k-sample significance test for independent alpha coefficients. *Psychometrika*, **41**, 219–31.

Hall, S.M. and Brannick, M.T. (2002). Comparison of two random-effects methods of meta-analysis. *Journal of Applied Psychology*, **87**, 377–89.

Hedges, L.V. and Vevea, J.L. (1998). Fixed- and random-effects models in meta-analysis. *Psychological Methods*, **3**, 486–504.

Helms, J.E., Henze, K.T., Sass, T.L., and Mifsud, V.A. (2006). Treating Cronbach's alpha reliability coefficients as data in counseling research. *The Counseling Psychologist*, **34**, 630–60.

Henson, R.K. and Thompson, B. (2002). Characterizing measurement error in scores across studies: Some recommendations for conducting "reliability generalization" studies. *Measurement and Evaluation in Counseling and Development*, **35**, 113–26.

Hunter, J.E. and Schmidt, F.L. (2004). *Methods of meta-analysis: Correcting error and bias in research findings*. (2nd edn). Sage, Newbury Park, CA.

Kelley, T.L. (1927). *Interpretation of educational measurements*. World Books, Yonkers, NY.

Kline, P. (1986). *A handbook of test construction*. Methuen, London.

Kraemer, H.C. (1979). Ramifications of a population model for k as a coefficient of reliability. *Psychometrika*, **44**, 461–72.

Krus, D.J. and Helmstadter, G.C. (1993). The probabilities of negative reliabilities. *Educational and Psychological Measurement*, **53**, 643–50.

Landis, J.R. and Koch, G.G. (1977). The measurement of agreement for categorical data. *Biometrics*, **33**, 159–74.

Loeber, R. and Dishion, T. (1983). Early predictors of male delinquency: A review. *Psychological Bulletin*, **94**, 68–99.

Lord, F.M. and Novick, M.R. (1968). *Statistical theory of mental test scores*. Addison-Wesley, Reading, MA.

Lynn, M.R. (1989). Instrument reliability and validity: How much needs to be published? *Heart & Lung*, **18**, 421–3.

McGraw, K.O. and Wong, S.P. (1996). Forming inferences about some intraclass correlation coefficients. *Psychological Methods*, **1**, 30–46.

Newble, D.I., Hoare, J., and Sheldrake, P.F. (1980). The selection and training of examiners for clinical examinations. *Medical Education*, **4**, 345–9.

Norman, G.R. and Streiner, D.L. (2008). *Biostatistics: The bare essentials* (3rd edn). B.C. Decker, Toronto.

Nunnally, J.C. (1978). *Psychometric theory*. McGraw-Hill, New York.

Prisant, L.M., Carr, A.A., Bottini, P.B., Thompson, W.O., and Rhoades, R.B. (1992). Repeatability of automated ambulatory blood pressure measurements. *Journal of Family Practice*, **34**, 569–74.

Ramsey, P.G., Carline, J.D., Inui, T.S., Larson, E.B., LoGerfo, J.P., and Weinrich, M.D. (1989). Predictive validity of certification by the American Board of Internal Medicine. *Annals of Internal Medicine*, **110**, 719–26.

Schuerger, J.M. Tait, E., and Tavernelli, M. (1982). Temporal stability of personality by questionnaire. *Journal of Personality and Social Psychology*, **43**, 176–82.

Schuerger, J.M., and Witt, A.C. (1989). The temporal stability of individually tested intelligence. *Journal of Clinical Psychology*, **45**, 294–302.

Schuerger, J.M., Zarella, K.L., and Hotz, A.S. (1989). Factors that influence the temporal stability of personality by questionnaire. *Journal of Personality and Social Psychology*, **56**, 777–83.

Shrout, P.E. and Fleiss, J.L. (1979). Intraclass correlations: Uses in assessing rater reliability. *Psychological Bulletin*, **86**, 420–8.

Stanley, J.C. (1971). Reliability. In *Educational measurement* (ed. R. Thorndike) (2nd edn), pp. 356–442. American Council on Education, Washington, DC.

Streiner, D.L. (1991). Using meta-analysis in psychiatric research. *Canadian Journal of Psychiatry*, **36**, 357–62.

Streiner, D.L. (2003a). Starting at the beginning: An introduction to coefficient alpha and internal consistency. *Journal of Personality Assessment*, **80**, 99–103.

Streiner, D.L. (2003b). Unicorns do exist: A tutorial on "proving" the null hypothesis. *Canadian Journal of Psychiatry*, **48**, 756–61.

Streiner, D.L. (2007). A shortcut to rejection: How not to write the results section of a paper. *Canadian Journal of Psychiatry*, **52**, 385–9.

Streiner, D.L. and Norman, G.R. (2006). "Precision" and "accuracy": Two terms that are neither. *Journal of Clinical Epidemiology*, **59**, 327–30.

Thompson, B. and Vacha-Haase, T. (2000). Psychometrics *is* datametrics: The test is not reliable. *Educational and Psychological Measurement*, **60**, 174–95.

Thorndike, R.L. and Hagen, E. (1969). *Measurement and evaluation in education and psychology*. Wiley, New York.

Vacha-Haase, T. (1998). Reliability generalization: Exploring variance in measurement error affecting score reliability across studies. *Educational and Psychological Measurement*, **58**, 6–20.

Walter, S.D., Eliasziw, M., and Donner, A. (1998). Sample size and optimal designs for reliability studies. *Statistics in Medicine*, **17**, 101–10.

Ware, J.E. and Sherbourne, C.D. (1992). The MOS 36-Item Short-Form Survey (SF-36): I. Conceptual framework and item selection. *Medical Care*, **30**, 473–83.

Weiner, E.A. and Stewart, B.J. (1984). *Assessing individuals*. Little Brown, Boston, MA.

Weir, J.P. (2005). Quantifying the test-retest reliability using the intraclass correlation coefficient and the *SEM*. *Journal of Strength and Conditioning Research*, **19**, 231–40.

Wilkinson, L., and Task Force on Statistical Inference. (1999). Statistical methods in psychology journals: Guidelines and explanations. *American Psychologist*, **54**, 594–604.

Wilson, V.L. (1980). Research techniques in *AERJ* articles: 1969 to 1978. *Educational Researcher*, **9**(6), 5–10.

Yin, P. and Fan, X. (2000). Assessing the reliability of Beck Depression Inventory scores: Reliability generalization across studies. *Educational and Psychological Measurement*, **60**, 201–23.

第9章
一般化可能性理論

1. はじめに

　信頼性係数は，古典的テスト理論 classical test theory（CTT）が基礎となっていますが，この理論は，単純な仮説，つまり，測定されたスコアは，2つの部分，すなわち「真のスコア」（実際には測定不能）と測定誤差（偶然誤差とバイアス）とに分けられるという仮説（測定されたスコア＝真のスコア＋測定誤差）が前提となっています。

　そして，第8章で論じたように，この仮説に基づいて，信頼性係数は，「対象者間の真のスコアのバラツキ（対象者間の分散）」と「対象者間の分散＋測定誤差による分散（測定誤差分散）」の比として表されます。

　信頼性の評価には様々な方法があり，それぞれ異なる係数が算出されます。たとえば，測定者内信頼性 intra-observer reliability（同じ対象者を同じ測定者が複数回測定する方法），測定者間信頼性 inter-observer reliability（同じ対象者を複数の測定者が測定する方法），再テスト信頼性 test-retest reliability（同じ尺度による測定をある時間間隔の前後で実施する方法），内的一貫性 internal consistency（尺度を構成する質問項目間の相関を評価する方法），平行テスト信頼性 parallel forms reliability（同じ構成概念に対する異なる尺度を同じ対象者に用いる方法）〔訳注：測定法間信頼性 inter-method reliability ということもできます〕などがあります。

　つまり，測定には，様々なタイプの誤差が伴うということであり，測定の目標は，そうした誤差をなるべく減らして，「真のスコア」をできるだけ正確に推定すること，言い換えれば，信頼性を高めることにありますが，これらの信頼性は，それぞれは，測定誤差の1側面を定量化しているにすぎず，全体を見るには，限界があります。

　しかし，そのこと自体は，問題と言うよりも，これまでの測定誤差の理解の発展の確かな足跡というべきものであり，本章で解説する，これらの誤差をすべてまとめて論じられる，包括的な誤差理論の基礎となるものです。

　信頼性の議論は単純ではありません。例えば，第8章で繰り返し指摘したように，ある尺度に"固有"な信頼性（どういう状況でも不変な信頼性）などというものはなく，たとえば，同じ尺度でも，比較的均一な集団における信頼性は，不均一な集団における信頼性よりも常に低くなります。したがって，ある集団における「測定者間信頼性」と，別の集団の「再テスト信頼性」

との間に，大きな違いが見られたとき，それが，研究に伴った測定誤差の大きさの違いによるのか，あるいは，対象集団の均一性の違いによるのかを判別することはほとんど不可能です。たとえば，関節炎で痛みのある関節数を，入院患者で，2日間の間隔をおいて調べた「再テスト信頼性」と，家庭医療専門ユニットの受診患者で，複数の測定者（医師）が調べた「測定者間信頼性」とを比較する場合，後者が，前者よりも，軽症であることは推測できても，どちらの集団がより均一かを判断することはできません。

さらには，誤差の全体像を明らかにするには，複数の信頼性を同時に評価する必要があります。たとえば，スタンダード・ギャンブル法 standard gamble method〔SG法。健康の効用値を評価する方法。第4章(p.58)参照〕では，通常，対象者に，「現在の健康状態を改善できるが，リスク（例：死亡）も伴う治療」を選ぶ確率に関する質問に対して，1～2週間の間隔をおいて，2回の回答を依頼する形で研究が行われます。この研究で測定されるのは，患者の「健康状態」ですが，この場合，測定者間信頼性と再テスト信頼性はどのように評価すればよいでしょうか？　患者が自分の健康状態を評価するため，測定者間信頼性は，患者自身を測定者と見立てて計算することができますが，2回の測定についてそれぞれ計算しなければなりません。また，再テスト信頼性も計算できますが，対象となった患者の人数分だけ計算しなければならず，しかも，それぞれは少数データ（質問の数）に基づく計算となるため，当然ながら信頼区間の幅が大きいものとなってしまいます。

こうした問題を解消するためには，すべてのデータを用いて，「測定者間の信頼性」と「再テスト信頼性」を同時に評価できるような方法，つまり，測定者の違い，測定が行われる時点や状況の違い，あるいはこれらの交互作用などから生じる誤差の分散を同時に計算し，それらを用いて，これらを同時に推定できる方法が必要となります。それが本章で解説する，一般化可能性理論 generalizability theory つまり G 理論 G theory と呼ばれるアプローチなのです。

そんな面倒なことは，統計学者に任せておけばよいと思う人もいるでしょうが，考えられる限りの測定誤差要因を同時に扱い，それぞれによる分散の大きさを計算することができれば，それらを適切に統合して，1つの信頼性の指標を計算でき，また，それぞれの測定誤差要因を変化させた場合の信頼性の変化を推定することもできます。そしてこれには，理論面だけではなく，実用的にも重要な意義があります。Spearman-Brown の式（第8章）を用いれば，質問項目数を増減させた場合の信頼性の変化を見積もることができますが，評価できるのは1つの要因（項目数の変動）の影響にすぎません。たとえば，次のような問題はどう考えればよいでしょうか？　「健康状態に関して合計100回の測定を行う場合，測定の信頼性の観点からは，次のうちどれが最も効率的か？　100人の対象者で1回測定する，50人の対象者を2時点で測定する，25人の対象者を4時点で測定する，10人の対象者を10時点で測定する」。この場合，患者自体が主な誤差の原因で，測定時点の違いによる誤差は小さいとすれば，信頼性を高めるためには，各患者で複数回の測定を行い，その平均値を用いるのがよいという結論になります。

多くの測定誤差要因を同時に分析するというG理論の概念は，Cronbach (1972) が初めて提唱したものです。G理論の最も重要な前提は，どのような測定にも，その誤差には，複数の（実際には無数の）原因があるということであり，G理論の目標は，(1)測定誤差の原因となる要因をできるだけ多く同定して定量化すること，(2)測定誤差を小さくするための対策を見出すことにあります。G理論は，40年以上も前に提唱されたものですが，医学分野で使われ始めるようになったのは，比較的最近のことにすぎません。G理論の概念や利用法を解説した論文もい

くつか出版されていますが(Boodooら 1982, Evansら 1981, Shavelsonら 1989, Van der Vleutenら 1990), 現在までに出版された最も優れた解説書は, BrennanのGeneralizability Theory (2001)と思われます。残念なことに, この解説書にも一部不明瞭な部分がありますが, この分野の理論的発展におけるBrennanの貢献は極めて大きいものがあります。

G理論の第1段階は, いわゆる「一般化可能性研究 generalizability study」, つまり「G研究 G study」で, ここでは考えられる限りの測定誤差要因とそれらの交互作用による分散を推定します。一番初めに行うことは, 測定誤差の原因となり得るすべての要素を, 「反復測定を伴う分散分析 repeated measure ANOVA」に投入して計算することです。そこから, 測定誤差要因ごとの分散を算出し, 次にそれを用いて, 一般化可能性係数 generalizability coefficients, つまり「G係数 G coefficient」を算出します。G係数の定義は, 形式的には, 第8章で述べた古典的な信頼性係数と類似したものです。そして次に, G理論の第2段階である, 「決定研究 decision study」つまり, 「D研究」を行い, 測定誤差の原因となる要因(例：測定者, 質問項目数, 測定回数)を色々に変えた場合の信頼性の変化を検討し, どの組み合わせで, G係数が最大となるかを正確に見積もります。測定の回数を固定したまま, 他のある要因の分散を変化させる, もしくは単に要因の組み合わせを変える, などの比較的単純な操作がよく行われます。

2. 一般化可能性理論の基礎

初めに, Cronbachら(1972)によって導入されたいくつかの用語を定義しておくことにしましょう。G理論の考え方の基本は, 「真のスコア」という"虚像"を排除することにあります。G理論では, そうした曖昧な概念を捨て, まず文献的あるいは経験的に測定誤差の原因と考えられるあらゆる要因(例：測定者, 質問項目数, 測定回数)をリストアップすることから始めます。これらの要因は, G理論では「ファセット(側因) facet」[訳注：物事の1側面という意味]と呼ばれ, これらが, 測定が行われるユニバース universe (測定条件)を規定することになります。そして, これらのファセット全体を平均して得られるスコアが, ユニバーススコア universe score (US)で, これが, 概念的には, 古典的テスト理論(CTT)における「真のスコア」に相当するものとなります。ただし, これは「真のスコア」とは全く異なる概念で, ファセットが異なれば, USも異なります。つまり, USとは測定が行われる条件(ユニバース)に限定された相対的なものだということです。繰り返しますが, 古典的テスト理論では, これとは全く異なり, 測定条件とは無関係の唯一不変の「真のスコア」が存在することを前提としています。

次に進む前に, G理論の「ファセット facet」と分散分析における「要因 factor」との微妙な違いについて触れておくことにしましょう。ほとんどの場合, 両者は同じように見えますが, G理論のプロセスにおける位置付けが異なるので注意が必要です。つまり, 「要因」は, 最初のデータから分散の成分を抽出するために用いる分散分析の概念を構成する用語で, 一方, 「ファセット」は, 後述するように, G係数を構成する個々の分散の成分を表す用語として用いられます。

G理論は, ファセットと呼ばれる様々な分散成分によって構築されています。どのような測定においても, 測定対象 object は1つだけで, G理論ではそれを「p」(注：population のp)と呼びます。これは, 古典的テスト理論における「対象者 subject」をより一般化した概念で, 人だけではなく, 患者自身が評価した健康状態のこともあれば, (バラツキの原因となる限り)あ

る状況や物のこともあります。測定の目的は，「対象」間の差異を識別することであり，G理論における測定対象の特別な意味合いを忘れないために，対象に関連したファセットを特に，「対象ファセット（識別ファセット）facet of differentiation (p)」と呼びます。どの研究でも，対象ファセット(p)は1つのみです。

あらゆる対象の測定には，研究者が設定したユニバース（測定条件）に含まれる様々な原因による測定誤差を伴います。これらの原因は，「一般化ファセット facet of generalization」あるいは「Gファセット」と総称され，「あるユニバースで行われた測定を，Gファセットのレベルが異なる別のユニバースへ，どの程度一般化可能か」という用いられ方をします。このファセットには2つのタイプ，すなわち一定値を保つ「固定ファセット fixed facets」と，一般化可能性の核心となる「ランダムファセット random facets」があります。「ランダムファセット」は誤差の原因になりますが，「固定ファセット」は誤差の原因とはなりません。

最後に，「層化ファセット stratification facet」と呼ばれるファセットがあります。対象ファセットは，別のファセットに包含されていることがよくあります。たとえば，医学部の1年生，2年生，3年生を対象にした研究では，「学生は学年に包含されている」，あるいは，「学生は学年で層化されている」，と表現されます。また，試験が複数の会場で行われる場合や，患者が複数の医療機関からリクルートされる場合も，「会場」や「医療機関」は「層化ファセット」となります。

G理論は3つの連続したステップから成り立っています。第1段階では，重要と考えられるファセット（バラツキの原因）をリストアップし，それらをすべて含む研究デザインを作成して測定を実施し，そのデータを分散分析で分析します。ときにはファセット間の交互作用に起因する分散を同時に計算できる一般線形モデル general linear model のような，より複雑な分析方法が用いられることもあります。第2段階では，分散分析の結果から算出された分散を用いて，古典的な信頼性係数の拡張である，一連のG係数を算出します。以上がG研究と呼ばれるものです。

G係数には，相対誤差に基づくものと，絶対誤差に基づくものがありますが(p. 200)，いずれのG係数も，級内相関係数 intraclass correlation coefficient (ICC) と同じ形をしており，対象ファセットを含む分散 τ (tau. Brennan 2001) を，τ と「測定誤差による分散」との合計で割った割合として表されます。後者は，相対的誤差を扱う場合は δ (delta) と呼ばれ，絶対的誤差を扱う場合は Δ (delta) と呼ばれます［訳注：δ と Δ はどちらもデルタですが，前者が小文字，後者が大文字です。小デルタ，大デルタと覚えるとよいでしょう］。式で表すと以下のようになります。

$$相対的G係数(E\rho^2) = \tau / (\tau + \delta)$$
$$絶対的G係数(\Phi) = \tau / (\tau + \Delta)$$

これらの公式は，古典的テスト理論(CTT)のうちの級内相関係数(ICC)の計算式に似ていて，分子にはτ，分母には$\tau + \delta$ が入っています。概念的には，G理論は古典的テスト理論の延長にすぎませんが，τ には対象ファセット facet of differentiation の分散だけでなく，他のファセットの分散も含まれることに注意が必要です。基本的な考え方は，G（一般化）ファセットに関連する分散成分は，選ぶG係数のタイプ（相対的か絶対的か）によって，τ, δ, あるいは Δ に含まれるということです。つまり，一定値である固定ファセットは τ に含まれ，一方，ラン

ダムファセットは，δかΔに含まれます。そして，スコアの相対的な信頼性を求める場合にはδを用いて，相対的 G 係数（原語は *Relative Error*）あるいは $E\rho^2$ と呼ばれる G 係数を算出し，絶対的な信頼性を求める場合にはΔを用いて，絶対的 G 係数（原語は *Absolute Error*）あるいは Φ（ファイ）と呼ばれる G 係数を算出します。この点については，後ほど詳しく解説します。

最後の第3段階では，G 研究によって求めた分散の推定値を用いて，各ファセットのレベルを変えた場合に，全体的な信頼性がどのように変化するかを検討し，各ファセットのレベルをどのように調整すれば，効率的に高い信頼性が得られるかなどを検討します。これを「D 研究 D study」と呼びます。

3. 基本事例

上述した専門用語の意味を明確にするために，比較的単純な例を取り上げてみましょう。ある学年末試験を想像してください。その試験では小論文問題が3問出題され，それぞれが2人の評価者（測定者）によって採点されるとします。ここには少なくとも2つの G ファセットがあります。もちろん測定者がその1つですが，学生の成績が，たとえば，文章の適切さ，論理的思考，文体，知識など複数の観点で評価される場合，試験問題自体も G ファセットの1つとなります。対象ファセットは，この場合はもちろん学生です。

この2つの G ファセットを使って，「測定者間信頼性に相当する G 係数」〔同じ答えに対する測定者1の評価と測定者2の評価がどれほど近いか（＝一般化可能か）の指標〕や，「試験問題間信頼性に相当する G 係数」〔同じ測定者による第1問への評価と，第2問への評価がどれほど近いか（＝一般化可能か）の指標〕，そして，「測定者間-試験問題間信頼性に関する G 係数」〔ある測定者によるある試験問題への評価と，他の測定者による他の試験問題への評価がどれほど近いか（＝一般化可能か）の指標〕を検討することができます。これらのステップを，もう少し詳しく見ていくことにしましょう。

4. 第1ステップ―分散分析（ANOVA）

古典的な信頼性が「反復測定のある1元配置分散分析 one-way repeated measures ANOVA」（注：〝元〟は〝要因 factor〟の意味）に基礎を置いているのと同様に，G 理論の最初のステップでは，「反復測定のある多元（多要因）配置分散分析 multifactor repeated measures ANOVA」が用いられます。上記の基本事例では，1つのテストについて，2つの要因（試験問題と測定者）による6回の反復測定（3つの試験問題×2人の測定者）が行われるため，「反復測定のある2元配置分散分析」が用いられます。

交差デザインと包含デザイン

先へ進む前に，分散分析についてもう少し詳しく説明しておきましょう。3つの試験問題（小論文）のそれぞれを2人の測定者で評価するには，少なくとも2つの研究デザインが考えられ

ます。1つは，試験問題ごとに異なる2人の測定者に評価をしてもらうデザイン，もう1つは，3つの試験問題全部を同じ2人の測定者に評価してもらうデザインです。分散分析の用語で言うと，最初の例は「測定者が試験問題に"包含 nest"される」(各測定者が1つの試験問題にだけ関わる)場合で，2つ目の例は「測定者が試験問題と"交差"する」(同じ測定者がすべての試験問題に関わる)場合です。これについては，ほとんどの統計学の教科書に解説があるので参照してください(例：Norman ら 2014)。包含デザイン nested design は，教育の世界ではごくありふれたデザインで，たとえば，各学級の生徒が自分のクラス担任だけを評価する場合，生徒は教師に"包含"されます(注：学生の数はクラスごとに違ってもかまいません)。「360度評価」すなわち「多角的フィードバック multisource feedback」と称される，臨床医の臨床能力を他の臨床医(ピア peer)のグループが評価する場合も同じで，この場合も，評価される臨床医ごとに評価を行うピアのグループは異なりますが，ピアの数は臨床医ごとに違っていてもかまいません。ここでは，ピアは臨床医に"包含"されています。しかし，この場合，臨床医とピアだけがファセットではありません。なぜなら，評価は複数の項目を含む評価票を用いて行われることが多く，その場合は，ピア(測定者)は，臨床医に"包含される"(＝各ピアは1人の臨床医しか測定しない)と同時に，評価項目に交差する(＝同じピアがすべての評価項目を採点する)デザインとなります。つまり，評価項目もファセットとなります。もう1つのよく用いられる研究デザインは「mini-CEX (mini-Clinical Evaluation Exercise)」と呼ばれるもので，これは，たとえば，各学生が指導者(1人もしくは複数)から複数回にわたって評価を受け，そして，典型的には各学生ごとに指導者が異なるというデザインです。

　測定者が試験問題に包含される場合(＝試験問題ごとに測定者が異なる場合)は，測定者と試験問題との交互作用(＝測定者の評価の仕方が，試験問題によって異なるかどうか)は評価することができません。レベル(測定者数，対象者数，試験問題数などの"数"のこと)については制約はなく，たとえば，学生による教師の評価において，ある教師は5人の学生に，他の教師は50人の学生に評価されるという風にレベル(数)が異なるのはかまいませんが，分析は多少複雑になります。それについては後ほど解説します。

絶対誤差と相対誤差

　試験問題と測定者については，それぞれの母集団からランダムに選ばれたものとみなすか，それとも，当該の試験問題と測定者だけを検討の対象とするのかを決める必要があります〔分散分析の用語で言えば，ランダム(変量)要因とみなすか，固定要因とみなすかということです〕。後者の場合は，その条件の範囲を超えた検討は望まない，つまり，対象とするのは，その2人の測定者とその3つの試験問題だけだ(測定者と試験問題が固定ファセットであるということ)ということを意味します。そのため，この場合は，すべての学生がその3つの試験問題に回答し，そして同じ2人の測定者が全問題を採点するように，研究をデザインしなければなりません。この場合，すべての学生は測定について同じ条件になるため，測定者バイアスを考慮する必要はなく，また，すべての学生が同じ試験問題を解くため，試験問題間の難易度の違いを考慮する必要もありません。つまりこの場合は，各学生のスコアは，同じ試験問題に回答し同じ測定者によって採点された他の学生のスコアに対する相対的(順序的)な意味合いしか持たないことを認めていることになります。Brennan (2001) はこれを「相対的G係数(原語では

Relative Error）と呼び，Eρ^2と表示しました。なぜなら，このデザインでは，試験問題間や測定者間にあるバイアスの影響を考慮する必要がないからです。

これに対し，試験問題間の難易度の違いや，測定者間の評価の厳しさの違いを考慮に入れて，信頼性を計算することもできます。この場合は，測定者や試験問題は，それぞれの母集団からランダムに選ばれたもの（ランダムファセット）とみなすため，そこから誤差が発生することになります。そのため，これらの要因が信頼性に与える影響を誤差の一部として計算に含めねばなりません。Brennanは，これを「絶対的G係数（原語では*Absolute Error*）」と呼び，Φ（ファイ）で表示しました。

さて，ここで分散分析（ANOVA）の話に戻ることにしましょう。そして話を単純にするために，試験が10人の学生を対象に実施され，かつ完全な交差デザイン（すべての学生がすべての問題を解き，すべての測定者から評価されるデザイン）のもとに行われたと仮定しましょう。一般化可能性理論（G理論）では，第8章で解説した，平均平方和 mean squares（MS）と分散の関係式を拡張して，以下の分散成分を算出します。すなわち，各要因（学生，試験問題，測定者）単独の分散（これらを主効果 main effect と言います），要因間の交互作用 interaction（学生×測定者，学生×試験問題，試験問題×測定者，学生×試験問題×測定者）の分散です（最後の項すなわち，学生×試験問題×測定者は特に，「誤差項」と呼ばれます）。この研究デザインに対応する分散分析表は**表9.1**のようになります。

本書では，平方和 sums of squares（SS）の計算やこうした表の列の作成に必要な複雑な計算をあえて省略していますが，分散分析の基本的な考え方については，統計学の教科書（例：Normanら 2014）を参照してください。平均平方和（MS）を用いた分散の計算は，やや複雑です。一部の研究デザインについては，その計算が組み込まれた統計ソフトもありますが，ほとんどの統計ソフトは分散の成分までは計算してくれません。しかし心配はいりません。幸いなことに，現在では，分散を計算するための無料のソフトがweb上に公開されているため（後述），ここでは，その概略を紹介するにとどめます。第8章の「信頼性の定義」の節では，どの要因の平均平方和（MS）も，その要因の主効果による分散に他の要因のレベル数をかけたものと，誤差分散からなることを説明しましたが，一般化可能性理論では，交互作用の項にも，その項に含まれない他のすべての要因のレベル数がかけられます（注：ただし，誤差項を除く）。したがって，この事例の場合，学生という要因に関する平均平方和は以下の式で表されることになります［訳注：p（student）は学生で10人，R（rater）は測定者で2人，Q（question）は試験問題で3問の場合］。

表9.1 基本事例の分散分析表―小論文評価；交差デザインの場合

要因	平方和	自由度	平均平方和	分散
学生（p）	3915	9	435	60
問題（Q）	960	2	480	15
測定者（採点者）（R）	815	1	815	20
pS	540	18	30	5
pR	585	9	65	15
QR	340	2	170	15
pQR	360	18	20	20

表9.2 基本事例の分散分析表—小論文評価；包含デザインの場合

要因	平方和	自由度	平均平方和	分散
学生（p）	3915	9	435	60
測定者（採点者）：問題（R:Q）	1155	3	385	35
問題（Q）	960	2	480	15
pQ	540	18	30	5
pR:Q	945	27	35	35

$$MS_{(p)} = 6\sigma_p^2 + 2\sigma_{pQ}^2 + 3\sigma_{pR}^2 + \sigma_{pRQ}^2$$

　このような式をすべての要因について作成し，第8章で行ったように，それから逆算して，各分散の成分を算出します。そうして算出された値が，表9.1の右端の列にある値（分散）です。
　研究が包含デザインの場合はどうでしょうか？　これは，すべての試験問題を同じ2人の測定者に採点してもらうのではなく，試験問題1は測定者1と測定者2に，試験問題2は測定者3と測定者4に，試験問題3は測定者5と測定者6に採点してもらうという具合に，試験問題ごとに測定者が異なる場合です。その結果が表9.2ですが，表9.1と比べると，いくつかの交互作用が欠落しているのがわかります。
　pR:Q〔コロン（:）は，pR（学生×測定者）がQ（問題）の中に包含されているという意味〕の平方和は，表9.1（交差デザイン）の，「pRの平方和＋pRQの平方和」に等しいことに注意してください。同様に，R:Qの平方和は，表9.1の「Rの平方和＋QRの平方和」に一致します。包含された要因の自由度（df）は，コロン（:）の左側の各項のレベル数から1を引いた値とコロンの右側の項のレベル数を掛け合わせた値です。したがって，pR:Qの自由度は，$(N_S - 1) \times (N_R - 1) \times N_Q = 9 \times 1 \times 3 = 27$ となりますが，これは，平方和の場合と同じように，表9.1（交差デザイン）の場合のpRとpRQの自由度の合計と一致します。この包含デザイン（試験問題に測定者が包含されるデザイン）では，RQ交互作用による分散とpRQ交互作用による分散を算出することはできません。これは，このデザインでは，測定者が1つの試験問題しか採点しないため，試験問題（Q）と測定者（R）の交互作用は評価できないからです。しかし，これらはそれぞれ，包含項（R:QとpR:Q）の中に含まれているため，G係数を推定する上での支障とはなりません。

5. 第2ステップ—分散分析からG係数へ

　次の段階は，第8章で論じた信頼性係数に似た係数，すなわちG係数を計算することです。古典的な信頼性係数とは，全分散に対する対象者間の分散の比であり，次の式で表されます。

$$信頼性 = \frac{対象者間の分散}{対象者間の分散＋測定誤差分散}$$

固定ファセットとランダムファセット

さて，この式を上述の事例に当てはめて考えてみましょう。私たちは，この式から，誤差が測定者のみから発生する場合の信頼性（測定者間信頼性 inter-rater reliability），誤差が試験問題からのみ発生する場合の信頼性（試験問題間信頼性 inter-question reliability），そしてその両者から発生する場合の信頼性（測定者間－試験問題間信頼性）を，それぞれ計算することができます。しかし，これらの異なる係数の性格をより的確に表現するためには，もう少し専門的な概念を導入しなければなりません。つまり，"固定"と"ランダム"という概念です。測定者間の信頼性を調べる（＝測定者全体に一般化する）場合には，測定者をランダムファセット，試験問題を固定ファセットとして扱い，試験問題間信頼性を調べる（＝試験問題全体に一般化する）場合には，逆に，試験問題をランダムファセット，測定者を固定ファセットとして扱い，測定者と試験問題を含めた全体的信頼性を調べる（＝測定者と試験問題の全体に一般化する）場合には，試験問題と測定者はともにランダムファセットとして扱います。

こうした概念の拡張は，前に紹介したBrennanの公式を，分散の記号（σ^2）を用いて，以下のように表現することができます。

つまり，G係数が相対誤差 relative error を扱う場合は，

$$G = \frac{\sigma^2(\tau)}{\sigma^2(\tau) + \sigma^2(\delta)}$$

となり，G係数が絶対誤差 absolute error を扱う場合には，

$$G = \frac{\sigma^2(\tau)}{\sigma^2(\tau) + \sigma^2(\Delta)}$$

となります。

この式だけからはわかりませんが，一般には，$\sigma^2(\tau)$，$\sigma^2(\delta)$，$\sigma^2(\Delta)$には，複数の分散成分が含まれます。つまり，$\sigma^2(\tau)$には対象ファセット（facet of differentiation：p）による分散（主効果）と，固定ファセットによる分散，両者の交互作用による分散が含まれ，$\sigma^2(\delta)$には対象ファセットとランダムファセットとの交互作用の分散成分が含まれ，そして$\sigma^2(\Delta)$には$\sigma^2(\delta)$に含まれるすべての分散に加えて，対象ファセット以外のあらゆるファセットの主効果（分散）とその交互作用が含まれます。

測定者間信頼性 inter-rater reliability を見たいときには，測定者（R）がランダムファセットで，試験問題（Q）が固定ファセットになります。したがって，その相対誤差の係数だけを見るときには，$\sigma^2(\delta)$には対象者×測定者交互作用（pR）の分散と対象者×測定者×試験問題交互作用（pQR）の分散が含まれ，$\sigma^2(\tau)$には対象者（p）と対象者×試験問題交互作用（pQ）の分散が含まれます。

どのタイプ（測定者間，試験問題間および全体）の相対誤差の信頼性についても，分母は全分散であり，対象者（p）間の分散，対象者×測定者交互作用（pR），対象者×試験問題交互作用（pQ），および対象者×測定者×試験問題交互作用（pQR）の分散の合計からなっています。これに対し，分子$\sigma^2(\tau)$は，信頼性のタイプで異なり，測定者間信頼性では，対象者（p）に由

来する分散と，対象者×試験問題交互作用(pQ)の分散が，試験問題間信頼性では，対象者(p)に由来する分散と，対象者×測定者交互作用(pR)の分散が含まれ，全体信頼性では，対象者(p)に由来する分散のみが含まれます。

　これらを，数式を使って明確に定義してみましょう。まず，上述のような，試験問題と測定者に関する条件が全対象者で等しい，相対誤差の係数を計算する場合(表9.1)を考えれば，この場合は，測定者(R)と試験問題(Q)に由来する分散(主効果)と，測定者×試験問題交互作用(QR)に由来する分散は式には含まれません。式を単純にするために，分散を σ^2 の代わりに V の記号で書き換えると，対象ファセットは常に p と表記されるため，対象ファセット(facet of differentiation)は V(p) と表すことができます。他の項についても同様に V を用いて表現すると，G 係数の分母は，次のように表すことができます(p は学生，R は測定者，Q は試験問題)。

$$\text{分母} = V(p) + V(pQ) + V(pR) + V(pQR) = [60 + 5 + 15 + 20] = 100$$

　さらに，基本的 G 係数は，次のようになります。

$$G(\text{測定者間}) = \frac{V(p) + V(pQ)}{V(p) + V(pQ) + V(pR) + V(pQR)} = \frac{65}{100} = 0.65$$

$$G(\text{試験問題間}) = \frac{V(p) + V(pR)}{V(p) + V(pQ) + V(pR) + V(pQR)} = \frac{75}{100} = 0.75$$

$$G(\text{全体}) = \frac{V(p)}{V(p) + V(pQ) + V(pR) + V(pQR)} = \frac{60}{100} = 0.60$$

　これらは相対誤差の係数であり，前述したように，相対的 G 係数($E\rho^2$ 係数)と総称されます。

　次に，この研究を，今後毎年実施する予定の本試験のパイロット研究であったとし，本試験は，異なる会場でまた異なる試験問題を使って実施されるものとします(＝会場や試験を"一般化"するということ)。すると，パイロット研究で観察された測定者(評点者)間あるいは試験問題間の誤差は，今後の試験における，多数の測定者と試験問題の間にも生じると想定され，かつ，補正することができないため，測定者(R)による誤差と試験問題(Q)による誤差は，新たな誤差の原因となります。そのため，これらの主効果やそれらの交互作用を，誤差の一部として取り入れなければなりません。したがって，分母は次のようになります。

$$\text{分母} = V(p) + V(Q) + V(R) + V(pQ) + V(pR) + V(QR) + V(pQR) = 150$$

そして，係数は次のようになります。

$$G(\text{測定者間}) = \frac{V(p) + V(Q) + V(pQ)}{V(p) + V(Q) + V(R) + V(pQ) + V(pR) + V(QR) + V(pQR)} = \frac{80}{150} = 0.53$$

$$G(\text{試験問題間}) = \frac{V(p) + V(R) + V(pR)}{V(p) + V(Q) + V(R) + V(pQ) + V(pR) + V(QR) + V(pQR)} = \frac{95}{150} = 0.63$$

$$G(\text{全体}) = \frac{V(p)}{V(p) + V(Q) + V(R) + V(pQ) + V(pR) + V(QR) + V(pQR)} = \frac{60}{150} = 0.40$$

これらは絶対誤差の係数であり，絶対的G係数(Φ係数)と総称されます。

次に応用問題として，この試験について，少し異なる状況を考えてみましょう。たとえば，すべての学生が同じ1問の小論文の試験を受け，その小論文の採点が，2人の測定者だけではなく，様々な測定者によって採点される場合はどうなるでしょうか？　このケースでは，分母には対象者(p)と測定者(R)による分散(主効果)と，他のあらゆる交互作用を含みますが，試験問題(Q)による分散がないため，その主効果V(Q)が分子と分母から除かれます。つまり分母は次のようになります。

$$\text{分母} = V(p) + V(R) + V(pQ) + V(pR) + V(QR) + V(pQR) = 135$$

$$G\,(測定者間) = \frac{V(p) + V(pQ)}{V(p) + V(R) + V(pQ) + V(pR) + V(QR) + V(pQR)} = \frac{65}{135} = 0.48$$

$$G\,(試験問題間) = \frac{V(p) + V(R) + V(pR)}{V(p) + V(R) + V(pQ) + V(pR) + V(QR) + V(pQR)} = \frac{95}{135} = 0.70$$

$$G\,(全体) = \frac{V(p)}{V(p) + V(R) + V(pQ) + V(pR) + V(QR) + V(pQR)} = \frac{60}{135} = 0.44$$

包含デザインの場合のG係数

測定者(R)が試験問題(Q)に包含されるときには，試験問題×測定者交互作用(QR)はありません。その代わり，R自体の分散(主効果)とQRの分散が，「R:Q」の分散に包含されます。同様に，pQRの分散はpR:Qの分散に包含されます。分散分析表は表9.2のとおりです。驚くことではありませんが，このような包含デザインであっても，G係数は，包含がない場合と全く同じ原理で算出されます。1つの例として，測定者(R)も試験問題(Q)も共に固定ファセットで，測定者が試験問題に包含されている場合の測定者間信頼性のG係数を計算してみましょう。この場合，分母は次のようになります。

$$\text{分母} = V(p) + V(pQ) + V(pR:Q) = (60 + 5 + 35) = 100$$

そして，測定者間係数は，次のようになり，交差デザインの場合と完全に同じ値となります。

$$G\,(測定者間) = \frac{V(p) + V(pQ)}{V(p) + V(pQ) + V(pR:Q)} = \frac{65}{100} = 0.65$$

試験問題間の信頼性係数は，次のようになります。

$$G\,(試験問題間) = \frac{V(p)}{V(p) + V(pQ) + V(pR:Q)} = \frac{60}{100} = 0.60$$

通常なら分子に含まれるはずのV(pR)が存在しませんが，それは，V(pR:Q)の中に包含されていて，分離して計算することができないからです。そして，全体G係数は，先述したように，分子には固定ファセットは含まれないため，実際には試験問題間の信頼性と等しい値になります。

$$G(全体) = \frac{V(p)}{V(p) + V(pQ) + V(pR:Q)} = \frac{60}{100} = 0.60$$

平均値を用いる場合のG係数

　以上の解説を踏まえて，さらにもう1つ拡張してみましょう。これまでの事例では，測定は1回だけという前提でしたが，実際には，1人の測定者による全3問の採点結果の平均値，2人の測定者による各試験問題の採点の平均値，あるいは2人の測定者による全3問の平均値の信頼性を検討することもできます。この場合，第8章で解説したように，各分散は，これらのファセット〔測定者(R)と試験問題(Q)〕のレベル数で割った値となります。すなわち，V(pR)は2，V(pQ)は3，V(pQR)は6（=3×2）で割った値となります。したがって，2人の測定者による全3問の平均値の信頼性に対応するG係数は，次のようになります。

$$G(全体：平均値) = \frac{V(p)}{V(p) + V(pQ)/3 + V(pR)/2 + V(pQR)/6} = \frac{60}{72.5} = 0.83$$

　これがG研究 G study と呼ばれるものです。その第1の目的は，測定条件（ユニバース）の中に存在するあらゆるファセットとファセット間の交互作用に関連する分散を算出することであり，第2の目的は，算出した分散成分の値を用いて，様々なファセットのG係数を算出することです。G研究の優れたところは，様々な要因による分散の大きさを同時に見積もり，そこから，ある条件の範囲で信頼性を最大限に高める方策を検討できる（D研究）ことにあります。

不均衡包含デザインにおけるG係数

　包含デザインにおけるG係数の計算法は，それが「不均衡 unbalanced」な場合［訳注：測定回数が対象者によって異なる場合］，交差デザインでの計算と非常に似ていますが，計算は少し複雑になります。概念的には前項と同様で，平均値を用いる場合は，それぞれの分散を単純にレベル数で割れば済みますが，問題は測定回数の決め方にあります。

　その理由を理解するためには，不均衡デザインのイメージを明確にしておく必要があります。たとえば，生徒が教師を評価する場合を考えてみると，各クラスの学生数が等しくなければならない理由は特になく，実際，一般には，生徒の数は5〜500人までと大きく異なることがあります。これは交差デザインと決定的に異なる点で，交差デザインでは，同数の学生が教師全員を評価するため，教師1人当たりの測定数は等しくなります。

　仮に教師を対象ファセット（facet of differentiation：p）とし，測定者をRとすると，V(pR)項は，評価をする学生（測定者）の数で割ることになります。今，教師が2人とし，1人が5人の学生から測定され，もう1人が500人の学生から測定された場合，割り算に使う測定者の数は5，あるいは500，それとも (5+500)/2 = 252.5 のうちどれを用いればよいのでしょうか？いずれも正解ではありません。理由はやや曖昧ですが，ここでは「調和平均 harmonic mean」が用いられます。これは，平均の逆数の逆数といった値で，以下の式で算出します。

$$調和平均(\tilde{n}) = \frac{m}{\sum_{i=1}^{m}\frac{1}{n_i}}$$

ここで，mは教師の人数，n_iは，各教師を評価する学生の数を表します．つまり，それぞれの教師を評価する学生数（＝測定数）の逆数をとり，それを足し合わせて，その合計で教師の人数（m）を割るわけです．この例では，$2/(1/5 + 1/500) = 9.9$となり，少ない方の学生数に近い値となります．

もちろん，不均衡なファセット〔この場合，学生数（測定数）〕を，他の不均衡なファセットに包含させることも可能です．たとえば，大学院のプログラムで，あるプログラムには5つのコースがあって，コースごとに所属する学生が異なり，別のプログラムには12のコースがあって，やはりコースごとに所属する学生が異なるような場合に，プログラム全体の評価をすることもあり得ます．この場合，両ファセット（測定とコース）に上記の調和平均の式が適用されますが，現在では，『G_String』のような計算ソフトが開発されており（本章の「9. コンピュータの活用」の節を参照），こうした面倒な計算をすべて処理してくれます．

6. 第3ステップ―G研究からD研究へ

前頁では，当初の研究デザイン（2人の測定者と3つの試験問題）における，平均値を用いる場合のG係数を計算しましたが，G理論にはもっと柔軟性があり，どのようなファセットの組み合わせについてもG係数を計算することができます．

これが正にG理論の本領と言うべきもので，様々な原因による分散について，それらのファセットのレベル数（人数，回数，問題数など）を変えた場合を検討することができます．そして，測定回数に限度がある場合には，誤差の大きいものについては，測定回数を増やして平均値をとり，誤差の小さいものについては，測定を1回にとどめるなどの戦略をとることによって，測定の信頼性を効率的に高めることができます．

この考え方を拡張したものが，D研究 D study で，この研究では，G研究で算出された分散成分に基づき，各ファセットのレベル（回数，人数など）を変化させてみて，どのようにファセットのレベル数を調整すれば，最もG係数を大きくできるかを検討します．そして，これこそが，G研究の本領であり，測定回数に現実的制限がある中で，誤差の原因となる各ファセットのレベル数の最適なバランスを見出すことで，信頼性を効率的に増大させることができるのです．

G理論が古典的テスト理論（CTT）と違う点は，レベル数の異なる様々なファセットを同時に検討できることです．それにより，各ファセットのレベル数をどのように組み合わせれば，全体の信頼性を最大にできるかを，多少の試行錯誤によって決定することができます．たとえば，今，ある試験について，合計48回の採点（測定）が行われると仮定してみましょう．この場合の採点（測定）の仕方には，1人の測定者が48の試験問題全部，2人の測定者が24問ずつ，3人の測定者が16問ずつ，4人の測定者が12問ずつ，8人の測定者が6問ずつ，12人の測定者が4問ずつ，16人の測定者が3問ずつ，48人の測定者が1問題ずつと，様々なパターンがあり得ます．測定者あるいは試験問題自体に起因する分散（主効果）とそれらの交互作用に起因する分

表 9.3　D 研究の仮想例＊

測定者（採点者）の数	問題の数	G 係数
48	1	0.913
24	2	0.944
16	3	0.952
12	4	0.954
8	6	0.950
6	8	0.944
4	12	0.929
2	24	0.880
1	48	0.754

＊この例は代表的なものではないので注意してください。通常は，測定者よりも問題の方がはるかに大きい誤差の原因となります。

散は，それぞれの分散項目をレベル数で割ることによって算出できます。したがって，たとえば測定者が 4 人，試験問題が 12 問の場合は，測定者の分散項（主効果）を 4 で割り，試験問題の分散項（主効果）を 12 で割り，両者の交互作用の分散項を 48 で割ることになります。こうした操作を，分散の大きい項についてはレベル数を増やすというようにすれば，分散（誤差）を小さくできるわけです。

　表 9.3 は，様々なレベル数の組み合わせについて計算したもので，G 係数は，測定者を 12 人，試験問題を 4 問にしたときに最大（0.954）となります。試験問題の数を 1 問にまで減らしても（＝測定者の数を 48 人まで増やしても），それほど G 係数に大きな違いはありませんが，問題数を 48 問まで増やすと（＝測定者数を 1 人まで減らすと），G 係数は大きく減少します。

7. 計量心理学者と統計学者における分散分析の見方の違い

　これまでの簡単な例で見てきたように，G 研究には 3 つのステップがあります。第 1 ステップは「反復測定に基づく分散分析」で，ここでは，各ファセットが，分散分析（ANOVA）における反復測定ファクター（要因）になります。分散分析表は G 研究に必須ですが，あるとき，その表を見た知り合いの統計学者が，「これはただの分散分析だ」と言い放って，G 理論の意義を否定しようとしたことがありました。6 カ月経っても，その統計学者はまだ，納得していないようでした。このエピソードは，G 理論学者と，統計学者との間には，分散分析の見方に，2 つの点で大きな違いがあることを物語っています。

　第 1 に，統計学者にとっての分析の目標は，どの効果（主効果か交互作用か）が統計学的に有意であるかを決定することにあります。したがって，分散分析は，平方和（SS）と平均平方和（MS）の計算から，F 検定，p 値へと行き着きます。一方，G 理論学者にとっては F 検定や p 値よりも，分散成分を計算するための平均平方和がその主たる関心となります。その計算法については，第 8 章で詳しく説明した通りです。第 2 に，統計学者が分散分析を実行するのは，多くの場合，1 つないし複数の治療について，それらの効果を検証するためです。この場合，対象者によって反応が異なれば，治療効果の検出が困難になるため，対象者間のバラツキは"ノ

イズ (雑音)" とみなされます。分散分析表では，あらゆる主効果と交互作用の後に，対象と他の全要因との交互作用による分散 (誤差項) が記載されていますが，それは単に「誤差 error」とのみ表示されているだけです。なぜそのように扱うのでしょうか？　それは，臨床試験を行う研究者にとっては，対象者間のバラツキはすべてノイズだからです。そうした研究者にとっての理想的な世界とは，研究参加者全員が実験動物のように遺伝的に均一で，治療に対して同じ反応を示してくれる世界です。しかし，計量心理学者にとっての目標は，対象者間の違いをよりよく識別できる方法を見出すことにあり，対象者間の違いこそが最も重要な関心事となります。計量心理学者にとってのシグナル (重要な情報) は，実験者にとってのノイズ—このパラドックスは Cronbach (1957) によって最初に指摘されたものです。

このパラドックスは，統計ソフトにも反映されています。統計学的検定の目的で開発された SPSS などの標準的な統計ソフトは，G 理論にはいたって不親切で，G 理論に利用するには，かなり苦労します。単純な問題で言えば，主効果と交互作用のすぐ次に来る誤差項が，対象と他のすべての要因との交互作用による分散のことを意味していますが，そのことは，分散分析表を見ただけではわかりません。したがって，表 9.3 の例について，仮に SPSS による計算を行ったとすると，QR 項の次に，「誤差 error」と表示されているものが，表 9.1 の pRQ 項に相当することになります。

8. G 係数の信頼区間

第 8 章では，Fisher の z 値変換を応用して，信頼性係数の信頼区間を算出しました。少なくとも理論的には，もっと複雑にはなるものの，同様の方法で G 係数の信頼区間 (そして標準誤差) を計算することができます。しかし，ほとんどの場合，実際に計算するというよりも理論的に可能という範囲にとどまります。同じように，必要なサンプルサイズを見積もる方法にも，理論的に完全な方法はなく，ただ唯一言えることは，第 8 章で用いたサンプルサイズの計算方法は，G 研究のサンプルサイズの大ざっぱな見積もりとして使えるということです。

9. コンピュータの活用

SPSS や SAS のような統計ソフトでは，かなり複雑な分散分析の計算ができますが，F 検定と p 値を決定するための平均平方和 (MS) の算出までにとどまっており，分散成分までは計算してくれません。ただし例外があり，たとえば SPSS の「分散成分 variance component」サブプログラムを使えば，分散成分を計算できますが，これは非常に面倒な一般線形モデル general linear model のアルゴリズムに基づいて作られており，処理に非常に時間がかかります。かつて私たちは，1,000 人の対象者に対して約 50 項目の測定を行った反復測定を伴う包含デザインの研究データを分析しようとしたことがあります。すると，50 人分の対象者の予備テストデータの処理は約 20 秒でできましたが，対象者 100 人では 14 時間という膨大な時間がかかり，調べてみると，データ全体の分析には 239 GB (ギガバイト) ものメモリが必要なことがわかりました〔当時の私たちのコンピュータのメモリは 64 MB (メガバイト) しかありませんでした〕。

SPSSの2つ目の問題点は，プログラム言語によほど詳しくないと，処理できる研究デザインが非常に限定されてしまうことで，たとえば，包含デザインは扱うことができません。

凝り性の人たちには，Brennanら(1999)によって作成された無料ソフトの『GENOVA』が利用できますが，これは，もともと1970年代の大型コンピュータ用に作成されたもので，非常に効率が高く，上記の問題なら10秒以内に処理することができます。しかし，DOS版のものしかなく，入力にはコントロールカードに類するものが必要で，非常に扱いが困難です。

2005～2006年に，筆者の1人（GN）が，Brennanが開発したGENOVAシリーズのソフト中で最も柔軟性の高いurGENOVAのWindows版を作成し，それをG_Stringと呼んで公開しています。G_Stringはすでに数回の改訂を経て，現在ではその第4版（G_String Ⅳ）が公開されています。第4版では，多岐にわたる複雑な研究デザインの分散成分とG係数を正確に計算することができ，多数のファセットを含む不均衡デザインの計算や，層化ファセットの適切な扱いも可能となっています。G_String ⅣとurGENOVAは，いずれも下記から無料でダウンロードすることができます。http://fhs.mcmaster.ca/perd/download/

このサイトには，48ページにわたる詳細なG_String Ⅳの使用マニュアルと，多数の実例も掲載されているため，G理論による分析を実施する際には，このマニュアルをまず読むことをお勧めします。このマニュアルには，G理論研究についての一般的な知識や，G_Stringソフトについての詳しい情報も記載されています。

10. よくある事例

ここでは，G研究をデザインする際に共通する問題を説明するために，いくつかの事例をあげながら，どのようにファセットを扱い，どのようにG係数を計算するかを解説します。話を簡単にするために，相対的G係数だけを示します。さらに詳細については，G_Stringのマニュアルを参照してください。

治療者が患者を複数回にわたって測定する場合

まず，これまで事例として扱ってきた小論文試験を少し拡張した例から始めることにしましょう。今，呼吸器リハビリテーション中の患者グループの身体機能を，理学療法士が評価する研究を考えてみましょう。その研究には患者が20人含まれ，2人の理学療法士が患者全員の身体機能を10点満点の尺度で4回（治療開始時，開始後2週間，4週間，6週間時）測定することとします。

小論文試験の例のように，この研究デザインには3つのファセット，すなわち，患者(p)，理学療法士〔測定者(R)〕，測定時点(occasion：O)があり，それぞれ20人，2人，4回のレベルがあります。この研究デザインでは，すべての理学療法士がすべての患者についてすべての時点（=4回）で測定を行うため，すべての要因が完全に「交差」しています。対象ファセットfacet of differentiation (p)は患者であり，それに加えて，測定者，測定時点がそれぞれファセットとなります。

分析表(表9.4)は分散分析表に似ており，df（自由度），平方和(SS)，平均平方和(MS)，分散

表 9.4 分散分析表—事例 1：理学療法の評価

要因	自由度 (df)	平方和 (SS)	平均平方和 (MS)	分散成分 (V)
患者 (p)	19	232.88	12.26	1.416
測定時点 (O)	3	104.15	34.72	0.858
測定者 (R)	1	2.50	2.50	0.021
pO	57	23.35	0.41	0.029
pR	19	16.50	0.87	0.129
OR	3	0.95	0.32	−0.002
pOR	57	20.05	0.35	0.352

成分(V)が表示されています。

患者間の分散 V(p) = 1.416 が最大の分散の原因で，測定時点の分散 V(O) = 0.858，全要因の交互作用の分散（誤差分散）V(pOR) = 0.352，測定者×患者の交互作用に由来する分散 V(pR) = 0.129 がそれに次ぐ形となっています。

これらの分散成分から，測定者間の信頼性を計算することができます。つまり，測定者(R)がランダムファセットで，測定時点(O)が固定ファセットとなります。相対的G係数では，測定者と測定時点の主効果V(R)とV(O)，およびその交互作用の分散V(OR)が分子と分母からはずれることに注意してください。

$$G\text{（測定者間）} = \frac{V(p) + V(pO)}{V(p) + V(pO) + V(pR) + V(pOR)} = \frac{1.45}{1.93} = 0.75$$

また，測定時点間の信頼性（＝再テスト信頼性）のG係数を計算することもできます。その場合は，Oがランダムファセット，測定者(R)が固定ファセットとして扱われます。

$$G\text{（測定時点間）} = \frac{V(p) + V(pR)}{V(p) + V(pO) + V(pR) + V(pOR)} = \frac{1.55}{1.93} = 0.80$$

D研究と同じことも可能で，2人の測定者(R)が4回の測定時点(O)で得られた値をすべて平均した値に対応したG係数を計算できます（測定者と測定時点はランダムファセットです）。

$$G\text{（全体：平均値）} = \frac{V(p)}{V(p) + \frac{V(pO)}{4} + \frac{V(pR)}{2} + \frac{V(pOR)}{8}} = \frac{1.42}{1.50} = 0.95$$

最後に1つ，ある係数を計算してみましょう。それは，時間経過に伴って改善を期待する場合の測定の信頼性で，「反応係数 responsiveness coefficient」と呼ばれるものです（第10，11章参照）。反応性は，効果量 effect size として表現されるのが普通ですが，G係数として表現することもできます。この例では，係数は次のように計算することができます。

$$G\text{（反応：pR）} = \frac{V(O)}{V(O) + V(pO) + V(OR) + V(pOR)} = \frac{0.86}{1.24} = 0.69$$

OSCE

　客観的臨床能力試験 Objective Structured Clinical Examination (OSCE) (Harden ら 1979) は，今や，医学分野における成績評価の主流となった観があります。OSCE では，学生は 1 人で一連の「ステーション」を順番に巡り，通常 1 ヵ所につき 10 ～ 15 分程度で，臨床能力を試されます。たとえば，簡単な病歴聴取，診察，患者へのカウンセリングなどです。通常，病人の演技をする訓練を受けた「模擬患者 standardized patient」が患者の役を演じます。

　学生は，各ステーションごとに達成すべき評価項目，あるいは各ステーションでほぼ共通のグローバル評価 global score などによって評価されます。診察終了後に模擬患者によって，あるいは試験官(医師)によって点数が付けられます。

　OSCE は，ほとんどの場合，G 研究の手法で評価されています。この例では，高度な包含デザインを用いており，測定者はステーションに包含され，評価項目は，各ステーションごとに異なる場合は，ステーションに包含されますが，全ステーションに共通のグローバル評価項目を用いるなら，測定者だけが包含され，グローバル評価項目はステーションと交差することになります。

　ここで取り上げる OSCE は，医学部の入学試験で使用される特別なもので，Multiple Mini Interview (MMI) (Eva ら 2004) と呼ばれるものです。今，学生 18 人，ステーション 6 ヵ所，各ステーションに 2 人の測定者，全ステーションに共通の 4 つの評価項目を用いる場合を考えてみましょう。つまり，ここには 4 つのファセットがあり，対象ファセット (p) は 18 レベル，ステーション (S) は 6 レベル，ステーションに包含された測定者 (R:S) は 2 レベル，評価項目 (I) は 4 レベルで，評価項目はステーションと交差しています。

　参加者は対象ファセット (p) で，ステーション (S)，測定者 (R)，評価項目 (I) はすべて G (一般化) ファセットです。測定者 (R) はステーション (S) に包含され，他はすべて交差します。**表 9.5** がその分析結果で，前の例と同じように，最も重要な分散成分は対象者ですが (0.664)，R:S (0.468) (ステーションごとに測定者の採点傾向が異なることによる分散) や，pS (0.402) (ステーションの得意不得意が対象者によって，異なることによる分散)，pR:S (0.843) (測定者によって好意的に評価する対象者が異なることによる分散) も重要な誤差の原因となっていることがわかります。

　次に進んで，コンピュータに G 係数を計算させてみましょう。測定者 (R) をランダムファセットとすると，測定者間信頼性は次のようになります (繰り返しますが，これは相対的 G 係数です)。

$$G(測定者間) = \frac{V(p) + V(pS) + V(pI) + V(pSI)}{V(p) + V(pS) + V(pI) + V(pSI) + V(pR:S) + V(RI:S) + V(pRI:S)} = \frac{1.08}{2.23} = 0.48$$

評価項目をランダムファセットとすると，G 係数は次のようになります。

$$G(評価項目間) = \frac{V(p) + V(pS) + V(pR:S)}{V(p) + V(pS) + V(pI) + V(pSI) + V(pR:S) + V(RI:S) + V(pRI:S)}$$

$$= \frac{1.90}{2.23} = 0.85$$

表 9.5 分散分析表—事例 2：入学試験 OSCE *

要因	自由度 (df)	平方和 (SS)	平均平方和 (MS)	分散成分 (V)
学生 (p)	17	658.56	38.739	0.664
ステーション (S)	5	43.17	8.634	− 0.225
測定者 (R:S)	6	227.21	37.869	0.468
評価項目 (I)	3	12.97	4.325	0.016
pS	85	585.26	6.885	0.402
pR:S	102	370.25	3.629	0.834
pI	51	13.60	0.226	− 0.005
SI	15	12.53	0.835	0.000
RI:S	18	13.98	0.776	0.026
pSI	255	83.79	0.328	0.018
pRI:S	306	89.42	0.292	0.292

* 未発表データ

4 項目の平均値を用いる場合の G 係数は，I を含むすべての項を 4 で割ることで得られ，以下のような計算式になります．

$$G(評価項目の平均値間) = \frac{V(p) + V(pS) + V(pR:S)}{V(p) + V(pS) + \frac{V(pI)}{4} + \frac{V(pSI)}{4} + V(pR:S) + \frac{V(RI:S)}{4} + \frac{V(pRI:S)}{4}}$$

$$= \frac{1.90}{1.98} = 0.96$$

そして，ステーションをランダムファセットにすると（ステーション間信頼性），G 係数は次のようになります．

$$G(ステーション間) = \frac{V(p) + V(pI)}{V(p) + V(pS) + V(pI) + V(pSI) + V(pR:S) + V(RI:S) + V(pRI:S)}$$

$$= \frac{0.66}{2.23} = 0.295$$

最終的に，すべて平均値を用いる場合のこの試験全体の信頼性は次のようになります．

$$G(全体：平均値) = \frac{V(p)}{V(p) + \frac{V(pS)}{6} + \frac{V(pI)}{4} + \frac{V(pSI)}{24} + \frac{V(pR:S)}{12} + \frac{V(RI:S)}{48} + \frac{V(pRI:S)}{48}}$$

$$= \frac{0.664}{0.807} = 0.81$$

対象者が層化ファセットに包含された OSCE

対象ファセットは，いつも他の全ファセットと交差するわけではありません．1 例をあげると，OSCE は受験者の都合に合わせて，別々の会場や別々の日程で実施されることがしばしば

あります。このような状況下では、受験者は会場あるいは日程に包含され、こうした場合の会場や日程は、層化ファセット stratification facet と呼ばれます。もちろん日程によって試験結果が影響を受けることがあってはなりませんが、試験の情報管理が不十分な場合は、後の日程で試験を受ける学生に試験問題の情報が漏れて、高い点をとるといったバイアスがかかることがないとも限りません。性別が層化ファセットになることもあります。たとえば、前述した入学試験の OSCE では、平均的に男子学生よりも言語能力が高い（口の立つ）女子学生が Multiple Mini Interview（MMI）で良い成績を収める可能性があるとすれば、性別も層化ファセットとなり、受験生が性別に包含されることになります。

　グループ間の差異の検出が研究目的である場合もあります。たとえば、問題解決能力の試験を教育レベルの明らかに異なる上級生と下級生を対象に実施して、その試験の妥当性を確認したい場合や、逆に、臨床技術を2つの異なる教育法で教えるという実験的な条件下で、グループ間に差異が生じるかどうかを確認したい場合などが、それに相当します。ここでまた、MMI に関する例を取り上げてみましょう。これは、上述の例とは異なり、試験が9カ所のステーションで4日間連続で実施され、各ステーションには測定者が1人ずつ配置されるというデザインとします。各ステーションごとの総スコアが評価に用いられましたが、男女グループ間での成績の違いの検討が研究目的の1つであったため、性別がファセットとして分析に加えられました。

　対象者を区分するファセットを含めると、研究デザインは多少複雑になり、分散分析の結果から、そのファセットが効果（ここでは試験の成績）に影響を与えるかどうかが、直接検定されることになり、信頼性には、相対的 G 係数が用いられます。

　この事例では、4つのファセットが存在します。つまり、まず、(1) 日程 day（D：4 レベル）と (2) 性別 gender（G：2 レベル）で、これらは、層化ファセットです。そして、(3) 対象ファセットである、受験生（p：日程／性別の組み合わせによって数が異なる）、および、(4) ステーション（S：9 レベル）があります。受験生は日程と性別に包含されているため、p：DG と表記されます。表 9.6 が分散分析の結果を示したもので、日程や性別の主効果（表中 D と G）についての分散成分は負の値で、F 比は1以下であり、試験のスコアに対する日程や性別の影響はありません。したがって、G 係数は、事実上、ステーション間のスコアの信頼性を計算すれば済むことになります。

　測定が1回だけとすると、ステーション間信頼性の G 係数は、あらゆる2カ所のステーション間のスコアの相関の平均値と等しく、以下の式で単純に表すことができます（繰り返しますが、相対的 G 係数なので、ステーションの主効果と、層化ファセットとの交互作用は除かれています）。

$$G(ステーション間) = \frac{V(p:DG)}{V(p:DG) + V(pS:DG)} = \frac{0.366}{2.01} = 0.18$$

そして、9カ所のステーションでの試験の平均値を用いる場合には、次の式になります。

$$G(ステーションにおける平均評価値間) = \frac{V(p:DG)}{V(p:DG) + \frac{V(pS:DG)}{9}} = \frac{0.366}{0.548} = 0.67$$

表 9.6 分散分析表—事例 3：入学試験 OSCE，受験生が日程と性別に包含されている

要因	自由度	平方和 (SS)	平均平方和 (MS)	分散成分
日程 (D)	3	6.66	2.219	−0.036
性別 (G)	1	0.47	0.469	−0.019
受験者 (p:GD)	109	537.54	4.932	0.366
ステーション (S)	8	68.07	8.510	−0.007
DG	3	24.75	8.250	0.013
DS	24	155.05	6.460	0.112
GS	8	43.36	5.420	0.036
DGS	24	77.09	3.212	0.110
pS:GD	872	1430.80	1.640	1.640

出典：Eva, K.W. et al., An admission OSCE: The multiple mini interview, *Medical Education*, Volume 38, Issue 3, pp. 314-26, Copyright © 2004 Blackwell Publishing Ltd.

　この 0.67 という信頼性は，一般的には受け入れがたいほど低い値ですが，これを，0.80 に高めるためには，ステーションを何カ所増やしたらよいかをこの式を利用して推測することができます。つまり，上記の 9 の代わりに，色々な数値を代入してみて，G 係数を計算してみるのです。このケースでは，ステーションをおよそ 16 カ所に増やせばよいことがわかります。

　この研究デザインの特徴は，対象者間の要因（成績＝ステーションでの点数の合計）と対象者内の要因（性別）が組み合わされた，典型的な実験的研究のデザインになっていることです。つまり，学生は複数のグループ（ここでは性別）に振り分けられ，多数の項目からなる試験（ステーションでの評価）を受けます。この事例では，当初の予想通り，性別の効果は認められませんでした。対象者が治療を受けた群と受けない群に分割される（＝対象者が治療の有無に包含される）実験的研究では，「治療」という層化ファセットの主効果が，研究の興味の対象となります。

　前述のように，この研究デザインは色々な意味で興味深く，研究が，グループ間の差の検出を目的とした，実験的あるいは準実験的 quasi-experiment 研究である場合，G 係数を大きくする簡単なトリックは，グループ内に存在する属性要因を無視して計算することです［訳注：疫学的には交絡要因を無視してグループ間を比較すること］。

　その結果，グループ間の差が，実は，属性要因の違いによるものであっても，臨床試験によって生じた対象者間（グループ間）の差と扱われることになります。このような場合には，対象者を，属性ファセットに包含させて解析しなければなりません。

　ところで，ここには Cronbach が今や古典となった「The Two Disciplines of Scientific Psychology」(1957) で指摘したパラドックス（逆説）が現れていることに注意が必要です。臨床試験では，「対象者間の分散」は，統計学的検定における分母として扱われるため，この値が大きくなることは望ましくありません。この例では，性別の効果は F 検定で $0.469/4.932 = 0.095$ と算出されますが，ここで分母に用いられている値は，受験者に由来する平均平方和で，G 係数では分子に含まれるものです。したがって，奇妙なことですが，臨床試験においては，私たちは，実は信頼性が低いことを望んでいることになるのです。

　しかし，分散をより細かに検討してみれば，実は完全に逆説的ではないことがわかります。信頼性が低くなるのは，対象者間の分散が小さいか，あるいは誤差分散が相対的に大きい場合

です。臨床試験と計量心理学的研究の違いは，前者ではこれらの分散がいずれも小さいことが望まれるのに対し，後者では，対象者間の分散は大きく，誤差分散は小さいことが望まれるところにあります。つまり，誤差分散についての考え方には違いはないということです。したがって，臨床試験，特に薬の治験では，対象者の分散を小さくするために，包含基準や除外基準を多く定めて，均一な集団からサンプリングしようとしますが，誤差分散については，臨床試験でも計量心理学的研究でも，測定の定度 precision を高めることによって，それを小さくしようとします。

生徒による教師の評価

　学校によっては，生徒による教師の評価（測定）を導入しているところがあります。教師によって受け持つクラスが異なる場合，測定者（生徒）は教師に包含されます。さらに，各クラスの生徒数はそれぞれ異なることもあり得ます。少し複雑になりますが，教師を評価する質問票には5つの評価項目があるとしましょう。すると，評価項目もファセットとなり，教師，測定者（生徒）と交差することになります（全生徒が同じ評価項目を用いて教師を評価するため）。

　この研究デザインには，対象ファセットである教師（p）以外に，測定者（R），評価項目（I）の2つのファセットがあります。仮に教師が6人，クラスの人数がそれぞれ25人，30人，35人，15人，40人，55人とすると，「測定者：教師（R：p）」の測定回数は，各教師に包含されたこれらの生徒数になります。

　データの表示の仕方については，少し注意が必要で，スプレッドシートに入力する場合には，1人の測定者（生徒）ごとに1行を使い，横に5つの評価項目のスコアを並べるのが合理的でしょう。urGENOVA と G_String にはインデクス機能が使用できないため，データは単に順番に入力するしかありません。したがって，入力は，まず教師1のクラスの25人分のデータ，次に教師2のクラスの30人分のデータという具合に順番に入力していきます。これは，研究デザインそのものの反映であり，測定者が教師に包含され，評価項目が教師と生徒に交差していることが視覚的にも明らかになります。

　表9.7が分散分析表ですが，教師（p）由来の分散が大きいことから，信頼性は適度に高いことが示唆され，また，測定者（R）である生徒に関連した比較的大きな分散があることから，これは生徒によって好きな教師に違いがあることを示しています。評価項目（I）に由来する分散成分は非常に小さく，「ハロー効果」[訳注：細分的ではなく全体的印象で人を評価する傾向のこと]の存在を示唆しています。

　この事例では，絶対的G係数しか算出できません。なぜなら，測定者（R：生徒）が評価対象である教師（p）に包含されているため，測定者の主効果 V(R) や，測定者と評価項目の交互作用の分散 V(RI) を，分けて計算することができないからです。したがって，測定者間の信頼性を表すG係数は，以下の式で計算されます。

$$G（測定者間） = \frac{V(p) + V(pI) + V(I)}{V(p) + V(pI) + V(R:p) + V(I) + V(RI:p)} = \frac{3.59}{6.23} = 0.58$$

　一方，評価項目間の信頼性を表すG係数は，以下の式で計算されます。G係数が非常に高い値を示すことから，項目は実際には独立ではないことがわかります。

表 9.7 分散分析表―事例 4：生徒による教師の評価

要因	自由度	平方和(SS)	平均平方和(MS)	分散成分
教師 (p)	5	2,968.19	593.64	3.59
測定者 (R:p)	194	2,367.19	12.20	2.39
評価項目 (I)	4	1.20	0.30	0.0002
pI	20	5.19	0.26	0.0002
RI:p	776	196.32	0.25	0.253

$$G\,(\text{評価項目間}) = \frac{V(p) + V(R{:}p)}{V(p) + V(pI) + V(R{:}p) + V(I) + V(RI{:}p)} = \frac{5.98}{6.23} = 0.96$$

したがって，内的一貫性（α 係数）は非常に高くなります。

$$\alpha = \frac{V(p) + V(R{:}p)}{V(p) + \dfrac{V(pI)}{5} + V(R{:}p) + \dfrac{V(I)}{5} + \dfrac{V(RI{:}p)}{5}} = \frac{5.98}{6.03} = 0.99$$

最後に，全体の G 係数を計算することができますが，クラス間で生徒の人数が異なる「不均衡な研究デザイン」であるため，測定者の人数の調和平均を計算する必要があります．この例では，調和平均は $6/(1/25 + 1/30 + \cdots + 1/55) = 28.3$ となり（算術平均は 33.3），次のように計算できます．

$$G\,(\text{全体：平均評価値}) = \frac{V(p)}{V(p) + \dfrac{V(pI)}{5} + \dfrac{V(R{:}p)}{28.3} + \dfrac{V(I)}{5} + \dfrac{V(RI{:}p)}{141.5}} = \frac{3.59}{3.67} = 0.98$$

非常に高い値となりますが，これは，この事例に固有の 2 つの特徴，つまり，(1) 評価項目数は比較的少ないのに，項目間の相関（内的一貫性）が非常に高いため，評価項目由来の分散が非常に小さいこと，(2) 逆に，測定者間の信頼性は比較的低いものの，各教師が多数の測定者（生徒）によって評価されるため，測定者による誤差が非常に小さくなってしまうことによるものです．

健康状態の評価に対する計量経済学的アプローチ 対 計量心理学的アプローチ

第 4 章で述べた (p. 57) ように，健康の効用評価 utility assessment の 1 つの目標は，健康状態に効用値（0 〜 100 まで，あるいは 1.0 までの数値）を与えることであり，それによってどの保健医療プログラムに資源を分配するか，合理的な政策決定が行えるようにすることにあります．それが，「計量経済学的」アプローチと称される所以です．一方，個々の患者の治療方針を決定する際には，患者自身に自らの健康状態を評価してもらうことになるため，各患者について信頼できる測定値を得ることが測定の目標となります．これを，ここでは，「計量心理学的」アプローチと呼ぶことにします．

第 4 章で簡単に述べたように，スタンダード・ギャンブル法 Standard Gamble に関する初期

の研究では，不適切な分析方法が用いられていたため，測定者間の信頼性も，測定者内の信頼性も過大評価されていましたが，最近の研究では，これらの信頼性は実際にはかなり低いことが明らかになっており，それは，これらへのG理論の適用が不適切になされていたことに原因があります。

計量経済学的アプローチと計量心理学的アプローチに，G理論の概念を適用してみると，前者では，対象ファセット facet of differentiation は「健康状態」で，患者自身がその測定者ですが，後者では，「患者」が対象ファセットとなります。

典型的な計量経済学的研究(例：Torrance 1976)は，患者のグループ(または健康人のグループ)に，質問票に記載された多くの健康状態について1回目の評価を依頼し，そして1～2週間後に同じ質問票で2回目の評価を依頼して，評価の再現性を検討するというデザインで実施されます。今，健康状態に関する10の質問項目，50人の患者，2時点での測定という研究デザインを考えてみましょう。これは，3つのファセット，つまり，健康状態(10レベル)，患者(50人)，測定時点(2時点)を含む完全交差型の研究です。この場合，データは，普通なら，行に各患者(合計50行)を，列に2時点の測定(10項目×2時点)という形式に配置することになるでしょう。

このように配置するということは，すなわち，患者を対象ファセットとして扱っていることを意味します。しかし，これ(＝健康状態ではなく，患者を対象ファセットとして扱うこと)こそが，先述した過去の研究が結論を誤った原因なのです。

分散分析表は**表9.8**のようになります。これは仮想のデータですが，得られる係数は現実的なものになるように配慮されています(例：Schunemannら 2007)。分散のほとんどは患者(P)に関連したもので，健康状態(S)に由来する分散はその3分の1程度にすぎず，測定時点(T)に由来する分散は非常に小さい値となっています。

まず，計量心理学的な見方で分析をしてみましょう。すると，次のような少し馬鹿げて聞こえる問い，つまり，「(患者自身による)健康状態の測定結果によって，どの程度患者を区別することができるか？」という問いを扱うことになります。対象ファセットは患者であり，健康状態がG(一般化)ファセットとなります。健康状態(S)に関する10項目を尺度として扱い，測定時点(T)間を比較する(＝測定時点を一般化する)ことになります(再テストの信頼性)。測定を1回とみなした場合の再テスト信頼性は，次のようになります[訳注：この事例では，これまでのように，対象ファセットをpとしていないので注意してください。この後では，健康状態が対象ファセットになるため，混乱を避けるためです]。

表9.8 分散分析表—事例5：健康状態に関する患者の評価

要因	自由度	平方和(SS)	平均平方和(MS)	分散成分
患者(P)	49	129,360	2,640	115.0
健康状態(S)	9	55,710	6,190	45.0
PS	441	48,510	110	35.0
測定時点(T)	1	2,270	2,270	1.0
PT	49	9,310	190	15.0
ST	9	13,860	1,540	30.0
PST	441	17,640	40	40.0

$$G\text{（測定時点間）} = \frac{V(P) + V(PS)}{V(P) + V(PS) + V(PT) + V(PST)} = \frac{150}{205} = 0.73$$

これは，患者が自分の健康状態を2時点で評価する場合，評価間にはある程度の一貫性があることを示しています．次に，10項目による健康状態評価を10回の測定とみなすと，Sに関連する分散を10で割ることになり，再テスト信頼性は以下の式で計算され，非常に高い値となります．

$$G\text{（測定時点間）} = \frac{V(P) + \dfrac{V(PS)}{10}}{V(P) + \dfrac{V(PS)}{10} + V(PT) + \dfrac{V(PST)}{10}} = \frac{118.5}{137.5} = 0.86$$

同様に，健康状態(S)の評価に用いられる項目間の内的一貫性も下記のように計算することができます［訳注：上記の式の分子のV(PS)が，下記の式ではV(PT)に変わっていることに注意］．

$$G\text{（評価項目の平均値間）} = \frac{V(P) + V(PT)}{V(P) + \dfrac{V(PS)}{10} + V(PT) + \dfrac{V(PST)}{10}} = \frac{130}{137.5} = 0.95$$

最後に，2時点で行った10項目による評価を平均した全信頼性は，次のようになります．

$$G\text{（全体の平均評価値間）} = \frac{V(P)}{V(P) + \dfrac{V(PS)}{10} + \dfrac{V(PT)}{2} + \dfrac{V(PST)}{20}} = \frac{115}{126} = 0.90$$

この分析によれば，この質問票は，患者たちを区別する上で，非常に高い信頼性を有することになります．これがTorrance (1976)によって報告された分析方法で，彼は，古典的テスト理論に基づいて，信頼性のタイプ別に分析し，再テスト信頼性の計算には，各患者の10項目の総スコアを使い，内的一貫性の計算には，最初の時点のデータを用いています．しかし，この方法では，研究の本来の目的である，その質問票の健康状態識別能力（信頼性）の評価はできないという問題がありました．Feenyら(2004)も，同様の分析法を用いた分析結果を報告していますが，Torrance (1976)とは，健康状態で層化して分析した点は異なるものの，対象ファセットが，健康状態ではなく，患者であった点は，やはり同じ過ちを犯していました．

しかし，計量経済学的観点から見れば，対象ファセットは患者ではなく，患者によって測定された健康状態でなくてはなりません［訳注：健康状態の効用値が計量経済学的アプローチの目的であるため］．また，患者が大きな分散の原因となっていることが分散分析表から明らかなため，患者，測定時点，そして患者×測定時点の交互作用の分散を計算に含める絶対的G係数を計算する必要があります．

これらを考慮して再テスト信頼性のG係数を計算すると，以下のように，かなり低い値となり，健康状態の評価は測定時点間で一貫してはいないという，全く異なる結論が導かれてしまいます．

$$G（測定時点間）= \frac{V(S) + V(PS)}{V(S) + V(P) + V(PS) + V(T) + V(ST) + V(PT) + V(SPT)} = \frac{80}{281} = 0.28$$

しかし，最も重要なのは測定者〔注：この例では，患者（P）自身が自分の健康状態の測定者〕間の G 係数で，計算式は次のようになります。

$$G（測定者間）= \frac{V(S) + V(ST)}{V(S) + V(P) + V(PS) + V(T) + V(ST) + V(PT) + V(SPT)} = \frac{75}{281} = 0.27$$

このように，健康状態（S）の評価の違いに関する，患者間の一致度はかなり低いものとなります〔注：はじめに述べたように，データは仮想のものですが，係数は現実的なものになるように配慮されており，再テスト信頼性の実際の数値は 0.67，測定者間信頼性は 0.26〜0.46 と報告されています（Schunemann ら 2007）〕。そして，このアプローチを用いる場合，実際の効用値は患者（測定者）50 人の平均値となるため，その G 係数は，以下のように比較的妥当な値であることがわかります。

$$G（全体：平均値）= \frac{V(S) + V(ST)}{V(S) + \frac{V(P)}{50} + \frac{V(PS)}{50} + V(T) + V(ST) + \frac{V(PT)}{50} + \frac{V(SPT)}{50}} = \frac{75}{80.1} = 0.87$$

11. G 理論の利用と乱用

G 理論が，従来の信頼性の分析法に比べると大きな進歩ではあることに疑いの余地はありません。そのため，G 理論を使ってみたくなったり，データが G 理論にふさわしいように見えることもありますが，実際には，G 理論の適用が不適切な場合があるので，注意が必要です。

G 研究と妥当性

併存妥当性 concurrent validation を評価する場合には，対象者のグループに，複数の尺度を含む質問票に回答を依頼し，尺度スコア間の相関の計算が行われます。たとえば，健康に関連した生活の質（QOL）に関する研究では，多くの場合，疾患特異的尺度 disease-specific scale〔例：喘息患者の生活の質に関するアンケート Asthma Quality of Life Questionnaire（AQLQ）〕と汎用的尺度 general scale〔例：Sickness Impact Profile（SIP．Juniper 1993）〕の測定結果が比較されます。こうした場合，「AQLQ のスコアから SIP のスコアへ，どの程度一般化が可能か？」という問いへの解答を得るのに，G 理論を用いることができるように思えますが，それは間違いです。なぜなら，それら 2 つの尺度のスコアの平均値と標準偏差が全く異なっているからです。通常の級内相関係数（ICC）と同じように，G 係数も，比較する測定間の平均値と標準偏差が等しいという仮定に基づいているのです。この場合の正しい方法は，ピアソンの相関係数，あるいは構造方程式モデリング structural equation modelling のような，より高度の方法を用いることです〔詳しく勉強したい方は，Norman ら（2014）を参照してください〕。

サブグループ解析からの情報

　G理論では，多数のファセットを平均化し，測定者間の信頼性の平均値を計算することができますが，それが逆に，重要な情報を覆い隠してしまうことがあります。たとえば，医学生の胸部X線写真読影能力を2学年の学生と放射線科医の間で比較する研究を考えてみましょう。仮に，2年生3人，4年生3人，放射線科医3人が，それぞれ20枚のX線写真を読影するという研究デザインとすれば，G研究としては，X線写真が対象ファセット facet of differentiation で，教育レベル（学年と放射線科医）と各教育レベルにおける測定者が，それぞれファセットとなります。すると，測定者間の信頼性は，教育レベルを固定ファセットとして，教育レベル間の信頼性は，測定者を固定ファセットとして計算することができ，また全体の信頼性も計算することができます。しかし，これでは次のような問題を評価することができません。つまり，(1) 測定者間の信頼性は教育レベルの向上に伴って上昇するか？　(2) 教育レベルが進むにつれて，専門家並みの読影力を獲得できるようになるか？，という問題です。これらの問題への解答を得るためには，それにふさわしい研究デザインが求められ，最初の問題については，各教育レベルに分けて測定者間の信頼性を計算する必要があり，2番目の問題については，2年生と専門医間の信頼性，4年生と専門医間の信頼性を別々に計算しなければなりません。

　ただし，この研究デザインには1つ留意すべきことがあります。それは，X線写真の判定は，普通，「正常／異常」，もしくは「0／1」の2区分で判定されますが，2区分的データにG理論を用いることは不適切で，カッパ係数を用いるべきではないか，ということです。しかし，第8章で指摘したように，級内相関係数はカッパ係数と同じ結果となり，一方，G係数は級内相関係数の形式をとっているため，2区分的データにも応用することができ，カッパ係数よりもはるかに柔軟性があります。しかし，とは言え，連続データをわざわざ2区分化してG分析をするといった愚を決して犯すべきではありません。

12. まとめ

　G理論によって，信頼性の分析法は従来の方法から目覚ましい進歩を遂げました。G理論では，誤差分散を生じる多数の要因を同時に扱うことができるため，信頼性を最適化する条件を合理的に検討することができます。弱点としては，ごく単純な研究デザインを除き，分散成分の信頼区間を計算することが難しいという点があげられます。

学習文献

Brennan, R.L. (2001). *Generalizability theory*. Springer-Verlag, New York.

参考文献

Boodoo, G.M. and O'Sullivan, P. (1982). Obtaining generalizability coefficients for clinical evaluations. *Evaluation and the Health Professions*, **5**, 345–58.

Brennan, R.L. (2001). *Generalizability theory*. Springer-Verlag, New York.

Brennan, R.L. and Crick, J. (1999). *Manual for urGENOVA (Version 1.4)*. Iowa Testing Programs Occasional Paper No. 46. University of Iowa Press, Iowa City, IA.

Cronbach, L.J. (1957). The two disciplines of scientific psychology. *American Psychologist*, **12**, 671–84.

Cronbach, L.J., Gleser, G.C., Nanda, H., and Rajaratnam, N. (1972). *The dependability of behavioral measurements: Theory of generalizability for scores and profiles*. Wiley, New York.

Eva, K.W., Rosenfeld, J., Reiter, H.I., and Norman, G.R. (2004). An admission OSCE: The multiple mini interview. *Medical Education*, **38**, 314–26.

Evans, W.J., Cayten, C.G., and Green, P.A. (1981). Determining the generalizability of rating scales in clinical settings. *Medical Care*, **19**, 1211–19.

Feeny, D., Blanchard, C.M., Mahon, J.L., Bourne, R., Rorabeck, C., Stitt, L., et al. (2004). The stability of utility scores: test-retest reliability and the interpretation of utility scores in elective total hip arthroplasty. *Quality of Life Research*, **13**, 15–22.

Harden, R.M. and Gleeson, F.A. (1979). Assessment of clinical experience using an objective structured clinical examination (OSCE). *Medical Education*, **13**, 41–54.

Juniper, E.F., Guyatt, G.H., Ferrie, P.J., and Griffith, L.E. (1993). Measuring quality of life in asthma. *American Review of Respiratory Disease*, **147**, 832–8.

Keller, L.A., Clauser, B.E., and Swanson, D.B. (2010) Using multivariate generalizability theory to assess the effect of content stratification on the reliability of a performance assessment. *Advances in Health Sciences Education: Theory and Practice*, **15**, 717–33.

Norman, G.R. and Streiner, D.L. (2014). *Biostatistics: The bare essentials* (4th edn). PMPH USA, Shelton, CT.

Sackett, D.L. and Torrance, G.W. (1978). The utility of different health states as perceived by the general public. *Journal of Chronic Diseases*, **31**, 697–704.

Schunemann, H.J, Norman, G.R., Puhan, M.A. Stahl, E., Griffith, L., Heels-Ansdell, D., et al. (2007). Application of generalizability theory confirmed lower reliability of the standard gamble than the feeling thermometer. *Journal of Clinical Epidemiology*, **60**, 1256–62.

Shavelson, R.J., Webb, N.M., and Rowley, G.L. (1989). Generalizability theory. *American Psychologist*, **44**, 922–32.

Torrance, G.W. (1976). Social preferences for health states: An empirical evaluation of three measurement techniques. *Socio-Economic Planning Science*, **10**, 129–36.

Van der Vleuten, C.P.M. and Swanson D.B. (1990). Assessment of clinical skills with standardized patients: The state of the art. *Teaching and Learning in Medicine*, **2**, 58–76.

第10章
妥当性

1. はじめに

　第8，9章では，「信頼性 reliability」の様々な側面について考察しました。信頼性とは，異なる条件のもとで，ある尺度による測定結果にどれほどの再現性 reproducibility があるかということでした。これは，測定が有用であるための不可欠の条件ですが，それだけでは十分ではなく，尺度は，目的とするものの存在や程度を正確に測定できるものでなくてはなりません。これが，尺度の「妥当性 validity」と呼ばれるものです。その違いを説明するために，頭痛の強さを測定するための新しい検査法の開発を例にとってみましょう。患者が2回，異なる時点で，それぞれ異なる検査技師によって，その検査を受けて，同じスコアが付いた場合，これを「この指標には信頼性がある」と言います。しかし，そのスコアが頭痛の程度を実際に反映しているかどうかの保証はなく，また，頭痛以外の痛みを測定している可能性や，うつ病や体調不良の訴えのような，痛みとは全く無関係な現象を測定している可能性も否定できません。つまり，妥当性があるかどうかはわからないということです。本章では，尺度から妥当な結論を導くことができるかどうかを，どのように決定するかという問題について解説します。

2. なぜ妥当性を評価するのか？

　しかし，そもそもなぜ妥当性を問題にしなければならないのでしょうか？ それは，医学の分野では，限りない数の測定がなされているのに，厳密な検証によって妥当性が証明されたものはほとんどないからです。確かに，患者の体温測定，子どもの成長を確認するための身長・体重の継続的計測，あるいは甲状腺疾患が疑われる人に対する甲状腺刺激ホルモン（TSH）測定などの妥当性については，疑問を持つ人はほとんどいません。しかし，その一方で，妥当性の検証を試みた論文が多数出版されている領域もあります。なぜこのように，領域によって，妥当性の検証が行われる分野と行われない分野が存在するのでしょうか？ それには2つの理由があります。その第1は，測定対象の特性の違い，その第2の理由は，測定とそれが反映しているものとの関係の違いです。

第1の理由について言えば，医学分野で測定される変数の多くは，身長や血清コレステロール値，重炭酸イオンなど，物理的な量です。そのため，それらの測定値は，直接，あるいは適切な機器を用いて容易に測定することができます。たいていの体温計は，製造したメーカーに関係なく，どの看護師が測定しても，第8，9章で論じた信頼性の範囲内で同じ結果を得ることができます。しかも，測定されているのが体温であることに疑問の余地はなく，体温計の水銀柱の高さが，本当は血圧や血液pHのような体温以外の何かを示している，などと言う人はいません。

　しかし，「可動範囲」とか「生活の質（QOL）」とか「医師としての責任」といった変数の話になると話は全く違ってきます。本章で後述するように，このような「概念」の測定は，その定義次第で変わり，また，測定者や測定法によっても変わる可能性があるからです。たとえば，「社会的支援 social support」については，それは「一定期間の間に接した人の数」を数えることで可能である，と主張する人もいれば，「支援が必要な時期に支えてくれる人を知っていること」の方が重要だと言う人，あるいは，「相互に助け合う関係」こそが重要だと主張する人もいます。社会的支援というものは，直接，目に見えるものではないため，その評価のために様々な尺度が作られてきました。それらは，それぞれの学説に基づいて作られたものですが，尺度によって結果は多少違ってくるため，いったいどれが「正しい」答（そういうものが，あればの話ですが）なのかという疑問が生じます。

　妥当性の検証への関心が，領域によって異なる第2の理由は，測定とそれが反映しているものとの関係が異なるからです。検査は，長年にわたる医学的知識の蓄積に基づいて作られるため，その妥当性は自明のことのように思われます。確かに，体内のクレアチニンレベルは腎臓によって調整されるため，腎疾患の診断に血清クレアチニン値を測定することには意味がありますが，その一方で，入院中の患者の身体機能を理学的に評価しても，その患者の退院後の実際の身体活動レベルを予測することは困難です。同様に，福祉施設でのボランティア経験のある学生は，良い医師や看護師になるだろうと予想されがちですが，人間の行動の決定要因については未知の部分が多すぎるため，そのような予想が正しいかどうかは，実際の行動に対する妥当性を検証しなければなりません。

3. 信頼性と妥当性

　妥当性の上限は，次式に示されるように，信頼性によって規定されるため，信頼性が高くなるほど妥当性の最大値も高くなります。

$$妥当性の最大値 = \sqrt{新しい尺度（検査）の信頼性 \times 基準となる検査（尺度）の信頼性}$$

　したがって，仮に新しい尺度の信頼性を0.80，それと比較する基準尺度の信頼性が0.90とすると，新しいテストの妥当性の上限は，

$$\sqrt{(0.80)(0.90)} = 0.85$$

となります。

　また，偶然誤差や系統的誤差（バイアス）が，信頼性や妥当性にどのように影響するかを見ることもできます。測定されたスコアの分散は，古典的な式で次のように示すことができます。

$$測定されたスコアの分散(\sigma^2_{測定スコア}) = \sigma^2_{真のスコア} + \sigma^2_{測定誤差}$$

　つまり，第8章で説明したように，測定されたスコアの分散は，真のスコア（実際には同定不能）の分散と測定誤差の分散を足し合わせたものですが，Juddら（1991）は，これをさらに次のように拡張しました。

$$測定されたスコアの分散(\sigma^2_{測定スコア}) = \sigma^2_{対象概念} + \sigma^2_{バイアス} + \sigma^2_{偶然誤差}$$

かつ，

$$\sigma^2_{対象概念} + \sigma^2_{バイアス} = \sigma^2_{真のスコア}$$

そして，信頼性と妥当性を以下のように表しました。

$$信頼性 = \frac{\sigma^2_{対象概念} + \sigma^2_{バイアス}}{\sigma^2_{測定スコア}}$$

$$妥当性 = \frac{\sigma^2_{対象概念}}{\sigma^2_{測定スコア}}$$

　これらの式から，偶然誤差は信頼性にも妥当性にも影響を与えることがわかります（注：偶然誤差は，両式の分母にのみ含まれるため）。それに対して，系統的誤差（バイアス）が（ネガティブな）影響を与えるのは，妥当性のみです［訳注：妥当性の式ではバイアスは，分母 $\sigma^2_{測定スコア}$ にのみ含まれるため］。これが，信頼性の指標として従来用いられてきたピアソンの相関係数 Pearson's correlation coefficient が，評価者間あるいは測定時点間のバイアスを検出できない理由です〔ただし，第8章で論じたように，級内相関係数（ICC：intraclass correlation coefficient）は，バイアスも含めた指標となっています〕。

4. 妥当性の「種類」の歴史

　1950年代以前には，妥当性の評価はかなり限定された分野，たとえば，ある試験の点数が，課題に対して期待されるパフォーマンスとどれほど一致するかという問題で論じられる程度でした。これは現在，基準関連妥当性 criterion validity（Kane 2001）と呼ばれるもので，たとえば，ある受験生が4年後に大学を卒業できるかどうかを，入学試験の結果から予想できるかどうかを判定するときのように，適切な基準（ここでは，卒業の可否）が存在している場合には非常に有効な方法です。しかし，いつも，そのような客観的基準が存在するわけではありません。たとえば，ある人物がどの程度仕事ができるかといった微妙な一面を評価する場合，能力テス

トの妥当性は，上司による評価との一致性によって検証されることになります。しかし，果たして上司の評価にどれほどの妥当性があるのでしょうか？　それ自体を，何か他の基準に照らして妥当性を確認する必要がないのでしょうか？　こうして，基準関連妥当性は（基準の基準，基準の基準の基準といった）果てしない推論の連鎖に陥ることになります（Kane 2001）。

　もちろん，「本質的に妥当な」(Ebel 1961)評価もあります。たとえば，楽器の演奏，体操競技の演技の巧拙などは，その例と言えるでしょう（注：オリンピックなどでときに起こるスキャンダルを考えれば疑わしいところもありますが）。そして，測定（評価）が妥当であるためには，そもそも，設問自体が適切かどうかが問題となるため，設問の内容が検証されなければなりません。これが現在，内容的妥当性 content validity と呼ばれているものです。ここでの前提は，必要な内容がすべて含まれていて，不適切な項目が1つもなければ，そのテストは本質的に妥当で，教育内容を習得したかどうかを適切に判断できるだろうということです。

　しかし，態度，信仰，感情といったものを評価する臨床心理学的測定や，うつ病や不安障害，統合失調症といった病的状態の評価においては，ことはそう簡単ではありません。これらの領域では，客観的な基準もなく，内容的な妥当性も不十分です。なぜなら，そこからは，スコアに基づく推論に根拠を与えるようなエビデンスが何も得られないからです（Messick 1989, p. 17）。これらの問題点に対処するために，測定理論の代表的理論家である，Cronbach と Meehl (1955) は，構成概念妥当性 construct validity として知られる概念を導入しました。これは，潜在的な構成概念 construct（例：不安障害，うつ病）を前提とする仮説検定的アプローチであり，尺度の妥当性を，たとえば，「不安感のある人とない人では，複雑な課題の処理能力が異なるため，この新しい不安感尺度のスコアが高い人と低い人では課題の達成度が異なる」といった仮説を設けて，それを統計学的に検証し，それによって，測定の妥当性を評価しようとするものです。もしもその構成概念に関する仮説［訳注：不安感のある人は複雑な課題の処理能力が劣る］が正しく，その尺度に妥当性があるなら，検定の結果は予想通りのものとなるはずです。ただし，構成概念に関する仮説は無数に存在し得るため，構成概念妥当性の検討は，ほとんど終わりのない課題となります。

　こうした研究の経過から，現在では，測定理論に関するほぼすべての教科書に採用されている，「三位一体」とも言うべき妥当性の概念（Landy 1986），つまり，内容的妥当性 content validity，基準関連妥当性 criterion validity，構成概念妥当性 construct validity が確立され，その頭文字から「3つのC」と呼ばれています。これらは，それぞれ比較的独立した測定の属性であり，それぞれ別々に確立されてきました。その後，構成概念妥当性はさらに細分化されるようになり，収束的妥当性 convergent validity，弁別的妥当性 discriminant validity，特性妥当性 trait validity などといったサブタイプが次々に提唱される事態となり（例：Messick 1980），ある研究の妥当性について，それが基準関連妥当性なのか収束的妥当性なのか，といった論争に多くの時間が費やされるようになりました（"浪費された" というべきかもしれません）。

　構成概念妥当性の細分化がとめどもなく進むかのように見えた丁度そのとき，混乱に歯止めをかける2つの動きが出てきました。1つは，妥当性の概念の大きな転換です。1960年代後半まで，妥当性とは尺度の計量心理学的な特性を示すものとみなされ，「その尺度は私が想定しているものを測定しているか？」といった定義付けがよくなされていました（例：Cattell 1946, Kelly 1927）。しかし，Cronbach (1971)によって，研究の焦点は評価を受ける対象者の特性と彼らが示すスコアへと移っていきました。Landy (1986)は，次のように述べています。「妥当性

の検討における焦点は，今や尺度自体の完全性よりも，そのスコアを示した対象者の特性についての推論に移行した(p. 1186)」。別の言い方をすれば，尺度の妥当性の評価とは，その尺度のスコアに基づいてなされる対象者に関する推論に，どれほどの信用をおけるかを評価するプロセスだということになります。

　後述するように，これは単なる言葉の定義の問題ではなく，妥当性の概念の根本的な変更というべきもので，研究結果から私たちが言えること自体も変わってしまうことになります。簡単に言えば，私たちはもはや，「この尺度は妥当である」とは決して言えないということです。なぜなら，尺度には，"絶対的妥当性"というものは存在しないからです。どのような研究であれ，私たちが結論できるのは，せいぜい「この尺度は，この状況におけるこの集団の人たちにとって妥当なものであった」ということだけです。さらに言えば，その尺度を別の対象者集団（例：教育レベルや人種が異なる人たち）や，異なる状況（例：研究ではなく，裁判での立証）で使う場合には，元の妥当性評価は適用できず，新たな研究が必要になるということです。

　以上から，妥当性に関する結論は，2元論（つまり，妥当か妥当でないか）で説明できるものではなく，連続性を有するものだということになります(Zumbo 2009)。さらに言えば，妥当性の評価は，相反するものも含め，様々な情報を統合して行われるものだ，ということです。したがって，尺度を評価する際には，推論が適切に行われているか，研究が適切に実施されているか，結論が仮説に支持されているかどうかなどを，考慮しなければなりません。そのため，複数の人が同じ研究データから異なる結論に至ることも少なくありません。なぜなら，その尺度に対する価値観や使用目的が人によって異なるからです(Cizek 2012)。Cizek は，それを，「妥当性評価は統合的で主観的なプロセスであり，理論，論理的検討，実証的なエビデンスなど，様々な情報に基づいて行われる」(p. 36)と簡潔に表現しています。

　混乱の収拾に歯止めをかけるもう1つの動きは，Messick（1975, 1980）らが先導した，構成概念妥当性の概念の再構成で，彼らは，構成概念妥当性の概念を，あらゆる種類の妥当性（と，多くの信頼性の側面）を包含するものへと拡張しました。彼は，「（すべての測定は）構成概念 construct に基礎をおくものでなくてはならない。なぜなら，構成概念的解釈は，スコアに基づくあらゆる推論，それも単に意味的推論だけではなく，スコアに基づいて行われる決定や行動に関連する内容や基準に関する推定をも下支えするものだからだ」と述べています(Messick 1988, p. 35)。つまり，新しい尺度を何らかの他の基準に関連づけること自体が，仮説検定であり，「この新しい尺度が患者の疾患適応を適切に測定できるなら，その測定値は，A および B という特性を測定する尺度スコアと相関する」という仮説や，「適応という概念は，測定項目として X, Y, Z という要素から成り立っている」という仮説を検証するものとなるからです。

　この新たな妥当性の概念は，現在 Standards for Educational and Psychological Testing（米国教育研究学会など 1999）の最新版に詳しく記載されていますが，これは，すべての妥当性評価は仮説検証のプロセスであることを意味しています。したがって，尺度を作成する場合には，前述した「3つのC」に縛られるのではなく，自分自身の仮説を検証するにはどのような研究をデザインすべきかに知恵を絞る必要があります。つまり，尺度の妥当性にとって重要な問題は，その研究の結果が「どのタイプ」の妥当性に相当するかを議論することではなく，「この妥当性研究 validation study で設定された仮説は，その尺度の本来の測定目的に照らして，意味があるものかどうか」，「この研究の結果から，対象者に関して，私たちが期待していた推論を導くことができるかどうか」を議論することへと変化したということです。

しかし，残念ながら，この新しい妥当性の概念は，教科書，特に心理学や教育学以外の学生向け教科書の執筆者にはまだ十分理解されておらず，50年近く経った今でも，ほとんど浸透していないのが現状です。この新しい妥当性の概念に基づけば，妥当性に関する解説は，主として仮説の検証に関する理論と方法論が中心になるはずですが，しかし，今後まだしばらくは，教科書の中では「構成概念妥当性」とか「基準関連妥当性」といった用語が使われ続けることでしょう。私たちは，こうした混乱を解決するために，「妥当性」という言葉を上位概念として扱い，その範囲の中で，様々な妥当性検証 validation を扱うというように記述を整理することにしました。たとえば，次節では，「内容妥当性の検証 content validation」について述べますが，これは妥当性を検討する上での1つのアプローチにすぎません。そして，その結果は，基準関連妥当性などと区別するために，「内容妥当性 content validity」と表現するのが適切と思われます。多少混乱を招く恐れもありますが，ここでは，「妥当性検証」を，その尺度の特性を検討するためのプロセスと表現する用語として用い，それによって得られた結果（アウトカム）を「妥当性 validity」と表現していることに注意してください。したがって，この定義に基づけば，「私たちは，その尺度の妥当性を検証するための研究を行い，その内容妥当性を定量的に確認した」と表現することになります。

5. 内容妥当性の検証

「内容妥当性の検証 content validation」については，第3章の「項目作成」のセクションでも解説しましたが，ここでは，妥当性の新しい定義（＝仮説検定）の観点から簡単に触れておくこととします。たとえば，私たちが，試験（例：呼吸器学）で学生を「合格」と判定するとき，あるいは，関節炎患者の握力が10 kg しかなく，「弱すぎる」と判定するとき，私たちはその測定項目によって，評価目的である疾患や行動，態度，知識などが適切にカバーされていることを前提にしています。言い換えれば，私たちの関心は，試験の中の特定の問題に学生がどれほど知識を持っているかとか，患者が10 kg 以上のどれほどの握力があるかということではありません。妥当性検証 validation の意味に立ち返れば，その目的は推論 inference にあります。つまり，成績の良い学生は，悪い学生よりも，呼吸器についてよく知っているという推論，握力の弱い患者は，強い患者よりも，関節炎が重症だろうという推論の検証が目的となるということです。

尺度で，ある行動を測定する場合，その尺度の項目が，その行動をよく表すもので構成されているときに，その行動についてのより正確な推論，つまり，より一般性の高い推論が可能となります。逆に，重要な側面が尺度から抜け落ちていると，間違った推論をしてしまうことになり，その場合は，（測定方法ではなく）推論に妥当性がないことになります。たとえば，呼吸器学の試験に，酸素交換という重要な機能に関する質問が含まれていなかったとすると，得点の高い学生の方が低い学生よりも酸素交換についての知識が少ないということも十分あり得るため，試験による推論は劣ったものとなり，同様に，握力も，赤血球沈降速度や罹患関節数，朝のこわばりなどの症状と相関がない限り，それだけから，リウマチ患者の他の症状についての正確な推論を行うことはできず，内容妥当性は劣ったものとなります。逆に言えば，測定の内容妥当性が高いほど，様々な条件や状況のもとでの妥当な推論が可能となるということです。

前述したように (p. 224)，妥当性の上限は，信頼性によって規定されるため，信頼性が高く

なるほど妥当性がとり得る最大値も大きくなりますが，1つだけ例外があり，それは，内的一貫性（信頼性の指標）と内容妥当性との関係です．たとえば，リウマチ性関節炎のように，症状に比較的多様性の大きい疾患を診断するための尺度では，尺度の内的一貫性は低いと考えられます．なぜなら，リウマチ性関節炎では，罹患関節数の多い患者ほど，赤血球沈降速度が速いとか，朝のこわばりが強い，というわけではなく，症状間の関連が必ずしも大きくないからです．内的一貫性は，相互の相関の低い項目や，総スコアとの相関が低い項目を削除することによって高めることができますが，しかしそうすると，尺度は，関節炎のわずか1つの側面（たとえば，こわばり症状）しか反映しない項目で構成されることになり，内容妥当性が非常に低いものとなってしまいます．そうした状況では，内的一貫性を犠牲にしても，内容妥当性を優先することが必要となります．尺度の最終目標は推論であり，それは内的一貫性よりも内容妥当性に強く依存するからです．

内容妥当性の検証は，1つの重要な点で，他の妥当性の検証と異なっています．それは，内容妥当性の判断は，尺度から得られたスコアや対象者間のスコアの違い，あるいは介入によるスコアの変化などに基づいて判定されるのではなく，当該尺度の内容に関する専門家の意見に依存するという点です．そのため，内容の適切性が，スコアから導かれる推論に影響を与えることは事実としても，（最終的には主観的判断であるため）内容妥当性は妥当性の一種とは言えないと主張する専門家もいます．

6. 基準関連妥当性の検証

「基準関連妥当性の検証 criterion validation」とは，従来の考え方によれば，ある尺度による測定結果と基準尺度による測定結果との相関のことで，基準尺度としては，従来その分野で使用され受け入れられてきたゴールドスタンダードであることが理想的です．基準関連妥当性の検証は，通常さらに2つのタイプ，すなわち併存的妥当性の検証 concurrent validation と予測的妥当性の検証 predictive validation に分けられます．併存的妥当性の検証では，新しく開発する尺度と基準尺度を，対象者に同時に実施して，両者の相関を検討します．たとえば，うつ状態を測定する新しい尺度とベックうつ病評価尺度 Beck Depression Inventory（うつ状態測定のゴールドスタンダード）を面接時に同時に用いたり，あるいは短時間の間に交互に使用して，両者の結果を比較します．これに対し，予測的妥当性の検証では，未来のある時点まで，判定基準となる情報を得ることができません．たとえば，大学の入学試験の成績がその後の学業成績を予測できるかどうかは，学生が4年後の卒業時期まで待たないと検討できません．病気の診断もそうで，解答を得るためには剖検の結果を待つか，症状が進行して，その病気を罹患していることが明らかになる時点まで待たなければなりません．

すでに基準となる優れた尺度が存在するときに，あえて新しい尺度を開発するために大変な労力を費やすことは大きな疑問ですが，"新しい"尺度に特許を取得してお金をもうけようとか，尺度に自分の名前を付けようとかいった理由は論外としても，本当に新しい尺度が必要となる場合も少なくありません．たとえば，現在使われている尺度が，費用がかかりすぎる，侵襲的，危険，回答に時間がかかりすぎる，あるいはアウトカムが出るまで時間がかかりすぎるといった場合には，新しい尺度の開発を考慮する余地があります．最初の4つの場合には，併

存的妥当性の検証が，最後の場合には，予測的妥当性の検証が必要となります。新しい尺度の開発の理由となるこれらの理由に基づいて，Messick (1980) は，併存的妥当性を診断的有用性 diagnostic utility あるいは代替可能性 substitutability と，予測的妥当性を予測的有用性 predictive utility と呼ぶことを提唱しています。これらの用語はまだ広く使われるには至っていませんが，基準関連妥当性の検証を必要とする理由を記述する用語としては，既存の用語よりも，はるかに内容をよく表すものとなっています。

ここで，併存的妥当性の検討例として，結核の標準的検査である胸部X線写真を取り上げてみましょう。これは今でも結核診断のための決定的な基準として用いられていますが，多くの欠点もあり，そのため特にルーチンのスクリーニング検査としては理想的なものとは言えません。つまり，X線検査は，若干の侵襲性があり（患者を低レベルの放射線に曝すため），また，高価な装置とフィルム，訓練された放射線技師，フィルムを読影する放射線科医などにかなりの費用がかかることから，結核のスクリーニング検査としては，もっと安価で危険性の低い検査が望まれます。そうした検査の候補があれば，その新しい検査法の診断的有用性（併存的妥当性）を検証するために，胸部X線検査と比較されることになるわけです。

予測的妥当性の検証の例としては，前述したように，入学前の成績（入試成績）で4年後の卒業の可能性を予測する研究があります。それを大学院などの合否判断にも利用できれば，大学としては教育にかける費用を無駄にしたり，より優秀な学生を不合格にしてしまうことも少なくて済みます。つまり，入学前にある尺度（試験）を適用することによって，学生の将来の卒業の状況や資格試験への合否などをどのくらい予測できるかを検討するわけです。

さて，次に，この2つのタイプの妥当性を評価するための通常の手順と，その理論的根拠について解説することにしましょう。すでに述べたように，併存的妥当性の検証 concurrent validation で用いられる最も普通のデザインは，新しい尺度と既存の基準尺度を同時に用いることです。結核診断の例で言えば，ツベルクリン反応検査のスクリーニング検査としての妥当性を検討する場合には，基準検査としての胸部X線検査を同時に施行して，結果を比較します。いずれの検査も，結果が2区分的（異常の有無）であるとすると，2つの検査結果を，表 10.1 のような2×2表で比較することができます。

その結果は，感度や特異度，あるいは，ファイ（Φ）係数のような2×2表から算出される指標を用いて分析することができます。Φ係数は次式によって χ^2（カイ2乗）から計算することができます。

$$\Phi = \frac{\sqrt{\chi^2}}{N}$$

または，以下の公式を使って表 10.1 から直接計算することもできます。

$$\Phi = \frac{|BC - AD|}{\sqrt{[(A+B)(C+D)(A+C)(B+D)]}}$$

新しいうつ病評価尺度のスコアが連続変数で，ベックうつ病評価尺度や CES-D などの既存の標準的尺度と比較して妥当性を検証する場合には，ピアソンの相関係数が適しています。いずれの基準尺度を用いる場合でも，新しい尺度と既存の尺度との間に強い相関があること，つまり，新しい尺度で高いスコアを示す対象者（あるいは「疾患あり」と判定される対象者）は，基

表 10.1　尺度の基準妥当性を評価するための 2×2 表

		胸部 X 線検査の結果	
		異常あり	異常なし
ツベルクリン反応検査	異常あり	A	B
	異常なし	C	D

準尺度でもスコアが高い（あるいは「疾患あり」と判定される）ことを期待して検討を行うわけです。

　予測的妥当性を検証する場合には，対象者は時点 1 と，しばらく期間を置いた後の時点 2 で，新しい尺度を使って評価します。そして，結果が 2 区分的（例：あり／なし）な場合には，2×2 表を，結果が連続変数的なものである場合には，相関係数を用います。しかし，1 つ指摘しておきたいのは，アウトカムを確認するまでは，新しい尺度に基づいて結論を下してはならないということです。当たり前のことのように思われますが，しばしば見過ごされがちなので注意が必要です。たとえば，医学部や看護学校の合否判定における自己紹介の小論文の予測的妥当性（4 年後の卒業状況の予測）を検証する場合には，受験生全員にそれを書かせ，採点後はそれがいかに優れた方法と思われたとしても，それらを見ることなく，どこか安全な場所に保管し，その時点では別の基準で合否を決めなくてはなりません。そして，ようやくそれを見ることができるのは，学生たちの卒業の可否が決定した後のことであり，その時点で初めて，卒業成績と小論文の採点結果を比較するのです。

　このルールを破って，小論文の点数を，合否判定に用いてしまうと，研究は台なしになってしまいます。なぜなら，その場合，優れた小論文を書いた学生の何割が 4 年後に卒業できて（表 10.1 の A 欄），そして何割ができなかったか（B 欄）は，わかりますが，小論文の点数が悪かった学生の何割が卒業できて（C 欄），何割ができなかったか（D 欄）という情報は得ることができないからです（注：小論文の点数が悪かった学生はそもそも入学できないため）。この場合，入学者は小論文の結果でかなり偏った集団となってしまうため，後で詳しく解説するように，新しい測定法と標準的な測定法との間の相関は，おそらくかなり低下することになります。

　診断検査の場合には，やや異なった状況も生じ得ます。仮に最終診断が，部分的であれ，新しい検査の結果の影響を受けてしまうと，新しい検査法と標準的な検査法との間に人為的に高い相関を作り出してしまうことになります。たとえば，2 次元心エコー検査による僧房弁逸脱症診断の妥当性を検証する場合，僧房弁逸脱症の有無の基準は，臨床医の判定を用いることになります。しかし，その臨床医が心エコー検査の結果を知ってしまうと，彼の診断はその結果に影響を受ける可能性があり，人為的に一致度が高まってしまいます。この例は，先ほどの事例のように，対象者自体にバイアスをもたらすものではありませんが，予測とアウトカム診断の両方に新しい尺度による結果を用いるという過ちを犯していることになり，これを「基準混交 criterion contamination」と呼びます。

　要約すると，基準関連妥当性の検証とは，新しい尺度（あるいは検査法）であるレベルのスコアを示した人が，基準尺度（基準検査）ではどれほどのスコアを示すかを検証するもので，通常の研究デザインは，一群の対象者に両方の尺度（検査法）を適用して，両者の相関を検討します。併存的妥当性の検証では，2 つの尺度（検査法）をほぼ同時に用いて比較し，予測的妥当性では，基準尺度（検査法）の結果は，ある期間不明で，その期間は数日であることも，数年に及ぶこと

もあります。

7. 構成概念妥当性の検証

構成概念妥当性の検証とは何か

　身長や体重といった特性は容易に測定し，定義することができます。つまり，測定方法によって直接定義されます。たとえば，収縮期血圧とは，心室が収縮したときの圧力の強さを，水銀柱の高さ(mmHg)として測定したものです。しかし，不安や知能，痛みといった「心理学的な」特性になると，話は簡単ではなく，私たちは，直接には測定できない抽象的な変数を扱うことになります。例えば，私たちは「不安」を"見る"ことはできず，測定できるのは，学説的に，不安から生じるとされている行動だけです。学生が試験開始前に経験する手掌の発汗，動悸，そわそわと落ち着かない行動，集中力の低下などは，学生の不安の現れと捉えられます。同じように，どの点から見ても重症度の等しい狭心症患者が2人いて，一方の患者は仕事を辞めて1日の大半を椅子に座って過ごし，もう一方の患者は仕事を続け，病気に負けずに頑張っているとします。この2人の違いを説明する場合，私たちは，「やる気」，「病気関連行動 illness behavior」，「病者役割モデル sick role model」といった用語を用いることになります。繰り返しますが，こうした要因は直接"見る"ことはできず，観察できるのは，患者がすると"仮定されている"行動だけです。

　このように，行動の背後にあると仮定されている要因のことを，仮説的構成概念 hypothetical constructs，あるいは，もっと簡単に構成概念 construct と呼びます。構成概念は，様々な行動や態度の間の関連について説明する「ミニ理論」と考えることもできます。多くの構成概念は，客観的にその効果を測定できるようになる前から，もっと大きな理論や臨床的な観察から生み出されたもので，たとえば，精神分析理論から生まれた「不安」とか「抑圧」といった用語，主に社会学的理論に基づく「病者役割行動」といった用語などもそうした用語に含まれます(Parsons 1951)。「流動性知能」や「結晶性知能」(Cattell 1963)などの概念も，ある変数間の関連を説明するために考え出されたものですが，すでにそれらは，非常に信頼性の高い方法で測定することができます。

　心理学的尺度や健康に関連する尺度のほとんどは，「仮説的構成概念」の一部を測定しているにすぎないといっても過言ではありません。このことから，新しい尺度が必要となる場合としては，構成概念自体が新しく，それを測定する尺度がまだない場合以外に，既存の尺度が不十分で，構成概念の"重要な"側面を測定し得ていないと思われる場合が考えられます。その場合注意すべきは，基準関連妥当性の場合とは違って，ここでは，単に，既存の測定法よりも簡便で安価で侵襲の少ない方法に"改良"しようとしているのではなく，構成概念のより深い理論的理解に基づいて，"より優れた"測定法へと，いわば"再構成"しようとしているということです。そして，ここで"より優れた"とは，より一般性が高く，より簡潔で，かつより正確な予測ができることを意味しています。

構成概念妥当性に関する研究

　ここで，過敏性腸症候群の患者を診断するための尺度を開発する場合を考えてみましょう。ただ最初に，なぜここで，過敏性腸症候群を，胃潰瘍やアメーバ赤痢のような「疾患」としてではなく，「構成概念 construct」として扱うのかを説明しておく必要があります。その主な理由は，少なくとも現時点では，過敏性腸症候群が1つの器質的な疾患単位としては，まだ確立しておらず，症状から疑われる他の疾患を除外することによってのみ診断されるものだからです。この疾患については，その診断根拠となるようなX線写真所見や臨床検査所見もなく，原因と考えられる病原体の存在も知られていません。私たちは，直接には検査できないある病態を"仮定"し，その理論（仮説）に基づいて症状をつなぎ合わせることによって，"それ"を測定（診断）しようとするわけですが，これは，豊富な語彙，幅広い知識，問題解決能力などによって，目に見えない「知能」という概念を測定しようとするのによく似ています。医師が「症候群」と呼んでいるものの多くは，心理学者や尺度の開発者からは，「仮説的構成概念」と呼ばれるものに相当します。実際，統合失調症やアルツハイマー病，全身性エリテマトーデス(SLE)などのような，「疾患」と考えられるものでも，その診断は一連の症状に基づいて下され，生物学的な確定診断が下せる検査法がないという意味では，「疾患」というよりも構成概念に近いと言えます。ただし，これは単なる抽象的議論ではなく，実際，こうした「症候群」の診断基準は，「心理学的な特性」を測定する尺度に似た形式に構成されます。

　過敏性腸症候群を診断するために考案された初期の基準は，ほとんどが2つの部分から構成されており，1つは他疾患の除外，もう1つは，いくつかの理学的所見に加えて左下腹部痛と無痛性下痢のような症状の有無をチェックする部分です。しかし，これらの基準で"診断された"患者の多くが，後になって胃がんや他の疾患と判明したり，過敏性腸症候群と診断されなかった患者が数年後に過敏性腸症候群患者と区別できない症状を発症したりしたため，これらの尺度はいずれも不十分であることが後に証明されてしまいました。その後，新しい尺度が考案されましたが，それは過敏性腸症候群が，身体的症状以外に，特有の属性的特性と心理学的特性によって特徴付けられる疾患であるというより広い見方（構成概念の見直し）に基づくもので，主として属性的かつ性格的な要因を付加したものでした。しかし，新しい尺度を開発したら，それが古い尺度よりも優れていることを，証明しなければなりません。

　ここで，"妥当 valid"という言葉の意味に立ち返ってみましょう。それは，対象者について正確な推論 inference を可能にするということです。そして，その推論は構成概念に由来するもので，次のような形をとります。「構成概念Xに関する私の理論に基づけば，それを測定するために開発された尺度でスコアの高かった人は，特性A，B，Cにおいて，スコアの低かった人とは異なっている」。ここで，A，B，Cは，症状でも，行動でも，何らかの測定値でもかまいません。これを，過敏性腸症候群に関して言えば，たとえば，「過敏性腸症候群についての私の考え方に基づくと，この新しい尺度で高いスコアを示す患者では，①通常の治療によっては症状が改善しない，そして②剖検で器質性腸疾患が認められることは少ない」となります。

　ここでは構成概念に基づく推論が検証されているため，この種の検証のことを，構成概念妥当性の検証 construct validation と呼びます。この検証は，前節で論じた内容妥当性や基準関連妥当性の検証とは，方法論的に，多くの重要な点で異なっています。その第1は，内容妥当

性と基準関連妥当性は，一般には，1つないし2つ程度の研究で立証することができますが，構成概念妥当性ではそうはいかないことです。なぜなら，1つの構成概念からは，通常，多くの理論（仮説）が生じてくるからです。たとえば，「不安」という概念を測定する新しい尺度の妥当性を検証する場合を考えると，多くの仮説が可能ですが，少なくとも以下のような仮説が考えられます：「不安感の強い人では，弱い人よりも，試験中の心拍数が高くなる」，「不安感の強い人では，弱い人よりも，複雑な課題の処理能力が低い」，「実験的に不安を誘発すると，新しい尺度スコアは，高値を示す」。

以上から明らかなように，構成概念は1つの研究で「完全に」証明できるということはあり得ません。構成概念妥当性の検証は終わりなきプロセスであり，その概念についての理解がより深まれば，新たな理論（仮説）が生まれ，その検証が行われるのです。アインシュタインは，かつて，「私の相対性理論を支持する実験は何百もあるが，相対性理論が間違いであることを証明するには，それを否定する研究がたった1つあれば十分だ」と述べています。構成概念妥当性の検証についても同様で，1つの研究結果はどれも，構成概念を支える多くの，相互に関連し合った理論〔注：Cronbachら（1955）が「法則定立的ネットワーク nomological network」と呼んだものの1つ〕を提供するにすぎず，たった1つの研究から否定的結果が出るだけで，構成概念全体が揺らいでしまうことにもなるのです。

構成概念妥当性の検証と他の妥当性の検証との2つ目の大きな違いは，構成概念妥当性の検証では，私たちは理論とその測定方法（尺度）の両方を同時に評価しているということです。ここで，再び過敏性腸症候群の例に戻り，改良された測定尺度が，高スコアの患者は通常の治療に反応しないという仮説（理論）に基づくものとし，その妥当性を検証するために，患者に対して，あらゆる通常の治療を実施したとしましょう（注：前述したように，基準混交 criterion contamination を避けるために，妥当性を検証している途中の尺度の情報が診断に影響を与えないように注意が必要です）。この場合，仮に，最終的にその仮説（理論）が正しかったと判明した場合は，その仮説（理論）の正しさと新しい尺度の妥当性の両方が証明されたことになります。しかし，逆に，仮説（理論）が誤っていて，スコアの高低にかかわらず，治療に対する患者の反応に違いがなければ，以下のような問題があった可能性があります。

- 尺度は正しいが，理論が間違っていた。
- 理論は正しかったが，開発した尺度が，過敏性腸症候群の患者と他の消化器疾患の患者とを区別できるものではなかった。

あるいは，

- 理論も開発した尺度も間違っていた。

これらのうちどれが該当するかは，もっと研究が進むまでは知るすべがありません。

実験的な研究によって尺度の妥当性を評価する場合は，話はもっと複雑になります。たとえば，不安感を測定するための新しい尺度を検討するときに，何らかの方法で，故意に不安を誘発すれば，その尺度によるスコアは高くなると予想されますが，もしもそうならなければ，すでに述べたように，理論あるいは尺度，もしくはその両方に問題があった可能性がありますが，実験的研究では，それに加えて，理論も尺度も問題はないが，不安をうまく誘発できなかったという可能性，尺度も実験も問題はなかったが，推論が間違っている可能性，理論も実験も問題はなかったが，尺度がうまく不安を測定できなかった，など，様々な組み合わせを考えなけれ

ばなりません。

　Cronbach ら(1955)は，これらを総合した，構成概念妥当性に関する優れた論文を著しており，その中で，構成概念妥当性の検証は，以下の3つのステップで行われると論じています。

 1. 構成概念に関連すると思われるすべての理論(仮説)を明確に文章化し，かつ理論相互間の関係を明らかにする。
 2. それらの理論を測定する尺度を開発する。
 3. それらの尺度を用いて測定を行い，理論(仮説)が成立するかどうかを検証する。

つまり，理論が明確でない限り，構成概念妥当性はあり得ないということです(Clark ら 1995)。Clark らは次のように述べています(p. 310)。

> 理論の重要性を強調しているが，それは，尺度の開発を始める前に，理論自体と理論間の関係を完全に明らかにしておかねばならないと言っているのではない。そうではなく，尺度を開発するプロセスで，理論について熟慮することによって，その尺度が…学問の進歩に重要な貢献をする可能性が高まることを指摘しているのだ。

　彼らは，構成概念について，それがどのような事象(例：行動や症状)として客観的に表れる可能性があるか，また，その構成概念が，他の構成概念や行動とどのように関係し合っているかを，簡潔にきちんと記述してみることを推奨しています。

　構成概念妥当性の検証が，"方法論的"に内容妥当性や基準関連妥当性の検証とは異なることはすでに指摘しましたが，決して，"概念的"に異なるわけではありません。Guion (1977) は，「すべての妥当性は，その本質として，ある種の構成概念妥当性であり…，構成概念妥当性とは妥当性の根本を貫く概念である」(p. 410)。

　他の妥当性に比べた，構成概念妥当性の複雑さやそれに絡む問題の多様さに鑑みれば，構成概念妥当性を検証する方法が，他の妥当性よりも多様であることは驚くことではありません。以下のセクションでは，それらの方法のうちの一部，すなわち，対極集団法，収束的妥当性と弁別的妥当性，多特性多方法行列法などについて解説します。他にも実験的，準実験的な方法が数多くありますが，紙幅の関係で，関心のある読者は，章末の学習文献にあげた参考書を参照してください。

対極集団法

　尺度の妥当性を評価する際に誰でも考えつく方法は，その尺度を2つの対極的な集団，つまりある特性や行動を有する集団と有しない集団に適用してみることです。前者では，新しい尺度によるスコアが有意に高く(スコアの方向によっては，低く)なることが期待されます。これは対極集団法 extreme groups と呼ばれる方法です。再び，過敏性腸症候群診断のための新しい尺度の開発を例にとってみましょう。この方法では，診療経験の豊富な医師たちによって，2つのグループ，すなわち，過敏性腸症候群の可能性が非常に高いと思われる患者群と，その可能性が非常に低いと思われる患者群が設定され，どちらかわからない患者は対象から除外されます。

　これは一見わかりやすい研究デザインですが，ここには2つの方法論的な問題点が潜んでい

ます。その第1は，そもそもどうすれば対極的集団を"選択"できるかという問題です。それが可能となるには，集団の選別に使える何らかの測定法（診断法）が必要ですが，これは難しい問題で，実際には，たとえ「専門家の判断」といった比較的大ざっぱな基準や既存の尺度など，その時点で利用可能な（不十分ながら）"最善の"方法に頼らざるを得ません。Cronbachら (1955) が開発した，ブートストラップ法 bootstrapping と呼ばれる方法を使うこともできます。そして，その新しい尺度によって，より正確な予測や，より多くの所見の説明ができるようになったり，測定者間信頼性が向上すれば，今度は，それが基準尺度，つまりゴールドスタンダードとみなされることになり，その後は，それを基準として，さらに新しい，あるいは改良された尺度の妥当性が検証されることになります。言わば，「自力で自らを引き上げていく」わけです。

　問題の第2は，診断用尺度（検査）に起こる問題ですが，しばしば見逃がされる問題でもあります。それは，対極集団法は，尺度の検討の上で，重要なステップであるにしても，それだけでは不十分だということです。もちろん，"明らかに"その疾患や特性を有している人々と，"明らかに"そうでない人とを区別できることは，尺度にとって最低限必要なことであり，そのような明確な違いも区別ができないようでは，その尺度は実用に耐えないことは明らかです。しかし，果して，新しい尺度は，実際にこのような使われ方（対極集団の比較）をするでしょうか？　答はほとんどの場合「ノー」です。そもそもその疾患の患者か否かが明白なら，それを区別するための新しい検査法など必要なはずはないからです。特に3次医療施設に紹介されてくる患者には，判断が難しい患者が多く，尺度には，微妙な違いを区別する能力が求められます。したがって，診断用尺度（検査）の妥当性を研究する上では，患者が医療システムの中で診断されていくプロセスや診断が行われる状況についてよく理解しておくことが不可欠です。

　たとえば，器質性脳症候群の診断用尺度の開発を例にとってみましょう。まずは，明らかに脳に病変を有する患者と，そうでない患者に適用して，その新しい尺度が，2つの患者群を明確に区別できるかどうかを検討しようとするはずですが，器質性脳病変の有無は，他の診断法で簡単に診断がつくため，神経心理学的な検査にまで患者が回ってくる機会はほとんどありません。そこで，次には，神経心理学的な検査に回ってくる可能性のある患者，つまり，器質性脳症候群とうつ病との鑑別診断のために紹介されてくる患者に，この新しい尺度の適用を試みることになると思われます。この場合の患者群の設定は，専門家としての精神科医の判断や既存の器質性脳症候群評価尺度（＝私たちが改善しようとしている尺度）によってなされることになります。

収束的妥当性と弁別的妥当性の検証

　対極集団法による妥当性の検証は，収束的妥当性の検証 convergent validation と密接な関係があります。収束的妥当性とは，目的とする構成概念と関連している他の変数や尺度と，新しい尺度がどれほど関連しているかを表す概念です。たとえば，不安感の強い人はそうでない人に比べて自律神経症状が出やすいという理論が正しければ，新しい尺度のスコアは，自律神経系の自覚症状の程度と相関すると予想されます。そして，自律神経系の症状が出やすいことが不安感の主な原因であれば，相関はかなり強く，不安感の原因となる多くの要因の1つにすぎなければ，相関は弱いものとなります。繰り返しになりますが，期待した相関が得られない

場合は，新しい尺度，自律神経症状の測定法，理論の，少なくともどれか1つに問題がある可能性があります。しかしその一方で，相関が強すぎるのも望ましくありません。なぜなら，相関が非常に強いということは，同じものを測定しているだけということであり，せっかく新しい尺度を開発しても，自律神経症状の測定と同じ結果になるだけなら，"新たな"尺度とは言えないからです。では，どの程度であれば，相関が"強すぎる"のかという点については，残念ながら，明確な基準はなく，時と場合によると言う以外にありません。

　新しい尺度を既存の尺度と比較する場合は，"最も異なる"と思われる尺度と比較することが望まれます（Campbell ら 1959）。"最も異なる"の意味を明確に定義することは困難ですが（Foster ら 1995），たとえば新しい尺度が自己報告式 self-administered の場合，比較する既存の尺度は，他者（評価者）が測定する尺度，もしくは，課題達成度の測定などとすることが望まれます。その理由は，スコアは，測定される特性の状態だけではなく，測定のプロセス（測定方法）にも影響を受けるからです。こうした"測定方法の類似性"によるスコア間の相関と，測定目的とする"構成概念の類似性"によるスコア間の相関の違いについては，後の，「多特性多方法行列法 multitrait-multimethod matrix」の節で解説します。

　新しい尺度が，目的とする構成概念を測定し得ているかどうかを評価する場合には，同じ構成概念を測定していると考えられる他の尺度と"相関がある"（収束的妥当性）だけではなく，他の概念を測定していると考えられる尺度とは"相関がない"ことを確認する必要もあり，それを，弁別的妥当性の検証 discriminant validation と言います（分別妥当性 divergent validation と呼ばれることもあります）。たとえば，私たちの理論（仮説）が，不安感は知能とは関係ないというものであれば，不安感と知能の間に強い相関は見出されないはずですが，相関が見出される場合には，たとえば，尺度に用いられた言葉が難解なために，単にそれらの言葉の理解能力を測定している可能性があり，それ以外にも，新しい尺度，知能テスト，構成概念などに問題がある可能性もあります。弁別的妥当性の検証でよく取り上げられるのは，「社会的な望ましさバイアス socially desirable bias」ですが，その理由については第6章の「応答バイアス response bias」の節を参照してください。

結果的妥当性の検証

　保健医療分野で用いられる尺度（検査）のほとんどは，研究目的で開発されたもので，妥当性が不十分な場合，通常，それは，研究結果に悪影響を及ぼす可能性はあっても，研究参加者個人に危害が及ぶことはありません。しかし，臨床診断に使われる尺度の場合は，その結果次第で，患者が受ける処置が異なる（例：上肢の運動制限が見つかれば，理学療法を指示されるなど）ため，その妥当性の評価に際しては，処置による結果を考慮する必要があります。これは，Messick（1989, 1994, 1995）によって提唱された新しい妥当性の概念で，「結果的妥当性の検証 consequential validation」と呼ばれています。Messick の関心は，進級，大学，専門学校，大学院などへの入学，あるいは専門職試験などの合否など，教育分野での「重大な結果をもたらす試験 high-stakes test」にありましたが，同じ議論は臨床現場へも容易に応用することができます。

　「結果 consequence」はポジティブなこともあればネガティブなこともあり，また意図的なことも，そうでないこともあります。たとえば，生活の質（QOL）測定のポジティブな効果として

は，医師の関心を，単に医学的側面だけではなく，病気に伴う患者の生活的側面にも向けさせる効果が考えられます。逆に，政治的な例で言えば，1920年代初期に移民に課せられていた英語による知能（IQ）テストは，東欧・南欧からの移民を締め出すという（意図的な可能性もある）ネガティブな結果をもたらしました。また，学童を対象とした学力テストや，専門職の認定試験の内容が偏っている場合（例：暗記重視）には，それが教育内容に大きな影響を及ぼし，本来知っておくべき知識ではなく，テストに出やすい内容が教育されるという弊害を生むことになり，したがって，結果的妥当性が低いことになります。

ここで大切なことは，様々な形の妥当性の不足が原因で生じた"結果"と，真の結果（個人や集団間の差異）を区別することです。たとえば，フランスで知能テストが発達する契機となったのは，学校での留年率が，女子より男子ではるかに高かったことでした。実は，当時，進級の可否の"基準"は，授業中にきちんと行儀よく静かに座っていられるかどうかにありました。しかし，小さな男の子にとって，椅子にじっと座ることは難しいことであり，それと，知的能力とは何の関係もなかったはずです。こうした"基準"は，構成概念と，測定の内容が乖離した1つの実例と言えるでしょう。一方，雄弁さに関するテストでは，男子よりも女子で得点が高い傾向がありますが，これは女子のほうが言語能力の発達が早いという実際の現象を反映するもので，これは，構成概念と測定内容が関連する例と言えます（例：Coates 1993）。

しかし，結果的妥当性の意義を認める研究者ばかりではありません。Popham (1997) は，結果的妥当性の検証は客観性のあるもののみに限定すべきであると主張していますが，Messick (1975) 自身は，結果的妥当性には倫理的あるいは社会的価値観も含まれると主張しています。また，Reckase (1998) は，尺度やテストがいったん公表された後は，他の人によるその後の使われ方にまで，開発者は責任を負う必要はないと述べています。この議論はまだ続いていますが，尺度やテストの開発者は，意図したものであるにせよ，ないにせよ，それによってネガティブな結果が出る可能性があることについて，少なくとも留意しておく必要があります。

多特性多方法行列法

収束的妥当性と弁別的妥当性を同時に検証できる手法に，多特性多方法行列法 multitrait-multimethod matrix（MTMM）（Campbellら1959）と呼ばれる方法があります。この方法では，複数の異なる，通常は関連のない特性が，同時に，複数の尺度で，それぞれ測定されます。たとえば，測定される2つの特性を「自主的学習態度（自己主導型学習）self-directed learning」と「知識」とし（両者はほとんど無関係と仮定），それぞれが，評価者による採点と筆記試験によって評価されるとすると，その結果（仮想）は，表10.2のように，10個の相関係数からなる表で表すことができます。

中央の対角線沿いにあるカッコ内の数字（0.53，0.79など）は，4つの測定法の信頼性 reliability で，イタリック体の2つの数字（*0.42，0.49*）は，同一特性異方法相関 homotrait-heteromethod correlation で，同じ特性（自主的学習態度，知識）を異なる方法で測定したものです。波カッコ内の数字（0.18，0.23）は，異特性同一方法相関（heterotrait-homomethod correlation）で，異なる特性を同じ方法で測定した場合の相関係数です。最後に，角カッコ内の数値（0.17，0.15）は，異特性異方法相関 heterotrait-heteromethod correlation で，異なる特性を異なる方法で測定した場合の相関係数です。

表 10.2 多特性多方法行列の仮想例

		知識			
		評価者	筆記試験	評価者	筆記試験
自主的学習態度	評価者	(0.53)			
	筆記試験	*0.42*	(0.79)		
知識	評価者	|0.18|	[0.17]	(0.58)	
	筆記試験	[0.15]	|0.23|	*0.49*	(0.88)

　理想的には，最も相関が高いのはそれぞれの測定値の信頼性であるはずで，「知識」を問う試験を2回実施した場合は，異なる特性について試験したり，異なる2つの方法で知識を試したりした場合に比べて，より高い相関が得られるはずです．同様に，最も相関が低いのは異特性異方法相関の場合で，異なる方法で測定された異なる特性の間の相関は当然低くなります．

　収束的妥当性は，同一特性異方法相関に相当し，同一の特性を異なる方法で測定した結果は，お互いに相関すると期待されます．この例では，知識を，筆記試験で評価した結果と，評価者が採点した結果は相関しており(表10.2，*r* = 0.49)，同様に，自主的学習態度についても，筆記試験で評価した結果と，評価者が採点した結果との間には相関がみられます(表10.2，*r* = 0.42)．一方，弁別的妥当性は，異特性同一方法相関に相当し，同じ方法で異なる特性を測定するため，相関は低くなるはずです．もしも，その相関が，同一特性異方法相関と同程度か，それよりも高い場合には，測定結果に，"方法"の方が"対象"よりも効いていることになります．これは，共通方法バイアス common method variance と呼ばれるもので(Podsakoff ら 2003)，この状態では，試験の内容に関わらず，筆記試験の結果は他の筆記試験の結果と，口頭試問の結果は他の口頭試問の結果とよく相関するということになり，明らかにこれは望ましくない傾向と言えます．なぜなら，本来様々な特性を反映するべき測定が，"方法によるバイアス"を受けることになるからです．ただし，これが現実的にどれほど深刻な問題であるかということについては，議論があります(Doty ら 1998)．

　MTMM のデザインに沿った研究の実施は，容易ではありません．なぜなら，対象者にかなりの時間的負担をかけることや，同一の特性を評価するための異なる測定法を見つけるのが難しいからです．しかし，このような研究が実施できれば，多くの妥当性の問題を同時に検討することができます．

まとめ—構成概念妥当性の検証

　基準関連妥当性の検証 criterion validation とは異なり，構成概念妥当性の検証 construct validation には，共通して使える研究手法は存在せず，検証の内容によって，異なる実験デザインや統計的手法が用いられます．たとえば，「ある構成概念(特性)を測定するために開発された新しい尺度が，同じ構成概念の測定に用いられている他の尺度と相関がある」，「目的とする構成概念が他の構成概念と関連している」などが仮説である場合には，研究は自ずと相関研究の形となり，対象者には，前者の仮説では，同じ構成概念を測定する2つの尺度が，後者の仮説では，2つの構成概念をそれぞれ測定する2つの尺度が用いられることになります．一方，「2つの集団間で，ある特性(構成概念)の頻度が異なる」が仮説である場合は，新しい尺度を両

集団に適用し，集団間のスコアの平均値を比較することになり，また，「何らかの実験的あるいは治療的な介入によって，特性（構成概念）の測定値に変化が生じる」が仮説である場合，たとえば，「経皮的な刺激によって痛みを減少させることができる」，「強い輻射熱によって痛みは増強する」といった仮説の場合は，介入の前後で特性（痛み）を比較するか，もっと本格的には，対象者を介入群と非介入群にランダムに分けて比較する実験的研究を行うことになります。そして，想定した構成概念が正しく，介入が有効で，尺度が妥当であれば，両集団間に明確な差が見られることになります。

まとめると，新しい尺度を開発する場合には，その妥当性を研究する必要がありますが，測定対象が構成概念である場合には，それに関して多くの理論（仮説）が生じてくる可能性があるため，それぞれの理論について，それを測定する尺度を開発し，妥当性を検証しなければなりません。同様に，ある尺度を，その妥当性が検証されていない集団に用いる場合にも，その使用が妥当であることを検証する必要があります。最後に，既存の尺度を修正する場合にも，妥当性の検証が改めて必要になることが少なくありません。たとえば，うつ状態の指標として，ミネソタ多面人格テスト（MMPI）の中のD尺度を切り離して用いようとする場合は，それがMMPIの他の500もの項目の一部として使われるときよりも，妥当性が低下する可能性があります。なぜなら，他の項目の一部として用いる場合と，独立した尺度として用いる場合とでは，質問に対する回答者の見方や理解が変わる可能性があるからです。

しかし，尺度のあらゆる変更について，妥当性の再検証が必要なわけではありません。たとえば，"彼" を "彼女" に変える，あるいは，ある疾患を別の疾患に置き換えるといった些細な言葉遣いの修正は，質問の意味自体を変えることはないため，妥当性の再検証は必要ないと考えられます。一方，想起的質問で，対象期間を「先週」から「先月」に変更する場合には，妥当性に重大な変化が生じる可能性があります。なぜなら，第6章で論じたように，過去の出来事の想起には様々な問題が伴うからです。また，回答の形式を，リッカート尺度から視覚アナログ尺度（VAS）に変更する場合も，回答に影響を及ぼす可能性があります。いずれにしても，ある程度の判断が必要となります。

8. 反応性と変化への敏感性

過去20年ほどの間に，計量心理学の辞書に新しく2つの概念が加わりました。それは，「反応性 responsiveness」と「変化への敏感性 sensitivity to change」です。これらは尺度を評価する上で有用な概念ですが，それによって，2種類の混乱が生じています。1つは，これらが同義語なのか，それとも1つの尺度の異なった側面を表す言葉なのかということ，もう1つは，これらは，信頼性や妥当性とは別の，尺度の特性に関する新しい概念なのか，それとも信頼性・妥当性の一方あるいは両方に含まれる概念なのかということです。

これらは同義的に用いられる場合が少なくありませんが，Liang（2000）は，「変化への敏感性」を「意思決定をする上で重要かどうかとは無関係に，尺度がある特性の変化を検出する能力」(p. 85)と定義し，「反応性」を「意思決定をする上で重要な特性の変化（例：臨床的に重要な変化）を，尺度が検出する能力」(p. 85)と定義しています。もちろん，では，「意思決定をする上で重要な特性の変化」とは何か，という疑問が残りますが，この点については，変化の測定法に関する

問題全般と併せて，第11章で論じることとします。

　これらの用語の導入に伴って，研究目的を，尺度の「信頼性，妥当性，変化への敏感性（または反応性）の検討」と記述する傾向が出てきました。この記述が意味するところは，信頼性と妥当性だけでは不十分で，変化への敏感性と反応性についても，尺度の独立した特性として検討しなければならないということです。しかし，この考えは間違っており，それゆえに，信頼性と妥当性に対する理解も間違っています。多くの研究者が指摘しているように，反応性と変化への敏感性は妥当性の一部分であって（例：Hays ら 1992，Patrick ら 2000），独立した特性と言えるものではありません。第11章「変化の測定」で，反応性・敏感性と信頼性との数学的関係について論じますが，反応性・敏感性は，概念的なレベルでは，妥当性の一面を持っており，基準関連妥当性に最も近いものと言うことができます。

9. 妥当性と「尺度のタイプ」

　尺度には様々なタイプがあり，それぞれで用途が異なると主張する研究者がいます。たとえば，Kirshner ら（1985）は，尺度は，その用途により，①識別的 discriminative なもの（用途：ゴールドスタンダードがないときに，個人や集団を識別する），②予測的 predictive なもの（用途：既存のゴールドスタンダードを用いて，あらかじめ定義された集団に個人を分類する），あるいは③評価的 evaluative なもの（用途：個人や集団を経時的に追跡する）の3つのタイプに分類されるとし，さらに，その用途によって，自ずから，尺度化の手順，信頼性や妥当性，および「反応性」の評価法が決まると述べていますが，この見方は間違っていると私たちは考えています。なぜなら，この見方には，尺度が現実にどのように用いられるかが全く考慮されておらず，さらに重大なことには，妥当性の検証に関する誤解に基づいているからです。

　もちろん，尺度は，当初は，1つの用途のために開発されますが，現実には，当初の目的以外の様々な用途に用いられることが少なくありません。Kirshner らは，ミネソタ多面的人格テスト（MMPI）について，MMPI は識別的用途を持つ尺度で，「情緒的・心理的な障害のある人々を，一般の人々と識別するために開発されたものである」(p. 27) と述べていますが，それは事実としても，MMPI は，彼らが"予測的"と言うところの診断的用途にも（例：Scheibe ら 2001），また，彼らが"評価的"と言うところの，治療法の改善の測定にも使われています（例：Munley 2002）。また，Kirshner らは，デンバー発達スクリーニングテスト Denver Developmental Screening Test を，「将来学習障害をきたす可能性のある子どもを検出するために開発された」，"予測的な"尺度として紹介しています(p. 28)が，この尺度は，実際には，"識別的"な用途にも（Cadman ら 1988），また"評価的"な用途にも用いられています（Mandich ら 1994）。

　つまり，1つの尺度はいろいろな用途で使用し得るということです（注：ただし，それぞれの用途における妥当性は検証されなければなりません）。たとえば，認知行動療法を受けている人たちが，それを受けていない人たちに比べて，MMPI のうつ症状尺度のスコアが，より大きく低下したとすれば，その尺度は，たとえ当初はうつ病の患者を識別するために開発されたものであったとしても，介入効果の評価にも使えることになります。ここで Nunnally（1970）の言葉を再び紹介しておきましょう。彼はこう言っています。「厳密に言えば，我々が検証してい

るのは，尺度自体の妥当性ではなく，その尺度の使われ方の妥当性なのである(p. 133)」と。

10. 妥当性の評価におけるバイアス

範囲の制限

　第8章で，尺度の信頼性は，その尺度が開発された対象集団ではなく，もっと構成が多様な集団で用いれば，見かけ上向上しますが，それを故意に行うことは，望ましくないことを指摘しました。本節では，この点を異なる観点から検討します。スコアの変動の範囲が，その尺度の妥当性にどのように影響するかということです。そのような影響が生じる場合としては，現実には以下の3つが考えられます。

- 基準変数 criterion variable の分布範囲が制限される場合。
- 予測変数 predictive variable の分布範囲が制限される場合。
- 予測変数，基準変数の両者と相関する第3の変数が，集団の選択に用いられた場合。

　この問題を，うつ病尺度スコアと相関の高い，血清モノアミンオキシダーゼ(MAO)の新しい測定法に関する仮想データを用いて考えてみましょう。この研究は，大規模な社会集団を対象として行われ，尺度スコアとMAO値との間の相関は，0.80であったとします。こういう結果を見ると，MAOの測定を，臨床に応用してみたくなります。なぜなら，臨床では，自己記入式の尺度スコアを情報として用いていますが，患者の理解力や様々なバイアス〔例：優装回答(病状が良いふりをすること)，劣装回答(症状が悪いふりをすること)〕の可能性のために，情報の信憑性が問題になることが少なくないからです。

　早速，このMAO測定を，大学病院の精神科病棟で追試してみたところ，相関係数はわずか0.37にすぎないという絶望的な結果に終わってしまいました。さて，私たちはこの結果に(意外なことと)驚くべきなのでしょうか？

　答は「ノー」です。これは図10.1のような，2つの変数の散布図 scatter plot を描くことによって，視覚的に理解することができます。

　散布図とは各対象者の2つの測定値の交点に点(ドット)を打って描かれる図で，対象者の(通常)95％を内部に含む楕円を描くこともあります(この図にはありませんが)。点の集まり方の形状で，相関の程度を視覚的に判断することができ，楕円の形が細長いほど相関が強く，楕円が円形に近いほど相関が弱く，完全な円形であれば相関が全くないことを示します。この散布図では，楕円はかなり細長く，相関係数は 0.80 程度と予想されます。

　さて，ここで，対象者をうつ病の入院患者に限定してみましょう。入院患者では，一般人と比べてうつスコアが高く，したがって，その分布は，たとえば，図10.1の横線よりも上にくると予想されます。一見して明らかなように，この直線より上の部分は，散布図全体に比べるとより円形に近いため，その範囲では，2変数の相関はかなり低いと予想されます。これが，上述の大学病院の精神科病棟では，相関が 0.37 と低かった理由です。

　Thorndike (1949) によって考案された方程式を使えば，基準変数 (X)，予測変数 (Y)，ある

いは他の変数（Z）によって，選択する集団の範囲を限定することによって，相関係数（妥当性係数）がどの程度影響を受けるかを見積もることができます［訳注：通常の相関分析では，予測変数をX，予測される変数（ここでは基準変数）をYにしますが，逆になっているので注意してください］。まず，第1のケース，つまり，患者が，基準変数のレベルで選択された場合を考えてみましょう。これは，図10.1で，対象者を，うつ尺度スコアがあるレベル以上の場合を選択することに相当し，また，X線検査で病変が見つかった患者を対象者に限定して，新しい結核検査を実施し，その妥当性を検証する場合などが該当します。この場合，新たな相関係数は以下の式で計算することができます。

$$r' = \frac{r(s'_X/s_X)}{\sqrt{[1 - r^2 + r^2(s'^2_X/s^2_X)]}}$$

r'は対象者が限定された場合の相関係数，rは対象者が限定されていない場合の相関係数，s'_Xは対象者が限定された場合の基準変数のSD（標準偏差），s_Xは限定されていない場合の基準変数のSDです。

限定されていない場合のSDが10で，限定された場合のSDが3のときには，r'は以下のように計算されます。

$$\frac{0.80 \times (3/10)}{\sqrt{[1 - 0.64 + 0.64 \times (9/100)]}} = 0.37$$

この式を変形すれば，逆向き，つまり，ある限定された対象者集団における相関係数から，限定されていない集団における相関係数を計算することもできます。その場合の式は，以下のようになります。

$$r = \frac{r'(s'_X/s_X)}{\sqrt{[1 - r'^2 + r'^2(s^2_X/s'^2_X)]}}$$

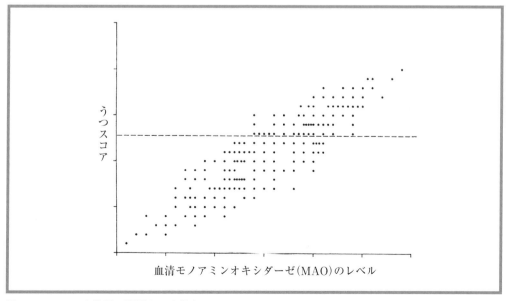

図10.1　2つの変数間の関係を示す散布図

次に，第2のケースとして，予測変数(Y)のレベルで対象者が選択される場合を考えてみましょう。図10.1の例を用いると，血清MAO高値の患者のみを対象とする場合がこれに相当し，また，学生を入学試験の点数によって選別した上で，その試験によって，卒業を予測できるかを検証する場合も，これに相当します。計算式は同じですが，s'_Xをs'_Yに，s_Xをs_Yに入れ替える必要があります。

第3のケースは，XとYの両方に相関する，何らかの別の変数(Z)に基づいて，対象者が選択される場合です。再び，図10.1の例をとってみましょう。実際には，このケースが最も現実的な場合と考えられます。なぜなら，患者は通常，重い症状のために入院しますが，その症状は，血清MAO値とも，うつ尺度のスコアとも相関するからです。ここでも，

1. 限定されていない対象集団においてXとYに相関がある場合の，限定された対象者集団（入院患者）における両者の相関。
2. 限定された対象者集団においてXとYとの間に相関がある場合の，限定されていない対象集団における両者の相関。

を見積もりたくなりますが，変数Z（うつ病の重症度）が加わるため，必要な情報がもっと多くなります。

1. 限定されていない対象者集団におけるXとYの相関。
2. 限定されていない対象者集団におけるXとZ，そしてYとZの間の相関。
3. 限定された対象者集団と限定されていない対象者におけるZの標準偏差。

これらのデータは通常は，ほとんど未知の場合が多いため，その公式は理論的なものにすぎませんが，関心のある読者は，Ghiselli (1964)の論文を参照してください。

基準変数の信頼性の影響

妥当性の検証で非常によく問題になるのは，新しい尺度と基準変数との相関を検討する際に，基準変数(X)が，ゴールドスタンダードと言えるほど確実なものでない（信頼性 reliability が低い）場合が少なくないことです。そのため，たとえ予測変数(Y)が優れたものであっても，基準変数(X)の信頼性が低いために，相関係数（妥当性係数）が低くなってしまいます。予測変数(Y)の信頼性が完璧なときに，基準変数(X)の信頼性も完璧なものに改善したと想定した場合の予測変数(Y)との相関係数 r'_{XY} は，以下の式で推定することができます。

$$r'_{XY} = \frac{r_{XY}}{\sqrt{(r_{XX})}}$$

r_{XY}は，変数Xと変数Yとの間の実際の相関係数，そしてr_{XX}は，基準変数(X)の実際の信頼性係数です。

次に，基準変数(X)の実際の信頼性が完璧なときに，新しい尺度（予測変数：Y）の信頼性も完璧なものに改善したと想定した場合の相関係数は，以下の式で推定することができます。単に根号の中のr_{XX}をr_{YY}に入れ替えるだけです。

$$r'_{XY} = \frac{r_{XY}}{\sqrt{(r_{YY})}}$$

さらに問題を一般化して，もっと現実的なケースでは，どちらの尺度も信頼性が低い場合に，両尺度の信頼性がともに完璧なものに改善したと想定した場合の相関係数は，以下の式で推定することができます．

$$r'_{XY} = \frac{r_{XY}}{\sqrt{r_{XX} r_{YY}}}$$

この式は，同一の構成概念について，信頼性の異なる尺度を使って行われた，複数の研究の比較にも用いることができます（Schmidt ら 1999）．たとえば，研究 A では，生活の質（QOL）の尺度と，日常生活動作（ADL）の指標との間に 0.42 の相関があり，研究 B では，これらとは異なる 2 つの尺度を使って，同じ構成概念を測定した結果，0.22 の相関が得られたとします．なぜ，このような違いが生じたのでしょうか？ どちらの研究も，規模が十分に大きくてサンプリング誤差はないと仮定すると，可能性があるのは，用いた尺度の信頼性の違いです．仮に研究 A において，QOL 尺度の信頼性が 0.90 で，ADL 尺度の信頼性が 0.80 であれば，両尺度の信頼性が完璧になったと想定した場合の相関係数は，次のようになります．

$$r'_{XY} = \frac{0.42}{\sqrt{(0.09)(0.80)}} = 0.49$$

次に，研究 B では，研究 A で使われたものとは異なる，もっと信頼性の低い尺度が使われたとすると（たとえば，QOL に関しては 0.50，ADL に関しては 0.40），両尺度の信頼性が完璧になったと想定した場合の相関係数は，次のように計算されます．

$$r'_{XY} = \frac{0.22}{\sqrt{(0.50)(0.40)}} = 0.49$$

つまり，尺度間の相関係数が研究間で一見異なっているように見えても，尺度の信頼性さえ改善できれば，等しくなる可能性があるということです（Schmidt ら 1999）．

しかし，最も現実的なケースは，新しい尺度にも基準となる尺度にも，完璧な信頼性というものは期待できません．しかし，（たとえ完璧ではなくても）少なくとも一方の信頼性を向上させることは可能であり，そうなった場合の相関係数の変化を知りたいところです．それには，次の式が用いられます．

$$r'_{XY} = \frac{r_{XY}\sqrt{(r'_{XX} r'_{YY})}}{\sqrt{(r_{XX} r_{YY})}}$$

r'_{XX} と r'_{YY} は，それぞれ，変数 X と変数 Y の改善後に想定される信頼性です（注：実測の信頼と 1.0 との間の数）．

これらの公式には 2 つの使い道があります．その第 1 は，尺度の信頼性を高めた場合の，相関係数（妥当性係数）の変化を見積もることです．上昇がほんのわずかであれば，その尺度の信頼性を高めるのに投資しなければならない時間，労力，経費は，成果に見合わないことになり，

逆に，かなりの改善が見込めるようであれば，それだけの投資をする価値があることになります。第2は，構成概念の妥当性の検討における活用です。構成概念に関する仮説（理論）から，変数Aが変数Bと強く相関することが予想される場合に，実測の相関が低くても，尺度の信頼性を修正した場合に，どれほど相関が高まるかがわかれば，構成概念の真の妥当性を見積もることができます。逆に，そうした見積もりをしなければ，実は尺度の方に問題があるのに，理論（仮説）を廃棄することとなり，構成概念の真の妥当性を見誤る結果を招く恐れがあります。

　以上の式を用いるべきかどうかは，場合によります。単に，既存の尺度と既存の他の尺度との相関を知りたいだけの場合は，どの式も用いる必要はありません。下手に修正すれば，当然相関を過大評価してしまうことになります。現実の世界は，測定誤差がないことはあり得ないからです。この点についてGuion (1965) は，「既存の尺度間のあるがままの相関を知りたい場合には，決して修正を行ってはならない」と述べています。逆に，既存の基準尺度と相関の強い新しい尺度を開発するときに，その尺度の信頼性をどれほど高めると相関が向上するかに関心がある場合には，予測変数の改善を想定した見積もりを行う必要があります。ただし，修正後の推測にすぎない係数を，まるで実測の相関係数であるかのように報告することは厳に慎まなければなりません。もちろん，そうした推測された係数に有意差検定をすることは不可能です（Magnusson 1967）。そして，目的が，尺度自体の妥当性を検証することではなく，構成概念の妥当性を検証すること，つまり，測定対象としている構成概念が他の構成概念と関連しているかどうかを調べることである場合には，予測変数と基準変数の両方を修正することが必要となります（Schmidt ら 1996, 1999）。

　最後に残った論点は，これらの式に，どの信頼性係数（内的一貫性，再テスト信頼性，測定者間信頼性）を用いるべきかということです。この点について，Muchinsky (1996) の見解は明解であり，「自分が誤差と考える要因を誤差として扱う種類の信頼性を用いるべきだ」と述べています（p. 87）。つまり，たとえば，尺度を構成する質問項目の数を増やす（＝構成概念の範囲を広げる）ことで尺度を改良することができると考えるなら，信頼性には，α係数を用いるのが合理的であり，測定者間の測定のバラツキが誤差の原因と考えるなら，測定者間信頼性 inter-rater reliability を用いるのが合理的だということです。しかしながら，Muchinsky (1996) は，さらに，「色々なタイプの信頼性を修正して，新たな相関を見積もることは可能だが，それらは計量心理学的には特に意味のあるものではない」とも述べています（p. 87）。

対象集団の変化

　1つの研究で，尺度の妥当性を確立したら，その後は，どんな条件下でもどんな対象者に対しても，同じ妥当性が通用するのであれば，これほど簡単なことはありませんが，残念ながら，何度も述べるように，それはあり得ません。なぜなら，妥当性は，信頼性と同じように，対象者の特性に，また多かれ少なかれ，その尺度が用いられる状況に影響を受けるからです。たとえば，がん患者の日常生活動作（ADL）を正確に測定できる尺度も，呼吸器疾患の分野では全く役に立ちませんし，器質性脳症候群とうつ病を区別できることが証明された尺度でも，器質性脳症候群患者と統合失調症患者を区別することはできません。使われる状況や対象者となる集団が変わる場合には，常に，その尺度の計量心理学的な特徴を改めて検証する必要があります。

11. 妥当性の一般化

　第8章で,「信頼性の一般化 reliability generalization」と呼ばれる, メタアナリシスの手法に基づいて, 多数の信頼性の推定値を要約することや, 信頼性係数に大きな影響を及ぼす可能性のある要因を特定することのできる手法について解説しました。言うまでもなく, 妥当性の推定にも同じ手法を用いることができます。実際には,「妥当性の一般化 validity generalization」の手法がまず開発され(Hunter ら 2004, Schmidt ら 1977), その後, それが信頼性に応用されたというのが実際です。同じ手法であるため, 興味のある読者は, 第8章を再度参照してください。

　ただし, 妥当性の一般化に関するメタアナリシスを実施する際には,「信頼性の一般化」とは違ういくつかの留意すべき問題点があります。それは, 本章ですでに述べたように, 相関係数(妥当性係数)は様々な要因, たとえば基準変数の2区分(2値)化, 尺度の信頼性の低さによって, あるいは, 予測変数(新しい尺度)と基準変数の一方もしくは両方の範囲を限定することによって, 低下してしまうことがあることです。Hunter らは, その名著(2004)の中で, これらの要因を考慮したメタアナリシスの手法について, 詳細に論じています。

12. まとめ

　妥当性の検証とは, その新しい尺度(測定法)が, 何を測定しているのかを決定するプロセスということができます。つまり, その尺度のスコアに基づいて, その対象者について妥当な推論ができるかどうか, ということです。ある尺度を, もっと簡単で安価で侵襲性の少ない尺度に改善しようとする場合には, 併存的妥当性の検証 concurrent validation が行われ, また従来の尺度よりも早くアウトカムの予測ができる尺度を開発する際には, 予測的妥当性の検証 predictive validation が行われます。構成概念妥当性の検証 construct validation とは, 測定しようとしているものが, 測定の容易なものではなく, 不安感や何らかの症候群のような「仮説的構成概念 hypothetical construct」である場合に用いられる, 様々な研究的アプローチを意味しています。

学習文献

Anastasi, A. and Urbina, S. (1996). *Psychological testing* (7th edn), chapters 5 and 6. Pearson, New York.

Nunnally, J.C., Jr. (1970). *Introduction to psychological measurement*, chapter 6. McGraw-Hill, New York.

Shadish, W.R., Cook, T.D., and Campbell, T.D. (2002). *Experimental and quasi-experimental designs for generalized causal inference.* Houghton Mifflin, New York.

参考文献

American Educational Research Association, American Psychological Association, and National Council on Measurement in Education (1999). *Standards for educational and psychological testing.* American Educational Research Association, Washington, DC.

Cadman, D., Walter, S.D., Chambers, L.W., Ferguson, R., Szatmari, P., Johnson, N., et al. (1988). Predicting problems in school performance from preschool health, developmental and behavioural assessments. *CMAJ*, **139**, 31–6.

Campbell, D.T. and Fiske, D.W. (1959). Convergent and discriminant validation by the multitrait-multimethod matrix. *Psychological Bulletin*, **56**, 81–105.

Cattell, R.B. (1946). *Description and measurement of personality.* World Book Company, New York.

Cattell, R.B. (1963). Theory of fluid and crystallized intelligence: Critical experiment. *British Journal of Educational Psychology*, **54**, 1–22.

Cizek, G.J. (2012). Defining and distinguishing validity: Interpretations of score meaning and justifications of test use. *Psychological Methods*, **17**(1), 31–43.

Clark, L.A. and Watson, D. (1995). Constructing validity: Basic issues in objective scale development. *Psychological Assessment*, **7**, 309–19.

Coates, J. (1993). The acquisition of gender-differentiated language. In *Women, men and language: A sociolinguistic account of gender differences in language* (2nd edn) (ed. J. Coates), pp. 143–67. Longman, London.

Cronbach, L.J. (1971). Test validation. In *Educational measurement* (ed. R.L. Thorndike), pp. 221–37. American Council on Education, Washington, DC.

Cronbach, L.J. and Meehl, P.E. (1955). Construct validity in psychological tests. *Psychological Bulletin*, **52**, 281–302.

Doty, D.H., and Glick, W.H. (1998). Common method bias: Does common methods variance really bias results? *Organizational Research Methods*, **1**, 374–406.

Ebel, R. (1961). Must all tests be valid? *American Psychologist*, **16**, 640–7.

Foster, S.L. and Cone, J.D. (1995). Validity issues in clinical assessment. *Psychological Assessment*, **7**, 248–60.

Ghiselli, E.E. (1964). *Theory of psychological measurement.* McGraw-Hill, New York.

Guion, R.M. (1965). *Personnel testing.* McGraw-Hill, New York.

Guion, R.M. (1977). Content validity: Three years of talk—what's the action? *Public Personnel Management*, **6**, 407–14.

Hays, R.D. and Hadorn, D. (1992). Responsiveness to change: An aspect of validity, not a separate dimension. *Quality of Life Research*, **1**, 73–5.

Hunter, J.E. and Schmidt, F.L. (2004). *Methods of meta-analysis: Correcting error and bias in research findings* (2nd edn.). Sage, Newbury Park, CA.

Judd, C.M., Smith, E.R., and Kidder, L.H. (1991). *Research methods in social relations* (6th edn). Holt, Rinehart, and Winston, New York.

Kane, M.T. (2001). Current concerns in validity theory. *Journal of Educational Measurement*, **38**, 319–42.

Kelly, T.L. (1927). *Interpretation of educational measurements*. Macmillan, New York.

Kirshner, B. and Guyatt, G. (1985). A methodological framework for assessing health indices. *Journal of Chronic Disease*, **38**, 27–36.

Landy, F.J. (1986). Stamp collecting versus science. *American Psychologist*, **41**, 1183–92.

Liang, M.H. (2000). Longitudinal construct validity: Establishment of clinical meaning in patient evaluation instruments. *Medical Care*, **38**(Suppl. II), S84–S90.

Magnusson, D. (1967). *Test theory*. Addison-Wesley, Reading, MA.

Mandich, M., Simons, C.J.R., Ritchie, S., Schmidt, D., and Mullett, M. (1994). Motor development, infantile reactions and postural responses of pre-term, at-risk infants. *Developmental Medicine & Child Neurology*, **36**, 397–405.

Messick, S. (1975). The standard program: Meaning and values in measurement and evaluation. *American Psychologist*, **30**, 955–66.

Messick, S. (1980). Test validity and the ethics of assessment. *American Psychologist*, **35**, 1012–27.

Messick, S. (1988). The once and future issues of validity. Assessing the meaning and consequences of measurement. In *Test validity* (ed. H. Wainer and H. Braun), pp. 33–45. Lawrence Erlbaum, Mahwah, NJ.

Messick, S. (1989). Validity. In *Educational measurement* (3rd edn.) (ed. R.L. Linn), pp. 13–103. Macmillan, New York.

Messick, S. (1994). The interplay of evidence and consequences in the validation of performance assessments. *Educational Researcher*, **23**(2), 13–23.

Messick, S. (1995). Validity of psychological assessment: Validation of inferences from persons' responses and performances as scientific inquiry into score meaning. *American Psychologist*, **50**, 741–9.

Muchinsky, RM. (1996). The correction for attenuation. *Educational and Psychological Measurement*, **56**, 78–90.

Munley, P.H. (2002). Comparability of MMPI-2 scales and profiles over time. *Journal of Personality Assessment*, **78**, 145–60.

Nunnally, J.C. (1970). *Introduction to psychological measurement*. McGraw-Hill, New York.

Parsons, T. (1951). *The social system*. The Free Press, New York.

Patrick, D.L. and Chiang, Y.-P. (2000). Measurement of health outcomes in treatment effectiveness evaluations: Conceptual and methodological challenges. *Medical Care*, **38**(Suppl. II), S14–S25.

Podsakoff, P.M., MacKenzie, S.B., Lee, J.-Y., and Podsakoff, N.P. (2003). Common method biases in behavioral research: A critical review of the literature and recommended remedies. *Journal of Applied Psychology*, **88**, 879–903.

Popham, W.J. (1997). Consequential validity: Right concern – wrong concept. *Educational Measurement: Issues and Practice*, **16**(2), 9–13.

Reckase, M. (1998). Consequential validity from the test developer's perspective. *Educational Measurement: Issues and Practice*, **17**(2), 13–16.

Scheibe, S., Bagby, R.M., Miller, L.S., and Dorian, B.J. (2001). Assessing posttraumatic stress disorder with the MMPI-2 in a sample of workplace accident victims. *Psychological Assessment*, **13**, 369–74.

Schmidt, F.L. and Hunter, J.E. (1977). Development of a general solution to the problem of validity generalization. *Journal of Applied Psychology*, **62**, 529–40.

Schmidt, F.L. and Hunter, J.E. (1996). Measurement error in psychological research: Lessons from 26 research scenarios. *Psychological Methods*, **1**, 199–223.

Schmidt, F.L. and Hunter, J.E. (1999). Theory testing and measurement error. *Intelligence*, **27**, 183–98.

Thorndike, R.L. (1949). *Personnel selection: Test and measurement techniques.* Wiley, New York.

Zumbo, B.D. (2009). Validity as contextualized as pragmatic explanation and its implications for validation practice. In *The concept of validity: Revisions, new directions and applications* (ed. R.W. Lissitz), pp. 65–82. Information Age, Charlotte, NC.

第11章
変化の測定

1. はじめに

「変化の測定 measurement of change」は，医学分野の文献において，大きな混乱の原因となってきました。臨床医や研究者の最終的な目標は，介入（例：内科的治療，外科的治療や心理社会的プログラム，あるいは教育的なプログラム）によって，患者または学生の状況を向上させることにあります。したがって，患者の健康状態や学生の理解度の変化を測定することが，研究の重要な目的となります。この点については，大方の見解は一致していますが（Guyattら 1987, MacKenzieら 1986），それは，患者の状態の変化を測定することが臨床的なケアの目標だからであり，そして，介入前後の健康状態の「変化」の測定は，単に介入後だけの健康状態の測定よりも，介入効果をより敏感に検出できると考えられるからです。

ただ，この見解に異論がないわけではありません。教育学や心理学の分野では，変化スコア change score の使用に異議を唱えている研究者もいます（Burckhardtら 1982, Cronbachら 1970）。本章では，変化スコアの使用をめぐる問題点を探り，こうした立場の違いが，測定の目標についての考え方の違いや，変化の測定方法に関する利点や欠点についての考え方の違いからきていることを解説します。

2. 変化の測定の目標

医学分野の文献におけるこうした議論の背景を理解するためには，変化の測定と言っても，その目標にはいくつかの種類があることを知っておく必要があります。Linnら（1977）は，それを以下の3つに整理しています。

1. 変化量の個人差を測定すること

    これは，信頼性の考え方と一見似ていますが，その目的は，変化の大きい人とほとんど変化しない人とを識別することにあります。たとえば，臨床試験で治療（例：関節炎の治療）に対する患者の反応性の違いを評価したい場合には，患者個々人の治療前後のスコア

の変化の違いを比較する必要があります。変化の測定を扱っている心理学の論文の多くが，こうした変化の測定を基本的な目標としています。

2. 変化に関連する要因を明らかにすること

治療によく反応する患者と反応しない患者を区別することができたら，次は，その反応性に関連（相関）する要因を明らかにすることが研究の目標となります。これらの目標の間には明らかに関連があります。なぜなら，そもそも，その尺度（あるいは検査）が，患者の反応性の違いを区別できなければ，変化に関連する要因を明らかにすることはできないからです。

3. 群間の反応性の違いから治療効果を推論すること

これが，ほとんどの臨床試験の基本的な目標であり，対象者を治療群とコントロール群にランダムに割り付け，治療の前後で健康状態を測定して，両群における健康状態の「変化の平均値 average change」を比較することによって，治療効果を判定します。治療群ではコントロール群に比べて，変化の平均値が統計学的に大きくなることが期待されます。

上記の第1の目標と第3の目標は，いわば背反する目標となります。なぜなら，治療に対する反応性に個人差があればあるほど，全体としての治療効果を検出することが難しくなってしまうからです。しかし，治療に対する反応に個人差があれば，反応性の高い人々の同定や，治療効果に影響する要因を明らかにすることができます。個人差がなければ，そうしたことは不可能です。

ただ，ここで指摘しておきたいのは，個々人間の特性のバラツキを識別するという測定の目標と，個人内での変化を検出するという測定の目標は必ずしも矛盾しないということです。確かに，個人間の特性に大きな違いがあることはよくあることですが，治療への"反応"の個人差が小さい場合には，全体的な治療効果の判定には支障がないことがあります。たとえば，ダイエットを例にとれば，対象者の体重が，60〜150 kg までと大きくバラついても，適度のダイエット法であれば，全員が1週間で1〜2 kg の減量を達成することは不可能ではありません。対象者の体重に大きな差があっても，この程度の減量効果が全員に認められれば，ダイエットの効果を統計学的に証明することは難しくありません。つまり，個々人間に大きな特性の違いがあっても，それ自体が治療効果の証明の妨げには，必ずしもならないということです。

3. なぜ変化を直接測定しないのか？

本節からは，複数回（通常は2回）の測定を用いて，個々人や集団における変化量を見積もるための，各種の方法について解説します。これらは一見，複雑に見えるため，読者の中には，どのくらい変化したかを，本人に直接尋ねればいいのではないかと思う方もいることでしょう。その方がずっと簡単でわかりやすいように思われ，実際，臨床の現場では，以下のような質問がよくなされます。

「前回の診察時に新しいお薬を処方しましたが，その後症状は改善しましたか，悪化しましたか？　どの程度変わりましたか？」

「数カ月前の発病時点に比べて，症状はだんだん改善していますか，悪化していますか？どの程度変わりましたか？」

「あなたが初めてこの症状に気づいた時点から，現在までに症状はどの程度悪化しましたか？」

これは昔ながらの聞き方ですが，患者に直接変化について質問しても，実際にはあまりあてにはなりません。なぜなら，過去の状態に対する人の記憶は曖昧だからです。第6章で述べたように，時間を遡った変化の判定にはバイアスを伴うことが多く，その中で次の2つがよく知られています。

1. 暗黙的変化理論

　人々にとって，過去の状態を思い出すことは，それに関連してよほど印象深い出来事がない限り，非常に困難です。Ross (1989) は次のように言っています。人々は，たとえば，「昨年の9月」にはどんな状態だったかと質問されると，頭の中で，普通はまず，「今日の気分はどうか？」と現在の状態を考え，次に暗黙的変化理論 implicit theory of change を発動させて，「その薬はどのくらい効いたと思われるか？」を考え，そこから過去に遡って，以前の状態はこうであったに違いないと推定します。その必然の結果として，第6章で述べたように，変化の測定値と"現在の"状態との相関が高くなり，変化の測定値と"以前の"状態との相関は低くなります (Guyattら 2000)。これが，以前の状態を想起する方法の妥当性が低い理由の1つです。

2. レスポンスシフト

　過去の状態に対する主観的評価がリセットされて，変化への認識が変わってしまうこともあり，これを「レスポンスシフト response shift」と呼びます (Schwarzら 1999)。たとえば，股関節炎のような慢性疾患に罹患している場合，長期間その症状に慣れてしまうと，過去における自分の健康状態や生活の質 (QOL) を「今と比べてそれほど悪くなかった」と，高目に評価する可能性があります。しかし，同じ患者に，股関節置換術を受けた後で振り返ってもらうと，自分がどんなに不自由な生活をしていたかがわかり，過去の状態の評価は大きく低下する可能性があります。逆に，過去の状態の評価が上がる場合もあり，これらについては，第6章で詳しく紹介したので参照してください。この理論に従えば，過去の状態に対する評価は，状況に左右される，妥当性の乏しいものだということになります。

これらの考え方に基づけば，過去の状態に対する評価は，状況によって，過大，あるいは逆に，過小になることもあり得ることになり (第6章参照) (Norman 2003)，いずれにしても，変化を本人に直接聞くという測定法は，妥当性の疑わしいものだということになります。

4．関連の測定—信頼性と変化に対する敏感性

　信頼性係数の場合と同じように，測定の目標によって，個人内での変化や介入効果を検出できる能力の大きさを表す係数も当然異なります。そのことを，6人の対象者において，ダイエット開始前と開始後2週間後に体重を測定する研究を例にして，考えてみましょう。表11.1はそ

表11.1 ダイエット外来での6人の患者の体重(kg)

患者	ダイエット前	ダイエット2週間後	平均体重	変化
1	150	144	147	−6
2	120	112	116	−8
3	110	108	109	−2
4	140	142	141	+2
5	138	132	135	−6
6	116	112	114	−4
平均	129	125	127	−4

の仮想データを示したものです。

まず,体重測定の信頼性は,第8章で解説したように,以下の式で定義されます。

$$信頼性(体重) = \frac{\sigma^2_{対象者}}{\sigma^2_{対象者} + \sigma^2_{測定誤差}}$$

この例では,対象者の平均体重の分散($\sigma^2_{対象者}$)は,以下の平方和 sum of square から計算することができます(詳細は第8章を参照してください)。

$$平方和_{対象者} = (147 - 127)^2 + (116 - 127)^2 + \cdots + (114 - 127)^2$$

同様の計算により,変化スコアの信頼性,つまり,対象者間での体重"変化"の大小を識別する能力を,計算することもできます。もちろん,そのためには,「真の」変化と測定誤差とを区別するために,多くの測定値を集める必要があります。

変化スコアの信頼性

個人間のスコアの"変化の違い"を検出する尺度(測定法)の能力は,「変化スコアの信頼性 reliability of change score」と呼ばれ(Lord ら 1968),上記の信頼性係数の式と同じように,以下の式で表すことができます。

$$信頼性(変化) = \frac{\sigma^2_{変化}}{\sigma^2_{変化} + \sigma^2_{変化の測定誤差}}$$

$\sigma^2_{変化}$は変化スコア(最初の測定値と2週間後の測定値との差)の対象者間の分散を表し,$\sigma^2_{変化の測定誤差}$はこの測定に関連する誤差やバイアスを表します。$\sigma^2_{変化}$は次式の平方和から計算することができます。

$$平方和_{変化} = [-6-(-4)]^2 + [-8-(-4)]^2 + \cdots + [-4-(-4)]^2$$

変化スコアの信頼性は,テスト前(X)とテスト後(Y)の測定値の分散,各時点の測定の信頼性(R)と,テスト前値とテスト後値の相関(r)によって,以下の式で計算することができます。

$$\text{信頼性（変化）} = \frac{\sigma_X^2 R_{XX} + \sigma_Y^2 R_{YY} - 2\sigma_X \sigma_Y r_{XY}}{\sigma_X^2 + \sigma_Y^2 - 2\sigma_X \sigma_Y r_{XY}}$$

R_{XX}, R_{YY} はそれぞれ，XとYの測定の信頼性，r_{XY} はテスト前値とテスト後値の相関です。テスト前（X）とテスト後（Y）の測定値の分散が等しい場合は，この式は次のように簡単になります。

$$\text{信頼性（変化）} = \frac{R_{XX} + R_{YY} - 2r_{XY}}{2.0 - 2r_{XY}}$$

表 11.1 では，信頼性の計算結果は 0.95 でした。仮に，この信頼性係数がテスト前とテスト後で等しく，2つの測定値間の相関を 0.80 とすると，変化スコアの信頼性は次のようになります。

$$\text{信頼性（変化）} = \frac{0.95 + 0.95 - 2 \times 0.80}{2.0 - 2 \times 0.80} = \frac{0.30}{0.40} = 0.75$$

テスト前値とテスト後値が完全に相関する場合には，変化スコアの信頼性が0になるようなケースが，稀ではありますが存在します。これは奇妙に聞こえますが，対象者間の変化の違いを識別するという信頼性の性格から実際に生じることです。たとえば，治療への反応が全対象者で一定であったとすると，対象者全員において，変化スコア（テスト後値－テスト前値）は定数となるため，変化スコアの分散（$\sigma^2_{変化}$）は0（ゼロ）となり，したがって，信頼性係数も0となります。

治療への反応が全員で完全に一致することは，治療効果の測定に変化スコアを使用する上では理想的な状況ですが，変化スコアの信頼性係数は0となってしまい，測定法の "能力" を評価する上では適切な指標とは言えなくなるため，以下に述べるように，他の指標を用いる必要があります。

変化に対する敏感性の様々な指標

尺度によって，「変化に対する敏感性 sensitivity to change」に違いがあることは，十分に想定できることであり，そうであれば，信頼性係数のように，それを表す，何らかの標準的な指標があれば便利です。もちろん，そうした指標を作ることは可能で，信頼性係数とほぼ同じような，級内相関の形式を持つ指標も存在しますが，論文で見かけることはほとんどありません。それ以外の指標も数多く提案されていますが，そのほとんどが効果量 effect size（変化の平均値を標準偏差で割った値。Cohen 1988）の変法になります。

ここでまず，専門用語について説明しておくと，第10章で述べたように，Liang（2000）は「変化に対する敏感性 sensitivity to change」と「反応性 responsiveness」とを区別して，前者は臨床的に重要な変化かどうかは問わず，それを検出できる能力を，後者は「臨床的に重要な変化 clinically important change」を検出できる能力を意味するとしています。本項でも，Liangの考えに従い，最終的には，「臨床的に重要な変化」の問題について論じます。「変化に対する敏感性」と反応性については，多くの研究者（例：Kirshner ら 1985）が，主に健康に関連した生活

の質(QOL)の分野で,信頼性や妥当性に並ぶ,尺度(測定法)の第3の特性とみなすべきだと主張していますが,まだ,十分なコンセンサスが得られているわけではありません。第10章で述べたように,私たちを含め,それらは,その尺度(測定法)が臨床的に重要な変化を検出する能力があるかどうかという仮説を検証するものという意味で,構成概念妥当性の単なる一形態にすぎないと考える研究者もいます(例:Hays ら 1992, Patrick ら 2000)。

ただ,その位置づけがどうであれ,「変化に対する敏感性」を評価する場合には,まず,介入を受けた患者群と受けなかった患者群との間での,平均スコアの差,もしくは変化スコアの平均値の差を算出し,次に,その差を,分散で割ります。

このように,ほとんどの指標は,効果量 effect size の変法ですが,用いられるバラツキの統計量も違えば,掛けられている係数も違ったりと,似て非なるものとなっています。その中から,最近比較的よく用いられているものを以下に紹介します。

なお,「反応性 responsiveness」については,残念ながら,その重要性について,研究者のコンセンサスが得られていないため,その評価法についても,ほとんど合意が得られている状況ではありません。

▶コーエンの効果量

これらの指標は,すべて,コーエンの効果量 Cohen's effect size (Cohen 1988) にそのルーツがあります。コーエンの効果量は,単に,差の平均値を最初の時点のスコアの標準偏差(SD)で割った値で,かなり一般的な統計量です。元々はサンプルサイズ計算の基準として,提唱されたものでしたが,1つの集団内で介入の前後に生じた変化にも,あるいは介入後の治療群とコントロール群とのスコアの差にも,また,治療群とコントロール群との変化スコアの差にも適用することができます。いずれの場合も,分母は,コントロール群のベースライン測定値の標準偏差(これを,Glass の Δ と呼ぶこともあります。Glass 1976),あるいは治療群とコントロール群のベースライン測定値をプールしたデータの標準偏差(これは Cohen の d と呼ぶこともあります。Rosenthal 1994)が用いられます。後者の利点は,サンプルサイズが大きくなるため,標準偏差の計算値がより安定することです。

▶ガイアットの反応性

ガイアットの指標(Guyatt ら 1987)は,効果量の変法で,2群を介入前後で比較する研究デザインに特化して用いられる指標です。この指標は,治療群における測定値の変化の平均値とコントロール群における測定値の変化の標準偏差との比として計算される値ですが,コントロール群が存在しているのに,なぜ治療群の変化の平均値とコントロール群の変化の平均値の差を分子に用いないのか,その意味が明確ではありません。

▶標準平均反応

McHorney ら(1995)は,標準平均反応 standardized response mean (SRM) と呼ばれる,新たな効果量を提唱しています。これは同一集団におけるスコアの変化の平均値をスコアの変化の標準偏差で割った値で,差の統計学的検定の形に近く,対応のある t 検定を $\sqrt{n}$ で割ったものとなっています(n はサンプルサイズ)。

スコア差の標準偏差は,$\sqrt{2} \times SEM$ (standard error of measurement:測定の標準誤差)で,

$SEM = SD_{ベースライン} \times \sqrt{(1-r)}$ であるため，SRM と効果量 effect size (ES) には，以下のような関係があります（第7章参照）。

$$SRM = ES \div \sqrt{2(1-r)}$$

［訳注：スコアの変化の平均値を d とすると，$ES = d/SD_{ベースライン}$，$SRM = d/(\sqrt{2} \times SEM)$ となるため，上記の SEM の式も用いて変形すると上式が得られます］。r は測定の信頼性係数です。

これらの指標は，最もよく用いられているものですが，指標として提案されているものの一部にすぎません。ただ，前述したように，それらはすべて本質的に効果量（ES）の変法であり，ただ単に，ベースラインスコアの SD を使うか，スコア差の SD を使うか，そして係数があるかどうかという点で異なるだけで，その違いも，本質的というより，主義の違いとでも言うべきものです。

変化に対する敏感性に伴う概念的問題

「変化に対する敏感性 sensitivity to change」の理論的問題や指標間の細かな違いはさておき，それを実際に計算しようとすると，2つの問題が生じます。

第1の問題は，尺度の信頼性が，それが適用される条件や尺度の質の影響を受けるように，変化（治療効果）に対する尺度の敏感性も，その治療とその尺度の質（感度や測定誤差）の影響を受けることです。どの尺度も，小さな効果よりも大きな効果に対して，より敏感であることは確かですが，「変化に対する敏感性」の評価には，信頼性の評価よりも，難しい面があります。それは，"治療法の選択" です。サンプルの選択，つまり，その尺度の測定対象とする集団と似た特徴を持つサンプルを準備することは，それほど難しくはありませんが，その尺度で効果（変化）を測定できるような治療法を事前に選択することは，極めて困難です。私たちが知りたいのは，評価しようとする治療の効果に対して，その尺度が十分に敏感かどうかということですが，そのためには，その治療の効果がどの程度のものか（大きいか，小さいか）を，あらかじめ知っておく必要があり，多くの治療法の中から，その尺度が適切に測定できる治療法を選択しなければなりません。しかし，果たして，そんなことが可能なのでしょうか？ つまり，「変化に対する敏感性」の評価の難しさは，尺度の特性（どれほど敏感か）と治療の特徴（どれほど効果が大きいか）を切り離して考えられないところにあるということです。

この問題への1つの対処法は，標準的な治療を受けている患者のグループに対して，複数の尺度（新しいものと，既存の評価済みのもの）を適用して，変化に対する敏感性を尺度間で比較することです。しかし，ここに第2の問題が立ちはだかります。それは，標準的な（＝有効性がすでにわかっている）治療を扱う研究には，研究費の獲得が非常に難しいことです。国の助成機関ならまだしも，製薬会社からの援助はまず望みはありません。

もう1つの対処法は，1つの患者グループをある期間フォローアップして，その期間の前後に測定を実施する方法です。そして患者1人ひとりに，症状は改善したか，変化がないか，悪化したかを尋ねます。そして，症状が改善したと答えた患者において，生じた実際の変化の平均値を計算するというものです。一見まともな方法のように見え，よく用いられてもいますが，

実は，致命的な欠陥があります(Normanら 1997)。なぜなら，症状は，長期間フォローアップされる間に，偶然のみによって，改善することも，悪化することもあるからです。これは，何らかの未知の原因(例：心理的要因)，コントロールできない要因，あるいは測定誤差などによるものですが，こうした(偶然による)変動があると，治療効果の判別が難しくなってしまいます。しかも，コントロール群が設定されていないため，仮に，その治療を受けていない患者でも偶然による同じような変化が生じている場合には，実際には治療効果が全くないのに，効果があると判定してしまうという，全く無意味な結果を導いてしまう危険性があります。

5. 実験デザインにおける変化の測定に関連した困難点

変化スコア測定の信頼性

　変化スコアからは対象者間の分散が除去されるため，変化スコアを治療効果の評価に用いることは，統計学上，常に望ましいことのように思われますが，必ずしもそうとばかりは言えません。変化スコアの計算は，介入前後の2つの測定値の差として計算され，いずれの時点の測定にもある程度の測定誤差分散($\sigma^2_{測定誤差}$)を伴います。もし，この分散が対象者間の分散よりもかなり大きい場合には，誤差は，減るどころか，むしろ拡大することになります。

　治療効果の評価に，患者内での変化スコアを用いることに意味があるかどうかは，信頼性係数によって表すことができます。治療効果の評価に，変化スコアを使うことが適切なのは，対象者間の分散が対象者内での誤差分散よりも大きい場合だけです。これを式で表すと，次のようになります。

$$\frac{\sigma^2_{対象者}}{\sigma^2_{対象者} + \sigma^2_{測定誤差}} \geq 0.5$$

　つまり，変化スコアを，治療効果の評価に用いるのは，測定の信頼性が0.5を超える場合に限るべきだということです。したがって，信頼性は，「変化に対する敏感性」の測定にとって，無関係なものでも，相反するものでもなく，変化スコアを適切に用いる上での"前提条件"ということになります。しかし，尺度の信頼性が高ければ，それが変化の評価にとっても常に有用であるかというと，必ずしもそうではなく，そのためには，その尺度(測定法)が，治療に対する反応の違いを検出できるものでなくてはなりません。

治療効果の測定バイアス

　治療前後のスコアの差を，治療効果の評価に用いる場合，そこには"治療前の値がベースラインとして不変である"という暗黙の仮定があることに注意が必要です。しかし，この仮定は，ほとんどとまでは言えなくても，多くの場合，間違っています。その理由の1つは，治療前のスコアが，極端に高い，もしくは極端に低い場合，その主な原因が"単なる偶然"によることがあるからです。つまり，ある人は偶然にたまたまスコアが高く，ある人は偶然にたまたまス

コアが低かったという偶然誤差（ランダム誤差）は，信頼性係数が1未満であれば，いつでも起こり得ます。その場合，ある期間をおいてもう一度測定してみると，確率的に，たまたま高かったスコアは低くなり，たまたま低かったスコアは高くなる傾向が生じます。これを，「平均値への回帰現象 regression to the mean」と言い，よく知られた現象です。「平均値への回帰現象」が起こると，1回目と2回目の測定値間の関係は，傾き1，切片0の直線（1回目と2回目の測定値が全く同じ）にはならず，低かったものが高く，高かったものが低くなるために，傾きは1未満，切片が0を超える，少し「横に寝た」直線となります。ここで，変化スコア（治療後スコア－治療前スコア）を治療効果として用いる場合を考えると，これは，はじめに述べたように，治療前の値が不変であること，つまり「平均値への回帰現象」が起こらないことを仮定していることになります。そのため，治療前のスコアが低いケースでは，治療効果の過大評価（治療効果＋平均値回帰）が，高いケースでは過小評価（治療効果－回帰）が生じてしまいます。

「平均値への回帰現象」によって生じるこうした問題を解決するために，Cronbachら（1970）によって推奨されたのが，残差化ゲインスコア residualized gain scores です。この方法では，治療後のスコアから治療前のスコアを単純に引き算する代わりに，回帰分析を使って，まず治療前と治療後のスコアの関係を表す回帰方程式を求めます。そして，各患者の治療後のスコアをその回帰方程式から計算します。残差化ゲインスコアとは，治療後のスコアの実測値と，回帰方程式から予測されたスコア値との差のことです。言い換えれば，残差化ゲインスコアとは，治療後スコアの中で治療前のスコアで線形的に予測される部分を差し引いた残り（残差）で，その大小が，治療効果の大小の指標となるということです。

この方法は，「平均値への回帰現象」によるバイアスの影響を排除した上での，変化の個人差を検出するためにデザインされたものですが，Cronbachら（1970）自身は，治療効果を測定するための変化スコアの利用については，尺度の信頼性が十分に高い場合には，共分散分析法 analysis of covariance（ANCOVA）を用いるべきであり，そうでない場合は，単に治療後のスコア同士を比較するだけでよいと述べています。

共分散分析を使う理由も，実は，平均値への回帰現象に関係しています。前に述べたように，変化スコアは，治療前の値がベースラインとして不変であることが前提となっていますが，測定誤差が存在する場合にはそうした仮定は成立しません。その結果，治療効果を検定するための統計学的検定の分母には，仮定の誤りに起因する誤差が含まれることになり，統計学的なパワーが低下することになります。共分散分析は，データに最適直線を当てはめるものであるため，一般的には，その結果，誤差が小さくなり，治療効果をより鋭敏に検出することができるわけです。

6. 変化スコアと準実験的デザイン

以上，ランダム化比較試験における変化スコアの利用について解説してきました。その眼目は，誤差を減少させることによって統計学的検定のパワーを上げることにあります。一見すれば，コホート研究でも同じ方法が適用できそうに見えます。なぜなら，そこにはやはり，治療群とコントロール群があり，治療前後のスコアが測定され，しかも，ランダム割り付けされた場合と違って，ベースライン時点で群間差があることが多いため，その差をキャンセルする上

で，変化スコアの使用は，非常にメリットが大きいと考えられるからです。

　しかしながら，コホート研究のように，対象者がランダムに割り付けられず，治療群とコントロール群間にベースライン時点で差があるような状況では，変化スコアの使用には，さらに複雑な問題が伴います。これも「平均値への回帰現象」に直接関連する問題です。治療とは関係なく，単に，同じ測定を一定期間をおいて繰り返した場合，偶然誤差がある状況では，1回目の測定結果と2回目の測定結果は，決して同じにはなりません。つまり，1回目にスコアが非常に良かった対象者では2回目は平均して悪化し，逆に，1回目にスコアが非常に悪かった対象者では2回目は平均して改善します。

　当然のことながら，「平均値への回帰現象」は集団の平均値に影響を与えます。治療とは関係なく，単に，同じ測定を一定期間をおいて繰り返した場合，たまたま1回目の測定（ベースライン）で群間で差があったとすれば，2回目の測定では，偶然誤差によって，高い平均値は低下し，低い平均値は上昇するため，2回目には，群間の差は1回目よりも縮小することになり，治療効果の解釈に混乱をもたらすことになります。この問題に対処する1つの方法は，やはり共分散分析を使うことですが，これは，変化スコアの使い方を精緻にしただけで，根本的な解決にはなりません。

　ベースラインにおける群間差を統計学的に調整（補正）する方法には，それが変化スコアを用いるものであれ，分散分析（ANOVA）あるいは反復測定を伴う共分散分析（ANCOVA）を用いるものであれ，方法論的に大きな疑問があります。それは，こうした分析法は，図11.1のような，その一般性が疑わしいモデルが前提となっているからです。

　どの分析方法も，治療がなされない場合，治療群とコントロール群は時間経過に伴って同じように挙動する（増加，減少，あるいは不変），したがって，ベースライン時点での群間の平均値の差は終了時点での群間の平均値の差と等しいと仮定しており，そのため，治療後に両群間にできたそれ以上の差（図中の「治療効果」）は，治療効果を示すものと見なされます。

　しかし，残念ながら，考えられるモデルは，図11.1のモデル〔訳注：仮に"平行モデル"とします〕だけではありません。たとえば，知的障害児のためのリハビリテーションや教育プログラムでは，障害が軽度で初期スコアが高い子どもほど，時間経過に伴う改善が大きく，障害が重く初期スコアが低い子どもほど，改善が小さいという現象が起こり得ます。これは，「扇型モデル fan-spread model」と称されるパターンで，治療がなくても，生じる可能性があるため，その場合，治療効果があったと誤って結論される可能性があります。

　全く逆に，「天井効果 ceiling effect」が影響することもあります。これは，最初にスコアが高かった人はすでにそれ以上改善の望めない高い状態にあり，スコアが低かった人に比べて，治療による改善の余地が少ない場合です。このような状況で，治療を行うと，治療前のスコアの低い人では改善効果が大きくても，治療前のスコアの高かった人では，改善効果は小さくなり，全体として，治療効果が過少評価されることになります。

　各群当たり1時点か2時点の平均値しかない分析では，これらのパターン〔平行モデル（図11.1），扇形モデル，天井効果〕のどれに該当するかを判断することはできません。そのためには，測定時点を増やして，個々人の経時曲線 growth curve を描く必要があります（Rogosaら 1982）。もちろん，そうした多時点の測定が不可能な場合は，変化スコアを用いるしかありませんが，医学分野の研究では，経時変化のデータがないことの方がむしろ稀です。Lord（1967）は次のように述べています。「ベースライン時点で集団間に未調整の違いが存在する場合，そ

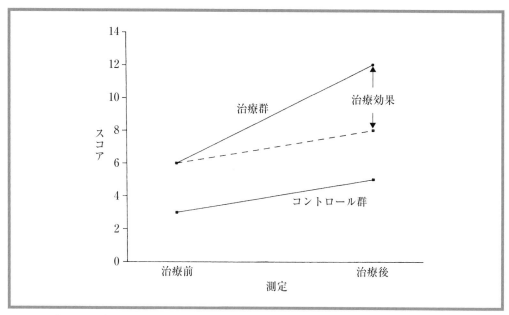

図 11.1　準実験的デザインにおける治療前後のスコアの関係

れを適切に調整（補正）できるような合理的あるいは統計学的な操作というものは存在しない」（p. 305）。

7. 多数の観察値を用いた変化の測定：経時曲線

　前節では，測定が 2 時点しか行われていない場合の推論の問題点について，少し詳細に解説しました。最も単純なモデルは，前後比較試験 pretest-posttest design で，最初 "ある状態" にあった人が，ある期間後には "別の状態" になるという非連続的かつ直線的なパターンとして，変化が捉えられます。しかし，これは明らかに不自然であり，人の変化は，身体的状態（例：成長や外傷からの回復）であれ，知的レベル（学習や発達）であれ，情緒的状態であれ，連続的に変化し，しかも，一般的には直線的でもありません。たとえば，病気からの回復が最初は急速で，その後緩やかになる人もいるでしょうし，最初は緩やかで，その後速くなる人もいるでしょう。またもちろん，悪化する人や少し回復した後，容態が変動する人もいます。

　これら個々の経時曲線の特徴を正確に把握し，統計学的な曲線を当てはめられるようにするためには，多時点での測定が必要なことは明らかです。これは面倒に聞こえるかもしれませんが，対象者が患者なら，多数の測定値が得られるのが普通であるため，後は適切な分析方法を適用するだけです。たとえば，多くの場合，治療の過程では，何度も診察が行われて，患者の治療への反応を評価しながら，治療の適正化が図られます。このように，測定が多数回にわたり実施される場合には，治療開始時点と終了時点の評価のみによって治療効果の判定根拠とすることには，ほとんど意味がありません。なぜなら，せっかくの大量のデータを無駄にすることになるからです。たとえその変化が単調で直線的で，経時曲線を用いることにあまり意味がないように思える場合でも，多数の測定値があれば，サンプルサイズが拡大するため，対象者

表11.2 治療プログラムに参加している患者8人の膝関節の可動範囲（角度）：ベースライン値と5回のフォローアップ時点の値

患者	ベースライン	フォローアップ受診				
		1	2	3	4	5
1	22	23	25	36	42	44
2	30	35	44	51	56	60
3	44	48	50	55	63	66
4	28	32	35	39	42	44
5	40	45	50	57	61	64
6	32	33	35	38	38	37
7	22	27	30	37	42	43
8	40	45	46	55	56	58
平均	32.25	36.00	39.75	46.00	52.00	52.00

内の誤差が減少し、その分、統計学的パワーを高めることができます。

経時データを用いた方法の基礎になっている理論はまだ歴史が浅く、ほんの20〜30年程度しか経っていませんが（Brykら 1987, Francisら 1991, Rogosaら 1982）、こうした解析の試みを支持する見解が増えつつあります。これらの方法に共通する基本的な考え方は、個々人の変化と時間の関係を表す回帰モデルを作成し、回帰分析の変法を用いて、そのモデルのパラメータ（回帰係数）を推定することです。その最も単純な方法は、標準的な統計ソフトの分散分析（ANOVA）を用いて、分散を、直線的な（1次の）項と高次の項に分解するだけで済みます。つまり、各時点での患者全員の平均値を単純に計算する代わりに、まず時間経過に沿った平均値の変化に直線を当てはめ、次に2次項（時間^2）、そして3次項（時間^3）を、次々に当てはめていくわけです。k個の時点すべてに測定値がある場合は、データは$(k-1)$次多項式に当てはめることができます。したがって、時点が2個しかない最も簡単なケース（$k=2$）では、$(k-1)=1$で、1次多項式、すなわち直線に当てはめることが最良の方法となります。逆に言えば、データが2つしかない場合は、結局、2点間を直線に当てはめるしかないということです。

より具体的に検討するために、膝関節の急性傷害の理学療法を受けている仮想の患者群（8人）について、検討してみることにしましょう。治療は、週2回、3週間にわたって実施されたとします。表11.2は、そのデータを示したものです。

こうしたデータはグラフ化するとわかりやすく、それを示したのが図11.2です。各患者ごとに、6回の測定にフィットする曲線で示しています。真ん中の太い線が、各時点での全患者の測定値の平均値を結んだもので、平均値は、時間に対して、わずかに湾曲した曲線を示しています。このことから、平均値の変化は、傾きと切片だけを持つ1次関数にかなりうまく当てはまることが示唆され、2次項（時間^2）は、加えてもおそらく小さな項になると思われます。

しかし、この方法を分析に用いることは、実際はあまりなく、通常は、分散分析（ANOVA）、あるいは共分散分析（ANCOVA）を使って、単に平均値の差が検討されます。しかし、これらの方法では、各時点でのデータを入れ替えて計算しても、計算結果に違いはありません。つまり、時間が単なるカテゴリー変数とみなされるため、平均値の変化は、時間とは全く無関係なものとして扱われ、時間経過による患者の症状の変化を説明することができません。私たちが本当に欲しいのは、1次的（直線的）な変化の分散と他のより高次な変化の分散を区分して分析

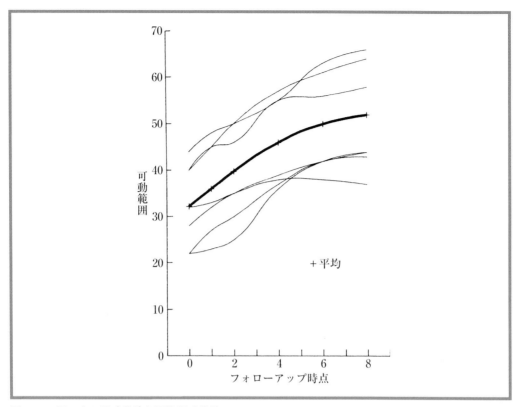

図11.2 個々人の経時曲線と平均経時曲線

できる方法です。後者は，通常の共分散分析に，さらに2次分析として，直交分解 orthogonal decomposition を行うことによって，達成することができます。表11.3は，直交分解と通常の共分散分析の結果を比較したものです。

直交分解の結果は，グラフのイメージと一致します。時間との1次（直線的）な関連は，高度に有意で（$F = 52.63$, $p = 0.0002$），2次的関連も高度に有意ですが（$F = 39.42$, $p = 0.0004$），それ以上の高次の項は有意ではありません。平方和が加算的であることに注意してください。つまり，表の最下部に示した，通常の分析結果（患者×時点項の平方和）は，直交分解における各次の時点項の平方和を単純に足し合わせたものに等しくなります。共分散分析の結果は，全体として，患者の変化と時間との間の関係は有意であることを示しており，F値はやや低くなりますが，分子の自由度が1ではなく4となるため，統計的有意性はより強くなっています。

2つの分析法による結果は，なぜそれほど違わないのでしょうか？　それは，この事例の場合，患者ごとに，経時曲線がかなり違うからです。患者×時点の交互作用が大きく，患者ごとにかなり異なる速さで変化していることを示しています。これは手計算で，患者と時点の交互作用（27.17）と対応する誤差項〔(11.64 + 13.85 + 11.37) / 21 = 1.75〕との比を取れば確かめることができ，全体としての（線形）傾向分析 trend analysis の結果は，(27.17 / 1.75) = 15.5 となり，高度に有意となります。その結果，共分散分析をしても，統計的パワーの増加はごくわずかとなるわけです。

一般的に言って，もしも誤差分散のすべてが，個々人の経時曲線の傾きの違いによるものであれば（つまり，各対象者がそれぞれ異なる速さで変化していれば），全体を分散分析で解析し

表 11.3 可動範囲データの，直交分解を加えた共分散分析による解析結果

要因	平方和	自由度	平均平方和	F	p値
直交分解					
ベースライン	2509	1	2509	23.40	0.003
患者	643.5	6	107.2		
1次的（直線的）関連	1430.1	1	1430.1	52.63	0.0002
患者×時点1	190.2	7	27.17		
2次的関連	65.5	1	65.5	39.42	0.0004
患者×時点2	11.64	7	1.665		
3次的関連	0.37	1	0.37	0.19	0.67
患者×時点3	13.85	7	1.98		
4次的関連	0.80	1	0.804	0.50	0.50
患者×時点4	11.37	7	1.62		
通常の共分散分析					
時点	1496.9	4	374.2	46.14	< 0.0001
患者×時点	227.1	28	8.11		

たほうが，傾向分析よりもパワーが高くなり，逆に，もしも対象者全員が同じ速さで直線的に変化している場合には，傾向分析のほうがパワーが高くなります。

個別の経時変化のモデリング

　以上解説した方法は，多数の測定値が利用できる場合には，変化をモデル化する上では，通常の分散分析（ANOVA）よりも優れた分析戦略ですが，実は厳しい制約があります。それは，通常の統計ソフトの「反復測定を伴う分散分析 repeated measure ANOVA」では，完全に揃ったデータが必要とされることです。つまり，対象者全員が同時に測定され，各時点でも全員のデータが揃っていなければならず，一部でもデータが欠けた症例は，分析に用いることができません。しかし，現実の社会では，データは飛び飛びであることが多く，これは厳しすぎる制約となります。この問題に対処するために，複雑な解析方法が開発されていますが，この方法の前提となっているのは，経時変化には個人差があるため，各個人はそれぞれ個別に分析されるべきだ，という考え方です（Rogosaら 1982）。したがって，全体的経時曲線の各パラメータ（各項の係数となるベータ重み beta weight）は，点推定 point estimate というよりは，自らの平均値と標準偏差を持つ確率変数になります。

　この方法では，まず，各個人について，得られる限りのデータを集めます。ここでは，測定時点を特定の時点に決める必要は全くありません。データが集まったら，次に，以下のように，2段階の回帰分析を行います。最初の段階では，各対象者について個別に回帰分析を行い，経時曲線の1次，2次，さらに高次のパラメータを計算します。そして，第2段階では，対象者全員のパラメータを，それぞれランダムに変動し，かつ正規分布する変数として扱います。目的が，各対象者の経時変化を予測することであれば，経時変化のパラメータを従属変数，様々な予測変数（例：初期の重症度，年齢，体力）を独立変数とする回帰分析を行い，その回帰式から，パラメータを推定します。この方法は，階層的回帰分析 hierarchical regression model-

表 11.4 最尤推定法を用いた個別経時曲線の分析結果

	パラメータの推定値	漸近標準誤差（SE）	z スコア	p 値（両側）
1. ベースライン	70.9203	36.0466	1.967	0.050
2. 1次的（直線的）	4.63821	0.4680	9.911	0.000
3. 2次的	−0.25805	0.0401	−6.429	0.000

ling（Brykら 1987）と呼ばれており，ここ数年の間に，SPSS，SASやその他多くの統計ソフトにルーチンのプログラムとして実装されるようになり，個々の経時変化パラメータを確率変数としてモデル化することが可能になりました。この方法は，最尤推定法 maximum likelihood estimation procedure を用いるため，分散分析表は作成されず，その代わり，通常の回帰分析と同じように，標準誤差を伴ったパラメータが直接算出されます。同じデータをこの解析で分析した結果を表11.4に示します。

p値を見ると，表11.3と表11.4の結果は，基本的に類似していることがわかります。もっと具体的に見ると，z値を2乗してF値相当とし，これを表11.3のデータと比較すると，ベースライン値では，3.86（1.967^2）vs. 23.40ですが，1次項では98.2（9.911^2）vs. 52.6，2次項では41.33（-6.429^2）vs. 39.42となり，この方法を使うことによって統計学的パワーがやや高くなることがわかります。一般的に，データが完全に揃っているときには，両者の結果はほぼ同じものになりますが，この方法（階層的回帰分析）はデータが不揃いの場合にも用いることができます。

8. どの程度変化すれば十分なのか？

私たちは本章までに，変化を測定する方法と，集団間を区別するためのカットオフ値を設定する方法について解説してきましたが，すでにお気づきかも知れませんが，"どの程度変化すれば十分"なのか，あるいは統計学的有意差があっても，集団間に"本当に"差があると言えるのかどうか，という問題については，全く論じてきませんでした。それは，これが議論の多い，まだ，ほとんど意見の一致が見られていない問題だからです。

第7章で私たちは，「臨床的に重要な最小変化量 minimally important difference（MID）」（Jaeschkeら 1989）と呼ばれるアプローチと，その確立の試みに伴う問題について論じました。実際，Normanら（2003）は，29の研究における56のMIDについてレビューした論文の中で，平均MIDはコーエンの効果量 Cohen's effect size の中等レベルである0.5にほぼぴったりと一致すること，また，様々な違いを識別するときの人間の検出閾値とも等しいことを示しました。簡単に言うと，効果量0.5は，重要な変化の閾値の合理的な近似値とまず考えていいだろうということになります。もちろん，この近似値が当てはまらない状況が存在することは確かですが，最小変化量の実証的推定値については，非常に多くの測定方法，臨床的状態，最小変化量の推定法の間で，驚くほどの一貫性があります。

集団にとっての「重要な変化」の検討に比べると，個人内での変化を評価する手法は，主として，心理療法の分野でかなり発達してきました。Jacobsonら（1984）は，以下の3つの基準を提案しています。

1. 患者の治療前のスコアは，「異常」とみなされる集団における値の範囲内にあること。
2. 治療終了時のスコアは，「正常」範囲に入ること。
3. 変化の量は，測定誤差の範囲を超えた大きさであること。

最初の2つの基準は，多少文脈は異なるものの，カットオフ値（正常，異常の区分点）に関わる問題です。カットオフ値の決定法としては，カットオフ値を導入する集団のデータに基づいてカットオフ値を定めるという循環論法を避けるために，既存の大規模な「標準的」集団のデータを用いるもの(Kendall ら 1999)や，ベイズ統計学を用いるものがあります。後者では，既存の別のデータだけではなく，その研究自体のデータを用いることもできます。2つの集団の分散が近似している場合，Hsu (1996)は，カットオフ値を定める式として，以下の式を提案しています。

$$c = \frac{s^2 \times 2.3026 \times \log_e BR_{正常}/BR_{異常}}{\overline{X}_{異常} - \overline{X}_{正常}} + \frac{\overline{X}_{異常} + \overline{X}_{正常}}{2}$$

$\overline{X}_{正常}$, $\overline{X}_{異常}$ は，それぞれ，正常集団および異常集団におけるスコアの平均値，BR は基準率 base rate（事前の存在率 prevalence），s は両集団をプールした場合のスコアの標準偏差を表します（論文には，分散が等しくない場合の，さらに複雑な式も提案されています）。

上記の Jacobson の3番目の基準に基づいて，尺度の測定誤差を考慮に入れた指標である，信頼変化指標 reliable change (RC) index (Jacobsonら 1991) が開発され，それは，Christensen ら(1986)によって，介入前と介入後のスコア分布を考慮した指標に修正され，さらに，Hageman ら(1993)によって，平均への回帰を考慮するように修正されました。RC_{ID} は次のように定義されます [訳注：RC_{ID} の ID は改善スコア improved difference score を用いたことを示す]。

$$RC_{ID} = \frac{(x_{後} - x_{前}) r_{DD} + (\overline{X}_{後} + \overline{X}_{前})(1 - r_{DD})}{\sqrt{SEM^2_{前} + SEM^2_{後}}}$$

x は，個々人のスコア，SEM は「測定の標準誤差」です。r_{DD} はスコア差(D)の信頼性で，次の式で定義されます。

$$r_{DD} = \frac{s^2_{前} r_{XX 前} + s^2_{後} r_{XX 後} - 2s_{前} s_{後} r_{前後}}{s^2_{前} + s^2_{後} - 2s_{前} s_{後} r_{前後}}$$

$r_{XX 前}$, $r_{XX 後}$ は，それぞれ，介入前と後の測定の信頼性，s は標準偏差，$r_{前後}$ は，介入前のスコアと介入後のスコアのピアソンの相関係数です。RC_{ID} が1.96以上であれば，信頼できる変化が起こったということができます。

この方法は，各対象者個人が変化したかどうかを検証するための手法として発達してきたものですが，各集団内の個々人のスコアを計算することも可能で，たとえば，コントロール群と実験群に属する人々におけるスコアを計算して，実験群で改善した人々の人数が多いかどうかを χ^2 検定を用いて検証することができます。信頼変化指標に関する問題に関しては，Wise (2004) が非常に優れた総説を出版しています。

9. まとめ

本章では，変化の測定 measurement of change をめぐるいくつかの議論の解決を試みました。変化の測定には明確な2つの目的があります．1つは，治療の全体的効果を検証すること，もう1つは，治療に対する個々人の反応の違いを識別することです．本章では前者に焦点を当て，信頼性と「変化に対する敏感性」は，異なってはいるものの関連した概念であることを示し，また，変化スコアを用いるときに，統計学的パワーが高まる場合と低下する場合の条件を明らかにしました．また，変化スコアを用いることによって，ベースライン値の違いを調整できる可能性について検討し，それがほとんど不可能であることを示しました．

さらには，変化の測定法を拡張して，対象者1人について，3つ以上の測定値がある場合の経時曲線 growth curve の使用について詳しく解説しました．この方法は，開始時と終了時のみを考慮する古典的な方法よりも，理論的に優れている上に，各対象者から得られたすべてのデータを，たとえ時点が不揃いであっても，有効に利用できるという利点があります．

学習文献

Collins, L.M. and Horn, J.L. (ed.) (1991). *Best methods for the analysis of change*. American Psychological Association, Washington, DC.

Collins, L.M. and Horn, J.L. (ed.) (2001). *New methods for the analysis of change*. American Psychological Association, Washington, DC.

Nunnally, J.C., Jr. (1975). The study of change in evaluation research: Principles concerning measurement, experimental design, and analysis. In *Handbook of evaluation research* (ed. E. L. Struening and M. Guttentag), pp. 101–37. Sage, Beverly Hills, CA.

参考文献

Bryk, A.S. and Raudenbush, S.W. (1987). Application of hierarchical linear models to assessing change. *Psychological Bulletin*, **101**, 147–58.

Burckhardt, C.S., Goodwin, L.D., and Prescott, P.A. (1982). The measurement of change in nursing schools: Statistical considerations. *Nursing Research*, **31**, 53–5.

Christensen, L. and Mendoza, J.L. (1986). A method of assessing change in a single subject: An alteration of the RC index. *Behavior Therapy*, **17**, 305–8.

Cohen, J. (1988). *Statistical power analysis for the behavioral sciences* (2nd edn). Lawrence Erlbaum, Hillsdale, NJ.

Cronbach, L.J. and Furby, L. (1970). How should we measure 'change'—or should we? *Psychological Bulletin*, **74**, 68–80.

Francis, D.J., Fletcher, J.M., Stuebing, K.K., Davidson, K.C., and Thompson, N.M. (1991). Analysis of change: Modeling individual growth. *Journal of Consulting and Clinical Psychology*, **59**, 27–37.

Glass, G.V. (1976). Primary, secondary, and meta-analyses of research. *Educational Researcher*, **5**, 3–8.

Guyatt, G.H., Kirshner, B., and Jaeschke, R. (1992). Measuring health status: What are the necessary measurement properties? *Journal of Clinical Epidemiology*, **45**, 1341–5.

Guyatt, G.H., Norman, G.R., and Juniper, E.F. (2000). A critical look at transition ratings. *Journal of Clinical Epidemiology*, **55**, 900–8.

Guyatt, G., Walter, S.D., and Norman, G.R. (1987). Measuring change over time: Assessing the usefulness of evaluative instruments. *Journal of Chronic Diseases*, **40**, 171–8.

Hageman, W.J.J.M. and Arrindell, W.A. (1993). A further refinement of the Reliable Change (RC) index by improving the pre-post difference score: Introducing the RCI_D. *Behaviour Research and Therapy*, **31**, 693–700.

Hays, R.D. and Hadorn, D. (1992). Responsiveness to change: An aspect of validity, not a separate dimension. *Quality of Life Research*, **1**, 73–5.

Hsu, L.M. (1996). On the identification of clinically significant client changes: Reinterpretation of Jacobson's cut scores. *Journal of Psychopathology and Behavioral Assessment*, **18**, 371–85.

Jacobson, N.S. and Truax, R. (1991). Clinical significance: A statistical approach to defining meaningful change in psychotherapy research. *Journal of Consulting and Clinical Psychology*, **59**, 12–19.

Jacobson, N. S., Follette, W. C., and Revenstorf, D. (1984). Psychotherapy outcome research: Methods for reporting variability and evaluating clinical significance. *Behavior Therapy*, **15**, 336–52.

Jaeschke, R., Singer, J., and Guyatt, G.H. (1989). Measurement of health status. Ascertaining the minimally important difference. *Controlled Clinical Trials*, **10**, 407–15.

Kendall, P.C., Marrs-Garcia, A., Nath, S.R., and Sheldrick, R.C. (1999). Normative comparisons for the evaluation of clinical change. *Journal of Consulting and Clinical Psychology*, **67**, 285–99.

Kirshner, B. and Guyatt, G. (1985). A methodological framework for assessing health indices. *Journal of Chronic Disease*, **38**, 27–36.

Liang, M.H. (2000). Longitudinal construct validity: Establishment of clinical meaning in patient evaluation instruments. *Medical Care*, **38**(Suppl. II), S84–S90.

Linn, P.L. and Slinde, J.A. (1977). Determination of the significance of change between pre- and post testing periods. *Reviews of Educational Research*, **47**, 121–50.

Linton, S.J. and Melin, L. (1982). The accuracy of remembering chronic pain. *Pain*, **13**, 281–5.

Lord, F.M. (1967). A paradox in the interpretation of group comparisons. *Psychological Bulletin*, **68**, 304–5.

Lord, F.M. and Novick, M.N. (1968). *Statistical theories of mental test development*. Addison-Wesley, Reading, MA.

MacKenzie, C.R., Charlson, M.E., DiGioia, D., and Kelley, K. (1986). Can the Sickness Impact Profile measure change? An example of scale assessment. *Journal of Chronic Diseases*, **39**, 429–38.

McHorney, C.A. and Tarlov, A. (1995). Individual-patient monitoring in clinical practice: Are available health status measures adequate? *Quality of Life Research*, **4**, 293–307.

Norman, G.R. (1987). Issues in the use of change scores in randomized trials. *Journal of Clinical Epidemiology*, **42**, 1097–105.

Norman, G.R. (2003). Hi! How are you? Response shift, implicit theories and differing epistemologies. *Quality of Life Research*, **12**, 239–49.

Norman, G.R., Regehr, G., and Stratford, P.S. (1997). Bias in the retrospective calculation of responsiveness to change: The lesson of Cronbach. *Journal of Clinical Epidemiology*, **8**, 869–79.

Norman, G.R., Sloan, J.A., and Wyrwich, K.W. (2003). Interpretation of changes in health-related quality of life: The remarkable universality of half a standard deviation. *Medical Care*, **41**, 582–92.

Patrick, D.L. and Chiang, Y.-P. (2000). Measurement of health outcomes in treatment effectiveness evaluations: Conceptual and methodological challenges. *Medical Care*, **38**(Suppl. II), S14–S25.

Rogosa, D., Brandt, D., and Zimowski, M. (1982). A growth curve approach to the measurement of change. *Psychological Bulletin*, **92**, 726–48.

Rosenthal, R. (1994). Parametric measures of effect size. In *The handbook of research synthesis* (ed. H. Cooper and L.V. Hedges), pp. 231–44. Russell Sage Foundation, New York.

Ross, M. (1989). Relation of implicit theories to the construction of personal histories. *Psychological Review*, **96**, 341–57.

Schwartz, C.E. and Sprangers, M.A.G. (1999). Methodological approaches for assessing response shift in longitudinal health related quality of life research. *Social Science and Medicine*, **48**, 1531–48.

Spiro, S.E., Shalev, A., Solomon, Z., and Kotler, M. (1989). Self-reported change versus changed self-report: Contradictory findings of an evaluation of a treatment program for war veterans suffering from post traumatic stress disorder. *Evaluation Review*, **15**, 533–49.

Wise, E.A. (2004). Methods for analyzing psychotherapy outcomes: A review of clinical significance, reliable change, and recommendations for future directions. *Journal of Personality Assessment*, **82**, 50–9.

第12章
項目反応理論

1. はじめに

　これまでの章では，古典的テスト理論 classical test theory (CTT) を基礎として，尺度開発を論じてきました。古典的テスト理論は1世紀近くの間，この領域で支配的な理論として用いられてきましたが，それは主に，この理論における，質問項目や尺度についての仮定が比較的"ゆるやか"で，ほほどのような状況にも適用できるという，その柔軟性にあります (Hambleton ら 1985)。その主な仮定とは，各質問項目の測定値は，誤差と真値 (真のスコア) からなり，誤差と真のスコアとは全く独立で相関がないということ，つまり，誤差は真のスコアの値に関わらず等しく，全項目の誤差の平均をとると0となるということです。この仮定を前提とすれば，第5章で論じたスピアマン・ブラウンの予測式 Spearman-Brown prophesy formula によって，尺度を構成する質問項目数が増えるほど信頼性が向上することになり，また第5章で論じた α 係数の式からは，質問項目間の相関が強いほど信頼性が上昇することになります。しかし，古典的テスト理論の仮定と，それに基づいて開発された尺度には多くの問題があります。

2. 古典的テスト理論に関する問題

1. サンプル依存性

　　信頼性 reliability (第8章) と妥当性 validity (第10章) で指摘したように，おそらく主要な問題は，質問項目や尺度の統計値が，測定されたその集団にしか当てはまらないことで，ここには多くの意味が含まれています。その第1は，尺度を，それが開発された集団とは異なる集団に適用する場合には，その計量心理学的な特性 (信頼性や妥当性) を再検討しなければならず，判定基準 norm もまた新たに作り直す必要があるということです (例：Scott ら 2000)。同じように，一部の質問項目を変更する場合，(項目を減らして) 尺度の簡易版を作成しようとする場合 (例：Streiner ら 1986)，あるいは多数の下位尺度からなる尺度から，一部の下位尺度を抜き出して使う場合 (Franke 1997) などには，改めて，計量心理学的な特性を検証しなければなりません。さらには，第10章で，対象者の範囲を

制限した場合の相関係数への影響について解説したように，信頼性と妥当性はサンプル集団の均一性に強く影響を受けます。

その第2は，尺度の特性を，測定されるサンプル集団の特性から切り離すことが不可能なことです（Hambletonら 1991）。これは，尺度の測定値（スコア）は，「そのサンプル集団の中のどれほどの人がその特性を有しているか」により決まり，逆に，「その集団の中のどれほどの人がその特性を有しているか」は，尺度の判定基準によって決まるという，相互依存的関係が存在するために，尺度の特性はそれを適用する集団ごとに変化し，集団の特性は用いる尺度ごとに変化することになります。たとえば，項目−合計相関 item-total correlations はサンプル集団におけるスコアの分散によって決まり，集団の均一性が変われば，項目−合計相関も変化します。すなわち，尺度の特性はサンプル集団の特性に強く依存するということです。

2. 項目の等価性の仮定

古典的テスト理論では，それぞれの質問項目は総スコアに等しく寄与するという前提があります。つまり，重み付けをしない限り（注：第7章で確認したように，重み付けの効果はあまり大きくありませんが），たとえ（測定しようとする）構成概念との相関が質問項目ごとにどれほど違っていても，ほとんどの場合，総スコアは各質問項目のスコアを単純に加算した値として計算されます。つまり，質問項目の間に重要性の優劣があっても，古典的テスト理論では，質問項目間にある重要性の優劣を効果的に尺度に組み込むことができないということです。

これに関連した問題として，仮にある人が全質問項目の50%に肯定的な回答をした場合，等価性を仮定している古典的テスト理論では，1つの質問項目にその人が肯定的な回答をする確率は50%ということになりますが，繰り返し述べているように，経験的にも論理的にも，すべての質問項目が等価ということはあり得ず，また，人によって特性の程度が異なれば，回答する質問項目も異なります。しかし，古典的テスト理論では，質問項目と構成概念の相関が，質問項目ごとに異なっていても，対象者が，それに対してどのように反応するかを予測することはできません。

また，各質問項目のスコアを単純に合計して総スコアを算出するということは，すべての質問項目のスコアが同じ間隔変数 interval variable とみなされていることを意味しますが，この仮定も，ほとんどの場合成り立ちません。なぜなら，スコアは多くの場合，順序変数 ordinal variable であり，間隔変数ではないからです（したがって，本来足し合わせるべきではありません）。また，選択肢の間にある"心理的距離"も，質問項目ごとに（Bondら 2007），あるいは選択肢間ですら異なっており，たとえば「賛成」と「強い賛成」，あるいは「反対」と「強い反対」の間の"距離"がすべての質問項目で等しいと仮定するのは，非現実的だからです。

3. 測定の標準誤差（SEM）についての仮定

古典的テスト理論では，等分散性が仮定されています。つまり，測定誤差は尺度のスコアの全域ですべて等しいということです。しかし，これも統計学的に間違っています。スコアが多少とも正規分布していれば，分布の中央部分では，サンプル数が多いために，「測定の標準誤差 standard error of measurement（SEM）」は小さく，両端に近いほど，大きく

なります。しかし，スコアのそれぞれの範囲でSEMを計算することは実際には極めて難しく，またそれをきちんと要約できる統計量も存在しないため，通常この事実は無視されています。そして，いったんSEMを計算したら，すべての対象者でそれは等しいと仮定するわけです。しかし，「平均値への回帰現象」(第11章，p. 259)を考えても，尺度の中央付近にいる対象者よりも，両端にいる対象者の方が，SEMが大きくなることは明らかです。

もう1点留意すべきことは，ある対象者のSEMは，その人と一緒に測定された人々，つまり，その人が含まれるサンプル集団におけるスコアの分布に影響されることです。これもSEMの定義に矛盾します。なぜなら，SEMとは，ある信頼性のもとでサンプリング誤差によって，その対象者の測定値がどれほど変動するかを示す指標であり，本来，個人レベルで規定されるべきもので，属する集団の他のメンバーによって規定されるものではないからです。

4. 尺度の比較可能性の問題

古典的テスト理論では，異なる尺度で得られたスコア間を比較することは非常に困難です。この問題は，長期間にわたる縦断的研究では特に深刻で，その間に尺度の改訂や基準の変更などが生じれば，その前後でのデータの比較は難しく，また，子どもを対象とした研究では，成長の過程で，用いる尺度が変わるため，同じ問題に直面することになります。つまり，尺度が変わればスコアも変わり，時間経過に沿った変化の評価が難しくなってしまうということです。スコアを比較可能にする方法には，第7章で紹介したように，Tスコア，zスコア，パーセンタイルなどがありますが，これらの方法はスコアが正規分布することを前提としており，それはMicceri (1989)が言うように，到底あり得ないことなのです。

3. 項目反応理論とは何か

1960年代に2つのグループが，全く独立に，古典的テスト理論のこうした限界を克服するための研究に取り組んでいました。北米では，Birnbaum (1968)が，尺度の開発方法についての，4つの未発表原稿を含む，計量心理学分野でおそらく最も著名な書籍(Lordら1968)を出版し，一方，デンマークでは，Rasch (1960)が，質問項目のパラメータと，その質問項目で同時に測定された人々のパラメータを分離して計算する新しい数学的方法を開発していました。この2つの流れが統合されて生まれたのが，項目反応理論 item response theory (IRT)です〔さらに詳しい歴史については，Embretsonら(2000)を参照してください〕。項目反応理論は，様々なモデルを包括した総称で，本章で扱うのはその一部にすぎません。古典的テスト理論と項目反応理論の大きな違いは，前者の焦点が主として"尺度レベル"の情報であるのに対し，後者では，それが，"質問項目レベル"の情報である点です(Fan 1998)。

古典的テスト理論とは異なり，項目反応理論は以下の2つの厳格な仮定に基づいています。(1) 尺度は1次元であること(つまり，尺度を構成する質問項目はただ1つの特性 trait あるいは能力 ability を測定するものであること)，(2) どの質問項目に対する回答も，他の質問項目に対する回答とは無関係(独立)であること(注：これを局所独立性 local independence と言います)。この2つの仮定が満たされると，そこからさらに以下の2つの仮定が生じます。その

第1は，対象者の回答は，潜在的因子〔注：特性 trait，能力 ability，潜在的特性 latent trait と様々な名称で呼ばれ，ギリシア文字 θ（シータ）で表します〕によって予測できるという仮定，その第2は，どの質問項目についても，対象者の回答結果と潜在する特性（能力）との関係は，項目特性曲線（項目反応関数）で表すことができるという仮定です。

4. 専門用語

　項目反応理論は教育分野でのテストに起源があり，その専門用語は今でもそれを反映するものとなっています。質問項目を是認 endorse〔訳注：「是（これ）を認める」という意味。学力テストなら"正答"に相当します。以下，イメージしやすいように，折にふれ，是認(正答)，非是認(誤答)と併記します〕しない確率は，その困難度 difficulty と呼ばれており，数学や心臓病学の知識を測定する場合にはわかりやすく，たとえば，「$x^2 - y^2$ の因数は何か？」という質問は，「2＋3はいくらか？」という質問よりも困難度が高く，また，「房室ブロックでは，どの受容体が障害されるか？」という質問は，「ヒトの心臓には部屋がいくつあるか？」という質問よりも困難度が高いと言えます。しかし，尺度の測定内容が，痛みや不安感，生活の質(QOL)などの場合には，この用語はあまりなじまず，「私はマラソンを走れる」という質問が，「私には次の階まで階段で上ることが難しい」という質問よりも困難度が高いということは，全くありません。したがって，痛みや不安感，QOLなどの構成概念を測定する際には，「困難度」という用語を，対象者がその質問項目を是認(正答)するのに必要な"特性の程度"を表す用語と，置き換えて考える必要があります。たとえば，「私はよく自殺を考えることがあります」という質問を是認する人と，「私は時々落ち込みます」という項目を是認する人とでは，前者の方が，悲哀の感情(特性)が高い，つまり，困難度が高いと考えるわけです。

　質問項目の困難度を測定するときには，その質問項目を是認(正答)しなかった人の割合を算出します。表12.1は，5人の対象者が5つの質問項目にどのように回答したかを示したものですが，質問項目2では，対象者3人が是認(正答)していないため，困難度レベルは3/5 = 0.6となります。

　同じように，対象者が質問項目を是認(正答)する確率は，「能力 ability」と呼ばれます。学力テストであれば，能力の高い人ほどより多くの問題に答えることができるように，ある特性をより多く（濃厚に）有している人ほど，より難しい質問項目を是認(正答)する可能性が高いと考えられます。しかし，困難度とは異なり，対象者が回答したすべての質問項目の中で，対象者が是認(正答)した質問項目の割合で表されます。したがって，5つの質問項目のうち2つを是認(正答)した対象者Dは，能力レベルが0.4ということになります。

5. 質問項目の困難度のキャリブレーション

　ここで考慮しなければならないのは，表12.1の回答のパターンが，完全に，第4章で論じた，ガットマン Guttman 型を示していることです。つまり，質問5から質問1にかけてだんだん難しくなるとした場合，この表では，簡単な質問項目が是認(正答)できないのに，難しい項

表12.1　5人の仮想事例における回答パターン（ガットマン型）

対象者	項目1	項目2	項目3	項目4	項目5	能力
A	1	1	1	1	1	1.0
B	0	1	1	1	1	0.8
C	0	0	1	1	1	0.6
D	0	0	0	1	1	0.4
E	0	0	0	0	1	0.2
困難度	0.8	0.6	0.4	0.2	0.0	

表12.2　能力レベルが等しいのに全く異なる回答パターンを示した，3人の仮想事例

対象者	項目1	項目2	項目3	項目4	項目5	能力
C	0	0	1	1	1	0.6
F	1	1	0	0	1	0.6
H	1	0	1	1	0	0.6

表12.3　同じ困難度の項目（1と9）が能力スコアの異なる対象者によって是認された仮想事例

対象者	項目1	項目2	項目3	項目4	項目9	能力
A	1	1	1	1	0	0.8
B	0	1	1	1	0	0.6
C	0	0	1	1	0	0.4
D	0	0	0	1	0	0.2
E	0	0	0	0	1	0.2
困難度	0.8	0.6	0.4	0.2	0.8	

目を是認（正答）できた事例は1つもありません。しかし，これは非現実的で，このような完全なパターンになることはほとんどありません。これに対し，**表12.2**は，能力スコア（表の右端の列）が等しい別の3人の事例を示したものですが，パターンは，ガットマン型とは大きくかけ離れており，逆に，**表12.3**には困難度レベル（表の最下行）が等しい2つの項目（1と9）がありますが，これらの項目は能力レベルの全く異なる対象者（AとE）から是認（正答）されています。現実には，むしろ，こうした事例の方が，一般的です。私たちは，こうしたガットマン型とはかけ離れたパターンに基づいて，困難度と能力の推定値を再調整しなければなりません。

質問項目の是認（正答）率は次の式で表されます。

$$是認（正答）率 = \frac{1}{1 + e^{-(能力 - 困難度)}}$$

これは，ロジスティック関数 logistic function と呼ばれるもので，是認（正答）率が，対象者の能力と質問項目の困難度の違いに規定されることを表しています。項目反応理論では，対象者の「能力」はギリシャ文字の「θ」で，質問項目の「困難度」はbで表されます。対象者の能力（θ）が質問項目の困難度（b）に等しい場合，是認（正答）率は0.50あるいは50％となり，θがbよりも大きければ，是認率は0.50よりも大きくなり，bよりも小さければ，是認率は0.50よりも小さくなります。実際に試してみましょう。**表12.1**の対象者Bは能力が0.8で，質問項目2は困

難度が 0.6 です。したがって，是認率は次のようになります。

$$是認率 = \frac{1}{1+e^{-(0.8-0.6)}} = \frac{1}{1+e^{-0.2}} = \frac{1}{1+0.819} = 0.55$$

対象者の能力 (0.8) が，この質問項目の困難度 (0.6) よりも大きいため，この対象者がこの質問項目を是認（正答）する確率は 0.5 より大きく，表中の値の 1.0 より小さくなっています。後述するように，1.0 になるのは，完全なガットマン尺度の場合のみです。

この式からわかるように，各質問項目の困難度 (b) を決定し（注：これをキャリブレーション calibration と言います），対象者の能力 (θ) を推定するには，両者を同時に検討しなければなりません。そのためには，まず暫定的な推定値を用いてモデルを作成し，そのモデルを用いて，データを予測するというプロセスを，推定に矛盾がなくなるまで，繰り返す必要があります（幸い，このプロセスはコンピュータが実施してくれます）。

キャリブレーションの手続きの一部として，困難度 (b) と能力 (θ) は，z スコアのように，平均値が 0 で理論的には $-\infty \sim +\infty$ までの範囲をとる値に変換されますが，正規分布と同じように，z スコアが 3 以上あるいは 4 以上となることは，ほとんどあり得ません。なぜなら，分布の 99.73% 以上が z スコア $-3 \sim +3$ までの間に入り，99.99% 以上が z スコア ± 4 の間に入るからです。したがって，項目特性曲線（後述）を作成する際には，通常，z スコアは，x 軸の ± 3 か ± 4 の間に設定されます。言い換えれば，能力 (θ) と困難度 (b) は，いずれも，値が平均値よりも 1 標準偏差 (SD) 分高いときに，1.0 となるよう標準化されるということです。

項目特性曲線

どの質問項目でも困難度と能力の関係は項目特性曲線 item characteristic curve (ICC) で表されますが，これは項目応答関数 item response function (IRF) とも呼ばれ，項目反応理論の基本的なユニットとなります。図 12.1 は 2 つの質問項目の項目特性曲線を示したものです。上述したように，これは，ロジスティック関数と呼ばれる曲線ですが，なぜ他の関数ではなく，この関数が用いられるのでしょうか？ ガットマン尺度の場合，項目特性曲線は，階段型関数になります。つまり，左側は，確率 0.0 のレベルの水平線で，その質問項目の困難度のところの位置で垂直に立ち上がって，確率 1.0 のレベルに直角に上昇し，その後は確率 1.0 のレベルで，再び水平線となります。しかし，ガットマン尺度は完全に決定論的なもので，誤差や偏差が入る余地がないため，一般的には非現実的なモデルであり，何らかの曲線的なモデルを用いる必要があります。理論的に最も適切な曲線は累積正規分布ですが，コンピュータが簡単に使えるようになる以前には，それを使うことが非常に難しかったため，その近似としてロジスティック関数が使われたという経緯があります。ただし，実際上は，基準化に用いる係数の違い以外は，両者にほとんど差はありません。

図 12.1 の項目特性曲線に関しては，いくつか大切なポイントがあります。その第 1 は，この曲線は，対象者の能力値 (θ) と，質問項目の是認（正答）率との関係を示すものであること，第 2 は，その曲線は単調で，対象者の能力が上昇するにつれて，是認（正答）率も一貫して上昇すること，そして，第 3 は，2 つの曲線は 3 つの面，つまり，(1) 斜線の傾き，(2) x 軸（能力の軸）上の位置，(3) 最低部の高さで異なることです。これらの違いの意義については，後述します。

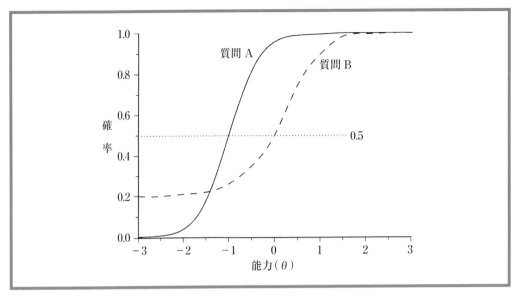

図 12.1　2つの項目の仮想的な項目特性曲線

　これらの曲線の特性をわかりやすくするために，図 12.1 では，是認（正答）率が 0.5 のところに水平の点線を引いてあります。この線は，θ が -1.0 のところで質問 A の曲線と交差し，0.0 のところで質問 B と交差します。この意味は，θ が -1.0 の人々は，質問 A に対して 50％が是認（正答）し，50％が非是認（誤答）するであろうということです。そして，θ が 0.0 の人々は，質問 B に対して 50％が是認（正答）し，50％が非是認（誤答）すると考えられます（各項目に対して 3 通り以上の回答があり得る場合については，後ほど論じます）。

　この 2 つの曲線から言えることが 3 つあります。その第 1 は，個人を識別する上では，質問 A の方が B よりも優れているということです。その理由は，線の傾き〔θ の上昇に伴う是認（正答）率の上昇の速度〕が，質問 A の方が，質問 B よりも大きいからです。たとえば，θ が -2.0 から +1.0 に上昇すると，質問 A を是認（正答）する人の割合は 4％から 100％近くにまで増加しますが，質問 B では，21％から 90％にすぎません。線の傾きが極大になると，曲線は「階段型関数」の形となり，ある値以下では誰も是認（正答）せず，その値以上では全員が是認（正答）することになります。つまり，完全なガットマン型となります（第 4 章を参照）。言い換えれば，項目特性曲線とは，いわば「不完全な」ガットマン尺度ということができます。つまり，能力値（θ）の増加に伴って是認（正答）率は 0％から 100％へとジャンプするのではなく，徐々に上昇するということです。

　その第 2 は，能力の範囲のほぼ全体（θ が -1.5 よりも大きい範囲）にわたって，質問 A よりも B の方が「難しい」ということです。つまり，質問を是認（正答）できるためには，質問 B のほうがより多くの能力を必要とします。このことは，是認（正答）率 50％の点が，質問 A よりも質問 B の方が，能力の高い位置（質問 A では -1.0 付近，質問 B では 0.0 付近）にあることからも明らかです。そして，第 3 は，質問 A と質問 B では是認（正答）率の下限値が異なることです。つまり，質問 A の是認率の最下限は 0.0 ですが，質問 B では 0.2 です。これは，能力がない場合，誰も質問 A を是認（正答）することはないのに対し，質問 B では 20％が是認（正答）することを意味しています。この理由については後ほど考察します。本章では，様々な項目反応

理論モデルを紹介しますが，それらは，単に数学的関数が異なるだけで，いずれも，対象者の能力値(θ)と是認率との間の関係を表す点では変わりありません。

以上を要約すると，項目特性曲線の意味については，様々な解釈が可能です。すなわち，(1) 任意の能力値(θ)における，その質問項目の是認率，(2) あるθを有する人々のうち，その質問項目を是認する人の割合，(3) あるθを持った個人が，その質問項目を是認する確率，などです。古典的テスト理論では，質問項目と回答者の双方についての情報を得ることはできません。

6. 1パラメータモデル

最も簡単な項目反応理論モデルは，1パラメータモデル one-parameter model です。このモデルでは，様々な質問項目の項目特性曲線を区別する唯一の因子は，質問項目の困難度で，bと表示されます。ここでは，すべての質問項目が等しい識別力(a：曲線の傾き)を持つと仮定しており，そのため，すべての質問項目の曲線は，図12.2のように，θ軸上に，少しずつ水平にずれて並びます(注：aが$+\infty$のとき，曲線は階段型関数になり，θがある値のところで，確率が0から突然1.0へ跳ね上がるガットマン型になります)。

ある能力値(θ)を有する人々における，質問項目iの是認(正答)率を示す関数を，項目特性曲線と言い，以下の式で定義されます。

$$P_i(\theta) = \frac{e^{a(\theta - b_i)}}{1 + e^{a(\theta - b_i)}}$$

これは次のように変形することもできます。

$$P_i(\theta) = \frac{1}{1 + e^{-a(\theta - b_i)}}$$

これは，本章のはじめに示した式と同じもので，「能力」がθに，「困難度」がb_iで置き換えられているだけです。添え字iはi番目の質問項目についての式であることを意味しています。前の式と異なるのは，定数aが導入されていることです。その意味については，もっと複雑なモデルのところで説明します。

この数式は「ロジスティック関数 logistic function」と呼ばれるもので，これを用いたモデルを，ロジスティックモデルと呼びます〔ロジスティックモデルの詳細については，Normanら(2014)を参照のこと〕。

この式には，パラメータ(項目間で値が異なる変数)が，質問項目の困難度(b)だけであるため，これは，1パラメータ・ロジスティックモデル one-parameter logistic model (1PLM)と呼ばれています。回答の選択肢が2区分的(例：真／偽，はい／いいえ)であれば，ラッシュモデル Rasch model と呼ばれますが，Rasch自身はその後もっと複雑なモデルも開発しています(Rasch 1960, Wright 1977)。初めに述べたように，能力値(θ)は，平均値が0になるよう標準化されているため，対象者の半数はθが負の値，半数は正の値を取り，x軸の右方向に向かうほど能力が高くなります。つまり，図12.2で言うと，質問Aは多くの対象者が是認(正答)

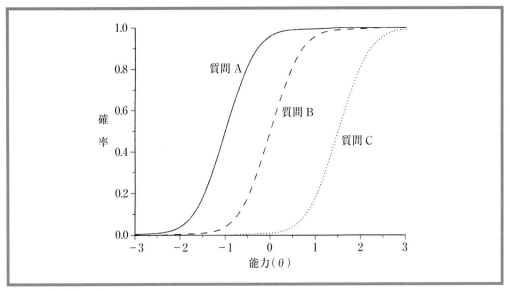

図 12.2　識別力は等しいが困難度レベルが異なる 3 つの質問項目の項目特性曲線

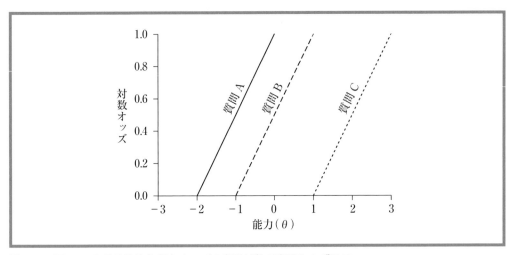

図 12.3　図 12.2 の項目特性曲線をオッズの自然対数で表現したグラフ

する質問で，質問 C は逆に，多くの対象者が是認しない（誤答する）難しい質問だということです。

項目特性曲線の持つ重要な意味の 1 つは，対象者の持つ真の能力（潜在的特性）は，尺度に含まれる他の質問項目の影響を受けないということ（局所独立）で，これが，項目反応理論が古典的テスト理論と大きく異なる点です（Reise ら 2003）。

是認（正答）率 $P_i(\theta)$ からオッズ odds へは，下記の式で簡単に変換することができます。

$$\text{オッズ} = \frac{P_i(\theta)}{1 - P_i(\theta)}$$

さらに，オッズの自然対数をとると，図 12.3 のように，項目特性曲線を直線で表すことができます。

$$\text{Log (オッズ)} = \ln\left(\frac{P_i(\theta)}{1 - P_i(\theta)}\right)$$

7. 2パラメータモデルと3パラメータモデル

2パラメータモデル（2PLM）は，困難度に加えて，「識別力 discriminating ability」をも変数とするパラメータモデルで，1PLM では定数 a としていたものを，a_i として，質問項目ごとに異なる変数として扱います。その結果，図12.4 に見られるように，項目特性曲線間には，x 軸（特性軸）上の位置関係だけではなく，曲線の傾きも異なっています。

これを式で表すと，以下のようになります。

$$P_i(\theta) = \frac{1}{1 + e^{-a_i(\theta - b_i)}}$$

1PLM の式とは異なり，ここでは a_i は定数ではなく変数であり，識別パラメータ discrimination parameter と呼ばれます。a_i の値は 0（全く無意味な質問項目）から無限大（完全なガットマン型の質問項目）まであり得ますが，実際には 0.75〜1.50 の範囲に入ることが望まれます。それよりかなり低い場合は，識別力が弱いことを意味します。逆にかなり高値の場合は，識別できる能力（θ）の幅が非常に狭くなってしまいますが，この場合，問題は，構成概念ではなく，質問項目自体にある可能性があります。

この式では，$-a_i$ 項の直前に定数 D が置かれることもあります。D は常に 1.701 で，ロジスティック関数を，累積正規曲線に，より密接に近似させるための単なる係数です。これは定数であるため，数式では記載を省かれることがよくありますが，統計ソフトにはデフォルトで組み込まれているので，心配は無用です。

2パラメータモデルについては，1つ厄介な問題があります。図12.4 をよく見ると，2つの曲線は一部交差しており，それまでは質問 A は質問 B よりも簡単であったのが，その点以降は，是認（正答）率が逆転しています。このような状況は，常に生じるわけではありませんが，

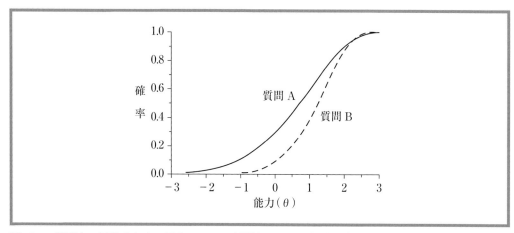

図12.4　識別力，困難度ともに異なる2つの質問項目の項目特性曲線

項目を選択する際にはそれを防ぐ努力が必要です。ラッシュモデルを支持する人々が，2パラメータモデルや3パラメータモデルを嫌う理由の1つがこれです。1パラメータモデルでは，全項目の識別パラメータが等しい（曲線の傾きが等しい）ため，そのような状況が生じることはあり得ません。

1パラメータモデル（1PLM），2パラメータモデル（2PLM）とも，特性が最低値をとるときは，是認（正答）率が0になると仮定しています。つまり，すべての曲線の左端はx軸へ漸近していきます。もしも対象者全員が常に質問に注意を払い，回答に間違いがないなら，態度や性格を調査する質問票に関しては，これは妥当な仮定と言えるでしょう。しかし，多肢選択式の学力テストで，正解がわからない質問項目を対象者が当てずっぽうに回答することがあり，性格テストでは，注意不足やバイアス，あるいは何らかの理由で，ほとんど関係のない質問項目に，是認的に回答することもあり得ます。3パラメータモデル three-parameter model（3PLM）では，この点を考慮に入れて，人為的に，曲線の最低部が0より大きな値（確率）へ漸近するようにしています。これは，「当て推量パラメータ pseudo-guessing parameter」と呼ばれ，c_iと表されます。それを，含めた式は以下のようになります。

$$P_i(\theta) = c_i + (1 - c_i) \frac{1}{1 + e^{-a_i(\theta - b_i)}}$$

図12.1 を例にとると，c_iは，質問Aでは0.0〔つまり，特性（能力）レベルが最低のとき是認率が0.0〕なのに対し，質問Bでは0.2です。c_iの範囲は理論的には0と1の間ですが，0.25（4つの選択肢がある非常に難しい質問で，対象者のほぼ全員が当てずっぽうに回答する場合の値）を超えることはほとんどありません。態度や性格の測定ではc_iはある程度解釈可能ですが〔注：不注意，質問の意味の理解の難しさ，能力（特性）の低い人と高い人との間で質問の解釈が異なる可能性などを反映している可能性があります〕，このモデル（3PLM）は教育分野以外ではほとんど用いられることはありません（Panter ら 1997）（注：4PLMというものもあり，曲線の右側が1.0より小さな値へ漸近していきますが，使用されることが3PLMよりもさらに稀なため，ここでは解説しません）。

3PLMは，項目反応理論の一般式とみなすこともできます。つまり，c_iを0とすると2PLMになり，さらに，a_iをaとすると1PLM（ラッシュモデル Rasch model）になります。しかし，ラッシュモデルは，（ここでは深入りしませんが）その基礎となる分布の仮定が，2PLM，3PLMとは異なっています。その結果，ラッシュモデルだけが真の間隔尺度 interval scale であり，対象者と項目のパラメータを真に分離できるのは，ラッシュモデルを用いた場合だけです。少し言い方を変えると，高次のモデルは，モデルをデータに適合させようとしますが，ラッシュモデルの場合はモデルを優先させるため，データがモデルに適合することも適合しないこともあるということです。この点が重要かどうかは，分析の目的次第です。データを間隔尺度として解析するのが目的なら，ラッシュモデルだけが適切なモデルであり，データをモデル化することが目的なら，高次のモデルが必要となります。

8. 多区分モデル

　ここまで，私たちは2区分(2値)的な回答(例：はい/いいえ，真/偽)を測定する尺度に基づく項目反応理論モデルについて解説してきました。しかし，ほとんどの尺度〔リッカート尺度，視覚的アナログ尺度(VAS)，形容詞尺度〕の質問項目は，3つ以上の選択肢で構成されるのが普通です。また，選択肢には間隔変数としての性質がほとんどなく，隣り合う選択肢間の心理的距離も，一定ではないことが広く認められています。しかし，古典的テスト理論では，しばしばこの事実を無視して，実際には順序変数であるデータを，間隔変数に"非常に近い"とみなしたり，多数の質問項目のスコアを合計することによって，少なくとも総スコアは多少とも正規分布するだろうとみなしたりします。

　しかし，項目反応理論では，このような「みなし」は必要なく，こうした多区分の選択肢を扱うための，多くのモデルが利用できます。リッカート尺度，形容詞尺度，VASなどのように，選択肢が多区分(多値)である場合に最もよく使われるモデルは，部分得点モデル partial credit model (PCM) と，段階反応モデル graded-response model (GRM) で，これらは1PLM，2PLM が一般化されたものです〔注：これ以外に5種類のモデルがあります。Embretsonら(2000)を参照してください〕。この2つのモデルの違いは，前者が選択肢間の心理的距離が等しいと仮定しているのに対して，後者はそのような仮定をしていない点にあります。その意味で，後者の方がより一般的で，おそらく現実により近いと思われるため，本章では，後者だけを解説します。次の数式は2PLMと少し違い，困難度(パラメータb)の添え字が2つ(iとk)になっていることに注意してください。iは質問項目，kは選択肢の番号を示しています。また，この式では，aにiが添えられていますが，全質問項目でaの値を統一すれば，1パラメータモデル(ラッシュモデル)となります。

$$P_i(\theta) = \frac{1}{1 + e^{-a_i(\theta - b_{ik})}}$$

　今，5段階のリッカート尺度の場合を考えてみましょう。段階は，「強く同意する strongly agree (SA)」，「同意する agree (A)」，「どちらでもない neutral (N)」，「同意できない disagree (D)」，「全く同意できない strongly disagree (SD)」です。段階反応モデルでは，1つの質問項目を，以下のように，それぞれ2区分の選択肢を持つ4つの項目から構成される尺度であるかのように扱います。

$k=1$のとき，　SA　vs.　A, N, D, SD　　（図 12.5 では SA–A と表記）
$k=2$のとき，　SA, A　vs.　N, D, SD　　（図 12.5 では A–N と表記）
$k=3$のとき，　SA, A, N　vs.　D, SD　　（図 12.5 では N–D と表記）
$k=4$のとき，　SA, A, N, D　vs.　SD　　（図 12.5 では D–SD と表記）

　これらの項目特性曲線は，図 12.5 のようになります。ここで注意するべきことが2点あります。その第1は，これらの項目特性曲線では，すべて傾きがa_iで等しいと仮定されていることで，実際にはこれらの4項目の曲線の傾きの平均値となります。第2は，aには添え字iがあ

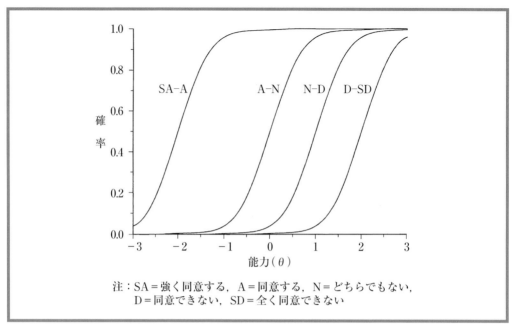

図12.5　5つの選択肢があるリッカート尺度の閾値

るため，それぞれの質問項目が異なる識別力を持つ可能性があること，そして第3は，b_{ik} 項は b_i と同じように解釈され，これは是認率が50％の θ 値に相当しますが，ここでは2肢選択式（2区分的）の質問項目への是認率ではなく，多肢選択式質問の選択肢の並びの境目への是認率を意味していることです。

　図12.5では，SA–A 曲線と A–N 曲線間の閾値（曲線が立ち上がる屈折点の特性値［θ］）の差は，A–N 曲線と N–D 曲線間，N–D 曲線と D–SD 曲線間の閾値の差よりも大きいこと，後者2つの差はほぼ等しいことがわかります。つまり，A から N への判断の移行には，N から D，D から SD への移行に比べて，より多くの能力（特性）を要するということです。それぞれの選択肢への回答の確率も，図12.6のように，θ を X 軸とすることによって表すことができます。これらの曲線のピークは，各曲線の間の中間にきます。X 軸のどの位置においても，確率の合計は1.0になります。なぜなら，選択肢のうちのどれかが選ばれる確率は常に100％だからです。

　さて，図12.7は，図12.6とは異なる質問項目（5段階リッカート尺度）の反応曲線です。この図から，この質問では，「A：同意する」と「D：同意できない」の選択肢が選ばれず，ほとんどの対象者が「SA：強く同意する」か「SD：全く同意できない」のどちらかを選び，若干の人々が「N：どちらでもない」を選び，そしてそれ以外の回答を選ぶ人は極めて稀であることがわかります。このことから，この質問項目については，「A：同意する」と「D：同意できない」の選択肢をなくすか，あるいは，「A：同意する」と「D：同意できない」を，それぞれ「SA：強く同意する」「SD：全く同意できない」の点数に含めてしまうのがよいことになります。

　選択肢に問題がある場合のもう1つの兆候は，閾値の順番の狂いです。たとえば，SA の次に N がきて，その次に A，D，SD がくるといった，本来期待した順番とは異なる順番になることがあります。こうした場合は，選択肢が多すぎるか，選択肢の表現が紛らわしい（例：「しばしば often」と「よく frequently」）などが，原因と考えられ，そういう場合には，選択肢の表現を修正するか，問題のある選択肢の削除を検討する必要があります。

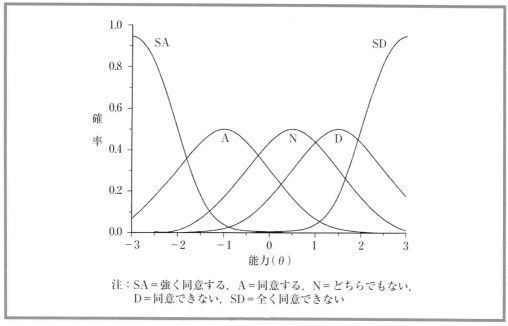

図 12.6　図 12.5 の 5 つの選択肢の反応曲線

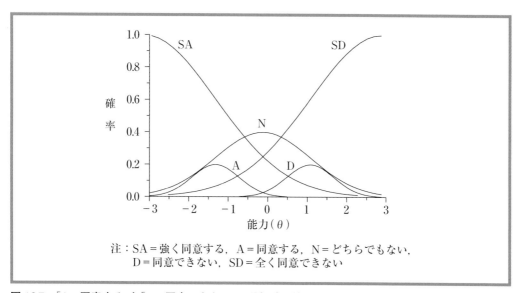

図 12.7　「A：同意する」と「D：同意できない」の選択肢が使われない場合の反応曲線

9. 質問項目の情報

　尺度においては，それを構成する各質問項目の識別力を等しくするために，各質問項目の持つ情報量が等しいことが理想的ですが，実際にはそうはいきません。2PLM や 3PLM のところで項目の識別パラメータ a_i について解説したときに，曲線の傾きが急なほど識別力が高いと述べました。各質問項目の情報量は，以下の関数 $I(\theta)$（項目情報関数 item information function：IIF）で表すことができます。

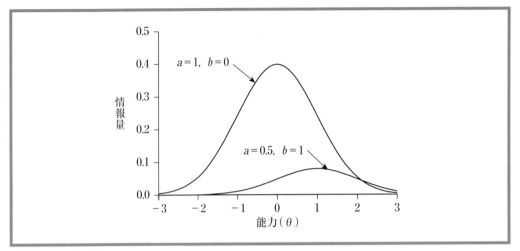

図12.8 良い項目（$a=1$）と良くない項目（$a=0.5$）の項目情報関数

$$I(\theta) = a_i^2 P_i(\theta) Q_i(\theta)$$

$I(\theta)$は，θがある値のときの質問項目iの情報量を表し，$Q_i(\theta)$は$[1-P_i(\theta)]$です。
　この式によれば，傾き（a_i）が1.0の質問項目では，傾き0.5の質問項目より4倍の識別力があることになります（$1/0.5^2 = 4$）。図12.8はそれぞれの項目情報関数を表したものですが，Y軸のスケールは任意です。質問項目の情報量が多いほど，曲線は高く細くなります。良い質問項目は多くの情報を提供しますが，その量はその中央付近に集中します。それに対して，良くない質問項目では情報は少なく，広い範囲に散らばってしまいます。
　多肢選択型の質問項目（多区分的項目 polytomous item）における項目情報関数は2つの要因，すなわち各選択肢の項目特性曲線の平均勾配と閾値の距離に左右されます（図12.5 参照）。その結果，多肢選択型の質問項目（多区分的項目）は2肢選択型の質問項目（2区分的項目）よりも情報量が多く，その情報は特性（能力）値θの幅広い範囲にわたって散らばります。2区分的項目の項目情報関数は正規曲線に似ますが，多区分的項目の項目情報関数はもっと幅が広くピークが多数ある曲線となります。

10. 質問項目の適合度

　項目反応理論 item response theoryの目的は，測定しようとする特性（能力）の広い範囲を測定でき，かつできるだけ少ない質問項目からなる尺度を作成することにあります（通常は古典的テスト理論に基づく尺度よりもかなり質問項目数の少ない尺度となります。理由は後述）。前述のように，困難度のパラメータbは，ロジット変換 logit scale によって，平均0，標準偏差1に標準化されており，尺度の各質問項目のbは，およそ$-3 \sim +3$の範囲（平均値から± 3標準偏差以内）に分布することが望まれます。分布が不適切な場合としては以下の3つのケースが考えられます。第1は，bが困難度の低い領域に分布して，$+3$に近い質問項目がほとん

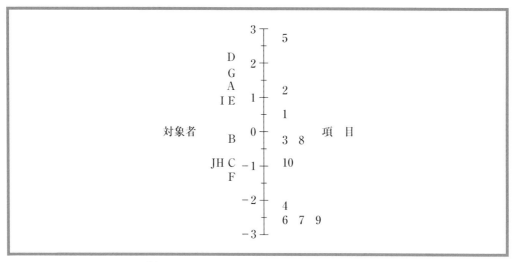

図 12.9　対象者–項目マップ（軸の右側に質問項目の困難度 [b], 左側に対象者の特性 [θ]）

どない場合です．これは，尺度を構成する質問項目の多くが「やさしすぎる」，つまり，特性（能力）が少なくても回答でき，多くの特性（能力）を有していなければ回答できない質問項目がほとんどないことを意味します．たとえば，痛みの尺度の場合，普通の痛みや疼きに関する質問項目が多い一方で，骨腫瘍の患者が経験するような極度の痛みについての質問項目がほとんどないといった場合です．第2は，これとは逆に，b が困難度の高い領域に分布して，−3に近い質問項目がほとんどない場合です．つまり，軽度の痛みに関連した質問項目が少なく，極度の痛みに関する質問項目に偏る場合です．そして第3は，困難度が中央付近に集中する場合で，そういう尺度は，特性（能力）が低い人の測定にも，高い人の測定にも適さないことになります．

　困難度は間隔変数であるため，質問項目は特性軸（x 軸）上でほぼ等間隔に並ぶ質問項目の中から選ばれます．選択する質問項目の数は，構成概念 construct をどの程度正確に測定したいかで異なります．たとえば，簡単なスクリーニングテストでは，必要な事例を集めるのに必要な，カットオフ点付近の質問項目だけで十分ですが，対象者を細かく区別するときや小さな変化を測定するときには，狭い間隔で並んだ多数の質問項目が必要となります．図 12.9 は，「対象者–項目マップ person-item map」と呼ばれる図で，右側に尺度を構成する 10 の質問項目の困難度がプロットされています（注：左側は，対象者のプロットですが，今は触れません）．この図から，この尺度について，いくつかのことがわかります．その第1は，この尺度では7つの質問項目の困難度が0以下であることから，難しい質問項目よりも簡単な質問項目を多く含んでいることです．そのため，困難度が1以上の質問項目2と質問項目5の間隔が広くなりすぎており，この範囲内の対象者を細かく区別するためには，中等度に難しい質問項目をいくつか追加する必要があります．同じように，質問項目4と10の間の間隔も広すぎるため，中等度に簡単な質問項目をいくつか追加する必要があります．第2は，困難度が同程度の質問項目が複数あることです．質問項目3と8，そして質問項目6，7，9は困難度が等しいため，質問項目3と8のどれか1つ，質問項目6，7，9のうちどれか2つを削除することができ，それでも，この尺度の識別力に影響はありません．

　2PLM の場合は，困難度（b）が近い2つの質問項目のどちらを選ぶかは，それぞれの質問項目の識別パラメータ a によります．a が大きい質問項目は，a が小さい質問項目よりも項目特

性曲線の傾きが急なため，特性（θ）の値が近い対象者をうまく区別することができます。

　尺度が1次元的であることが，項目反応理論の仮定の1つであることをはじめに指摘しましたが，これは，因子分析などで解析した場合に，尺度を構成する質問項目が，すべて第1因子に含まれることを意味します。尺度がただ1つの特性を測定できていれば，第1因子が他の因子より飛び抜けて高い寄与を示すはずですが，それでも，項目の中には1次元の仮定に適合しないものが含まれる可能性があります。質問項目が1次元性 unidimensionality の仮定からの逸脱の度合いを示す統計量には様々なものがありますが，最も一般的なものは，残差 residual で，尤度比適合度カイ2乗検定 likelihood-ratio goodness-of-fit chi-square statistic（χ^2_{GoF}）を使って計算されます。これは，すべての測定データに基づいて，各対象者について，予測された回答パターンと実際の回答パターンとの乖離度を表す指標で（Fan 1998），1次元性の仮定に適合する質問項目では残差値が小さく（1.96未満），χ^2_{GoF}値が有意でないため，概念的には項目−合計相関の高い質問項目に似ています。ただ，χ^2_{GoF}はサンプルサイズに非常に敏感なため，Nが大きいと，1次元性からほんのわずかに逸脱しただけでも統計学的有意差が出ることがあり，逆にNが小さいと，大きく逸脱しても有意差が出ないことがあるという問題があります。

　そこで，それに代わる指標として，インフィット統計量 infit statistics とアウトフィット統計量 outfit statistics と呼ばれる2つの適合度統計量 fit statistics が用いられます。いずれも，ある質問項目についての，スコアの実測値とモデルから予測された期待値との差（残差）の平方和を，全対象者について合計した平均平方和で，インフィット統計量は，それにさらに上述した項目情報関数で重み付けしたものです。インフィット統計量は「内側」の質問項目，つまり，困難度が中等度の質問項目に敏感で，その質問項目が，特性（能力）値の低い人から是認される，逆に特性（能力）値の高い人から是認されないといった不適合を反映し，一方，アウトフィット統計量は，「外側」の質問項目，つまり，非常に難しい質問項目が，特性（能力）値の低い人から是認される，非常に易しい質問項目が，特性（能力）値の高い人から是認されないといった不適合を反映するという特徴があります。これらの統計量は0〜∞の範囲の値を取りますが，期待値は1で，許容範囲は0.5〜1.5の間です。値が0.5未満の質問項目は，モデルに過剰に適合していることを意味し，それが尺度の妥当性を損なうことはありませんが，見かけ上，尺度の信頼性を高めてしまうことになります。値が1.5〜2.0では尺度の妥当性を損なうことはないものの，尺度への貢献は小さく，2.0以上の質問項目は，ランダム誤差を持ち込むために，削除する必要があります。一般的に，インフィット統計量で問題のある質問項目は，アウトフィット統計量で問題のある質問項目よりも，尺度の妥当性に大きな影響を与えます。

11. 対象者の適合度

　質問項目の困難度と対象者の特性（能力）はいずれも同じロジット変数で標準化され，スコアは通常−3〜+3までの範囲の値をとります。したがって，質問項目の1次元性への適合度の指標と似た指標を用いて，対象者の適合度を評価することができます。図12.9の左側は，前述しましたが，同じ直線上に対象者の特性（能力）をプロットしたものです。この例では，対象者は尺度の上端の方へ集まっており，ほとんどの人がほとんどの質問項目を是認（正答）したことを表しています。たとえば，痛みに関する尺度の場合，この結果は，多くの対象者で痛みの程

度が強いか，あるいは図の右側に示したように，質問項目の困難度が低い（軽い痛みの質問が多い）か，のいずれかの理由によると考えられます．最も望ましいのは，全対象者の特性スコアの平均値が0となるように分布することです．

個々の対象者について，インフィット統計量，アウトフィット統計量を計算することもできます．その場合，平均平方和は，全質問項目の残差の合計に基づいて計算されますが，その意味と解釈は質問項目の適合度の指標の場合とほぼ同じで，インフィット統計量は，対象者の特性値（θ）の平均レベル付近の質問項目に対する回答の不適合を，アウトフィット統計量はθ値が非常に高い，あるいは低いレベルの質問項目における回答の不適合を反映します．

12. 差異項目機能

項目反応理論の仮定の1つは，結果がサンプル集団に依存しないことです．そうであれば，同じ程度の特性（θ）を有する人々は，同じ質問項目に対して同じように反応することになります．しかし，実際には，必ずしもそうはならず，たとえば，同程度のうつ状態にあっても，女性は男性よりも，悲しむ，すぐ泣くといった傾向に関する質問項目を是認しやすい傾向があります．したがって，この仮定が成立しているかどうかを，集団比較によって検証する必要がありますが，それが，差異項目機能分析 differential item functioning (DIF) と呼ばれる手法です．「差異項目機能」とは，質問項目への反応が集団によって異なる現象のことを言います．比較する「集団」は，男性と女性，異なる民族集団，患者と非患者，翻訳前の尺度と翻訳後の尺度で測定された集団（後出）など，色々なケースがあり得ます．比較的最近発展した分野であるため，文字通り1ダースもの評価方法が提案されており，そのどれが最善かについては意見が一致していません．比較的よく用いられる方法の1つは，集団変数（カテゴリー変数）と特性変数（連続変数）を要因とする分散分析を実行することです．

ラッシュモデル Rasch model（1PLM = one-parameter logistic model）では，項目特性曲線の傾き，つまり識別パラメータ（a）は，全質問項目で等しいと仮定されているため，集団間で異なる可能性があるのは，特性軸（θ軸）上の位置しかありませんが，質問項目の選択肢が2区分の2PLMでは，それに加え，識別パラメータ，あるいはその両者が異なる可能性があります．言うまでもなく，質問項目が多肢選択式の場合には，さらに複雑で，選択肢間の距離という要素も加わります．分散分析の結果，集団の違いが有意であれば，その集団間には，特性の全範囲にわたって，一定の項目機能の違いが存在することを意味します．一方，特性（能力）のレベルと集団との相互作用によって，項目機能が一様でないこともあります．この場合，特性（能力）のレベルによって，項目反応曲線の集団間の違い方が異なる，したがって，集団間のスコアが異なることになります．

項目機能の違いが検出された場合にどう対処するかは，尺度の開発の目的によって異なります．男女間で項目機能が等しい尺度の作成が目的であれば，男女間で項目機能に差があった項目は削除するか，修正する必要があります．同じように，複数の言語による尺度を開発する場合には，項目機能の違いを見ることによって，構成概念自体，あるいは翻訳に伴う問題点を検出することができます．また，既存の尺度を用いる場合は，集団間にスコア差があった場合に，それが集団による，尺度の項目機能の違いによるものかどうかを検討することができます．

しかし，これらに共通する問題は，項目機能の違いが，測定しようとする特性自体に関係した理由から生じるということです。たとえば，一般に，女性は男性よりも不安や気分の落ち込みを感じやすい傾向があるため，ある質問項目の項目特性曲線の位置が，男女間でずれていても不思議ではありません。また，翻訳の項（第3章，p. 27）で論じたように，文化的背景によって，同じ形容詞尺度やリッカート尺度に対する反応が大きく違う可能性があるため，項目特性曲線の位置，つまり回答の閾値が異なることは十分予想されます。カナダで，英語を話す人々とフランス語を話す人々を比較した私たちの研究では，両群間に，わずかな差ですが，うつ症状と不安感の尺度スコアに一貫した違いを認め，さらに4つの質問項目について，項目機能に違いが存在することを見出しました（Streinerら 2005）。この場合の問題は，存在率（有病率）prevalence の差が項目機能の違いからくる人為的な結果なのか，それとも，項目機能の差が感情の表現に関する文化的な違いを反映しているのかどうかということです。残念ながら，その答えは，統計学から得られるものではなく，人類学的に考察するしかありません。

13. 1次元性と局所独立

　本章の最初に，項目反応理論は2つの厳格な仮定に基づいていることを指摘しました。それは，1次元性と局所独立です。すでにおわかりのように，これら2つの仮定は相互に強く関連しています。1次元性とは，尺度が測定する特性が1つだけであること，その特性の程度が質問項目の是認率を規定する唯一の要因であることを意味します。

1次元性

　1次元性 unidimensionality を検討する最も一般的な方法は，因子分析 factor analysis を実施することです。因子分析については，巻末の付録Bでごく簡単に解説していますが，より詳しい解説は統計学の教科書（例：Normanら 2014）を参照してください。尺度が真に1次元であれば，すべての質問項目が因子分析の「第1因子」と非常に強く相関し（専門用語では「負荷する load on」），第1因子によって生じる分散の量（因子固有値 eigenvalue）は，それ以外の因子の固有値よりもかなり大きくなります。問題は"かなり大きい"の定義です。それを全分散の20%以上（例：Reckase 1979），あるいは40%とする意見がありますが（Carminesら 1979），どちらの基準にも理論的な根拠はありません。それ以外に，第1因子の固有値は第2因子の固有値の約10倍大きくなくてはならないと言う人もいますが（Lumsden 1957, 1961），それにも特に根拠はありません。残念ながら，「まだ満足できる指標はできていない」（Hattie 1985, p. 158）のが現状です。
　さらにややこしいのは，「1次元性」の概念自体が曖昧なことです。たとえば，「不安感」は，単独の特性と見ることもできますが，いくつかの要素に分けることもできます。たとえば，生理学的要素（頻脈，口渇，発汗など），行動的要素（特定の状況を避けたり，恐ろしいことを予想するなど），認知的要素（恐怖，反復思考など）などに分けて，それぞれを独自の尺度で測定することもできますが，これらの要素がお互いに相関している限り，尺度は全体としては1次元性は保たれます。つまり，1次元性というのは，「有りか無しか」という現象ではなく，程度

の問題であり,「十分に1次元的」であるかどうかの判断が求められることになります。つまり,完全な1次元性はあり得ず,程度の問題だということです(Hillら 2007, p. S41)。

ここで,1つ注意すべきことがあります。それは,ほとんどの統計ソフト(例:SAS, SPSS, Stata)では,因子分析は,ピアソンの相関係数に基づく相関行列の計算から始まることです。しかし,リッカート尺度のように回答の選択肢が2区分もしくは多区分の場合,これは正しくありません(理由は,付録Bを参照してください)。こうした場合は,カテゴリー変数の相関を計算するための特別な相関分析法である,テトラコリック相関 tetrachoric correlation (2区分変数の場合),あるいはポリコリック相関 polychoric correlation を用いなければなりません。

局所独立

局所独立 local independence とは,測定対象の特性(つまり,因子分析における第1因子)の影響を取り除くと,質問項目間で是認率の関連が全くなくなる(=質問項目同士が独立となる)ことを言います。言い換えると,質問項目への回答に影響を与えるのは,潜在的特性(測定では「構成概念」,因子分析では「因子」と呼ばれるもの)のみであり,質問項目同士の相関は,程度の差はあれ,その特性にのみ由来するということです。特性の影響が取り除かれると,相関がなくなる質問項目群,これは,強力な第1因子の逆説的な定義の仕方でもあります。つまり,局所独立と1次元性は,同じことを違う角度で表現しているだけだということです。

これが「局所独立」と呼ばれている理由は,すでに述べた通りですが,局所独立が成立する場合は,特性レベル(θ)が異なる対象者間では質問項目間に強い相関があっても,特性レベルが等しい人々の間では(注:特性レベルで層化するということ。これが特性の影響を除去する1つの方法です),質問項目間に相関はなくなってしまいます。

局所独立の逆は,「局所依存 local dependence」で,様々な要因によって生じます。その第1は,尺度が1次元ではなく,複数の特性を測定している場合です。これは,因子分析では,しばしば強力な第2因子あるいは第3因子の出現という形をとります。その第2は,重複した質問項目の存在です。内容が同じで単に聞き方が違うだけの質問項目が含まれていると,それらの質問項目同士は当然強く相関するために,局所依存が生じます。局所依存の検出には,質問項目同士の相関が参考になり,相関係数が0.80を超えるような質問項目は使うべきではありません。第3は,回答間につながりがある場合です。たとえば,1つの文章を読んだ後に,それに基づく多くの質問に回答する場合がこれに該当し,その場合は,回答者がその文章を理解できないと,すべての質問項目への回答が間違ってしまうことになります。第4は,回答の「持ち越し carryover」現象が生じる場合で,1つの質問項目への回答内容が,次の質問項目への回答に影響を与える場合です。局所依存が存在すると,傾きのパラメータ(識別パラメータ)が過剰に大きくなり,尺度の信頼性を過大評価してしまう恐れがあります。

しかし,局所独立も「有りか無しか」という現象ではないという点で,1次元性と似ています。先述(第5章,p. 89)したように,測定しようとする構成概念が複雑なものであれば,その様々な側面を測定する質問項目同士には,強い相関が生じる可能性があります。1次元性と同じように,ここも判断の問題となります。もしも第1因子が他の因子よりもずっと強力であれば,重複的な質問項目を残すこともできますが,そうでない場合は,類似した質問項目は,1つを残して,他は削除しなければなりません〔この問題への多少高度なアプローチについては,

Reise ら(2005)を参照してください]。

単調性

すでに述べた仮定(p. 276, 288)(尺度は1次元で, 質問項目への是認率は特性値 θ の上昇に伴って増大する)に基づけば, 質問項目にはもう1つ満たすべき条件があります。それは, 単調性 monotonicity です。これは, 質問項目への是認率は, 尺度上のスコアの上昇に伴って単調に増大しなければならない(=途中で減ったりしない)ということです(Reise ら 2005)。

単調性を検証するためには, "当該質問項目を除いた"合計スコアを, 全対象者について計算し, 次いで, その合計スコアレベルの異なるグループごとに, 当該質問項目の是認(正答)率を計算します。図12.10の質問1のような優れた質問項目では, 最低スコアのグループでは是認率が0.0%に近く, 最高スコアのところでは是認率が100%(図では1.0)近くまで増大します。逆に, 同じ図の質問2のように, あまりよくない質問項目では, 曲線は平べったくなり, 0.0%よりかなり高いところから始まって, 100%(図では1.0)よりかなり低いところで終わってしまいます。そのような質問項目は, 識別力が弱いため, 最終的には尺度から除外しなければなりません。

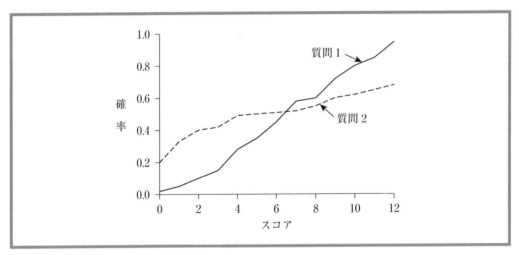

図12.10　2つの質問に関する単調性の検証

特性値(θ)と素スコア

本書の随所で述べてきたように, 古典的テスト理論によって開発された尺度のスコアには間隔変数の性格がなく, 第7章で解説した手順を使って正規化しなければ, 正規分布することはほとんどありません。これは, 言い換えれば, その尺度の中間スコア域での5点差は, 低スコア域や高スコア域での5点差と同等とはみなせないということです。一方, ロジットスコアである特性値(θ), 特にラッシュモデルの特性値には間隔変数としての性格があります。図12.11は, 特性値(θ)と素スコア raw score との関係を示したものです。中間スコア域と低/高スコア域とでは, 同じ特性値(θ)の変化に対する素スコアの変化に大きな違いがあり, 後者では,

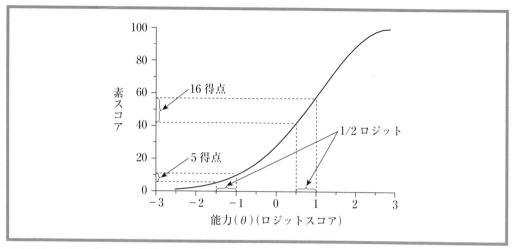

図 12.11　ロジットスコアと素スコアの関係

素スコア変化の幅が非常に小さくなっています。すなわち，グラフの両端域では，素スコアを使うと特性の違いが過少評価されるため，特性値（θ）がかなり高い対象者やかなり低い対象者の間での違いを区別することが難しく，対象者個人の内部での変化の判定も難しくなります（Cella ら 2000）。

14. テスト情報と測定の標準誤差

　古典的テスト理論では，1つの尺度について，測定の標準誤差 standard error of measurement（SEM）が算出され，次式のように定義されています。

$$SEM = \sigma\sqrt{1-r}$$

ここで r は尺度の信頼性 reliability の計算値，σ はスコアの標準偏差ですが，本章で最初に述べたように，このような単純化は非現実的です。なぜなら，尺度の中間付近では回答者数が多いために誤差は小さく，尺度の端の方では通常，質問項目数も回答者数もずっと少ないため，誤差が大きいからです。その上，SEM は対象者集団ごとに異なります。なぜなら，各集団ごとに信頼性と分散が異なるからです。これに対し，項目反応理論では，信頼性の概念は，1つの指標，すなわち，モデルパラメータの関数であるテスト（尺度）情報 test information という統計量に置き換えられます。選択肢が2区分的なラッシュモデルでは，項目情報 item information（I）は，是認的回答（あるいは，正答）の確率 $P_i(\theta)$ と，非是認的回答（あるいは，誤答）の確率 $Q_i(\theta)[=1-P_i(\theta)]$ とを掛け合わせたものとなります。

$$I(\theta) = P_i(\theta)Q_i(\theta)$$

　つまり，これは先述した項目情報関数（IIF）そのものですが，傾き（識別）パラメータ（a）はあ

りません。なぜなら，ラッシュモデルでは，傾きはすべての質問項目で一定と仮定されているからです。2PLM や 3PLM では，以下のように，識別パラメータ a_i も式に入ってきます。

$$I(\theta) = a_i^2 P_i(\theta) Q_i(\theta)$$

テスト（尺度）情報は，すべての質問項目ごとの情報曲線を単純に合計したもので，ある特性レベルにおける尺度の SEM は次式で表されます。

$$SEM(\theta) = 1/\sqrt{\sum I(\theta)} = 1/\sqrt{\sum a_i^2 P_i(\theta) Q_i(\theta)}$$

これらの式から2つのことが明らかとなります。その第1は，情報量が多い〔$I(\theta)$ が大きい＝$P_i(\theta)$ が50％前後にある質問項目で，識別能力が高い〕ほど，測定誤差が小さくなること，第2は，SEM は U 字型の関数で，θ が 0（中央）のときに最小となり（古典的テスト理論から計算された SEM とほぼ等しくなる），両端へいくほど増加することです（Embretson 1996）。最後に，この情報は，目的に適したテスト（尺度）のデザインに用いることもできます。たとえば，あるカットオフ値を境に，合格，不合格が決まるような資格試験では，カットオフ値の値よりも，その付近の質問項目の識別力が問題であり，したがって，その付近に高い情報値を持つ質問項目を配置すれば，テストを非常に効率的なものにすることができます。しかし，質問項目単位だけではなく，尺度全体の個人識別力を示す指標も欲しいところですが，それに対応するのが，個人識別指標 Person Separation Index（R_θ）と呼ばれる，α 係数（クロンバックの α）に似た指標で，以下のように定義されます。

$$R_\theta = \frac{\mathrm{var}(\hat{\theta}) - \mathrm{var}(\varepsilon)}{\mathrm{var}(\hat{\theta})}$$

ここで $\mathrm{var}(\hat{\theta})$ は，特性推定値の分散，$\mathrm{var}(\varepsilon)$ は，対象者ごとの特性推定値の誤差分散を全員分合計したものです。

15. テストの均等化

古典的テスト理論では，測定を均等化 equating することが可能で，適性検査や学力テスト，入学試験など非常に重要なテスト（尺度）では普通に行われています（例：Kolen 1988, Kolen ら 1995）。これは，難易度の異なるバージョンのテストを受けた受験者間に不公平が生じないようにするためで，その本質は，直線的な変換（補正）をすることによって，あるバージョンのテスト（尺度）のスコアを他のバージョンのテストと均等化するものです。これは医学分野での測定において，同じ特性（QOL やうつ症状など）を異なる尺度で測定する場合に非常に有用です。第7章では，素スコアを偏差値に変換する手法（z スコアや T スコアなど），簡便な手法をいくつか紹介しました。しかし，これらの手法は，スコアは正規分布する，間隔変数の特性を有する，など多くの仮定の上に成り立っており，現実には，そのような仮定はほとんど成立しません。

項目反応理論でも，テスト（尺度）を均等化することができますが，その詳細を論じる前にいくつか指摘しておくべきことがあります。厳密に言うと，項目反応理論における尺度の均等化は，古典的テスト理論の場合と同じように，バージョンの異なる同じ尺度間でのみ可能であり，尺度間に，内容，困難度，信頼性のいずれかに大きな違いがある場合には，均等化することはできません（Cookら 1991）。以下の条件が揃った場合に，2つの尺度は均等化されたとみなすことができます（Angoff 1984）。(1) 2つの尺度が同一の特性を測定している，(2) 尺度間の変換がどのような集団でも可能である，(3) 両尺度間には変換後も互換性が保たれている，(4) 2つの尺度はお互いに比較尺度として用いることができる。

項目反応理論における均等化のもう1つの活用方法は，「質問項目バンク」を作成することです。これは，多数の尺度に由来する質問項目を1つの特性軸に並べることができるように，均等化し調整することを意味します。たとえば，McHorneyら（2000）は，75種類の日常生活動作（ADL）の尺度の中から，機能状態に関する質問項目バンクの作成を試み，その結果，彼らは重複する質問項目，つまり困難度（b）や識別パラメータ（θ）が等しい質問項目が存在すること，また非常に困難度が高いと思われる質問項目は，集めた尺度の中にはほとんど存在しないことを明らかにしました。このバンクができた結果，そこから適切な質問項目を選ぶことによって，対象とする障害の測定にふさわしい質問項目を含み，かつ十分な測定範囲を持つ尺度を「調合」することが可能になりました。

ただし，この手法にはかなりのサンプル数が必要となり，McHorneyらは，その論文の中で，彼らが集めた75種類の日常生活動作尺度に関する質問票の中で，分析に用いることができた質問票は2,306人分にすぎず，「望んでいた数よりも少なかった」と嘆いています（p. S44）。また，Kolenら（1995）は，1PLMでは対象者を少なくとも400人分，3PLMでは1,500人分程度を推奨していますが，これらは1つの尺度についてのサンプルサイズにすぎず，また，実際には，その2倍の人数が必要なことが少なくありません。

読者の中には，自ら均等化の作業に携わる人は少ないと思われるため，その手法についてはごく簡単に述べるに留めます。詳しく知りたい人は，Kolenら（1995）やCookら（1991）の論文を参照してください。

均等化の最も簡単な方法は，単一集団デザイン single group design で，1つのグループの対象者全員に複数の尺度への回答を依頼するというデザインです。ただし，(1) 質問項目数があまりに多くなりすぎる場合や，(2) それらの尺度が異なる集団に対して開発されたものである場合には，このデザインは適しません。最初の問題は，ランダム集団デザイン random groups design を使うことによって解決できます。これは，ランダムに割り付けられた（したがって，同等の）集団に，それぞれ異なる尺度に回答してもらう方法です。第2の問題は（そして第1の問題も），アンカーテストデザイン anchor test design を用いれば，解決することができます。これは，2つの集団（同等である必要はない）にそれぞれ異なる尺度に回答してもらう方法ですが，質問項目の中には，両集団に共通の一群の質問項目も含まれています。これがアンカーテストで，これらのアンカー項目群は，質問項目を均等化する数式を導き出すために使われるものです。ただし，これらのデザインでは，複数の群に複数の尺度を用いるため，単一集団デザインの少なくとも2倍以上のコストがかかることになります。

16. サンプルサイズ

私たちは，1PLMである"単純な"ラッシュモデルRasch modelと，より複雑な2PLM，3PLMを，同じ章で扱ってきましたが，必要とするサンプルサイズの点でこれらのモデルには大きな違いがあります。ラッシュモデルについて，Linacre (1994) やWrightら (1996) は，困難度 (b)（項目調整スコア item calibration score とも言う）の変動を，95%の確率で，推定値の1ロジット未満に収まるようにするには，対象者が30人必要で，1/2ロジット未満とするには約100人必要だと述べています。しかし，パラメータの数が増えたり，選択肢が，2肢から多肢に変わると，必要なサンプルサイズは急速に増えます。Embretsonら (2000) は，「350人での段階反応モデル (GRM) では，すべての閾値パラメータ (b) について，十分な推定をすることができなかった」(p. 123) と述べています。またReiseら (1990) は，25の質問項目を含む段階反応モデル (GRM) では，500人の回答者が必要と述べていますが，質問項目数が多くなるほど必要となるサンプルサイズはさらに大きくなります。サンプルサイズについては，古典的テスト理論と同じように，経験とシミュレーションに基づいた推奨ができるだけですが，現時点での私たちの提案は，次のとおりです。

1. 選択肢が2区分（2値）的なラッシュモデル（1PLM）では，対象者の最少必要数は30人である。
2. パラメータの数が多いほど，必要となるサンプルサイズは大きくなる。
3. 段階反応モデル (GRM)，2PLM，3PLMでは，最低500人が必要である。
4. 対象者をより細かく区別するためには，より多くの対象者が必要である。

17. モッケン尺度

第4章で論じたガットマン尺度 Guttman scalingと項目反応理論の中間的な存在として，モッケン尺度分析 Mokken scale analysis (MSA) と呼ばれる手法があります。純粋なガットマン尺度では，ある質問項目を肯定した場合，対象者は，それより困難度の低い質問項目には必ず肯定的な回答をしなければならず，逆にもしもある質問項目を否定したら，それより困難度の高い質問項目には必ず否定的な回答をしなければならないなど，回答の仕方にかなり厳密なルールが適用されます。つまり，ガットマン尺度は決定論的であり，1つの質問項目への回答で，それより困難度の低い質問項目全部への回答が自動的に決定されることになります。MSA (Mokken 1971, Mokkenら 1982) では，この基準が緩和され，1つの質問項目に対する肯定的な回答は，それより困難度の低い質問項目に肯定的に回答する確率を高めますが，ガットマン尺度の場合とは異なり，それに反する回答があっても，それを測定の誤差とは扱いません。ガットマン尺度もMSAも，特性が，困難度の異なる一連の質問項目群によって測定できると仮定しています。すると，対象者のスコアは，単純に，肯定的な回答の合計か，あるいは回答の中で最上位であった質問項目の順位で済むことになります。

モッケン尺度分析 (MSA) の仮定には，1次元性，局所独立，単調性など，ラッシュモデルと

共通するものが含まれていますが，異なるのは，項目反応理論では，パラメータモデル（ロジスティック関数である項目特性曲線）が用いられているのに対し，MSA はノンパラメトリックな手法（より正確には手法のセット）を用いているという点です。

MSA には単調等質性モデル monotone homogeneity（MH）model と二重単調性モデル double monotonicity（DM）model の2つのモデルがあります。MH モデルでは項目特性曲線が単調に非減少的であると仮定していますが，曲線の形は質問項目ごとに異なってもかまわず，MH モデルは項目反応理論で言えば，2PLM に相当するものと言えます。一方，DM モデルでは，項目特性曲線が交差しないという仮定が加わるため，曲線の傾きはすべて等しく，したがって，DM モデルは項目反応理論で言えば，1PLM の相当するものと言えます（Van Schuur 2003）。

モッケン尺度は項目反応理論に比べるとはるかに使われることは少なく，それは，項目特性曲線にパラメータが用いられていないため，項目反応理論のように，対象者のパラメータが計算できないからです（Sijtsma ら 1992）。また，尺度作成の手順に，曖昧さを指摘する研究者もいます（例：Roskam ら 1986）。しかし，今でも，モッケン尺度は項目反応理論に代わる方法として，特に尺度内の項目数が少ない場合に使われています。もっと詳しく知りたい人は，Sijtsma ら（2002）の論文を参照してください。

18. 利 点

項目反応理論は古典的テスト理論に比べ，理論面でも実用面でも多くの利点があります。理論面での第1の利点は，古典的テスト理論のように，実際には順序尺度であるものを，間隔尺度であるかのように「みなす」必要がないことです。項目反応理論に基づいて作られる尺度は，真に間隔変数であり，そのため，痛みの尺度において，特性値（θ）の+2から+1への変化と，0から-1への変化は，同等の変化とみなすことができます。第11章で解説した，変化に関する多くの数学的モデルは，尺度スコアが間隔変数であることを仮定しているため，項目反応理論に基づく尺度を用いた結果の方が妥当性の高いものとなります。しかし，Bond ら（2007）は，間隔尺度となるのは，1パラメータモデルのラッシュモデルの場合のみであり，2パラメータモデル以上ではこの性質が弱まってしまうと指摘しています。

理論面での第2の利点は，古典的テスト理論よりも項目反応理論の方が，測定誤差をより正確に算出できることです。前述のように，古典的テスト理論では，信頼性と測定の標準誤差（SEM）は，1つの尺度についてそれぞれ1つの値しか算出できず，それが回答者全員に当てはめられます。項目反応理論はもっと現実的で，信頼性と測定のSEMは回答者のスコアレベルによって変化します。多くの回答者は，特性値（θ）の中央付近に分布し，サンプルサイズが大きいため，特性値の両端域のスコアに比べて，信頼性もSEMもより正確に計算することができます。

実用面の大きな利点の1つは，項目反応理論では，特定のテスト（尺度）に依存しない測定ができることです。つまり，対象者は，たとえ全く異なる質問項目に回答したとしても，特性を相互に比較することができます。たとえば，項目反応理論を使って身体的可動性を測定する尺度を作成したとしましょう。そして，その尺度は，「全く動けない」という最低点から，「痛みもなく自由に動ける」という最高点までの全範囲にわたる30の質問項目から構成されているとし

ます。これらの質問項目は，ガットマン尺度的な順序性を持つと考えられ，たとえば，8番目の質問項目を肯定することは，7番目までの質問項目を肯定したことを，逆に，15番目の質問項目を否定することは，それ以降の質問項目はすべて否定されることを意味します。そうであれば，対象者全員に全質問項目への回答を依頼する必要はなく，それぞれ，反応の境目をまたぐような質問項目にだけ答えてもらえばよいことになります。つまり，そうした質問項目さえ含まれていれば，個々の対象者が，特性軸のどこに位置するかを特定することができるため，質問項目の構成が異なる尺度に回答した対象者の間でも結果を直接比較することができるわけです。実際には項目特性曲線の傾きは完全に垂直になることはないため，境界点をまたぐ多数の質問項目を用いる必要があります。

項目反応理論は，学力テストで広く応用されてきました。広範囲学力テスト改訂版 Wide Range Achievement Test (WRAT. Wilkinson 1993) や，キーマス算数力テスト Keymath Diagnostic Arithmetic Test (Connolly ら 1976)，ウッドコック読解力テスト Woodcock Reading Mastery Tests (Woodcock 1987) などのように，過去30年間に開発された多くのテストはこの理論を用いており，能力の異なる受験者には異なる問題を回答してもらいながら，最終的には同じ能力軸（特性軸）の上で判定することができるのです。そうなれば，能力（例：書字能力）が劣る受験者が，その能力を超えた大量の問題を与えられて挫折感を味わうようなことを防ぐことができますし，逆に能力の高い受験者がやさしい問題に回答させられて，退屈するようなこともなくなります。イライラを減らすだけではなく，この方法では受験者が簡単すぎる問題や能力を超える問題に時間を浪費することがないため，テスト時間を短縮することもできます。このような，いわばテーラーメイドのテスト法は，項目反応理論の専売特許ではありませんが（例：ウェクスラー知能テスト Wechsler intelligence tests）は，項目反応理論によって大きく進歩しました。

ここで1つ懸念されるのは，質問項目数を減らすと，元のテストに比べて測定の標準誤差（SEM）が大きくなり，信頼性が低下するのではないかということです。これは古典的テスト理論では，実際に生じる問題です。しかし，項目反応理論では，SEMはあるθ値における是認率にのみ依存しているため，短縮されたテストであっても，信頼性は多数の質問項目を含むテストと同等か，むしろ高くなることもあります(Embretson 1996, Embretson ら 2000)。古典的テスト理論では，使用する質問項目はすべて，その母集団からのランダムサンプルと仮定しているため，第5章で解説した Spearman-Brown 予測式により，質問項目数が増えるほどテストの信頼性が増すことになりますが，項目反応理論では，提供される質問項目は対象者の能力レベルに合わせて調整され，その対象者にとって極端な（簡単すぎるか，難しすぎる）問題は出題されることはありません(Embretson 1996)。

項目反応理論の実用面での第2の利点は，尺度内の質問項目間で回答形式が異なってもかまわないことです。古典的テスト理論では同じ尺度内に選択肢数が異なる質問項目が混じること（例：2肢選択式の質問項目と多肢選択式の質問項目が混じるような状態）は望ましくありません。なぜなら，単なる選択肢の違いだけで，総スコアへの寄与が異なってしまうからです。しかし，これは項目反応理論では問題になりません。なぜなら，各質問項目の重みを決めるのは，回答自体ではなく，質問項目の困難度レベルだからです。これにより，テストを考案する者にとっては問題作成の自由度が大いに増すことになり，すべての質問項目を無理やり同じ形式に統一する必要がなくなることになります。

19. 欠　点

　以上，項目反応理論には，理論面，実用面で多くの利点があることを解説しましたが，では，なぜこの理論は，適性検査，学力テストでは非常に広く使われているのに対し，態度，特性，QOLなどの分野では，ほとんど使われてこなかったのでしょうか？　事実，計量心理学分野を代表する著名な学術誌である，『Journal of Educational Measurement』と『Applied Psychological Measurement』では，掲載論文の57％以上が，項目反応理論に関係するものであるのに対し，上記の雑誌と同様に著名で，尺度に焦点を当てている『Journal of Personality Assessment』と『Psychological Assessment』では，項目反応理論に関係するものは4％以下にすぎないことをReise(2003)が報告しています。

　その1つの理由は，サンプルサイズが大きな場合は，項目反応理論で作成された尺度と古典的テスト理論で作成された尺度との間に，あまり違いがないことです。たとえば，Fan(1998)は，項目反応理論に由来するパラメータa, b, θと，それらに対応する古典的テスト理論由来の値である，r_{pb}（点双列相関），p, Tスコアとの相関は，0.80台後半〜0.90台であることを報告しています。しかも，先述したように，Wechslerによって開発され，広く使われている知能テストでは，そのいずれにも項目反応理論は使われていませんが，計量心理学の研究者の中にその妥当性に異議をはさむ者はなく，その尺度スコアはほとんどの場合，間隔変数とみなされています。

　第2の理由は，項目反応理論の大きな利点の1つと言われているのが，不変性（集団非依存性）invariance propertyですが，現実にはそのメリットが不確かだからです。不変性とは，項目の特性が，その項目が作成されたサンプル集団の影響を受けない（独立である）ということです。これは理論的には明確で（例：Hambletonら 1985），Fan(1998, p.361)が言うように，「この点における項目反応理論の優越性は，研究者たちからは当然視され，詳細な研究が必要なこととは思われてこなかった」経緯がありますが，実際には多くの研究で，質問項目の特性が，集団，あるいはテストが行われる条件の影響をかなり強く受けること，つまり，必ずしも不変性が保たれないことが示唆されています（例：Cookら 1988, Millerら 1988）。このように，不変性に関して，研究者の見解が食い違う1つの理由は，研究対象となった集団に関係している可能性があります。項目反応理論は教育分野でのテストに関連して発展してきた経緯があり，そこでは集団は比較的均一です。Cellaら(2000)は，臨床的研究の対象集団はもっと不均一なため，調査がなされる状況，質問の順番，対象となるサンプルの特性などが質問項目のパラメータに影響を与える可能性があると指摘していますが，まだ問題は解決していません。

　第3の理由は，その1次元性の仮定が「厳格」であることです。これは，言い換えれば，質問項目が構成概念の効果（結果）ではなく，構成概念を構成する要素を反映する場合（注：第5章の図5.5を参照）には，項目反応理論は使えないことを意味しています。このため，生活の質（QOL）や症状のチェックリスト，また質問項目が潜在的な特性の表れというよりはそれ自体が構成概念を定義しているような尺度には，項目反応理論を使うことはできません。また，1次元性の仮定は，医学分野の研究でよくあるように，構成概念自体が多面的で複雑な場合には，項目反応理論が使えないことも意味しています。たとえば，Koksalら(1990)は，不安感は4つの要素（情動面，行動面，認知面，身体面）からなっていると仮定しており，Antony(2001)は，

それら4つを別々に取り扱うことができると述べています。項目反応理論は，このケースでは4つの下位尺度を作成するために使えますが，不安感全体の尺度の作成に使うことはできません。

　第4の理由は，項目反応理論は，適性検査や学力テスト，入学試験などのように，大規模な質問項目のプールがあって，各受験者にそれを全部出題することが非現実的な場合に意味があります。しかし，性格測定や医学関連領域で使われる尺度は，たいてい短めで，質問項目数はせいぜい20～30程度であるため，項目反応理論を使うメリットはほとんどありません。最後になりますが，Reiseら（2003）が指摘しているように，性格や保健医療関連の領域の尺度は，学力テストや適性検査のように，公平性と妥当性についての厳密な公的かつ法的審査を経て生まれたものではないため，厳密な計量心理学的要求を満たさなければならないという，社会的圧力はあまりありません（注：米国では人種差別などの問題から適性検査や学力テストなどには，その厳密性について強い社会的圧力が存在します）。

20. コンピュータプログラム

　本章が初めて書かれた当時，項目反応理論モデルを扱える統計ソフトはあまりありませんでしたが，今日では，多くのソフトが開発されており，特に1PLMについては多数のプログラムが存在します。よく使われるソフトとしては，多肢選択式のラッシュモデルを扱うRUMM（Sheridanら1996），2肢選択式の質問項目の場合に3PLMまでを扱えるBILOG3（Mislevyら1990），その拡張版として多肢選択式の質問項目を扱えるPARSCALE（Murakiら1993），3パラメータと2肢選択あるいは多肢選択式の質問項目を扱えるMULTILOG（Thissen 1991）などがあります。これら以外のソフトについては，Embretsonら（2000）とBondら（2007）を参照してください。SASのような広く使われている統計ソフトを用いて開発された，Macrosと呼ばれるプログラムも開発されています。

学習文献

Allen, M.J. and Yen, W.M. (1979). *Introduction to measurement theory*. Wadsworth, Belmont, CA.

Antony, M.M., Orsillo, S.M. and Roemer, L. (2001). *Practitioner's Guide to Empirically Based Measures of Anxiety*. Plenum, New York.

Bejar, I.I. (1983). *Achievement testing*. Sage, Beverly Hills, CA.

Bond, T.G. and Fox, C.M. (2007). *Applying the Rasch model: Fundamental measurement in the human sciences* (2nd edn). Routledge, New York.

Crocker, L. and Algina, J. (2006). *Introduction to classical and modern test theory*. Wadsworth, Belmont, CA.

Embretson, S.E. and Reise, S.P. (2000). *Item response theory for psychologists*. Lawrence Erlbaum Associates, Mahwah, NJ.

Hambleton, R.K. (ed.) (1983). *Applications of item response theory*. Educational Research Institute of British Columbia, Vancouver.

Lord, F.M. (1980). *Application of item response theory to practical testing problems*. Erlbaum, Hillsdale, NJ.

Traub, R.E. and Wolfe, R.G. (1981). Latent trait theories and assessment of educational achievement. In *Review of research in education 9* (ed. D.C. Berliner), pp. 377–435. American Educational Research Association, Washington, DC.

参考文献

Angoff, W.H. (1984). *Scales, norms, and equivalent scores*. Educational Testing Service, Princeton, NJ.

Birnbaum, A. (1968). Some latent trait models and their use in inferring an examinee's ability. In *Statistical theories of mental test scores* (ed. F.M. Lord and M.R. Novick), pp. 397–479. Addison-Wesley, Reading, MA.

Bond, T.G. and Fox, C.M. (2007). *Applying the Rasch model: Fundamental measurement in the human sciences* (2nd edn). Routledge, New York

Carmines, E.G. and Zeller, R.A. (1979). *Reliability and validity assessment*. Sage, Beverly Hills, CA.

Cella, D. and Chang, C.-H. (2000). A discussion of item response theory and its applications in health status assessments. *Medical Care*, **38**(Suppl. II), S66–S72.

Choppin, B.H. (1976). Recent developments in item banking. In *Advances in psychological and educational measurement* (ed. D.N.M. De Gruitjer and L.J. van der Kamp), pp. 233–45. Wiley, New York.

Connolly, A.J., Nachtman, W., and Pritchett, E.M. (1976). *Keymath Diagnostic Arithmetic Test*. American Guidance Service, Circle Pines, MN.

Cook, L.L., Eignor, D.R., and Taft, H.L. (1988). A comparative study of the effects of recency of instruction on the stability of IRT and conventional item parameter estimates. *Journal of Educational Measurement*, **25**, 31–45.

Cook, L.L. and Eignor, D.R. (1991). IRT equating methods. *Instructional Topics in Educational Measurement*, Module 10. Available at: <http://www.ncme.org/http://ncme.org/publications/items/>.

Embretson, S.E. (1996). The new rules of measurement. *Psychological Assessment*, **8**, 341–9.

Embretson, S.E. and Reise, S.P. (2000). *Item response theory for psychologists*. Lawrence Erlbaum Associates, Mahwah, NJ.

Fan, X. (1998). Item response theory and classical test theory: An empirical comparison of their item/person statistics. *Educational and Psychological Measurement*, **58**, 357–81.

Franke, G.H. (1997). 'The whole is more than the sum of its parts': The effects of grouping and randomizing items on the reliability and validity of questionnaires. *European Journal of Psychological Assessment*, **13**, 67–74.

Hambleton, R.K. and Swaminathan, H. (1985). *Item response theory: Principles and applications*. Kluwer Nijhoff, Boston, MA.

Hambleton, R.K., Swaminathan, H., and Rogers, H.J. (1991). *Fundamentals of item response theory*. Sage, Newbury Park, NJ.

Hattie, J. (1985). Assessing unidimensionality of tests and items. *Applied Psychological Measurement*, **9**, 139–64.

Hill, C.D., Edwards, M.C., Thissen, D., Langer, M.M., Wirth, R.J., Burwinkle, T.M., *et al.* (2007). Practical issues in the application of item response theory: A demonstration using items from the Pediatric Quality of Life Inventory (PedsQL) 4.0 Generic Core scale. *Medical Care*, **45**(Suppl. 1), S39–S47.

Koksal, F. and Power, K.G. (1990). Four systems anxiety questionnaire (FSAQ): A self-report measure of somatic, cognitive, behavioral, and feeling components. *Journal of Personality Assessment*, **54**, 534–45.

Kolen, M.J. (1988). Traditional equating methodology. *Educational Measurement: Issues and Practice*, **7**, 29–36.

Kolen, M.J. and Brennan, R.L. (1995). *Test equating: Methods and practices*. Springer, New York.

Lang, P.J. (1971). The application of psychophysiological methods. In *Handbook of psychotherapy and behavior change* (ed. S. Garfield and A. Bergin), pp. 75–125. Wiley, New York.

Linacre, J.M. (1994). Sample size and item calibration stability. *Rasch Measurement Transactions*, **7**, 328. Available at: <http://www.rasch.org/rmt/rmt74m.htm>.

Lord, F.M. (1980). *Application of item response theory to practical testing problems*. Erlbaum, Hillsdale, NJ.

Lord, F.M. and Novick, M.N. (1968). *Statistical theories of mental test development*. Addison–Wesley, Reading, MA.

Lumsden, J. (1957). A factorial approach to unidimensionality. *Australian Journal of Psychology*, **9**, 105–11.

Lumsden, J. (1961). The construction of unidimensional tests. *Psychological Bulletin*, **58**, 122–31.

McHorney, C.A. and Cohen, A.S. (2000). Equating health status measures with item response theory. *Medical Care*, **38**(Suppl. II), S43–S59.

Micceri, T. (1989). The unicorn, the normal curve, and other improbable creatures. *Psychological Bulletin*, **105**, 156–66.

Miller, M.D. and Linn, R.L. (1988). Invariance of item characteristic functions with variations in instructional coverage. *Journal of Educational Measurement*, **25**, 205–19.

Mislevy, R.J. and Bock, R.D. (1990). *BILOG3: Item analysis and test scoring with binary logistic models*. Scientific Software, Mooresville, IN.

Mokken, R.J. (1971). *Theory and procedure of scale analysis*. Mouton, The Hague.

Mokken, R.J. and Lewis, C. (1982). A nonparametric approach to the analysis of dichotomous item responses. *Applied Psychological Measurement*, **6**, 417–30.

Muraki, E. and Bock, R.D. (1993). *PARSCALE: IRT based test scoring and item analysis for graded open-ended exercises and performance tasks*. Scientific Software Int., Chicago, IL.

Norman, G.R. and Streiner, D.L. (2014). *Biostatistics: The bare essentials* (4th edn). PMPH USA, Shelton, CT.

Panter, A.T., Swygert, K.A., Dahlstrom, W.G., and Tanaka, J.S. (1997). Factor analytic approaches to personality item-level data. *Journal of Personality Assessment*, **68**, 561–89.

Rasch, G. (1960). *Probabilistic models for some intelligence and attainment tests*. Nielson and Lydiche, Copenhagen.

Reckase, M.D. (1979). Unifactor latent trait models applied to multifactor tests: Results and implications. *Journal of Educational Statistics*, **4**, 207–30.

Reise, S.P. and Henson, J.M. (2003). A discussion of modern versus traditional psychometrics as applied to personality assessment scales. *Journal of Personality Assessment*, **81**, 93–103.

Reise, S.P. and Haviland, M.G. (2005). Item response theory and the measurement of clinical change. *Journal of Personality Assessment*, **84**, 228–38.

Reise, S.P. and Yu, J. (1990). Parameter recovery in the graded response model using MULTILOG. *Journal of Educational Measurement*, **27**, 133–44.

Roskam, E.E., van den Wollenberg, A.L., and Jansen, P.G.W. (1986). The Mokken scale: A critical discussion. *Applied Psychological Measurement*, **10**, 265–77.

Scott, R.L. and Pampa, W.M. (2000). The MMPI-2 in Peru: A normative study. *Journal of Personality Assessment*, **74**, 95–105.

Shea, J.A., Norcini, J.J., and Webster, G.D. (1988). An application of item response theory to certifying examinations in internal medicine. *Evaluation and the Health Professions*, **11**, 283–305.

Sheridan, B., Andrich, D., and Luo, G. (1996). *Welcome to RUMM: a Windows-based item analysis program employing Rasch unidimensional measurement models. User's guide*. RUMM Laboratory, Perth.

Sijtsma, K. and Molenaar, W. (2002). *Introduction to nonparametric item response theory*. Sage, Thousand Oaks, CA.

Sijtsma, K. and Verweij, A.C. (1992). Mokken scale analysis: Theoretical considerations and an application to transitivity tasks. *Applied Measurement in Education*, **5**, 355–73.

Streiner, D.L., Corna, L., Veldhuizen, S., and Cairney, J. (2005). *Anglophone and Francophone rates of depression: Cultural or language differences?* Paper presented at the Canadian Academy of Psychiatric Epidemiology, Vancouver.

Streiner, D.L. and Miller, H.R. (1986). Can a good short form of the MMPI ever be developed? *Journal of Clinical Psychology*, **42**, 109–13.

Thissen, D. (1991). *MULTILOG user's guide: Multiple category item analysis and test scoring using item response theory*. Scientific Software Int., Chicago, IL.

Van Schuur, W.H. (2003). Mokken scale analysis: Between the Guttman scale and parametric item response theory. *Political Analysis*, **11**, 139–63.

Wilkinson, G.S. (1993). *Wide Range Achievement Test 3 manual*. Jastak Associates, Wilmington, DE.

Woodcock, R.W. (1987). *Woodcock Reading Mastery Tests—Revised*. American Guidance Service, Circle Pines, MN.

Wright, B.D. (1977). Solving measurement problems with the Rasch model. *Journal of Educational Measurement*, **14**, 97–116.

Wright, B.D. and Tennant, A. (1996). Sample size again. *Rasch Measurement Transactions*, **9**, 468. Available at: <http://www.rasch.org/rmt/rmt94m.htm>.

第13章
調査の実施方法

1. はじめに

　質問票を作成したら，次にはそれをどのような方法を使って調査を実施するかが問題となります。これは，経費や回収率に関係するのみならず，後述するように，質問できる内容や質問の形式も影響を受けます。質問票調査に使われる方法は，通常4つあります。つまり，①面接法（面接調査 face-to-face interviews），②電話法，③郵送法，そして最近増えている，④コンピュータを使った方法です。コンピュータを使った調査は，つい最近までは，回答者に，研究室に来て入力してもらうという形式でしたが，今日では，回答者は自宅に居ながらにして，インターネットを介して，質問票に回答できるようになりました。後述するように，これによって新たな可能性が拓けるとともに，新たな問題に直面することにもなりました。

2. 直接面接法

　この名称が示すように，この方法では訓練を受けた面接者が，回答者と対面で，聞き取り調査を実施します。場所は研究室のこともありますが，一般には，回答者の自宅など，回答者が希望する場所で実施するのが普通です。回答者の自宅であれば，慣れた環境でくつろいで回答してもらうことができ，回答者は出かける必要がないため協力も得られやすいというメリットがあります。ただし，反面，研究にかかる経費が増え，また，面接中に電話がかかってきたり，家族が話しかけたりして，調査に支障が出る可能性もあります。

利　点

　面接法の利点は，誰が回答しているのかが，明確なことです。電話法や郵送法では，そうはいきません。なぜなら，これらの方法では，実際には，誰が回答したかがわからず，家族の誰かが回答を指図することもあり得るからです。また，面接法では，回答者は，聞かれた質問に1つひとつ言葉で回答しなければならないため，自記式質問票にありがちな，回答の省略や拒

否が起こりにくいという利点があり（Quine 1985），非言語的なコミュニケーションも可能なため，それが回答者の回答意欲を高めることにもつながります（Holbrook ら 2003）。また，面接法では，回答者に質問への回答にためらいが感じられたとき，それが言語の理解力の問題なのか，知的能力の問題なのか，集中力が低下したためなのか，退屈したためなのかを，その場で判断することができるため，理解しやすい言葉に言い換えたり，言葉を補ったりすることもできます。特に，移民や十分な教育を受けていない人たちにとっては，文章よりも話し言葉の方が理解しやすく，また，書くことも苦手なことが多いため，一般には，面接法の方が適しています。

　面接法のもう1つの利点は，「クローズドクエスチョン（選択回答式質問）」も「オープンクエスチョン（自由回答式質問）」も可能で，聞き方に柔軟性があることです。前者は，答える内容が指定されている質問で，年齢，子どもの数，居住年数のように，数だけを答えればよい質問や，選択肢から回答を選ぶ質問（例：リッカート尺度）などがそれに該当します。ただし，選択肢が多い場合には，口頭だけでは選択肢を覚えきれない恐れがあるため，その場合は，記憶しなくても済むように，選択肢をカードに書いて回答者に示すなどの工夫が必要となります。一方オープンクエスチョンは，より詳しい情報を集めるために用いられる質問で，回答者にとっては，文字で書くよりも話す方が楽なため，面接法に適した質問形式と言えます。ただし，話が長い回答者の場合には，ときに欠点になることもあるので注意が必要です。

　最後に，面接法には，飛び先質問を扱いやすいという利点があります。質問の中には，必ずしも全員に該当しない質問が含まれることがあり（例：妊娠歴，移住歴，入院経験），そのような場合には，「飛び先指定 skip pattern」を設けて，不都合な質問をスキップできるようにしなければなりません。飛び先指定は，説明文や矢印を使って行われますが，自記式の質問票では，非常に注意深く作成され，丁寧かつ明確に指示されていない限り，回答者に混乱を引き起こす恐れがあるので注意が必要です。しかし，面接法では，訓練され，熟練した面接者であれば，飛び先質問について，間違いを起こすことはほとんどありません。最近では，後述するように，対面式の調査でも，ラップトップパソコンを用いることが増え，その場合は，質問の順序や飛び先指定を面接者用に簡単にプログラムできるため，不適切な質問をしたり，必要な項目を飛ばしてしまう可能性は非常に小さくなります。

欠　点

　当然のことですが，面接法には，こうした利点の反面，時間的にも費用的にもコストがかかるという欠点があります。その理由の1つは，面接者のトレーニングが必要なことです。面接者は，同じ質問を同じ言い方で尋ねることができるように（注：言い方を変えると回答者の反応が変わる可能性があるため），また不測の事態に対して適切に対処できるように訓練を受ける必要があります。相手が質問の意味を理解できていないように思われる場合に，面接者が質問を言い換えたり補ったりできることを，面接法の利点の1つにあげましたが，十分な訓練を受けていないと，質問の意味を違えて言い直したり，回答を誘導してしまう恐れがあります。多くの研究では，面接をランダムに選んで録音し，面接の仕方が途中で変化していないか，いい加減な面接をしていないか，相手が退屈するような話し方をしていないかなどがチェックされます。そのため，ボイスレコーダーの購入費や指導者が面接記録を面接者と一緒に吟味する

ための経費などがかかります。

　また，面接法では，事前に相手との約束をとりつける必要があります。面接が短時間で済む場合は，いきなり相手の自宅を訪問することもあり得ますが，面接時間が長いと，即座に断られる可能性があります。

　したがって，特に面接が1時間以上にも及ぶ場合には，あらかじめ連絡して，調査協力の意思を確認した後，訪問の日時を調整しなければなりませんが，回答が得られるまで何度も電話する必要があるため，時間と費用がかかる上に，日中仕事のある人が多いと，1日に実施できる面接の回数は限られてしまいます。また最近では，不審者が侵入しないように，壁で囲まれた居住区や，入口がロックされたマンションや老人ホームなどが増え，訪問面接は年々難しくなってきています（Tourangeau 2004）。

　また，こうした家庭訪問には，相手がどういう人物かが事前にはわからないため，面接者のセキュリティも問題となります。たとえば，At Home/Chez Soi Project（Goeringら 2011）では，面接者が脅迫された事実が報告されています。少しでもそういう恐れがある場合には，経費はかかりますが，少なくとも2人で訪問するか，あるいは，プライバシーが保てる公共の場所で面接するなどの対応が必要です。面接者が安全・快適であることは，結局は，回答者がくつろいで協力できることにもつながります。

　対象者に外国人が含まれる場合には，質問票を翻訳する必要があるだけではなく，バイリンガル（ときにはマルチリンガル）の面接者を見つける必要もあります。これは，対象となる言語が少数であれば何とかなる可能性がありますが，様々な国からの多数の移民を含む都市では大きな問題になります。たとえばカナダのトロントでは140以上の言語と方言が話されており，30％の家庭では，英語・フランス語以外の言葉が話されています。移住歴の短い人が対象に含まれる場合は，さらに多くの言語を考慮に入れる必要があり，適切な面接者を揃えることは，極めて難しくなってしまいます。

　最後に，面接法では，面接者の属性が回答に影響する可能性があり，それには2つの原因が考えられます。1つは，いわゆる面接者バイアス interviewer bias，もう1つは面接者の社会的あるいは人種的特徴です（Weiss 1975）。面接者バイアスとは，たとえば，面接者が無意識に，望む回答を微妙に相手に伝えてしまうようなバイアスで（例：Rice 1929），これはどちらかと言えば対処しやすく，面接者に適切な訓練を行うことで解決することができます（Hymanら 1954）。難しいのは，後者，すなわち，面接者と回答者の，社会的，人種的違いの影響です（Pettigrew 1964，Saltier 1970）。たとえば，米国のある州知事選挙の際の電話調査では，黒人の民主党候補者への支持率は，面接者が白人の場合には43.8％であったのに対し，面接者が黒人の場合では52.2％と，8.4％の差が見られたと報告されています（Finkelら 1991）。この調査結果は，共和党支持者と民主党支持者の間で大きな違いがあり，共和党支持者では，面接者の人種の違いによる差は0.5％にすぎませんでしたが，民主党支持者では，大きな差があり，黒人面接者の場合が白人面接者の場合よりも24.2％高いという結果でした。「政治には関心がない」と答えた回答者では，サンプル数は小さいものの，白人面接者では16.7％，黒人面接者では63.6％と，非常に大きな差が認められています。このような現象が生じる原因としては，「社会的に望ましい回答 socially desirable answer」や，面接者への敬意，あるいは一般的な礼儀として，面接者が期待している回答をしようとする傾向などが考えられています（Finkelら 1991）。他の研究（例：Meislin 1987）からも，面接者の人種は，電話越しでもかなり正確に察知される

ことが報告されています。

　面接者の性別の影響は，それほど明瞭ではありませんが，一般には，男性よりも女性の方が面接を拒否される確率が低いことが知られており(Backstromら 1981, Hornik 1982)，それが面接者の多くが女性である理由の1つです(Colombotosら 1968)。面接者が女性の場合と男性の場合とでは，相手の回答が変わることもあります。それは特に性的な内容の質問の場合ですが(Hymanら 1954)，政治に関する話題でも同様です(Hutchinsonら 1991)。Pollner(1998)は，回答者が男性でも女性でも，うつ症状や薬物依存，行為障害などについては，回答者は，男性よりも女性の面接者の方に，より詳しく回答する傾向があることを見出し，「女性の面接者は，回答者が打ち明けやすい雰囲気を創り出し，男性の面接者よりも共感的だと感じられやすいのだろう」と推察しています(p. 369)。さらに，面接者の性別の影響は，女性の回答者よりも男性の回答者の方が大きいように思われます。男女ともに女性の面接者の方を好みますが，それも，調査内容次第で，たとえば，性的不適応や異性への態度などについては，同性の面接者を使う方がよいのは当然のことです。

　面接者と回答者の年齢差の影響についての研究はあまりありませんが，一般的な結論としては，年齢が近い方が普通は意思疎通が図りやすいため，可能な限り両者の年齢を近くするべきだとされています(Hutchinsonら 1991, Rogersら 1970)。

3. 電話法

　対象者本人との直接面接に代わる方法として，電話法があります。その利点は，かかる時間と移動が減り，費用面でも節約になることです。あるカナダの研究では，電話法は家庭での面接調査の半分の費用で済むと報告されています(Siemiatycki 1979)。一方，電話法も，郵送法よりは費用がかかりますが，即座にデータが得られるというメリットがあります(Lanninら 2013)。電話法が可能になったのは，1970年代早期で，それまでは電話普及率がまだ低く(注：米国では1963年でやっと80%)，不可能でした(Thornberryら 1988)。しかも，電話を所持していない家庭は，社会経済レベルの低い層に集中していたため，電話法では，貧しい人々の意見が十分に反映されませんでした。実際，1936年の大統領選挙で，ランドンが確実にルーズベルトに勝利するというLiterary Digest社による有名な(誤った)予想には，電話帳から抽出したサンプルが含まれていました(注：電話所有者よりもさらに裕福な自動車所有者のリストも用いられました。Squire 1988)。同社にとって不幸だったのは，ルーズベルトに投票した人々は，ランドンに投票した人々に比べて電話(および自動車)の所有者が少なかったということです。

　その後，状況は大きく変化しました。研究上望ましい変化ばかりではありませんが，有利になった面としては，ほとんどの家庭に電話が普及したことがあげられ，米国では2000年までに普及率は95%以上になりました(Keeter 1995, Tourangeau 2004, 英国のNicolaasら 2002)。ただし，今でも電話のない家庭は低所得層に多く(Beertenら 1999)，Smith(1990)は，電話の非所有者を「アウトサイダー」と呼び，「経済の主流や地域的・人種的なコミュニティからはずれ，社会との接点が少ない」人々だとしました(p. 285)。しかし，今日では，非公開の電話番号が非常に増え，その非公開率は米国では1975年には20%前後でしたが(Glasserら 1975)，今

ではおそらく30％に達していると思われます(Tourangeau 2004)。英国でも同様です(Beertenら 1999)。逆説的な話ですが，非公開の電話番号を取得するには，余分な費用がかかりますが，それでも，非公開の電話番号の所有者は，それ以外の住民に比べて所得が低い傾向があることが知られています(Beertenら 1999)。

しかし，21世紀になって状況は一変し，ほとんどの人が携帯電話を持つようになりました。Statistics Canada (2006)の調査によると，2003年半ば頃〜2005年12月までの間に，携帯電話しか持たない家庭の割合は1.9％から4.8％へと急上昇しました。米国ではもっと急激で，2012年の調査では，携帯電話しか持たない家庭は，3分の1以上にも達しています(Blumbergら 2012)。しかも，所有率の分布は，地理的にも，人口統計学的にも偏っており，低所得層の方が高所得層よりも(52％ vs. 31％)高率で，賃貸アパートの住民の方が持ち家に住んでいる住民よりも(58％ vs. 23％)高率でした。また，年齢も関係し，携帯電話しか持たない人は，25〜29歳では60％にも達しているのに対し，65歳以上では11％にすぎませんでした。

こうした固定電話使用率の低下は，調査に影響を及ぼします。第1に，携帯電話では多くの場合，受信者も通話時間に応じた料金を払う必要があるため，長時間かかる調査に無償で応じる人は少ない可能性があります。第2に，固定電話でよく用いられたランダムデジタルサンプリング法(後述)では，これまでも携帯電話しか持たない家庭は除外されていましたが，今でも，方法論的，実務的，法的な理由から，そのような家庭を調査に含めるのは難しいのが現状です。たとえば，米国では，電話の自動ダイアルシステムを用いる場合，携帯電話については，所有者の事前の同意が必要となっています。Statistics Canadaの全国調査(2006)やTuckerらの全国調査(2007)の結果によれば，携帯電話しか持たない人を除外すると，若年層，独身者，低学歴者，賃貸アパートの住民などが対象からはずれやすくなり，サンプルにバイアスがかかることが示唆されています。携帯電話普及のデジタルサンプリングに対する影響には，もっと微妙なものもあります。固定電話の場合，最初の3桁は電話局(地域もしくは職域)を表しているため，研究者は地域を考慮したランダムサンプリングを実施できますが，携帯電話ではそれはできません。その上，固定電話はほとんどの場合，1つの家庭を代表していますが，携帯電話はそうではありません。最後に，携帯電話の場合，未解決の法的問題があります。それは，自動車を運転中の人が携帯電話での調査に応じている間に交通事故に巻き込まれた場合の，責任の所在の問題です。

電話は，また，ここ数十年の間に，留守番電話の機能を備えるようになりました。このサービスを受けるには，かつては装置の購入が必要でしたが，今では月決め料金で利用することができます。非公開の電話番号の場合と同じく，留守番電話利用者の分布も一様ではなく，利用者は，若年層の都市部居住者に多く，収入が高い傾向があります(Oldendickら 1994)。米国では，1995年までに家庭の半数以上に留守番電話が普及し，約40％の人々がそれを用いて，かかってきた電話を選んでいると答えています(Tuckelら 1995)。

さらに最近では，「電話番号表示」という機能もあり，発信者の電話番号が画面上に表示されます。この機能の影響についての研究報告はまだありませんが，調査にはマイナスの影響を与えるものと思われます。

Dillman (2002)が指摘しているように，電話に関するこれらの技術革新によって，私たちと電話との関係が変化しています。以前は，かかってきた電話を無視することは考えられませんでしたが，今では，電話の受け手が電話に出るかどうかを選別することができます。それが，

電話調査にも影響し，1970年代には80％近くあった回答率が今では50％を切ってしまいました。

ランダムダイアル法

非公開の電話番号に対処する手段として登場したのが，ランダムダイアル法 random digit dialing と呼ばれる，コンピュータを用いてランダムにダイアルする方法です。それには最初から7桁すべてを用いる方法と，地域の電話局を表す最初の3桁を研究者がまず選び，残りの4桁をランダムにダイアルする方法とがあります。後者の方法では，職域の電話局を避けることができる分，電話のかかる家庭の割合を増すことができます(Waksberg 1978)。

電話番号をサンプリングに用いる方法の欠点の1つは，複数の電話を持つ家庭が選ばれる確率が高いことで，その結果，裕福な家庭に偏る傾向が生じます。もう1つの欠点は，地域局を選ぶことによって，サンプルがクラスター化されるため，純粋なランダムサンプリングに比べると，サンプルが均質になりがちなことです。この効果(デザイン効果 design effect)を打ち消すためには，サンプルサイズを大きくするか，統計学的に補正する必要があります(Waksberg 1978)。

利　点

電話法には，以下のように，直接面接法に共通する多くの利点があります。

1．未回答項目数を減らすことができる。
2．飛び先質問に伴う回答ミスを減らす(なくす)ことができる。
3．オープンクエスチョン(自由回答式質問)ができる。
4．コンピュータを用いた調査ができる(computer-assisted telephone interviewing：CATI)。
5．質問全般，あるいは特定の質問について，回答者の言語理解に問題があるかどうかを判断できる。

これら以外に，電話法には，直接面接法にはない4つの利点があります。その第1は，たとえ回答者が非協力的な場合でも，最低，年齢，婚姻状況，学歴などの基本的情報を提供してもらえる可能性があることで，その結果，研究に参加しなかった対象者に伴う系統的なバイアスの有無を検討することができます。第2は，面接者が回答者に直接面会する必要がないため，面接者の外見要因によって生じる可能性のあるバイアスを除去できることです。ただし，性別は隠しようがなく，男性面接者の方が，女性回答者からはよりフェミニスト的回答を，男性回答者からはより保守的な回答を引き出す傾向があります(Grovesら 1985)。また，Grovesらは，協力を拒否される割合は，男性面接者の方が高いことも報告しており，これは他の研究とも一致しています。第3は，1つの研究室で，全国規模もしくは広範囲の地域からサンプリングできることです。その結果，経費の削減ができ，調査方法の統一や面接者の監督も容易に行うことができます。第4は，健康に関係する質問について，直接面接法よりも電話法のほうが，より率直な回答が得やすいことです(Thornberry 1987)。ただし，回答率が高いからといって，

より正確かどうかは必ずしも保証の限りではありません。

欠　点

　電話法では，家庭内の他のメンバーが対象者の回答に口をはさむ可能性がありますが，その雰囲気は面接者にも伝わるため，その可能性は比較的小さいと考えられます。もっと難しい問題は，誰が回答しているのか保証がないことです。たとえば，調査が世帯主である場合に，息子が父親の代わりに答えている可能性もあり，特にそれは移民の家庭では現実に起こり得る問題です。

　電話法のもう1つの難題は（直接面接法も同様ですが），対象者をあらかじめ特定していない限り，電話をする時間帯によってサンプルにバイアスがかかる可能性があることです。幼児を抱える家庭に日中に電話をすると，電話に出る人は，在宅勤務，シフト労働者，病休中の人，無職の人などの可能性が，夕方の電話であれば，逆に，シフト労働者は含まれない可能性が高くなります。Traugott（1987）は，日中に電話がつながる人と夕方にしかつながらない人との間で，年齢，人種，性別には大きな違いはないものの，後者のグループでは，正規の会社員で大卒者が多いことを報告しています。

　直接面接法に比べた電話法の大きな問題点は，選択肢のある質問が難しいことです。直接面接法なら，回答の選択肢をカードに書いて示すこともできますが，電話ではそれはできません。この問題に対処するためにいくつかの方法が提案されています。最も簡単な方法は，回答者に選択肢を書き取ってもらい，それを見ながら回答してもらう方法です。この方法は，リッカート尺度のように，選択肢のパターンがすべての質問項目で等しい場合には適していますが，質問ごとに，回答形式がかなり異なる場合には，相手にかなりの負担を強いることになるため，電話を切られてしまうか，書き取りを拒否され（不正確な）記憶に頼った回答しか得られない可能性があります。選択肢の書き取りを依頼できない場合は，回答に，「初頭効果 primacy effect」，つまり，最初に読み上げられた選択肢に回答が偏る傾向があります（Locander ら 1976，Monsees ら 1979）。［訳注：逆に，最後に読み上げられた選択肢に回答が偏ることもあり，これを親近効果 recency effect と言います。］

　第2の方法は，質問を単純な質問に分割して，回答しやすくする方法です。たとえば，まず，最初の質問で，ある見解に対して賛成か反対かを問い，次の質問で，その度合いを尋ねるというやり方です。質問の初めに，回答の仕方を提示するという方法もあります。たとえば，「次の質問に対して，4つの選択肢：強く賛成・賛成・反対・強く反対，から1つ回答を選んでください。質問は…」といったやり方です。

　第3の方法は，事前に対象者に面接内容を郵送しておくものです。質問票自体を送ることもできますし，回答の選択肢を書いたカードを送ることもできます。前者の場合，面接者は各質問を読み上げ，回答者は手元にある質問票を目で追いながら，回答します。電話越しに，オープンクエスチョンへの回答を詳しく聞き取ることもできます。選択肢を書いたカードを送る場合には，そのカードに，消防や救急車など，緊急時の電話番号を印刷しておくなど，電話のそばに置いてもらえるような工夫をしておくと，面接の電話をしたときに，手元ですぐ見てもらえる可能性があります（Aneshensel ら 1982）。

　このような工夫をすれば，電話でも複雑な質問をすることができますが，それでも電話法で

は，質問をできる限り簡略にする必要があります。したがって，公共政策問題に関する調査のように詳しい説明が必要な場合には，直接面接法か郵送法の方が適しています。

望む対象者と電話がつながるまでには，何度も電話しなければならないのが普通です。仕事中，外食中，入院中，休暇中など様々な理由があるでしょうが，3〜6回程度は電話を試みることが推奨されています。それ以上になると，効率が著しく低下していきます。研究倫理委員会も，あまりにしつこい依頼は倫理上問題があるとして，電話回数に制限を設ける可能性があります。さらに，回答者が特に迷惑に感じるような時間帯，たとえば休日や日曜日などの電話は避けるようにしなければなりません。

4．郵送法

利　点

郵送法は最も費用が安く，Siemiatyckiの研究(1979)では，平均コストは，郵送法が6.08ドル(2016.7.現在約608円)で，電話法が7.10ドル(同，約710円)，訪問面接調査は16.10ドル(同，約1,610円)と報告されています。郵送法は，かつては，回答率が比較的低いことが重大な欠点でしたが，長年にわたって様々な工夫がなされた結果，回収率が高まっています。Dillman(1978, 2007)は，この方法を熱心に研究して，多くの工夫を組み合わせた，総合設計法 Total Design Method (TDM)を開発しています。彼は，この方法を用いれば，一般集団への郵送法でも回収率を75％以上にできること，家庭医のような特定の集団であれば90％の回収率も可能と述べています。

電話法と同じく，郵送法も，1カ所の研究所が中心となって，全国的あるいは国際的な調査を実施することもできます。さらには，面接者と言葉を交わすことがないため，「社会的に望ましい回答」バイアスを最小限にとどめられると考えられます。

欠　点

しかし，この方法にも多くの欠点があります。その第1の欠点は，質問票が返送されてこなければ，人口統計学的な情報を入手できず，回答者と非回答者を比較することができないことです。第2は，対象者が一部の質問項目への回答を省略してしまう可能性があることです。郵送法を用いた研究では，返送されてきた質問票の5〜10％が，回答の省略，判読不能，無効回答などのために使用できなかったという記載がよく見られます(例：Nelsonら 1986)。第3は，対象者が質問を順番に読んで回答してくれる保証がないことです。いきなり最後の質問から回答する人もいれば，質問の意味がわかりにくい回答を後回しにする人もいます。

第4は，高い回収率(80％以上)を確保するためには，同じ対象者に2回も3回も郵送しなければならないことです。回答者の個人情報が事前にわかっている場合は，対象者を絞ることができますが，匿名調査の場合には，そのつど対象者全員に郵送しなければならず，費用がかかります。第5は，質問票の回収を最終的に終了するまでには，3カ月ほどの時間がかかること，

そして最後は，郵便ストなどの社会的事情で，質問票の配達が遅れる可能性があることです。

回収率向上のために

質問票の回収率を向上させるために様々な工夫が提案されています。それらがすべて有効とは限りませんが，以下のような方法が考案されています。

1. 送り状

　郵送法の最も重要な鍵となるのは，おそらく同封する送り状 cover letter です。そのでき具合次第で，相手が質問票をきちんと見てくれるかどうかが決まり，調査への態度にも影響します。Dillman (2007) は，送り状の重要性を強調し，その冒頭には次の2点，つまり，その調査の意義と，対象者の回答が調査にとってなぜ重要なのかを，その順番で明確に説得力あるように書くべきだと述べています。「質問票を同封している」とか，「調査の一環である」などという技術的な書き出しは避けるべきで，また，調査の意義を述べる前に，研究者名や，研究補助金の名称などを述べることも不適切です。送り状の中には，回答者の秘密を守るという確約と，調査結果がどのように利用されるかということ，および謝礼について，明確に記載する必要があります。送り状には，自筆のサイン，氏名，所属・肩書きを記し，研究が大学や著名な機関等によって行われているものであれば，必ずその機関のレターヘッドを用いるようにします。ただし，機関によっては，そのレターヘッド自体が回答に影響を与える可能性があるので注意が必要です。というのは，回答者が，それを見て，調査の思惑を憶測する可能性があるからです。たとえば，Norenzayan ら (1999) の，大量殺人の犯行動機に関する調査では，レターヘッドを「パーソナリティ研究所 Institute of Personality Research」としたときには，回答は犯罪者の性格面に焦点がおかれていたと報告し，「社会問題研究所 Institute of Social Research」としたときには，犯罪者の生い立ちなど，社会的背景に焦点がおかれていたと報告されています。手紙は1ページに収めるようにします。見栄えという意味では，カラーの便箋がいいように思われますが，回答率に影響するかどうかは不明です。

　Edwards ら (2002) は，292のランダム化比較試験のメタアナリシスの結果，大学との共同研究であることを述べることによって，回答率のオッズ比が1.31に上昇すると報告しており，Fox ら (1988) のメタアナリシスでも，それが回答率を上げる最大の要因であることが示唆されています。さらには，質問紙をカラー印刷にすると，回答率のオッズ比が1.39に高まること，回答者への利益や，研究助成機関，あるいは社会にとっての利益などを強調しても，回答率には影響しないことなどが報告されています (Edwards ら 2002)。その他，締め切りの設定 (Edwards ら 2002, Fox ら 1988, Henley 1976) や記入方法の説明書の同封も，回答率には影響しないと報告されています。なお，研究に参加しないという選択肢があることを記すと，回答率は有意に低下します (オッズ比 0.76)。

2. 質問票の送付に関する事前通知

　手紙で事前通知をすれば，いきなり質問票を送り付けるよりも，押しつけがましくありません。事前に手紙を受け取ることによって，回答者は調査への心構えができ，他の郵便と区別してくれます。Edwards ら (2002) は，事前連絡によって，回収率のオッズ比が1.54

に上昇すること，また連絡方法は手紙でも電話でもよいことを報告しています。Foxら(1988)も同じような結果を報告しています。実際にTrussellら(2004)は，回収率向上のためには，謝金よりも，最初の電話連絡で同意を取り付ける方が効果が大きいことを明らかにしています。

研究者にとっては不幸なことですが，最近では，一見公文書に見えるような体裁で，多くの郵便物が送り付けられてくるようになりました。そうした郵便物と差別化する上でも，送り状とその文言は一層重要になっています。

3. 謝礼の品物の提供

謝礼の提供は，「社会的交換理論 social exchange theory」，つまり，たとえわずかな謝礼でも回答者に社会的義務を感じてもらう効果があるという理論に基づくものです。最も多いのは謝金で，これによって回収率は有意に上昇します(Edwardsら 2002，Foxら 1988，Yammarinoら 1991)。ただし，その額を上げても回収率はすぐ頭打ちになり，0.5ドル(約50円)か1ドル(約100円)程度の少額でも回収率は2倍になりますが，額を15ドル(約1,500円)に上げても回収率は2.5倍程度にしかなりません(Edwardsら 2002)。

Edwardsら(2006)は，約29,000人の対象者を含む69件の研究のメタアナリシスの結果，謝金が1ドル(約100円)までは回収率が急上昇し，その後5ドル(約500円)までは緩やかに上昇しますが，それ以上に金額を上げても上昇しないことを明らかにしています。つまり，ほとんどの場合1ドル(約100円)で十分で，5ドル(約500円)以上に上げても回答行動に変化はないということですが，この幾分逆説的な結果については，謝礼額が実際の労力の価値を超えると，「社会的交換」が「経済的交換」の様相を帯びて，社会的義務感が薄れてしまうためだろうと説明されています(Dillman 2007，Trussellら 2004)。

費用対効果が大きいのは現金よりも小切手で，Jamesら(1992)は，5ドル(約500円)の小切手は69%しか現金化されなかったことを報告しています。質問票の返送の引き換えに謝金を支払うという方法は，効果はわずかで，回収率を上げる効果は全くないという意見もあります(Church 1993)。たとえば，Jamesら(1992)は，質問票の返送の引き換えに50ドル(約5,000円)支払うという約束をしても，回収率は全く向上しなかったと報告しています。その他，宝くじ券，貯蓄債券か賞品が当たるくじ，ペンか鉛筆，ネクタイピン，未使用切手，日記帳，慈善事業への寄付，キーホルダー，ゴルフボール，レターオープナーなど，いろいろなものが使われていますが，これらは現金に比べると効果はずっと小さいようです(Blombergら 1996，Edwardsら 2002，Warrinerら 1996，Yammarinoら 1991)。

4. 匿名性

回答率に与える匿名性の影響については研究者の見解は一致していません。収入，性行為，違法行為などの秘密的事項についての調査では，非匿名の場合，回収率は危機的に低下します。Singerら(1995)が実施した，113件の研究のメタアナリシスによれば，秘密保持を保証すると，個人の秘密に関わる質問に対する回答率が上昇しましたが，秘密にする必要のない項目に対する回答率には変化はありませんでした。興味深いことに，秘密にする必要のない調査内容に，秘密保持の保証をすると，たとえそれが研究倫理委員会からの要請であったとしても，かえって人々に疑念を抱かせ，回答拒否率の上昇を招くという報告があります(Singerら 1992)。データを別の情報とリンクさせたり，督促状を送る必要

から，回答者の氏名を特定する必要がある場合には，氏名を把握する目的を明確に述べた上で，氏名の記録は必要がなくなれば廃棄されることや，それまでは鍵のかかる場所に保管されること，そして最終報告書では回答者の氏名は特定されないことを保証する必要があります。

5. 個人化

「居住者様」という宛先の郵便物は，無用の郵便として開封もされずに捨てられるか，ぞんざいに扱われることが多く，事前連絡の手紙でもそれは同じです。ただし，自分の名前が手紙に書かれていると，それをプライバシーの侵害と捉えたり，名前や住所を他人が知っていることに不審を抱く人もいます。この問題については様々な対処方法があります。まず，手紙のあて先を，「〇〇の住民の皆様（〇〇は地域名）」とか「〇〇のメンバーの皆様（〇〇は団体名）」のような集団名にするという方法があります。Maheux ら（1989）は，添え状の最後に「ありがとうございます」と手書きで書き添えると，回答率が41%向上することを報告しています（ただし，最近では，手書きに似せた署名が印刷可能となり，政治家の手紙や広告でよく使われるようになったため，この方法の効果は薄れていく可能性があります）。匿名性と「個人化 personalization」を両立させる1つの方法は，添え状は個人宛にして，質問票自体には個人を特定する情報が全く含まれていないことを強調することです。ただし，電子メールやインターネットの調査では，個人特定は，調査に重大な影響を与える恐れがあるので注意が必要です。これについては，本章の「7．電子メールとwebの利用」の項で詳しく論じます。

個人化については，上記以外にも，宛先はラベルで貼るよりも封筒に直接印字する方が，料金別納郵便よりも切手を貼った方が，業務用の封筒よりも通常の封筒の方が一般に好まれます。ラベルや料金別納，業務用封筒は，大量送付の郵便物に多く，直接印字や通常封筒は重要な手紙によく使われます。Armstrong ら（1987）は，未公表の研究を含む，34の研究のメタアナリシスに基づいて，業務用郵便で送った場合は，切手を貼った郵便にした場合に比べ，回収率が平均9.2%高くなることを明らかにしていますが，これはかかる労力とのバランスの問題となります。

6. 切手を貼った返信用封筒の同封

質問票だけではなく，返信用封筒への宛先の記入や郵送料金の負担まで依頼すると，協力は当然得られにくく，Ferriss（1951）は，返信用封筒を同封しなかった場合は，切手付き封筒を同封した場合より，劇的に回答率が低下したと報告しています（90.1% vs. 25.8%）。驚くべきことに，これを決定する要素は切手よりもむしろ封筒そのものと思われ，Armstrong ら（1987）は，6つの論文をレビューし，返信用封筒に切手を貼った場合，貼らない場合の回答率の差はわずか3%で，Edwards ら（2002）と Yammarino ら（1991）のメタアナリシスでも，返信用封筒に切手を貼っても回答率は有意に上昇しないことが示されています。

7. 質問票の長さ

長い質問票よりも短い質問票の方が回答率が高くなると思われがちですが，これについては，研究間で一致が見られていません。Yu ら（1983）は，質問票の長さが回収率に与える影響は，他の要因に比べて小さいと報告していますが，Edwards ら（2002）は，質問票が

1ページだけの場合は，3ページの場合に比べ，回答率のオッズ比が1.86となったと報告しており，Yammarinoらのメタアナリシス(1991)によれば，質問票が4ページ以上になると，回答率は有意に低下します。質問票の長さがある限度(およそ100項目以上あるいは10ページ以上)を超えると，その後，1ページ増えるごとに回答率は約0.4%低下していきます。言い換えれば，その"限度"内であれば，長さよりも，質問票の内容自体が，回答率に最も影響の大きい要因になるということです(Goyder 1982, Heberleinら 1978)。事実，多少質問票を長くしても，追加された質問が対象者の興味を引く内容であれば，回答率はむしろ上がると報告されており(Burchellら 1992, Dillman 1978)，回答者が興味を持てば，長さは大した問題ではなくなります。

8. プリコード法(回答を選択肢として用意する方法)

　　プリコード法 pre-coding は，回答率への影響は明確ではありませんが，色々な面で調査にとって有益です。第1は，分析の効率化です。オープンクエスチョンのデータは，結局分析の段階でコード化しなければなりません。そうであれば，事前にできるだけコード化しておく方が効率的です[訳注：そのためには，事前の質的研究が必要です]。第2は，回答者にとっては，文章を書くより選択肢式の回答の方が簡単なことです。そして，第3は，手書きの回答は分析者にとって判読が難しい場合があることです。しかし，選択式の場合，選択肢が網羅的でないと，選べる選択肢がなく，回答者は困惑してしまいます。それを避けるために，選択肢の最後に「その他」の項目を設けるか，質問票の最後に意見欄を設けて，回答者が意見を追加できるようにします。

9. フォローアップ

　　回収率を最大化する上で，送り状と同じ程度に重要なのが，フォローアップ(督促)です。Dillman(1978)は，それを以下の4段階に分けて解説しています。

- 最初の郵便の発送後7～10日目ころにハガキを出す。回答者には御礼を，未回答の人には研究の重要性を再度強調した文面とする。質問票を失くした可能性を考慮し，再入手する方法についても記しておく。
- 2～3週間後に，質問票と返信用封筒を同封した，2回目の郵便を送る。ここでは，その研究にとってその人の回答がなぜ必要であるかを再度強調する。ただし，対象者全員に送付する場合は，中には，うっかり二重に回答してしまう人が出る可能性がある。
- 再度手紙と質問票と封筒を書留郵便などで送る(費用的に可能な場合のみ)。
- 電話をかける(電話番号がわかっている小規模の研究の場合のみ。費用がかかるためにあまり実施されない)。

これらの工夫の1つひとつが積み重なれば，大きい効果が得られる可能性があります。

5. 粘り強さの必要性

　　回答率はできるだけ高い方がよいのは当然ですが，問題はどのくらい高ければ十分かについて何も基準がないことです。Johnsonら(2012)は，通常，最低60%は必要と述べていますが，

「受容できる回答率の最低値として，科学的に証明されたものはない」とも付け加えています。問題は，ここ数十年にわたって，ほとんどの国で回答率がかなり急速に低下していることです（Cull ら 2005）。郵送法であれ電話法であれ，回収率を上げるために，事前にあらゆる工夫をしたとしても，最初の回答率は，正確な結論を導くには低すぎるのが普通です。そのため，ほとんどの調査では，多くの対象者に対して，郵便や電話によるフォローアップが必要になっています。図 13.1 は，Traugott（1987）による，電話の回数と回答率の関係を示したものですが，回答率が 70％に達するには 3 回の電話が必要で，90％に達するまでには，10 回もの電話が必要だったことがわかります。

　フォローアップには粘り強さが必要であり，回収率が上がれば，バイアスを減らすことができます。Traugott（1987）によると，1984 年のアメリカ大統領選挙の事前調査では，1 回目の電話で連絡がとれた人は民主党支持者に多く，レーガンは民主党候補に 3％上回っていただけでしたが，3 回目までの電話の集計では 9％，そして最終的には 13％上回る結果となりました。彼は，これを，「粘り強い調査によって，回答者に若い人と男性が増えたため」と結論しています（p. 53）。医学の分野でも同様の結果が Fowler ら（2002）によって報告されています。ある保健プロジェクトに登録された人たちへの郵送調査で，最初の郵送では 46％であった回答率が，電話での督促後 66％に上昇しました。そこで，最初に郵便で回答した人たちと，電話の督促後に回答した人たちとを，24 の項目について比較したところ，21 項目で有意差が認められ，前者の群で，年齢が高く，女性や健康問題を多く抱える人や入院経験者の割合が大きいこと，また，医師の診察回数が多く，処方薬の服用をよく遵守し，かつ，医療サービスをより多く利用する人が多いことが明らかとなりました。同じように，Stallard（1995）は，精神療法のフォロー

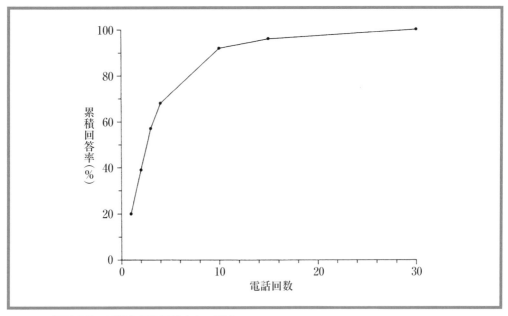

図 13.1　電話連絡の回数と累積回答率との関連

出典：Traugott, M.W., The importance of persistence in respondent selection for preelection surveys, *Public Opinion Quarterly*, Volume 51, Issue 1 pp. 48–57, Copyright © 1987 by the American Association for Public Opinion Research.

アップ調査に回答しなかった人は、回答した人に比べて、治療中断率や、治療に満足していない率が高かったと報告しており、Rao (1983) と Converse ら (1986) も、調査への回答が速い人と遅い人では特徴が異なることを報告しています。

　Heerwegh ら (2007) は、回答傾向を、ゴールドスタンダード [訳注：ランダムサンプリングによる国家登録データの一部] と比較して分析しています。協力拒否者は 16.7% で、連絡がとれなかった人 (8.8%) の約 2 倍にのぼりましたが、後者によって生じた測定値の誤差は、前者で生じた誤差よりも 2.6 倍大きく、これら 2 つの集団が異なっていることを示唆しています。言い換えれば、協力拒否者は、連絡がつかない人たちに比べると、調査協力者に比較的近いということができます。しかし、Keeter ら (2000) は、回答率が上がるにつれ、サンプルの人口統計学的特徴は変化するものの、調査内容が、政治への関与や社会的・政治的態度、社会的信頼や絆などに関するものである場合は、連絡がつきやすい人たちとつきにくい人たちとの間でほとんど違いがないと述べており、Siemiatycki ら (1984) も、郵便や電話での調査に最初に回答した人と督促が必要だった人との間にはあまり差異はなく、非応答バイアスの存在に否定的な結論を述べています。それ以外にも、初回回答者と何度も督促を要した人との間で、様々な健康障害の保有率に差がないこと (Hardie ら 2003, Wang ら 2002)、質問への回答内容についても、初回回答者、回答拒否者、非回答者の間に、ほとんど違いがなかったことが報告されています (Heerwegh ら 2007, McFarlane ら 2007)。以上のことから、結局、積極的なフォローアップの必要性に関しては、明確な結論を出せないのが実情です。したがって、回収率を高めるのに、どれほどの労力と費用をかけるかは、費用対効果を考慮した判断の問題となります。単に回答してくれない人に繰り返し連絡をとるよりも、連絡がつかない人の捕捉に努力する方が効率的であることを Heerwegh ら (2007) の研究結果は示唆しています。

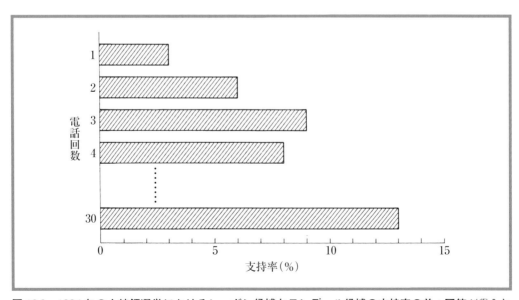

図 13.2　1984 年の大統領選挙におけるレーガン候補とモンデール候補の支持率の差：回答が得られるまでに要した電話の回数との関係

出典：Traugott, M.W., The importance of persistence in respondent selection for preelection surveys, *Public Opinion Quarterly*, Volume 51, Issue 1 pp. 48-57, Copyright © 1987 by the American Association for Public Opinion Research.

6. コンピュータを利用した調査

　過去30年間にわたり，コンピュータの小型化やタブレット端末の普及によって面接法や電話法の様相が急速に変わりつつあります（Tourangeau 2004）。最初のころは，コンピュータはまだ大型で，電話面接者が質問を読み上げながら，回答を端末に入力するという形で行われました。この方法は「コンピュータ補助式電話面接 computer-assisted telephone interviewing（CATI）」と呼ばれました。この方法では，飛び先質問をプログラムできるために，データ入力ミスの減少に役立ちましたが，費用，調査できる時間帯，データの質などの面では，あまり大きな進歩にはつながりませんでした（例：Catlinら 1988）。その後，ラップトップコンピュータやタブレット端末の導入，バッテリー寿命の向上によって，「コンピュータ補助式個人面接 computer-assisted personal interviewing（CAPI）」が可能になり，コンピュータが紙と鉛筆にとって代わり，回答者自身が質問を読んで回答を入力することができるようになりました。

　最近ではwebも使用できるようになり，回答候補者のリクルート，質問票の提示や回答の記録手段としても使われています。

利　点

　コンピュータを利用した調査には大きな利点が少なくとも5つあります。その第1は，面接者が調査に張り付く必要がなくなり，また，一度に多数の対象者に回答を依頼できるようになったことと，第2は，データ入力の手間と間違いを減らすことが可能となったことです。手作業のデータ入力や転記にはエラーがつきもので，直接面接法では，こうしたエラーが入り込む余地がたくさんあります。たとえば，相手の回答を面接者が聞き違えたり，記入し間違えたり，チェックを入れる場所を間違えたり，コンピュータ入力の際に間違った数字を入力したりすることもあります。CAPIでは，対象者に直接回答を入力してもらうため，うっかりキーを押し間違うというエラー以外は，これらのエラーをすべて排除することができ，研究者にとっても時間と経費の大きな節約になります。

　第3の利点は，不注意で質問を飛ばしてしまう心配がなく，また，飛び先質問も自動化できるため，エラーの原因をさらに減らすことができることです。

　第4の利点は，社会的に望ましくない行為に対する質問に，回答者が正直に回答しやすいと考えられることです。飲酒量に関する調査では，コンピュータを用いた場合の方が，直接面接の場合よりも，飲酒量を多く回答する傾向のあることが，多数の研究で示されています（例：Lucasら 1977，Skinnerら 1983）。

　第5の利点は，項目反応理論のような複雑な操作をしなくても，質問票を短縮できることです。「カウントダウン」法と呼ばれる2つの方法，すなわち分類法 classification method と full scores on elevated scales method（FSES）法が開発されています（Forbeyら 2007）。前者は，重要なのは総得点ではなく，ある基準点に到達したかどうかであるという考え方に基づくものです。たとえば，精神疾患の診断・統計マニュアル Diagnostic and Statistical Manual of Mental Disorders（米国精神医学会 2000）では，診断は，最低限決められた数の症状を患者が有しているかどうかで決定され，それを超える数の症状があっても，診断や重症度には影響し

ません。したがって，分類法を用いる場合は，(1)対象者が基準点に達した時点，あるいは，(2)それ以上質問を続けても，対象者が基準点に達することはないと判断された時点で，質問が打ち切られます。

FSES法は，分類法と少し異なり，一定の基準点に到達できないことが明らかとなった時点で打ち切られますが，対象者が基準点に達した場合には，残りの質問項目がすべて提示され，総スコアが算出されます(Ben-Porathら 1989)。MMPIのような長大で多数の下位尺度が含まれている尺度では，入力時間を約30%節約できると報告されています(Roperら 1995)。

欠 点

コンピュータ法の欠点の1つは，既存の(紙ベースの)尺度を，コンピュータ上のフォーマットに転換することに由来するものです。それによって，信頼性や妥当性にどのような影響が生じるかは，まだ何もわかっていません。質問紙による調査では，対象者は質問項目の全体を見渡すことができ，それによって回答の順番を変えたり，回答を変更したり，以前の質問に遡って，回答の一貫性を確認することができます。そうした回答の仕方は，尺度の開発者は想定していないと思われますが，その尺度の信頼性と妥当性に関する研究結果は，こうした要因の影響も含んだ上での結果であるため，これらの要因が変化した場合，その尺度の計量心理学的な特性に影響が生じる可能性があります。ただし，現在までの研究で，質問紙を用いた調査とコンピュータを用いた調査との差は，あったとしてもごくわずかであると報告されています(例：Mertenら 1996, Pinsoneault 1996, Watsonら 1990)。

第2の欠点となる可能性があるのは，対象者や患者の中に，コンピュータを嫌う人がいる可能性です。しかし，これには明確な根拠があるわけではなく，ほとんどの研究では，大多数の人はコンピュータでの調査に問題がないことが確かめられています。実際に，多くの研究では，大多数の回答者が人間よりもコンピュータに回答する方を好むことが示されています(Stein 1987の総説を参照)。第2次世界大戦以前に生まれた人たちでは，多少問題になるかもしれませんが，それより若い世代では問題にならないと思われます。ただし，以前の調査では，コンピュータを用いた面接への態度には性差があり，センシティブな質問に対しては，男性は人間よりもコンピュータによる調査を「話しやすく」感じる傾向があり，女性はその反対の傾向があると報告されています(例：Skinnerら 1983)。この傾向は，今となっては，男性の方がコンピュータに触れる機会があったためか，それ以外の理由によるものかはわかりませんが，現在では，コンピュータはありふれた機器になったため，この性差は消滅していくものと思われます。

実 施

コンピュータを利用して調査を行う際には，いくつか注意すべきことがあります。その第1は，対象者が，回答を一時的に保存でき，いつでも回答を再開できるようにすることです。その場合，中断したところから再開でき，再び最初の画面に戻ることがないように配慮が必要で，特に，尺度が長い場合や，回答すべき尺度が数多くある場合にはそうした配慮が求められます。第2は，記入後の回答は，途中でも終了後でも，ある期間は，回答を見直したり，修正できる

ようにしておくことです。最後に，第3は，対象者が答えられない，あるいは答えたくない質問には，その意思表示ができるような選択肢を設けておくことです。質問紙調査では，対象者は嫌な質問は飛ばすことができるため，そういう選択肢は必要ありませんが，回答を入力しないと次の質問に進めないようにプログラムする場合には，そうした選択肢を設ける必要があります。

7. 電子メールとwebの利用

　コンピュータ補助式電話面接（CATI）には大きな利点もありますが，欠点も少なくありません。CATIでは，一度に1人の対象者にしか対応できず，また，質問をしたり，入力するには，わざわざコンピュータが設置されている場所まで出向かねばなりませんでした。しかし，インターネットの急速な発達により，これらはもはや問題ではなくなりました。世界銀行の調査によると，2012年には米国人の約81%，カナダ人の87%がインターネットを使用しており，ヨーロッパではさらに高率です。今では質問票を文字通り数千人の人々に同時に送ることができます。また，インターネット調査では回答が他の方法よりもずっと速いという利点もあります（Lazarら 1999, Razianoら 2001）。たとえば，Farmer〔Granelloら（2004）に引用されている〕によると，回答が返送されるまでの時間は，電話面接では2～3週間，郵送法では4～6週間なのに対して，インターネット調査では2～3日で済みます。その上，費用は郵送法よりもさらに少なくて済みますが，トラブル対応のための相談窓口を設ける必要がある場合には，コスト面のメリットはなくなる可能性があります。

　CATIに関する利点・欠点・実施法の多くは，インターネット調査にも当てはまりますが，インターネット調査固有の問題もあります。最も重要なのはサンプリングの問題で，利点としては，興味や心配ごと，病気などを共有する人々が参加する数千ものリストサーバーやチャットルームをサンプリングに利用することができることがあげられ，たとえば，Cinàら（1999）は，多汗症という比較的稀な病気の患者68人を対象に，webを利用して疾患侵襲性評価尺度Illness Intrusiveness Rating Scale（Devinsら 1983～1984）を用いた調査を実施しています。webが登場する前は，世界中に散らばったそのような稀な病気の人たちを探し出すことはほとんど不可能でした〔インターネットを通じて対象者を探し，調査を実施する様々な方法については Bradley（1999）が論じています〕。

　ただし，この方法には重要な欠点があります。それは，何人が実際に質問票を受け取ったのかがわかりにくく，回答率の算出が困難なことです。電子メールのアドレスには電話帳のようなリストがないため，コンピュータを使ったランダムダイアル法は不可能です。つまり，対象者の母集団を特定できないため，回答率を算出できず，そのため，結果の一般化が困難となってしまいます。重複回答の問題もあり，それを確認できるように調査を設計しなければなりません。質問票の内容が回答者にとって関心の強い事柄である場合には特にそうで，たとえば，ある種の政治的事件に関する調査は，特定の集団が何千もの重複回答を送り付けてくる可能性があり，その場合は，調査を中止する必要があります。対象者全員の氏名を把握できる場合には，もちろんこうした問題は生じません。たとえば，Dhallaら（2002）やKwongら（2002）は，カナダの医学生の95%以上のメールアドレスを入手できたため，質問票を開くのに必要な個人

コードをそれぞれの学生に割り付け，重複回答ができないようにしました。

インターネット調査には2つの方法，つまり，質問票をメールで直接送る方法とwebサイトに掲載する方法があります。後者には多くの利点があります。その第1は，質問票を，1画面には1つの質問が現れるようにデザインできることで，画面が簡潔となるため，回答ミスの可能性を減少でき，また，回答自体は自動的にデータベースに入力されるため，入力ミスも減らすことができます。ただし，そのためには，質問票とデータベースをプログラムできる多少の技術を備えたスタッフが必要です。それ以外にも，下記のように様々な問題があります。第1の問題は，webブラウザによって機能に差があり，あるブラウザ上でうまくフォーマットできた尺度でも，別のブラウザ上では行が重なったり，配列が崩れることがあることです（Weinman 1996）。また，スクリーン自体のサイズや解像度が，コンピュータによって異なるため，同じブラウザを使っていても，コンピュータによって，見え方が変わることもあります。第2の問題は，高度なプログラム言語を用いると，非常に見栄えのよい画面を作成できる反面，そうした画面はダウンロードに時間がかかり，かなりのメモリを食うため，古いコンピュータの能力を超え，そのために回答率が低下する可能性があることです。第3の問題は，人々に質問票の存在を周知する方法です。これには，質問票のwebページへのリンクを貼ったメールを送る方法，想定される対象者からのアクセスが多いと思われる既存のサイトにバナーを貼る方法，あるいは単に人々がたまたま掲載サイトにアクセスしてくれるのを待ち受けるという方法などがあります。第4の問題は，そのサイトには，想定しない対象者を含め誰でもアクセスできることです。目的とする人々だけからの情報を得るためには，多少の工夫が必要です［訳注：リンクの貼り方の工夫や，特定のグループの人々しか知らない知識を問うなど］。第5の問題は，サイトの深さです。経験的には，質問票に到達するまでに3回以上もクリックしなければならないと，普通の人はイラだってやめてしまいます。最後の問題は，謝礼です。データはまだ不十分ですが，郵送法では有効な経済的な謝礼が，web調査では有効ではない可能性があります。Bosnjakら（2003）は，謝金を事前に支払った場合でも，後日の支払いを約束した場合でも，回答率には差がなかったものの，賞品が当たるクジを提供すると回答率が上昇したと報告しています。

メールによる質問票の直接送付は，今や「ローテク」な方法であり，上記の問題のいくつかは避けることができますが，別の問題を生じる可能性があります。webブラウザが不要なため，ブラウザに伴う問題はありませんが，質問票を注意深くデザインしておかないと，回答を入力するとページのフォーマットが崩れたり，1問題1画面方式にできないため，質問票が乱雑に見え，回答ミスが増える可能性があります。また，最終的に回答は手入力でデータベースに入力しなければなりません。

質問票をメールで送る方法とwebサイトに掲載する方法を組み合わせることもできます。まず，web上に質問票を構築し，そのサイトのリンクを貼ったメールを目的とする対象者に送付するという方法です。

インターネットを利用するときに，もう1つ考慮するべき問題は，回答者は，多くの場合，有料のネットを利用していることです。その場合，ネットでの調査は相手に経済的負担をかけることになるため，協力を得るためには何らかの謝礼（例：ポイント）を提供する必要があります。また，ジャンクメールが急激に増えてきたため，予告なしのメールを不快に思う人が増えています。Kayeら（1999）が引用したある研究では，届いたメールの中には，攻撃的なメッセー

ジを含むメールが大量に含まれていたと報告されています。学術機関や研究施設では，スパムメールやその添付ファイルからのウイルス感染を防ぐために，スパムメールの検出ソフトや駆除ソフトがインストールされているのが普通ですが，ある国際的な研究（Hartfordら 2007）では，英国のNational Health Service宛の全メールがフィルターによってブロックされたために，研究自体が危険にさらされたことがあります。たとえメールが届いたとしても，コンピュータウイルスなどへの感染を恐れて，人々は知らないサイトへのリンクを拒否する可能性もあります。インターネット調査の質の向上に役立ついくつかの工夫がKayeら（1999）やDillman（2007）によって提案されているので参照してください。個人化 personalization（匿名ではない調査）は，郵送調査と同様，web調査やメール調査でも，回収率を高める効果がありますが（例：Heerwegh 2005, Heerweghら 2005, Heerweghら 2006），調査への影響はもっと複雑です。郵送法では，個人宛に質問票を送っても，質問票や返信用封筒が匿名なら，回答者は個人情報を知られることなく，返送することができます。しかし，メールやネットを介する調査では，個人と回答をリンクできるため，あるいは，少なくとも，そう思い込むことによって，対象者が匿名性に疑念を抱く可能性があります。その結果，対象者は，「回答したくない」を選択したり（Joinsonら 2007），個人的な質問に対しては「社会的に望ましい回答」をする傾向が高くなります（Heerweghら 2005, Heerweghら 2006）。このように，メールやネットによる調査では個人化について慎重な考慮が必要で，デリケートな情報が含まれている場合には，回答率が上がっても有効回答が減って，効果が相殺されてしまう可能性があります。

　メール調査やweb調査と従来の調査方法との比較研究は，ごく少なく，結果も一致していません。Pettit（2002）は，コンピュータに回答を入力することに伴う新たなバイアスはなかったと報告していますが，Heerweghら（2008）は，回答者の満足感はweb調査の方が高く，それはおそらく回答者が他のこと（例：音楽やテレビ鑑賞）をしながら回答できるためであると考えられると報告しています（Holbrookら 2003）。ただし，郵送法に比べると，メール調査の方が回答率が低い傾向がありますが（Eley 1999, Jonesら 1999, Razianoら 2001），Luskら（2007）は，健康管理の専門家5,600人の調査でweb法と郵送法とを比較したところ，ネット調査への回答率には性差と年齢差があり，最も回答率が高かったのは若い人と男性であったと報告しています。しかし，この傾向は，今後インターネット世代の割合が増えるにつれて，変化する可能性があります。調査方法が人々の回答内容に影響を与える可能性については，前述のようにデータは限られていますが，その可能性は高いと思われます。Dillman（2007）は，web調査に比べると，電話法のほうがポジティブな回答が得られやすいと報告しており，「数量を問う質問に対する回答は，調査方法による影響を受けるが，その解決法はまだ不明である」と結論しています（p. 457）。

メール，ネットによる調査の実施

　Dillman（2007）は，以下のように，メールやネットによる調査の回収率を上げるための数多くの工夫を提示していますが，これらは彼が郵送法のために提案した内容（Dillman, 1978）と似た内容を含んでいます。

1. 頻回に連絡をとること

    これは郵送法の場合以上に大切で，質問票が送られてくることを事前に連絡することが非常に重要です．最近は大量の迷惑メールのせいで，重要でないと思われたメールはたいていすぐに削除されてしまうため，これから大切な（少なくとも送信者にとっては）メールが届くことを知らせておくことは不可欠です．そして質問票は，最初のメールから2〜3日以内に送らなければなりません．

2. 個人メールにすること

    対象者全員のリストがわかるような送り方や，自動配信での送付は避けなければなりません．それができないなら，BCC機能を用いて送付し，文面には一般的な挨拶文を用いるようにします．

3. 最初のメールのメッセージは短くインパクトの強いものにすること

    多くのメールシステムには，開けなくても受信メールの内容の一部がわかるような機能があり，回答者はたいていそれを見て開けるかどうかを決めます．メールを開いて読んでもらえるよう相手の心を動かすためには，そこで見える最初の数行が勝負となります．

4. 別の回答方法も認めること

    質問票を印刷して郵便で返送する方を好む人もいます．これは質問票が長い場合や回答者が秘密性を重視する場合には特にそうです．したがって，メールには，郵送先の住所を明記しておく必要があります．また，研究者は送付するファイルが複数のシステム（Mac, PC）に適合するフォーマットになっていることや，スパム検出ソフトによって削除されないことを，可能な限り確認する必要があります．

5. 督促状とともに再度質問票を送ること

    これは郵送法の場合と同様で，督促状には質問票も添付するようにします．

6. 質問の長さに制限を設けること

    1行に表示できる文字数は質問票を作成するソフトの機能やコンピュータの画面の大きさなどによって制限を受け，長い文章は2行に割れることがあります．したがって，どのような状況でも，質問が1行に収まるよう，（英文の場合）各質問を（スペースを含めて）半角で約70文字までに抑えるのが理想です．そして，短く的確な質問の方が回答しやすくもあります．

7. 答えやすく興味を引く問題から始めること

    質問紙を用いる場合は，回答者は全体のページを見渡して，その内容が，自分の興味を引くものか，適切なものか，回答しやすいものかを簡単に確認できますが，メール調査やネット調査ではそう簡単にはいきません．したがって，最初の質問が大切で，相手が興味を持って始められるように，質問の順番を配慮する必要があります．

8. 媒体の限界を認識すること

    7段階リッカート尺度などのように，水平方向にスペースをとる質問は，そのままでは，画面上に収まらないため，フォーマットを変更する（例：縦方向に配置）か，あるいは選択

肢を減らさなければなりません。その尺度が元々質問紙用にデザインされていたものであれば，その変更によって，尺度の信頼性や妥当性に影響を与えることがあるので注意が必要です。

ネット調査は，メール調査よりもずっと柔軟性があり，質問票を様々なフォーマットにデザインすることができますが，一方では回答率に影響する要因にも注意を払う必要があります。Dillman(2007)は，この調査法に関して，以下のような工夫を推奨しています。

1. フロントページに気を配ること

    フロントページは，郵送法の際の送り状と同じように重要で，対象者が，先を続けて読む気持ちになるかどうかはこのページ次第といっても過言ではありません。ここでは，回答は簡単であることを強調し，全体の流れを説明する必要があります。画面の大きさには限りがあるため，メッセージは短くすべきです。ロゴは貴重スペースを消費するため，大きさや数を制限し，回答の方法に関する詳細は次ページ以降に回す方がよいでしょう。

2. アクセスを制限するために PIN を提供すること

    PIN とは personal identification code の略で，web へのアクセスを許可する個人認証番号のことです。先述したように，ネット調査のほとんどは，想定する対象者にメールを送付することで開始されます。そのメールの中に，PIN を目立つように表示しておき，回答者がそれを使って質問票のサイトにアクセスできるようにします。そうすれば，回答者は研究者が想定した人々のみに限定されることになり，回答率の算出も可能となり，重複回答を防ぐこともできます。

3. 簡単で興味を引く質問から始めること

    これは，上述したメール調査の 7 番目のポイントと同じです。付け加えて言えば，回答の選択肢は単純で明快なものにする必要があり，また，web フォーマットに慣れていない人を想定して，プルダウンメニューやスクロール操作なしで回答できるような配慮が必要です。質問紙調査でもそうですが，人口統計学的な情報は最初ではなく，一番最後に回すようにします。

4. 質問紙による自記式質問票と同様のフォーマットを使うこと

    web 上の質問票には，質問項目に番号がなかったり，回答者が質問票の長さを知ることができないものをよく見かけますが，これはデザイン上望ましくありません。回答者には，回答の完了まであとどのくらいの質問が残っているかがわかるように，残りの質問数，もしくは，済んだ回答のパーセントをバー表示するように配慮すべきです。ページのレイアウトも重要で，人は通常，画面の左上隅から読み始めるため，その部分にロゴや別のページの一部分などで占められていることがないように注意が必要です。

5. 色使いは控えめにすること

    web ページの色合いは自由にデザインできますが，読みやすさに配慮したものでなくてはなりません。背景は文字が読みやすいものとし，デザインはページ間で統一し，かつ，気が散るほど派手なデザインは避けるようにしなければなりません。対比色や色文字などは，やたらに使うのではなく，特に強調したい部分に限って使用するようにします。

6. 回答の仕方を明確に指示すること

　　ネット調査では，多くの回答形式を利用することができます。選択肢の中から1つだけ選べるラジオボタン，複数回答ができるチェックボックス，プルダウンメニュー，自由回答欄などです。コンピュータを使い慣れていない人には，ラジオボタンとチェックボックスの違いや，下向きの矢印がすでに選択された項目の中から選ぶという意味であることなどがわからないことがよくあります。私たち自身の経験でも，長い電話番号を入力した後で，スペースは不要とか地域コードを括弧で囲めなどというエラーメッセージを受け取ったときにはムッとすることがありますが，そうしたことが生じないように，初めに明確に説明しておかなければなりません。入力した後にエンターキーを押す必要があることを知らない回答者は，回答した後，次の質問の表示を待ち続け，ついにはイラだって回答をやめてしまう可能性もあります。

7. プルダウンメニューは控えめに注意深く用いること

　　プルダウンメニューは，色使いと同様，上手に使えば効果的ですが，下手に使うとバイアスの原因になります。その主な利点は，画面のページを乱すことなく，多くの選択肢を表示できることですが，選択肢の数が少ない時（たとえば，はい／いいえ）には使用すべきではありません。なぜなら，単に回答をクリックする場合に比べて，余計なキー操作が増えるからです。また，回答画面を，1つの選択肢だけが見えて，他の選択肢は矢印をクリックしないと見えないようにデザインすると，回答者は，最初の選択肢しかないと勘違いしてそれを選んでしまう可能性があるので注意が必要です。

8. 質問項目を飛ばせるようにすること

　　1つの質問に回答しないと次の質問に進めないこと（したがって，データの欠測を防止できること）が，ネット調査の利点の1つとしてあげられることがありますが，それには問題も伴います。倫理的観点からは，不快に感じるような質問には，「答えたくない」という意思表示ができる選択肢を設ける必要があります。質問紙による調査であれば回答者はそうした質問は飛ばすことができ，電話法であれば，答えたくないと意思表示ができるのに，ネット調査ではできないというのは公平性を欠きます。そうした選択肢を設けると，ネット調査に対する回答に影響が出る可能性がありますが，この点を検討した研究はまだありません。

9. 質問項目をスクロールして全体を見られるようにすること

　　ネット調査ではほとんどの場合，1画面には1つの質問しか表示されません。これは問題の見逃しを避ける上では有効ですが，反面，質問紙の場合のように，全体を見渡して質問間の関係を見ることができないという問題を生じます。また，対象者が中断後，回答を再開するときに，記入すべき箇所をすぐ見つけられるようにする必要もあり，そのためには，全体をスクロールして見られる機能があると便利です。

　Dillman (2007) の著書には他にも多くの提案や例が示されており，メールやネットによる調査を企画する人にとっては非常に参考になります。

8. 個人用携帯情報端末とスマートフォン

　比較的最近登場した機器に携帯情報端末 personal data assistant（PDA）と呼ばれるものがあります。これは最初，単に予定表と住所録などの機能しかありませんでしたが，次第にワープロ，電話，音楽の再生，メールチェックなど様々な機能が加わりました。この機器は，すぐにデータ収集の強力なツールとして注目され，プログラム可能なことから，アナログ尺度や選択肢式尺度を組み込むこともでき，入力されたデータは無線で，調査用コンピュータに自動的，定期的に送付することもできます。

　この装置には非常に便利な機能がさらに2つあります。それは，アラームとタイムスタンプです。アラーム機能を用いれば，特定の時刻にアラームを鳴らして対象者に回答を促すことができ，これによって回答率を向上できることが報告されています（Stone ら 2002a）。ただし，この機能の欠点は，自動車の運転中など，都合の悪い時間帯にはアラームが切られてしまうことです。一方，タイムスタンプ機能とは，機器に内蔵された時計によって，対象者の回答の時刻を記録する機能で，たとえば，関節炎に関する Stinson ら（2006）の研究では，患者に，朝の起床時，正午頃，夕食後に，痛みの程度を報告することを求めましたが，彼らは，タイムスタンプを利用して，対象者が定められた時間に報告したかどうかを検討しています。また，Stone ら（2002b）は，痛み日記（紙製）が記入された時点を推測するために，光電素子と携帯情報端末を用いた研究を行っています。その結果，75％の患者は後から未記入の日をまとめて記入し，45％の患者は少なくとも一度は将来の日付のページに「予想した」痛みを記入していたことが推測されましたが，患者の82％は，「とても」もしくは「非常に」よく指示通りに記入したと報告されています。

　しかし，携帯情報端末（PDA）の使用には費用がかかり，かなり高額になることがあります。機器の価格は年々低下してはいるものの，まだ比較的高価なため，大規模な調査には不向きです。その上，端末画面に尺度を表示したり，質問の飛び先に移動したり，データを研究室のコンピュータに送信できるようにするためには，かなりのプログラム費用がかかります。また，回答者にとっては，入力に多少の練習が必要で，多数の画面を見続けなければならないことにも，かなりの負担感があります。Norman ら（2008）は授業評価に関するランダム化比較試験を行い，実験群の医学生には PDA 上の記入を，コントロール群の医学生には評価紙への記入を求めたところ，実験群の学生は4％しか入力せず，結局研究は中断されました。協力しなかった主な理由としては，ソフトウェアをダウンロードしたり，多くの画面を見続けたり，結果を送信することが面倒であったことがあげられています。

　携帯情報端末の登場によって，生態学的経時的評価法 ecological momentary assessment（EMA. Stone ら 1994）と呼ばれるデータ収集技術が大きく発展することになりました。EMA には重要な要素が3つあります。その第1は，自然な環境の中（例：職場や学校）でのデータ収集が可能となったために，データの生態学的な妥当性が向上したことです（Hufford ら 2001）。第2は，出来事が起きた瞬間にデータを収集できるため，記憶に伴うバイアスを最小限にとどめられるようになったことです（Palermo ら 2004, Stone ら 2002a）。そして第3は，多くのデータを経時的に収集することが可能となったために，関節炎のような疾患では数時間ごとに（例：Stinson ら 2006），もっと変化が緩やかな双極性障害のような疾患では1週間ごとに（Biller 2005)，変化を追跡することが可能となったことです。

　経時的な測定が可能になれば，信頼性や妥当性の観点から，必要な測定頻度を推定する研究も可能となります。Jensenら(1993)は，関節炎患者の慢性的な痛みを1日3回，4日間計測し，信頼性($\alpha = 0.96$)，妥当性(0.97)ともに高い結果を得ました。そして，これを2週間続けてもデータの質は有意には向上せず，逆に2週間目には調査への協力の度合いが下がる結果となりました(Stinsonら 2006)。PDAを用いた調査をデザインする際には，評価の対象となる特性に合わせて，督促を出すスケジュールを決めておくことが大切です。他の問題についてはPiaseckiら(2007)の解説を参照してください。

　技術の進歩の速さには目を見張るものがあります。この項が本書に追加されたのは，ちょうどPDAが広く普及し始めた2008年のことですが，今や，PDAも時代遅れの機器となった観があります。しかし，私たちはあえてこの項を残すことにしました。なぜなら，PDAの果たした役割は，「スマートフォン」に受け継がれているからです。スマートフォンは，患者に薬の内服時間を知らせる目的(Hanauerら 2009)，EMAのため(Borusら 2013)，また痛みの強さを記録するために(Stinsonら 2013)使われてきました。つまり，PDAはスマートフォンに形を変えただけで，今も使われ続けているのです。

　以上を要約すると，すべての面で理想的な方法などは存在しません。それぞれの方法の長所や短所，費用，回答率，質問の種類など，すべての要因を考慮して，どの方法を用いるかの決定をしなければなりません。

9. 調査の実施から内容へ：尺度の開発に対するテクノロジーの影響

　以上，調査の実施に関連した技術(コンピュータ，スマートフォン)の利用に焦点を当てながら解説してきましたが，この同じ技術が，調査の実施方法だけではなく，尺度の内容自体をも変化させる可能性があることを指摘しておかなければなりません。

　私たちが尺度の開発を論じるとき，多くの場合それは，質問紙を用いることが暗黙の前提となっており，対象者が，提示された文章による質問を読み，与えられた選択肢の中から回答を選ぶ状況を想定しています。そして，近年の急速な技術的発展によって，質問紙のフォーマットをそのままプログラムして，画面上で，タッチパッド，キーボードなどで入力できるようになりましたが，これらの調査が文字によるものであることに変わりはありません。本書のほとんども，文字を前提とした調査法に関するものですが，単純に言えば，複雑な考えや概念を文字だけで伝えることには限界があり，尺度作成の大きな困難の原因となってきました。

　しかし，電子的なフォーマットが利用できるようになると，情報やアイデアの伝達に，文字だけではなく，写真，動画，音声のみならず，感触や匂いまで利用できるようになってきました。もちろん，これらの媒体にも，回答バイアスの問題はつきまとうものの，こうした媒体の利用によって，これまでの文字のみに依存したフォーマットに伴う限界，特に理解面での制約を乗り越えた新しい測定法を開発できる可能性が拓けつつあります。2つの事例を紹介しておきましょう。

　小児の発達の測定では，両親に，自分の子どもの運動能力を他の子どもたちと比較して評価してもらうような尺度が多く存在しますが，大方の関係者(教師，医師，心理学者など)が一致

するように，ほとんどの親はそうした評価を嫌がります。小児の運動協調性を評価するある尺度には，以下のような質問項目がありますが，あなたならどう答えますか？「あなたの子どもは，上手に正確にボールを投げることができる」，「あなたの子どもは，新しい運動の課題（例：水泳やローラースケート）を容易に習得し，他の子どもたちと同じ程度に上達するまでに，他の子どもたちよりも多くの練習や余分な時間を必要とすることはない」（Wilson ら 2009）。ここには，「上手で正確な」といった，価値判断を含む表現（第5章を参照）が含まれているという問題もありますが，それ以上に，親の中には，子どもの運動発達に関する知識が不足していたり，あまり考えたこともなくどう回答すればいいかわからない人がいる可能性があります。5歳の子どもの場合，「上手で正確な」投げ方とはどのようなものなのでしょうか？ これを文字で伝えるのは明らかに困難ですが，ビデオを使って，解説（何を観察すべきかと，その理由など）付きで，子どもがボールを投げている映像を見せれば，何が「上手で正確な」投球なのかは理解しやすく，この点では明らかに映像のほうが文字に勝っています。

もう1つは，社会心理学からの例で，態度と認識に関する研究における，ビネット（挿話）vignette の利用に関するものです（Rossi 1979）。医学の分野では，この方法は，たとえば医学的な意思決定に関する研究などに使われてきました（例：Bachman ら 2008）。ビネットは短い文章で（1つか2つの文節），あるストーリーや状況を描いたもので，研究者が，登場人物の性別や年齢などの細部を変化させて，そうした変化が対象者の回答にどのような影響を与えるのかを観察することができます。それによって，潜在的な価値観や態度，認識などを引き出すことを期待するわけです。この方法には，色々な問題が伴いますが，その中でも，重要なのは，短文（あるいは一連の短文）を読んで質問に答えることには，かなりの認知能力を要することです。こうした場合に，ビデオを使えば，情報量を増やすことができるため，対象者の負担を最小限にしながら，研究者もビネットを多様に構成できるようになります。実際に，総合診療医の試験や（McKinley ら 1997），医学部の入学試験（Dore ら 2009）でも，ビデオのビネットが用いられたことがあります。

これらの例は，この分野の技術の利用可能性のほんの一端にすぎません。21世紀の測定法の発展のためには，文字依存から脱却して，多様な媒体や様々な感覚情報を利用したプログラムの利用を積極的に推進する必要があります。

10. 回答率の報告

測定法が多様化したことは，研究に恩恵をもたらしましたが，同時にそれは回答率の算出を非常に困難にしました。なぜなら，未回答あるいは非回答の理由が非常に多様化されたからです。たとえば，電話法では，ランダムに選んでかけた電話番号がつながらなかったり，不適切だったりすることがあります。また，ネット調査では，いったい何人の人が実際に質問票を受け取ったのかを知ることは困難です。

この混乱に多少の秩序をもたらすために，米国世論調査協会 American Association for Public Opinion Research（AAPOR）は，基準となる定義を発表しました。これは，対象者との接触の試みの結果を記録する場合に利用できる（利用すべき）分類コードで，4つの調査法，すなわち，(1) ランダムダイアル法，(2) 家庭訪問調査，(3) 特定した人々への郵便調査，(4) 特定

した人々へのネット調査について，回答率の出し方が示されています（American Association for Public Opinion Research 2006）。この最終分類コード Final Disposition Codes は，非常に大規模な調査を除けば，おそらく細かすぎると思われますが，それぞれの調査方法の対象者は，4つのケース，つまり，(1) 面接ができたケース（interview），(2) 適格者だが，面接ができなかったケース（eligible, non-interview），(3) 適格者かどうか不明で，面接ができなかったケース（unknown eligibility, non-interview），(4) 適格者ではないケース（not eligible）に分類され，これらはさらに37種類もの異なる理由に細分化されています。しかし，小規模な調査研究でも，こうした分類の簡易化したリストを使うことは非常に有益です。

この基準の重要な貢献の1つは，回答率 response rate と協力率 cooperation rate を，それぞれ多数のカテゴリーに分類していることです。それによって，何人が回答し，何人が回答しなかったかを，より完全に正確に分類できるようになりました。まず，各対象者は，以下の様々なカテゴリーに分類され，人数が数えられます（Box 13.1）。

Box 13.1　分類カテゴリー

I = 面接完了

P = 部分的な面接完了（例：質問票の一部が無回答，または対象者が，面接の途中で回答者をやめてしまった）

R = 拒否

NC = 連絡がとれず

O = その他

UH = 在宅かどうか不明

UO = 不明，その他

回答率の最小値（最も厳しい回答率）である R_1 は，面接完了数を，接触を試みた対象者全員の数で割ったものです。

$$R_1 = \frac{I}{(I+P)+(R+NC+O)+(UH+UO)}$$

R_2 は，R_1 の分子に一部完了の面接も回答者数に加えたもので，その分，やや緩い評価となります。

$$R_2 = \frac{(I+P)}{(I+P)+(R+NC+O)+(UH+UO)}$$

他にも多種類の回答率があり，その算出には適格性が不明な（UH と UO）ケースに含まれる適格者の推定割合を計算する必要があります。

回答率と少し異なるのが協力率で，これは実際に接触ができた人（あるいは家庭）を分母として算出されます。協力率の最小値（最も厳しい協力率）は，

$$COOP_1 = \frac{I}{(I+P)+R+O}$$

で，R_2 の場合と同様に，一部完了の面接も回答者数に加えて算出する，やや基準の緩い指標もあります。

$$COOP_2 = \frac{(I+P)}{(I+P)+R+O}$$

もっと緩やかな基準である $COOP_3$ と $COOP_4$ では，協力できない状況にある人（カテゴリーOに該当する人）の数を分母から差し引き，分子は $COOP_3$ では I が，$COOP_4$ では $(I+P)$ が用いられます。

特定の集団を対象としないネット調査では，回答率や協力率はこれらの式で計算することはできません。なぜなら，対象となった人数は不明で，分母を計算する方法がないからです。そのため，調査結果は，全く一般化することができません。

[訳者追補]

▶ネット調査に関するガイドライン

ネット技術の急速な進歩に伴って，ネット調査の可能性が広がっていますが，一方で難しい問題も生じています。その第1は，CONSORT 声明に匹敵するような，ネット調査の最新のガイドラインやチェックリストが存在しないこと，第2は，重複回答への対処，そして第3は，facebook などのソーシャルネットワークサービス（SNS）の利用に関連した倫理的問題です。第1の問題については，Eysenbach が Checklist for Reporting Results of Internet E-Surveys（CHERRIES）を公表し，ネット調査のサンプルの代表性に関わるリクルートの実施方法や報告の仕方，調査方法の種類，自由回答式と選択回答式の調査など，参考になる多くの情報を提供しています。第2の重複回答への対処は，ネット調査の妥当性に関わる非常に重要な問題であり，これは，クッキー cookies，IP アドレスの確認，ログファイルの分析などで対処することができ，それについても，CHERRIES に解説があります。最後の，倫理問題は，オンラインで利用できるデータが，パブリックドメインに属するもので，したがって，相手の同意が不要なものかどうかという点にあります。これに関しては，英国心理学会（the British Psychological Society）が Ethics Guidelines for Internet-Mediated Research を発表しているので参照してください。

文　献

1) Eysenbach G. Improving the Quality of Web Surveys: The Checklist for Reporting Results of Internet E-Surveys (CHERRIES). J Med Internet Res 2004;6(3):e34
   http://www.jmir.org/2004/...doi:10.2196/jmir.6.3.e34
2) British Psychological Society (2013). Ethics Guidelines for Internet-mediated Research. INF206/1.2013. Leicester:Author. Available from:
   www.bps.org.uk/publications/policy-andguidelines/research-guidelines-policydocuments/research-guidelines-poli

学习文献

Dillman, D.A. (2007). *Mail and internet surveys: The tailored design method* (2nd edn). Wiley, New York.

Hyman, H.H., Cobb, W.J., Feldman, J.J., Hart, C.W., and Stember, C.H. (1954). *Interviewing in social research*. University of Chicago Press, Chicago, IL.

International Test Commission (2000). *International guidelines for test use*. Available at: <http://www.intestcom.org/>.

International Test Commission (2005). *International guidelines on computer-based and internet delivered testing*. Available at: <http://www.intest.com.org/guidelines/index.html>.

参考文献

Aneshensel, C.S., Frerichs, R.R., Clark, V.A., and Yokopenic, P.A. (1982). Measuring depression in the community: A comparison of telephone and personal interviews. *Public Opinion Quarterly*, **46**, 110–21.

Armstrong, J.S. and Lusk, E.J. (1987). Return postage in mail surveys: A meta-analysis. *Public Opinion Quarterly*, **51**, 233–48.

American Association for Public Opinion Research (2006). *Standard definitions: Final disposition of case codes and outcome rates for surveys* (4th edn.). AAPOR, Lenexa, Kansas. Available at: <http://www.aapor.org>.

American Psychiatric Association (2000). *Diagnostic and statistical manual of mental disorders—Text revision* (4th edn.). APA, Arlington, VA.

American Statistical Association (1999). *More about telephone surveys*. American Statistical Association Section on Survey Research Methods, Alexandria, VA. Available at: <http://www.amstat.org/sections/srms/pamphlet.pdf>.

Bachman, L.M., Mühleisen, A., Bock, A., ter Riet, G., Held, U., and Kessels, A.G.H. (2008). Vignette studies of medical choice and judgement to study caregivers' medical decision behaviour: Systematic review. *BMC Medical Research Methodology*, **8**, 50.

Backstrom, C.H. and Hursh-Cesar, G. (1981). *Survey research* (2nd edn). Wiley, New York.

Beerten, R. and Martin, J. (1999). Household ownership of telephones and other communication links: Implications for telephone surveys. *Survey Methodological Bulletin*, **44**, 1–7.

Ben-Porath, Y.S., Slutske, W.S., and Butcher, J.N. (1989). A real-data simulation of computerized administration of the MMPI. *Psychological Assessment*, **1**, 18–22.

Biller, B.A. (2005). Examining the utility of ecological momentary assessment with individuals diagnosed with depressive disorder. *Dissertation Abstracts International: Section B: The Sciences and Engineering*, **65**(8-B), 4274.

Blomberg, J. and Sandell, R. (1996). Does a material incentive affect response on a psychotherapy follow-up questionnaire? *Psychotherapy Research*, **6**, 155–63.

Blumberg, S.J. and Luke, J.V. (2012). *Wireless substitution: Early release of estimates from the National Health Interview Survey, January-June 2012*. National Center for Health Statistics. Available at: <http://www.cdc.gov/nchs/nhis.htm>.

Borus, J.S., Blood, E., Volkening, L.K., Laffel, L., and Shrier, L.A. (2013). Momentary assessment of social context and glucose monitoring adherence in adolescents with type 1 diabetes. *Journal of Adolescent Health*, **52**, 578–83.

Bosnjak, M. and Tuten, T.L. (2003). Prepaid and promised incentives in Web surveys. *Social Science Computer Reviews*, **21**, 208–17.

Bradley, N. (1999). Sampling for Internet surveys: An examination of respondent selection for Internet research. *Journal of the Market Research Society*, **41**, 387–95.

Burchell, B. and Marsh, C. (1992). The effect of questionnaire length on survey response. *Quality and Quantity*, **26**, 233–44.

Catlin, O. and Ingram, S. (1988). The effects of CATI on costs and data quality: A comparison of CATI and paper methods in centralized interviewing. In *Telephone survey methodology* (ed. R.M. Groves, P. Biemer, L. Lyberg, J. Massey, W. Nicholls, and J. Waksberg), pp. 437–50. Wiley, New York.

Church, A.H. (1993). Estimating the effect of incentives on mail survey response rates: A meta-analysis. *Public Opinion Quarterly*, **57**, 62–79.

Cinà, C. and Clase, C.M. (1999). The Illness Intrusiveness Rating Scale: A measure of severity in individuals with hyperhidrosis. *Quality of Life Research*, **8**, 693–8.

Colombotos, J., Elinson, J., and Loewenstein, R. (1968). Effect of interviewers' sex on interview responses. *Public Health Reports*, **83**, 685–90.

Converse, P.E. and Traugott, M.W. (1986). Assessing the accuracy of polls and surveys. *Science*, **234**, 1094–8.

Cull, W.L., O'Connor, K.G., Sharp, S., and Tang, S.F. (2005). Response rates and response bias for 50 surveys of pediatricians. *Health Services Research*, **40**, 213–26.

Devins, G.M., Binik, Y.M., Hutchinson, T.A., Hollomby, D.J., Barre, P.E., and Guttmann, R.D. (1983–84). The emotional impact of end-stage renal disease: Importance of patients' perception of intrusiveness and control. *International Journal of Psychiatry and Medicine*, **13**, 327–43.

Dhalla, I.A., Kwong, J.C., Streiner, D.L., Baddour, R.E., Waddell, A.E., and Johnson, I.L. (2002). Characteristics of first-year students in Canadian medical schools. *Canadian Medical Association Journal*, **166**, 1029–35.

Dillman, D.A. (1978). *Mail and telephone surveys: The total design method*. Wiley, New York.

Dillman, D.A. (2002). Navigating the rapids of change: Some observations on survey methodology in the early twenty-first century. *Public Opinion Quarterly*, **66**, 473–94.

Dillman, D.A. (2007). *Mail and internet surveys: The tailored design method* (2nd edn). Wiley, New York.

Dore, K.L., Reiter, H.I., Eva, K.W., Krueger, S., Scriven, E., Siu, E., *et al*. (2009) Extending the interview to all medical school candidates – Computer Based Sample Evaluation of Non-cognitive Skills (CMSENS). *Academic Medicine*, **84**, S9–12.

Edwards, P., Cooper, R., Roberts, I., and Frost, C. (2006). Meta-analysis of randomized trials of monetary incentives and response to mailed questionnaires. *Journal of Epidemiology and Community Health*, **59**, 987–99.

Edwards, P., Roberts, I., Clarke, M., DiGuiseppi, C., Pratap, S., Wentz, R., and Kwan, I. (2002). Increasing response rate to postal questionnaires: Systematic review. *BMJ*, **324**, 1183–5.

Eley, S. (1999). Nutritional research using electronic mail. *British Journal of Nutrition*, **81**, 413–16.

Ferriss, A.L. (1951). A note on stimulating response to questionnaires. *American Sociological Review*, **16**, 247–9.

Finkel, S.E., Guterbock, T.M., and Borg, M.J. (1991). Race-of-interviewer effects in a pre-election poll: Virginia 1989. *Public Opinion Quarterly*, **55**, 313–30.

Fishman, K.D. (1981). *The computer establishment*. Harper and Row, New York.

Forbey, J.D. and Ben-Porath, Y.S. (2007). Computerized adaptive personality testing: A review and illustration with the MMPI-2 computerized adaptive version. *Psychological Assessment*, **19**, 14–24.

Fowler, E.J., Gallagher, P.M., Stringfellow, V.L., Zaslavsky, A.M., Thompson, J.W., and Cleary, P.D. (2002). Using telephone interviews to reduce nonresponse bias to mail surveys of health plan members. *Medical Care*, **40**, 190–200.

Fox, R.J., Crask, M.R., and Kim, J. (1988). Mail survey response rate: A meta-analysis of selected techniques for inducing response. *Public Opinion Quarterly*, **52**, 467–91.

Glasser, G.J. and Metzger, G.D. (1972). Random digit dialling as a method of telephone sampling. *Journal of Marketing Research*, **9**, 59–64.

Glasser, G.J. and Metzger, G.D. (1975). National estimates of nonlisted telephone households and their characteristics. *Journal of Marketing Research*, **12**, 359–61.

Goering, P.N., Streiner, D.L., Adair, C., Aubrey, T., Barker, J., Distasio, J., *et al.* (2011). The At Home/Chez Soi trial protocol: A pragmatic, multi-site, randomized controlled trial of Housing First intervention for homeless mentally ill in five Canadian cities. *BMJ Open*, **1**, e000323.

Goyder, J.C. (1982). Further evidence on factors affecting response rate to mailed questionnaires. *American Sociological Review*, **47**, 550–3.

Granello, D.H. and Wheaton, J.E. (2004). Online data collection: Strategies for research. *Journal of Counseling and Development*, **82**, 387–93.

Groves, R.M. and Fultz, N.H. (1985). Gender effects among telephone interviewers in a survey of economic attitudes. *Sociological Methods and Research*, **14**, 31–52.

Hanauer, D.A., Wentzell, K., Laffel, N., and Laffel, L.M. (2009). Computerized Automated Reminder Diabetes System (CARDS): E-mail and SMS cell phone text messaging reminders to support diabetes management. *Diabetes Technology and Therapeutics*, **11**, 99–106.

Hardie, J.A., Bakke, P.S., and Mørkve, O. (2003). Non-response bias in a postal questionnaire survey on respiratory health in the old and very old. *Scandinavian Journal of Public Health*, **31**, 411–17.

Hartford, K., Carey, R., and Mendonca, J. (2007). Sampling bias in an international internet survey of diversion programs in the criminal justice system. *Evaluation & the Health Professions*, **30**, 35–46.

Heberlein, T.A. and Baumgartner, R. (1978). Factors affecting response rate to mailed questionnaires: A quantitative analysis of the published literature. *American Sociological Review*, **43**, 447–62.

Heerwegh, D. (2005). Effects of personal salutations in e-mail invitations to participate in a web survey. *Public Opinion Quarterly*, **69**, 588–98.

Heerwegh, D., Abts, K., and Loosveldt, G. (2007). Minimizing survey refusal and noncontact rates: Do our efforts pay off? *Survey Research Methods*, **1**, 3–10.

Heerwegh, D. and Loosveldt, G. (2006). Personalizing e-mail contacts: Its influence on web survey response rate and social desirability response bias. *International Journal of Public Opinion Research*, **19**, 258–68.

Heerwegh, D. and Loosveldt, G. (2008). Face-to-face versus web surveying in a high-internet-coverage population. *Public Opinion Quarterly*, **72**, 836–46.

Heerwegh, D., Vanhove, T., Matthijs, K., and Loosveldt, G. (2005). The effect of personalization on response rates and data quality in web surveys. *International Journal of Social Research Methodology: Theory and Practice*, **8**, 85–99.

Henley, J. (1976). Response rate to mail questionnaires with a return deadline. *Public Opinion Quarterly*, **40**, 374–5.

Holbrook, A.L., Green, M.C., and Krosnik, J.A. (2003). Telephone versus face-to-face interviewing of national probability samples with long questionnaires: Comparisons of respondent satisficing and social desirability bias. *Public Opinion Quarterly*, **67**, 79–125.

Hornik, J. (1982). Impact of pre-call request form and gender interaction on response to a mail survey. *Journal of Marketing Research*, **19**, 144–51.

Hufford, M.R., Shiffman, S., Paty, J., and Stone, A.A. (2001). Ecological momentary assessment: Real-world, real-time measurement of patient experience. In *Progress in ambulatory assessment: Computer-assisted psychological and psychophysiological methods in monitoring and field studies* (ed. J. Fahrenberg and M. Myrtek), pp. 69–92. Hogrefe & Huber, Seattle, WA.

Hutchinson, K.L. and Wegge, D.G. (1991). The effects of interviewer gender upon response in telephone survey research. *Journal of Social Behavior and Personality*, **6**, 573–84.

Hyman, H.H., Cobb, W.J., Feldman, J.J., Hart, C.W., and Stember, C.H. (1954). *Interviewing in social research*. University of Chicago Press, Chicago, IL.

James, J.M. and Bolstein, R. (1992). Large monetary incentives and their effects on mail survey response rates. *Public Opinion Quarterly*, **56**, 442–53.

Jensen, M.P. and McFarland, C.A. (1993). Increasing the reliability and validity of pain intensity measurement in chronic pain patients. *Pain*, **55**, 195–203.

Johnson, T.P. and Wislar, J.S. (2012). Response rates and nonresponse errors in surveys. *JAMA*, **307**, 1805–6.

Joinson, A.N., Woodley, A., and Reips, U.-D. (2007). Personalization, authentication and self-disclosure in self-administered Internet surveys. *Computers in Human Behavior*, **23**, 275–85.

Jones, R. and Pitt, N. (1999). Health surveys in the workplace: Comparison of postal, email and World Wide Web methods. *Occupational Medicine (Oxford)*, **49**, 556–8.

Kaye, B.K. and Johnson, T.J. (1999). Research methodology: Taming the cyber frontier. *Social Science Computer Review*, **17**, 323–37.

Keeter, S. (1995). Estimating telephone noncoverage bias in a telephone survey. *Public Opinion Quarterly*, **59**, 196–217.

Keeter, S., Miller, C., Kohut, A., Groves, R.M., and Presser, S. (2000). Consequences of reducing nonresponse in a national telephone survey. *Public Opinion Quarterly*, **64**, 125–48.

Kwong, J.C., Dhalla, I.A., Streiner, D.L., Baddour, R.E., Waddell, A.E., and Johnson, I.L. (2002). Effects of rising tuition fees on medical school class composition and financial outlook. *Canadian Medical Association Journal*, **166**, 1023–8.

Lannin, N.A., Anderson, C., Lim, J., Paice, K., Price, C., Faux, S., *et al.* (2013). Telephone follow-up was more expensive but more efficient than postal in a national stroke registry. *Journal of Clinical Epidemiology*, **66**, 896–902.

Lazar, J. and Preece, J. (1999). Designing and implementing Web-based surveys. *Journal of Computer Information Systems*, **39**(4), 63–7.

Literary Digest. (1936). Landon, 1,293,669; Roosevelt, 972,897. *Literary Digest*, 31 October, pp. 5–6.

Locander, W.B. and Burton, J.P. (1976). The effect of question form on gathering income data by telephone. *Journal of Marketing Research*, **13**, 189–92.

Lucas, R.W., Mullin, P.J., Luna, C.B.X., and McInroy, D.C. (1977). Psychiatrists and a computer as interrogators of patients with alcohol-related illness: A comparison. *British Journal of Psychiatry*, **131**, 160–7.

Lusk, C., Delclos, G.L., Burau, K., Drawhorn, D.D., and Aday, L.A. (2007). Mail versus internet surveys: Determinants of method of response preferences among health professionals. *Evaluation & the Health Professions*, **30**, 186–201.

Maheux, B., Legault, C., and Lambert, J. (1989). Increasing response rates in physicians' mail surveys: An experimental study. *American Journal of Public Health*, **79**, 638–9.

McFarlane, E., Olmsted, M.G., Murphy, J., and Hill, C.A. (2007). Nonresponse bias in a mail survey of physicians. *Evaluation & the Health Professions*, **30**, 170–85.

McKinlay, J.B., Burns, R.B., Durante, R., Feldman, H.A., Freund, K.M., Harrow, B.S., *et al*. (1997). Patient, physician and presentational influences on clinical decision making for breast cancer: Results from a factorial experiment. *Journal of Evaluation in Clinical Practice*, **3**, 23–57.

Meislin, R. (1987). Racial divisions seen in poll on Howard Beach attack. *New York Times*, 8 January.

Merten, T. and Ruch, W. (1996). A comparison of computerized and conventional administration of the German versions of the Eysenck Personality Questionnaire and the Carroll Rating Scale for Depression. *Personality and Individual Differences*, **20**, 281–91.

Monsees, M.L. and Massey, J.T. (1979). Adapting a procedure for collecting demographic data in a personal interview to a telephone interview. *Proceedings of the American Statistical Association, Social Statistics Section*, 130–5.

Moreland, K.L. (1987). Computerized psychological assessment: What's available. In *Computerized psychological assessment* (ed. J.N. Butcher), pp. 26–49. Basic Books, New York.

Nelson, N., Rosenthal, R., and Rosnow, R.L. (1986). Interpretation of significance levels and effect sizes by psychological researchers. *American Psychologist*, **41**, 1299–301.

Nicolaas, G. and Lynn, P. (2002). Random-digit dialling in the UK: Viability revisited. *Journal of the Royal Statistical Society, A*, **165**(Part 2), 297–316.

Norenzayan, A. and Schwarz, N. (1999). Telling what they want to know: Participants tailor causal attributions to researchers' interests. *European Journal of Social Psychology*, **29**, 1011–20.

Norman, G.R., Oppenheimer, L., and Keane, D.R. (2008). Compliance of medical students with voluntary use of personal data assistants for clerkship assessments. *Teaching and Learning in Medicine*, 20, 295–301.

Oldendick, R.W. and Link, M.W. (1994). The answering machine generation: Who are they and what problem do they pose for survey research? *Public Opinion Quarterly*, **58**, 264–73.

Palermo, T.M., Witherspoon, D., Valenzuela, D., and Drotar, D.D. (2004). Development and validation of the Child Activity Limitations Interview: A measure of pain-related functional impairment in school-age children and adolescents. *Pain*, **109**, 461–70.

Pettigrew, T.F. (1964). *A profile of the Negro American*. Van Nostrand, Princeton, NJ.

Pettit, F.A. (2002). A comparison of World-Wide Web and paper-and-pencil personality questionnaires. *Behavior Research Methods, Instruments, & Computers*, **34**, 50–4.

Piasecki, T.M., Hufford, M.R., Solhan, M., and Trull, T.J. (2007). Assessing clients in their natural environments with electronic diaries: Rationale, benefits, limitations, and barriers. *Psychological Assessment*, **19**, 25–43.

Pinsoneault, T.B. (1996). Equivalency of computer-assisted and paper-and-pencil administered versions of the Minnesota Multiphasic Personality Inventory-2. *Computers in Human Behavior*, **12**, 291–300.

Pollner, M. (1998). The effects of interviewer gender in mental health interviews. *Journal of Nervous and Mental Disease*, **186**, 369–73.

Quine, S. (1985). 'Does the mode matter?': A comparison of three modes of questionnaire completion. *Community Health Studies*, **9**, 151–6.

Rao, P.S.R.S. (1983). Callbacks, follow-ups, and repeated telephone calls. In *Incomplete data in sample surveys. Vol. 2: Theory and bibliographies* (ed. W.G. Madow, I. Olkin, and D.B. Rubin), pp. 33–44. Academic Press, New York.

Raziano, D.B., Jayadevappa, R.,Valenzula, D., Weiner, M., and Lavizzo-Mourey, R. (2001). E-mail versus conventional postal mail survey of geriatric chiefs. *The Gerontologist*, **41**, 799–804.

Rice, S.A. (1929). Contagious bias in the interview. *American Journal of Sociology*, **35**, 420–3.

Rogers, E.M. and Bhowmik, D.K. (1970). Homophily-heterophily: Relational concepts for communication research. *Public Opinion Quarterly*, **34**, 523–38.

Roper, B.L., Ben-Porath, Y.S., and Butcher, J.N. (1995). Comparability and validity of computerized adaptive testing with the MMPI-2. *Journal of Personality Assessment*, **65**, 358–71.

Rossi, P.H. *(1979)* Vignette analysis: Uncovering the normative structure of complex judgments. In *Qualitative and quantitative social research: Papers in honor of Paul F. Lazarsfeld* (ed. R.K. Merton, J.S. Coleman, and P.H. Rossi), pp. 176–86. Free Press, New York.

Saltier, J. (1970). Racial 'experimenter effects' in experimentation, interviewing and psychotherapy. *Psychological Bulletin*, **73**, 137–60.

Siemiatycki, J. (1979). A comparison of mail, telephone, and home interview strategies for household health surveys. *American Journal of Public Health*, **69**, 238–45.

Siemiatycki, J. and Campbell, S. (1984). Nonresponse bias and early versus all responders in mail and telephone surveys. *American Journal of Epidemiology*, **120**, 291–301.

Singer, E., Hippler, H.J., and Schwarz, N. (1992). Confidentiality assurances in surveys: Reassurance or threat? *International Journal of Public Opinion Research*, **4**, 256–68.

Singer, E., von Thurn, D.R., and Miller, F. R. (1995). Confidentiality assurances and response: A quantitative review of the experimental literature. *Public Opinion Quarterly*, **59**, 66–75.

Skinner, H.A. and Allen, B.A. (1983). Does the computer make a difference? Computerized versus face-to-face versus self-report assessment of alcohol, drug, and tobacco use. *Journal of Consulting and Clinical Psychology*, **51**, 267–75.

Smith, T.W. (1990). Phone home? An analysis of household telephone ownership. *International Journal of Public Opinion Research*, **2**, 369–90.

Squire, P. (1988). Why the 1936 *Literary Digest* poll failed. *Public Opinion Quarterly*, **52**, 125–33.

Stallard, P. (1995). Parental satisfaction with intervention: Differences between respondents and non-respondents to a postal questionnaire. *British Journal of Clinical Psychology*, **34**, 397–405.

Statistics Canada. (2006). The daily, 5 April 2006. Available at: <http://www.statcan.ca/Daily/English/060405/d060405b.htm>.

Stein, S.J. (1987). Computer-assisted diagnosis for children and adolescents. In *Computerized psychological assessment* (ed. J.N. Butcher), pp. 145–58. Basic Books, New York.

Stinson, J.N., Jibb, L.A., Nguyen, C., Nathan, P.C., Maloney, A.M., Dupuis, L.L., *et al*. (2013). Development and testing of a multidimensional iphone pain assessment application for adolescents with cancer. *Journal of Medical Internet Research*, **15**, e51.

Stinson, J.N., Petroz, G., Tait, G., Feldman, B., Streiner, D.L., McGrath, P.J, *et al*. (2006). E-Ouch: Usability testing of an electronic chronic pain diary for adolescents with arthritis. *Clinical Journal of Pain*, **22**, 295–305.

Stone, A.A., Broderick, J.E., Schwartz, J.E., Shiffman, S., Litcher-Kelly, L., and Calvanese, P. (2003). Intensive momentary reporting of pain with an electronic diary: Reactivity, compliance, and patient satisfaction. *Pain*, **104**, 343–51.

Stone, A.A. and Shiffman, S. (1994). Ecological momentary assessment: Measuring real world processes in behavioral medicine. *Annals of Behavioral Medicine*, **16**, 199–202.

Stone, A.A. and Shiffman, S. (2002a). Capturing momentary, self-report data: A proposal for reporting guidelines. *Annals of Behavioral Medicine*, **24**, 236–43.

Stone, A.A., Shiffman, S., Schwartz, J.E., Broderick, J.E., and Hufford, M.R. (2002b). Patient non-compliance with paper diaries. *British Medical Journal*, **324**, 1193–4.

Thornberry, O.T. (1987). *An experimental comparison of telephone and personal health interview surveys*. Vital and Health Statistics. Series 2, No. 106. DHHS Pub. No. (PHS) 87–1380.

Thornberry, O. and Massey, J. (1988). Trends in United States telephone coverage across time and subgroups. In *Telephone survey methodology* (eds. R.M. Groves, P. Biemer, L. Lyberg, J. Massey, W. Nicholls, and J. Waksberg), pp. 41–54. Wiley, New York.

Tourangeau, R. (2004). Survey research and societal change. *Annual Review of Psychology*, **55**, 775–801.

Traugott, M.W. (1987). The importance of persistence in respondent selection for preelection surveys. *Public Opinion Quarterly*, **51**, 48–57.

Trussell, N. and Lavrakas, P.J. (2004). The influence of incremental increases in token cash incentives on mail survey response: Is there an optimal amount? *Public Opinion Quarterly*, **68**, 349–67.

Tuckel, P. and O'Neill, H. (1995). A profile of telephone answering machine owners. In *Proceedings of the Survey Research Methods Section*, pp. 1157–62. American Statistical Association, Alexandria, VA.

Tucker, C., Brick, J.M., and Meekins, B. (2007). Household telephone service and usage patterns in the United States in 2004: Implications for telephone samples. *Public Opinion Quarterly*, **71**, 3–22.

Waksberg, J. (1978). Sampling methods for random digit dialling. *Journal of the American Statistical Association*, **73**, 40–6.

Wang, P.S., Beck, A.L., McKenas, D.K., Meneades, L.M., Pronk, N.P., Saylor, J.S., *et al*. (2002). Effects of efforts to increase response rates on a workplace chronic condition screening survey. *Medical Care*, **40**, 752–60.

Warriner, K., Goyder, J., Gjertsen, H., Hohner, P., and McSpurren, K. (1996). Charities, no; lotteries, no; cash, yes. *Public Opinion Quarterly*, **60**, 542–62.

Watson, C.G., Manifold, V., Klett, W.G., Brown, J., Thomas, D., and Anderson, D. (1990). Comparability of computer- and booklet-administered Minnesota Multiphasic Personality Inventories among primarily chemically dependent patients. *Psychological Assessment*, **2**, 276–80.

Weinman, L. (1996). *Designing web graphics*. New Riders, Indianapolis, IN.

Weiss, C.H. (1975). Interviewing in evaluation research. In *Handbook of evaluation research*, Vol. 1 (ed. E.L. Struening and M. Guttentag), pp. 355–95. Sage Publications, Beverly Hills, CA.

Wilson, B.N., Crawford, S.G., Green, D., Roberts, G., Aylott, A., and Kaplan, B. (2009). Psychometric properties of the revised developmental coordination disorder questionnaire. *Physical & Occupational Therapy in Pediatrics*, **29**, 182–202.

World Bank. (n.d.). *Internet users (per 100 people)*. Available at: <http://data.worldbank.org/indicator/IT.NET.USER.P2>.

Yammarino, F.J., Skinner, S.J., and Childers, T.L. (1991). Understanding mail survey response behavior. *Public Opinion Quarterly*, **55**, 613–39.

Yu, J. and Cooper, H. (1983). A quantitative review of research design effects on response rates to questionnaires. *Journal of Marketing Research*, **20**, 36–44.

第14章
倫理的配慮

1. はじめに

　尺度（テスト）の開発をめぐる倫理上の議論は，多くの場合，臨床，教育，あるいは雇用に関係した場面での評価がその焦点となってきました。なぜなら，尺度（テスト）による評価（測定）結果が，評価された人に直接影響を及ぼすからです。たとえば，学校での知能テストや実力テスト，適性試験，患者の性格テストや神経認知テスト，求職者の能力テストなどがそうです。

　歴史的にみると，最初，専門家組織の主な目標は，尺度（テスト）自体の基準の確立にありました。早くも1895年には，米国心理学会 American Psychological Association（APA）によって，心理的尺度と身体的尺度の標準化の可能性の検討が開始され（Novick 1981），最初の正式なガイドライン（the Technical Recommendations for Psychological Tests and Diagnostic Techniques）は1954年に出版され，1年後には米国教育研究学会 American Educational Research Association（AERA）と米国教育測定評議会 National Council on Measurement in Education（NCME）から Technical Recommendations for Achievement Tests が出版されました。これら2つのガイドラインでは，尺度（テスト）の計量心理学的特性の評価と報告の仕方についての基準が設定され，信頼性 reliability と妥当性 validity の検証の必要性が初めて言及されました。後の改訂版では信頼性と妥当性の定義が更新され，尺度（テスト）を使用する人々（必ずしも研究者ではない）が備えるべき資質を特に強調しています。

　研究目的のみで開発され使用される尺度は，通常そこまでの基準を満たさなくてもよいと考えられていますが，そこに倫理的問題がないという意味ではありません。次のような状況を考えてみましょう。

　　例A　気分の様々な状態について尋ねる質問票に記入するときに，ある回答者は気分がとても落ち込んでいて最近は自殺を考えていると回答用紙の余白に書いています。別の回答者は自殺念慮があるかどうかまでははっきりしませんが，強い情緒不安を示すスコアを示しています。

　　例B　あなたは夫婦関係を評価する尺度を開発し，得られた回答の秘密保持を回答者に約束して調査を行いました。特に不倫の問題に触れる質問もあったからです。1年後，ある

回答者の配偶者が離婚を申し立て，法廷で証拠として使用するために，その質問票の提出を要求しました。

例C　医療機関の利用に関する自記式質問票の妥当性を検証するためには，対象者のカルテと照合して，彼らが実際にどのような医療機関を利用したかを調査する必要がありますが，その調査結果に，協力拒否者によるバイアスが生じていないかどうかを確認するために，拒否者についても，カルテを閲覧し，彼らの基本的な属性情報と，医療機関の利用状況に関する情報を得たいと考えています。

例D　開発した自己肯定感の尺度の妥当性を検討するために，2グループの学生を対象に，口頭発表の前後で，その尺度で測定する研究を考えているとします。彼らの発表の実際の出来栄えとは無関係に，1つのグループの学生たちにはとても上手にできたと伝え，もう一方のグループの学生たちにはどうしようもない出来ばえだったと伝えるというデザインです。その学生たちは，その研究者の心理学入門クラスに所属していて，授業の一環として3つの研究に参加しなければならないと言われていました。

例E　抽象的推理能力を測る尺度を改善するために，5〜75歳までの人々と，その能力に問題のある統合失調症や脳損傷の患者を対象に研究を実施しようと考えています。

例F　あなたは育児能力に関する新しい尺度を開発し，調査を行いました。その結果，一部の社会的マイノリティでは，育児能力が非常に乏しいことが示唆されました。

例G　あなたは小児の協調運動を測定するテストを開発中で，その内容にはバランスやボール運動，微細運動能力（例：ペンでなぞったり，糸にビーズを通したりする作業）などに関するたくさんの課題が含まれています。そのテストは協調運動が苦手な子どもにとっては難しく，不安や怒り，イライラなどの原因になる可能性があります。

以上の例は，たとえば，相手への偽り（例D：発表が下手との非難），秘密保持の保証（例B），自由意思の制限（例D），研究目的と相手のプライバシー権（例C）とのバランス，テストによる心理的動揺や不安誘発の可能性（例A，例G），テストの結果が及ぼす影響（例F）など，倫理的配慮を要する様々な場面を描いています。ここでは，これらの問題について論じ，それらが尺度の開発にどのように影響するかを考えます。倫理問題では，正解や不正解という一般な基準はほとんどなく，むしろ様々な意見間での重点の置き方やバランスを総合的に考察する必要があり，「正しい」やり方というものは，状況や施設ごとに異なったものになる可能性があります。

倫理学の議論において最も重要な問題は，個人の自律性 autonomy の尊重であり，研究を実施する場合には，それに参加するかどうかは，対象者が自主的に決定できるように細心の配慮が必要です。これは，一見したところ自明のことで，あえて問題にする必要もないことと思う人もいることでしょう。研究者も対象者も，誰もがこの原則を理解し，受け入れているようにみえます。しかし，自律性の原則 principle of autonomy を実際に履行しようとすると，いくつかの難しい問題に直面することになります。

2. インフォームドコンセント

まず第1に，対象者は自分が何に同意しようとしているのか知らなければ，自律性を発揮することはできません。つまり，インフォームドコンセントが必要ということです。対象者は以

下の点について説明を受ける必要があります。

1．対象者が求められているのが，研究への参加であること．
2．研究の目的や必要性．
3．対象者が研究においてしなければならないこと．

測定尺度の発展を目的とした研究では，普通，これらについて，あまり難しい問題は生じません．

偽　り

しかし，例Dには「偽り deception」という問題が含まれています．本当の評価を伝えれば，研究自体が成立しなかったという議論はあり得ますが，自分たちの口演発表への評価について「偽り」を告げられたことは，問題がないとは言えません．Wilsonら(1976)は，研究を進めるに当たって「偽り」が必要不可欠であったと思われる研究を少なくとも8つ例示しており，そこには，尺度に異なるタイトルを付けるといった些細な例から，ここにあげたように，「偽り」の事実を告げることで相手を傷つけるような極端な例までが示されています．専門家組織の中には，「偽り」を伴う研究を完全に禁止しているところもあります．心理社会的研究の方法とほとんど無縁の医学系の組織がそうです．たとえば，Ortmanら(1997)は，「偽り」は研究を汚すものであり，決して使うべきではないと述べており，また「偽り」を使う実験をしなくても，観察研究で代用することが常に可能だと主張する人たちもいます(例：Shipley 1977)．他の組織，たとえばAPAやCanadian Institute of Health Research (CIHR)は，「偽り」を使うことに反対していますが，それが必要な状況もあり得ることを認めています．どうしても代わりとなる研究方法が存在しない場合，APAとCIHRは次のように勧告しています．

1．研究終了後，対象者には「偽り」があったことを伝えなければならない．
2．研究者は，「偽り」によって生じる可能性のある心理的トラウマに対処できなければならない(米国心理学会 1992，Tri-Council Policy Statement 2010)．

「偽り」を伴う研究後の告知の仕方については，Tri-Council Policy Statementに明確に記載されており，次のように述べられています(p. 38)．

> 告知はたいてい単純で率直な告白になるが，微妙なケースでは，対象者がなぜ一時的にその研究の目的について偽りを信じ込まされたのか，なぜ全体ではなく一部しか説明してもらえなかったのかについても，研究者はすべてを明らかにして説明しなければならない．研究者は，その研究の重要性や，研究の一部を隠したり偽りを言ったりしなければならなかった理由について詳細に説明すべきであり，研究参加者の福利に配慮していることを表明すべきである．また，研究者は生じた可能性のある誤解をすべて取り除く努力をすべきであり，科学的に有効な結果を得るためにそのような研究が必要であった理由を説明することによって，失われた可能性のある信頼を取り戻さなければならない．

社会的弱者

　例Eと例Gには，社会的弱者 vulnerable population における自由意思によるインフォームドコンセントという特別な問題が含まれています。子どもや，何らかの先天的あるいは後天的疾患が原因で認知障害に陥った人たちから，「説明を受けた上での」同意を得ることが可能かという問題です。倫理学者の中には，研究の性格を完全に理解できない人や研究への協力を拒否できない人は，研究への参加によって直接的な利益が得られない限り，研究対象とするべきではないと主張する人もいます。両親や法定後見人でさえ，代諾が可能であってはならないとの主張もあります。ただし，この極端な見解を採用すると，「研究孤児 research orphan」とも言うべき人々が生じることになり，自らの利益となる可能性のある研究にすら，そのグループの人たちは参加できないことになります。これは，自己申告に基づく測定尺度を研究する場合には問題になりません。なぜなら，同意のことを理解できないのであれば，その対象者は質問票を読んだり理解することも難しく，そもそも研究対象とはならないからです。ただし，小児の観察に基づいて尺度を開発する研究や，あるいは文章をある程度は読める8歳以上くらいの小児を対象とした尺度の研究においては問題になります。

　極端な立場をとる人はそう多くはありませんが，これらの社会的弱者に対しては特別な注意が必要であることについての認識は一致しています。法律上の未成年者（成人に達する年齢は，法律によって16〜18歳までと様々です）にとっては，少なくとも親の1人の同意が必須です。最近，成人と研究参加の意味を理解できないような幼い子ども（定義は曖昧ですが）の間に位置する"グレーゾーン"の子どもに関する法的な認識が徐々に広まっています。この範囲の年齢の子どもに対しては，両親の同意に加えて，子ども自身の同意（アセント assent）を得ることも求められています。つまり，子どもは積極的に「同意します」と言う必要はありませんが，研究への参加に異議がないかどうかは確認する必要があるということです。もしもその子が嫌だと言えば，両親の同意も無効になります。ただし，子どもの成長には個人差が大きく，こうしたグレーゾーンの年齢の下限については定義が難しいため，その子が理解できる年齢か否かの決定は，研究者の判断に任されています。

　研究における小児の取り扱いに関する合理的な基準は，Medical Research Council of Canada のガイドライン（1987）に示されており，次のような記述があります（p. 29）。

> 学会も両親も，純粋な医学研究のために，子どもたちを日常生活でさらされる以上の危険にさらすべきではない…両親は，子どものカルテが研究のために閲覧されることについては同意するであろう。

　精神科の患者では，問題はやや異なり，統合失調症と診断された患者でも，必ずしも，同意（あるいは拒否）ができないほど，判断能力がないわけではありません。研究に利害関係のない精神保健福祉士 mental health worker が，当該患者が何を依頼されているかを理解できていると判断できる場合には，患者に代わって同意欄にサインすることを認めている研究施設もあります。患者に判断能力がないと判定された場合（例：重度の精神疾患，アルツハイマー病，精神遅滞などの場合）には，法定後見人あるいは配偶者，子ども，親などの近親者から同意（代諾）を得ることになります。

書面による同意

　ほとんどの研究では，研究の目的，参加者への依頼事項，いったん研究に参加しても途中で自由に離脱する権利などについて書かれた同意書を参加者に提示して，署名を求めます。研究者のほとんどは，同意書と同意を得る手順とを同一視していますが，実際にはそれらは同じものではありません。同意書には2つの目的があります。1つは，参加者に自分が何に同意したのかについての記録を提供すること（ただし，参加者が同意書にサインしてすぐに質問票に記入する場合には，これはほとんど問題になりません），もう1つは，研究所の顧問弁護士と「危機管理」責任者の安心のためです。しかし，最も重要なことは，参加者に自分がどのような研究に関わるのかを真に理解してもらうことであり，単に紙切れにサインしてもらうことではありません。それにはいくつかの理由があります。

　その第1は，説明書や同意書があればそれで十分とは限らないことです。特に，子どもや認知障害のある人にとっては，研究内容に関して言葉で説明されても，たいていは理解の範囲を超えてしまいます。その第2は，書面による同意が常に必要とは限らないことです。質問票と説明書を郵便や電子メールで送られた対象者が，調査に応じたという事実こそが同意の印であり，その上さらに同意書にサインを求める必要はないはずです。それは単に，研究参加者の権利よりも，ありそうもない訴訟から研究所の利益を守ることにしか関心のない，研究施設の弁護士や危機管理責任者が言い張った結果だと思われます。ただし，すべての倫理委員会がこれらの点に理解があるわけではないので，研究者はあらかじめ確認しておく必要があります。

3. 同意の自由

　自律性には，きちんとした説明を受けることだけではなく，研究に参加しない自由，あるいはいったん参加しても途中で取りやめる自由も含まれます（そのため，しばしば「説明を受けた上での自由な同意 free and informed consent」と呼ばれることもあります）。自律性は，しばしば非常に巧妙なものから非常に露骨なものに至るまで，様々な方法で妨げられることがあります。露骨なものなら見極めも簡単で，それが非倫理的であることも自明なため，本章では，研究者が自ら自覚することなく，相手の自律性を損なっているような，やや曖昧な状況について解説します。

　例Dのように，心理学入門クラスの学生に，研究参加を教育上の義務にしたり加点対象にすることは，不可侵のルールとまでは言えなくても，慣行として長い間行われてきました（実際に，1946年という昔にMcNemarは心理学のことを"大学2年生の行動の科学"と呼んでいます）。しかし，こういう状況では明らかに，学生には，不参加の自由も参加を途中で取りやめる自由もありません。なぜなら，そんなことをすれば点数が下がるか，落第する恐れすらあるからです。今日では，多くの大学ではこのようなやり方を完全に禁止するか，あるいは，研究に参加しない代わりに，論文を書くといった別の課題を学生に与えるようにしています（米国倫理学会 1992）。

　もっと微妙な状況は，医師が自分の患者に研究参加を依頼する場合です。患者の中には，申

し出を断わったら，たとえ，そういうことはないと保証されても，今までと同じ治療が受けられなくなることを心配して，しぶしぶ同意する人がいる可能性があります。ある意味で，こうした判断は理にかなっており，たとえ意図的ではなくても，同意した場合としなかった場合では，医師の態度が変わるかもしれないと患者が不安を抱くことは，十分想像できることです。また，患者の中には，治療に感謝の言葉を述べるのと同じ感覚で，感謝の気持ちから研究参加に同意する人がいるかもしれません。これを，患者の感謝の気持ちを利用した緩やかな強制と考えるか，恩義に報いようとする患者の純粋なお返しの気持ちと考えるべきかについては，かなりの議論があります。おそらく最も慎重なやり方は，同意取得を，その患者の治療に直接関与していない人，たとえば研究補助者や教育助手，あるいは直接利害関係のない他の医師などに依頼することだと思われます。

4．秘密保持

患者の明確な同意なしに病院や施設のカルテを使用することについては，意見の一致がみられていません。最も厳しい解釈は，患者の同意なしには研究者はカルテを見てはならないというもので，その解釈では，次のような場合には患者のカルテを見ることは認められません。

1. 研究に参加した人と拒否した人との間に，人口統計学的な面で差異があるか否かを調べるために情報を収集する。
2. 検査データと臨床的情報（例：患者が救急外来や診療所を受診した回数）との相関を調べる。
3. 研究に適していると思われる患者を探す（例：特定の病気の患者，医療機関を頻繁に受診している患者，何らかの人口統計学的特徴のある患者など）。

同意をこのように厳格に解釈すると，ある種の研究が不可能になったり，あるいは少なくとも莫大な経費がかかってしまうことになります。もう少し緩やかな見解が Berg (1954) によって提唱されており，彼は次のように述べています (p. 109)。

> カルテを利用されることによって，その患者が被害を受けるようなことがなく，個人情報が公表されることもなければ，何も問題はなく，研究のためにカルテを利用することに関して同意を得る必要はない。

ほとんどの研究倫理委員会は，「英国心理学会・研究倫理原則 Ethical Principles of Research of the British Psychological Society (1977)」によって例示された，中間的な立場をとっています。そこには，何らかの「プライバシーの侵害」があったとき，「研究者は経験が豊かで利害関係のない同僚の意見を求めるべきである」と書かれていますが，これは現在では各研究施設単位で設置されるようになった倫理委員会 ethics committee がその役割を果たしています。国際医学団体協議会 Council for International Organizations of Medical Sciences (CIOMS 1993) も同様の立場をとっていて，審査は倫理委員会で行われるべきであると明記しており，さらに「カルテの閲覧は…秘密保持の要件に詳しい人物によって監督されるべきである」という条項を付け加えています (p. 35)。

患者記録の秘密保持は，データ収集後も継続します。心理学関係のすべての団体の研究ガイドラインは，臨床面でも研究面でもこの点を強調しています (Schuler 1982)。データを研究用の書類に転記するときは，可能な限り，匿名で行う必要があります。ただし，妥当性を検証するために，ある尺度の測定結果を対象者の他のデータと照合する場合や，再テスト法で，2つの測定結果を照合する場合など，匿名では不可能な場合があります。そのような場合には，データは以下のように取り扱わなければなりません。

1．データは鍵をかけた保管庫に保管し，研究者だけが開けられるようにする。
2．できるだけ早く患者の氏名を削除し，識別番号に置き換える。

秘密保持の限界

たとえ上記のような注意が払われても，秘密保持ができない状況も（稀ではありますが）あり得ます。例Bでは，裁判所からデータの提出を命じられています。すでに氏名が削除されていて，氏名と識別番号とを照合する方法がなければ何も問題はなく，データが特定の個人に結びつくような形で復元されることはありません。しかし，データがリンクされていて個人が同定可能な場合には，研究者には情報を提供する法律上の義務があり，提供しない場合には法廷侮辱罪で召喚される可能性もあります。秘匿特権付情報の規定 rule of privileged communication というものも存在しますが，例Bのようなケースでは適用されません。それは第1に，研究者はほとんどの場合，対象者との間に信託関係や治療上の関係がないからです。実際，研究者はこれまでに対象者に会ったことはなく，面会は通常，研究者が主導して研究者の目的に沿って行われます。第2は，秘匿特権付情報の規定は，弁護士や聖職者以外には，適用されることはほとんどないからです。心理学者や医師，その他の保健医療関係者は通常，適用外となります。

最後に，研究者自身によって秘密保持を破棄しなければならないこともあり得ます。たとえば，対象者が，自身もしくは他人を傷つける切迫した危険があると研究者が判断したような場合です。そうした対象者には支援が必要で，専門的なアドバイスを受けられるように援助しなければなりません。危険がさし迫っていて対象者に支援が必要と研究者が感じた場合には，「警告義務」が守秘義務を上回ることになります。これはタラソフ原則 Tarasoff rule と呼ばれており，1974年に起きたタラソフ事件［訳注：ある精神疾患患者が，タラソフ氏を殺害すると予告したのに精神科医が本人に知らせず，同氏が射殺されてしまった事件］に対する米国カリフォルニア州最高裁の判決をきっかけにできたものです。尺度がまだ開発途上で，妥当性が評価されておらず，その高スコアが本当に精神障害を反映するものかどうか確信を持てない段階であっても，まだ開発途中だからとその測定結果を切り捨てるよりは，たとえ，間違いであったとしても介入するほうが判断としてはよいと考えられます。

5．結果的妥当性の検証

特定の集団（例：ある民族や社会の底辺の人々）が他の社会層の人たちに比べて得点が低い（あ

るいは高い)という例Fには，ある特別な倫理的問題が含まれています。つまり，スコアが社会的影響を持つ可能性があるということです。これについては，第10章で結果的妥当性 consequential validation について解説したときにも簡単に触れました。この用語は Messick (1975, 1980) によって提唱されたもので，簡単に言えば，尺度の開発者は，その測定結果が(意図したかどうかにかかわらず)もたらす可能性がある結果について，それが望ましいものであるか否かにかかわらず，しっかりと調査しなければならないということです。これを妥当性の一部と考えるべきではないと考える人たちもいますが，測定方法を開発する場合に，倫理的観点から考慮を要する1つの側面であることは間違いありません。たとえその尺度が単に研究目的で作られたものだとしても，その測定結果から，ある集団が，「劣った集団」との汚名を着せられる可能性があることに留意が必要です(Streiner 2013)。

- ●質問項目の解釈の違い

    1例をあげると，ある中国人の同僚が日常生活動作(ADL)尺度への回答に関する興味深い事例について話してくれたことがあります。それは，「私は階段をのぼることができる」という項目を，一部の中国の人たちが，身体的能力の意味ではなく，「私は自宅を2階建てにする余裕があるほど金持ちである」という経済的意味に解釈していたという話でした。

- ●構成概念の表出の仕方が異なること

    西欧以外の文化圏では，心理状態の多くが異なった形で表出されます。たとえば Pang (1995) は，韓国からの年配の移民は，気分が落ち込んでいるとは言わずに，寂しさを感じると言ったり，身体症状を訴えたりすると報告しています。

- ●許容される行動についての文化的規範の違い

    第3章で述べたように，米国で開発された幼児虐待に関する尺度はチリでは不適切で，そこでは体罰がしつけの方法として受け入れられています。同様の問題は，飲酒，警察の命令の無視，税金の不払いなど，北米社会では，制裁対象となるような行動についても存在します。

- ●教育レベルが異なること

    社会的マイノリティや移民の人々は正式な教育を受けていないことが多く，その結果，質問項目の理解に困難が生じ，結果に違いが生じる可能性があります。

集団間に差異が認められた場合は，これらの要因の影響がないかどうかを慎重に見極める必要があります。

6. まとめ

結局，尺度の研究者が直面する最も大きな倫理問題は，対象者の自律性 autonomy の問題です。その対象者が自律した個人であれば，その人は，研究にいかなる支障を生じようと，プライバシー権や研究への参加を拒否する権利を持っており，その場合は，ほとんどの倫理的問題は回避することができます。

学習文献

Streiner, D.L. (2013). Ethical issues in measurement studies. In *Life quality outcomes in children and young people with neurological and developmental conditions* (eds. G.M. Ronen and P.L. Rosenbaum), pp. 249–61. Mac Keith, London.

参考文献

American Educational Research Association, National Council on Measurement in Education (1955). *Technical recommendations for achievement tests.* American Psychological Association, Washington, DC.

American Psychological Association (1954). *Technical recommendations for psychological tests and diagnostic techniques.* American Psychological Association, Washington DC.

American Psychological Association (1992). Ethical principles of psychologists and code of conduct. *American Psychologist*, **47**, 1597–611.

Berg, I.A. (1954). The use of human subjects in psychological research. *American Psychologist*, **9**, 108–11.

British Psychological Society, Scientific Affairs Board (1977). Ethics of investigations with human subjects: A set of principles proposed by the Scientific Affairs Board. *Bulletin of the British Psychological Society*, **30**, 25–6.

Canadian Institutes of Health Research, Natural Sciences and Engineering Research Council of Canada, and Social Sciences and Humanities Research Council of Canada. *Tri-Council Policy Statement: Ethical Conduct for Research Involving Humans*, December 2010.

Council for International Organizations of Medical Sciences (1993). *International ethical guidelines for biomedical research involving human subjects.* CIOMS, Geneva.

McNemar, Q. (1946). Opinion-attitude methodology. *Psychological Bulletin*, **43**, 289–374.

Medical Research Council of Canada (1987). *Guidelines on research involving human subjects: 1987.* Medical Research Council of Canada, Ottawa, ON.

Messick, S. (1975). The standard program: Meaning and values in measurement and evaluation. *American Psychologist*, **30**, 955–66.

Messick, S. (1980). Test validity and the ethics of assessment. *American Psychologist*, **35**, 1012–27.

Novick, M.R. (1981). Federal guidelines and professional standards. *American Psychologist*, **36**, 1035–46.

Ortman, A. and Hertwig, R. (1997). Is deception acceptable? *American Psychologist*, **52**, 746–7.

Pang, K.Y. (1995). A cross-cultural understanding of depression among elderly Korean immigrants: Prevalence, symptoms and diagnosis. *Clinical Gerontologist*, **15**, 3–20.

Schuler, H. (1982). *Ethical problems in psychological research* (Trans. M.S. Woodruff and R.A. Wicklund). Academic Press, New York.

Shipley, T. (1977). Misinformed consent: An enigma in modern social science research. *Ethics in Science and Medicine*, **4**, 93–106.

Streiner, D.L. (2013). Ethical issues in measurement studies. In *Life quality outcomes in children and young people with neurological and developmental conditions* (eds. G.M. Ronen and P.L. Rosenbaum), pp. 249–61. Mac Keith, London.

Tarasoff v Regents of the University of California, 131 Cal. Rptr. 14, 551 P 2d 334 (1976).

Wilson, D.W. and Donnerstein, E. (1976). Legal and ethical aspects of nonreactive social psychological research. *American Psychologist*, **31**, 765–73.

第15章
測定結果の報告

1. はじめに

　質問項目の開発と評価，信頼性の評価，予備的な妥当性の評価など，尺度の開発に必要な検討が済んだら，得られた結果を発表することになります。問題は，何をどのように発表するかですが，ごく最近まで，それはすべて，発表者の意思と学術誌の執筆要項に委ねられていました。しかし今日では3種類のガイドラインが提唱されています。つまり，米国教育研究学会，米国心理学会，米国教育測定評議会 National Council on Measurement in Education が1999年に合同で発表した「教育・心理テストのための基準 Standards for Educational and Psychological Testing」，STARD イニシアティブ（Bossuyt ら 2003），信頼性と一致関連研究の報告に関するガイドライン Guidelines for Reporting Reliability and Agreement Studies（GRRAS. Kottner ら 2010）です。最初のものは，かなり分厚い（194ページ）モノグラフで，半世紀近く前（1954）に，同学会が発表した勧告が，その後定期的に改訂されてきたものです。全部で264の基準があり（一部は重複していますが），今では単なる勧告以上のものになり，合否や採否の判定に使われるテストをめぐる多くの法的論争でも使われてきました（Eignor 2001）。

　STARD（Standards for Reporting of Diagnostic Accuracy）は，CONSORT イニシアティブ Consolidated Standards of Reporting Trials initiative（Altman ら 2001）の副産物として生まれたもので，その名称が示すように，「教育・心理テストのための基準」に比べると対象範囲が狭く，診断用検査（測定）だけを扱うもので，チェックリストとフローチャート，そして詳しい解説書からなっており，インターネットから入手可能です。Annals of Internal Medicine, JAMA, Radiology, The Lancet, BMJ, Clinical Chemistry and Laboratory Medicine のように，診断用検査（測定）に関する論文を掲載している一流の医学系学術誌の多くは STARD を採用しており，そこには Journal of Personality Assessment のような心理学分野の雑誌も加わっています。遠くない時期に，診断用検査（測定）の開発に関する論文は，すべてこのガイドラインに従わねばならなくなる可能性があります。その名称が示すように，GRRAS も，「教育・心理テストのための基準」よりも対象範囲が狭く，尺度の信頼性を調べる研究のみを対象としています。

　本章では，「教育・心理テストのための基準」の一部のみについて解説します。それは，本書の読者のほとんどが，研究目的のみで使用される非商業的な尺度に関わっていると考えられる

からです。しかし，STARD，GRRAS，そして特に「教育・心理テストのための基準」は，それが出版されるかどうかにかかわらず，商業的なテスト，個人の判定に用いられるテストの開発に関わる人ならだれでも読む必要があるものです。たとえば，入学試験で用いられる学力テスト，専門職，養育権，自動車免許などに関する能力（適正）テスト，診断用検査（測定）の一部などが，それに該当します。つまり，言い換えれば，そのテスト結果が，人の人生を左右し，その結果訴訟などが生じ得るような場合は，必ず読んでおく必要があります。

2．教育・心理テストのための基準

「教育・心理テストのための基準」のうち本章で除外した部分は，主として，結果が重大な影響もたらす可能性のあるテスト（たとえば，入学選考や臨床的に使われる測定）の開発を扱う部分と，テストの公平性や文化的感受性に関する部分ですが，それは，そうした部分が重要でないからではなく，本書の読者はそのような問題に直面することは，ほとんどないと考えられるからです。

テスト（尺度）の開発

1. 測定しようとする構成概念の定義とともに，テスト（尺度）開発の目的を，明確にしておく必要があります（例：「これは生活の質を測定する尺度で，その定義は…」）。これには2つの意味があり，1つは，その尺度の理論的根拠を説明すること，もう1つは，既存の尺度を新しい目的で用いる場合には（例：記述的目的で開発された尺度を，変化の測定に用いる場合），その用い方の妥当性についての根拠を示す必要があるということです。

2. その尺度の開発に用いた，標準となるサンプルの特徴（例：参加者の年齢，性別，民族的背景，参加応募の経緯，医療機関の患者かボランティアかなど）について詳細に記述する必要があります。それは，読者が，その研究の対象者と自分が研究しようとする対象者を比較して，その研究結果が自分の研究対象にどの程度当てはまるかを判断できるようにするためです。

3. 質問項目と回答形式は，経験と見識を有する専門家の委員たちによって審査されなければなりません。専門家としては，調査内容に詳しい人（例：医師）のみならず，その尺度の測定対象となる人々を代表する人に入ってもらって，質問項目が理解できるかどうか，専門用語の使用が適切かなどについて判断してもらうことが望まれます。

4. 予備テストの結果については，テスト対象者の特徴も含めて，詳細に記述する必要がありますが，それらの対象者は，その尺度の測定対象として想定された人たちを代表するサンプルでなければなりません。

5. 質問項目の選択基準が，古典的テスト理論に基づくものか，項目反応理論によるものかを明らかにする必要があります（例：「5人の専門家のうち5段階評価で3以上と判定した人が3人以下の項目は除外した」とか，「因子分析で，複数の因子にまたがる項目，ある

いは最初の3つの要因のどれにも含まれない項目は除外した」，「残差が2以上の項目は除外した」など）。

6. 質問項目を，理論的根拠（例：因子分析や項目–合計相関など）ではなく，経験的根拠に基づいて選択する場合には，その妥当性を確認するために，少なくとも1回は交差検証研究 cross-validation study（サンプルを分割し，その一方をまず解析し，他方でその解析の妥当性を検証するというタイプの研究）を実施する必要があります。その結果については，矛盾点も含め，すべて記述しなければなりません。

7. 尺度がどういう内容をカバーしているか，それを示す根拠を提示する必要があります。根拠としては，たとえば，専門家のパネルの意見や，患者に対するフォーカスグループインタビューの結果などが考えられます。

8. 質問項目に重み付けをする場合には，その重みの（統計学的あるいは理論的な）根拠を明示する必要があります。

9. 総スコアが各質問項目のスコアの単純加算ではない場合（例：回答の適切さを評価してスコアを加減する）には，評価者（採点者）に対して，必要なトレーニングも含めて，綿密な打ち合わせが必要です。

10. 尺度が研究目的でのみ使用される場合には，そのことを対象者に明確に説明する必要があります。

11. 尺度の簡易版を作る場合には，(1) 削除する質問項目が選ばれた経緯あるいは基準，(2) 簡易版の計量心理学的な特性（例：信頼性や妥当性）について明記しなければなりません。

12. 研究や理論の発展によって，その尺度を構成するドメイン（領域）の定義が，開発当時から大幅に変わった場合には，それに合わせて尺度を修正する必要があります。

信頼性

1. 総スコアの信頼性 validity と「測定の標準誤差（SEM）」を報告する必要があります。その尺度が下位尺度を含む場合には，その情報も提示しなければなりません。

2. グループ間の差や時間経過に伴う変化など，「スコアの差」について解釈する際にはその信頼性と SEM を報告する必要があります。

3. 他の研究者が，自分の測定対象にその尺度が適しているかどうかを判断できるように，測定対象者の特徴については，できるだけ詳しく記述する必要があります。

4. 信頼性の評価を実施したときの条件についてはできるだけ詳しく記述しなければなりません（例：初回テストと再テスト間の間隔，測定者に対するトレーニングの内容）。

5. 信頼性係数を一定範囲に制限するように調整した場合には，調整前と調整後の値を報告しなければなりません。

6．信頼性が測定対象となる集団の特性（例：男性 vs. 女性，文化圏の違いなど）の違いによって変動すると思われる場合には，それらの集団における信頼性と SEM について，十分なデータが得られ次第，報告する必要があります。

妥当性

1．すべての人やあらゆる状況に妥当な尺度というものは存在しないため，その尺度の使用に適する対象者の特性について，属性的情報も含め，明確に記述する必要があります。

2．尺度を，それが開発された条件（あるいは目的）とは異なる条件（目的）で使用する場合（例：異なる対象者への使用，記述的目的で開発された尺度を予測的目的に使用する場合）には，新しい条件（目的）での妥当性を検証する必要があります。

3．尺度開発において，内容妥当性 content validity を検討する場合には，その尺度に含まれるドメイン（領域）と含まれない領域についての理論的根拠を示さなければなりません。

4．尺度の開発過程で，専門家，測定者，判定者らの意見を参考にする場合には（例：ドメインの構成，内容の適切性，読みやすさなどについて），それらの人々が十分な経験や見識を有する人々であるかどうかについても明示しなければなりません。

5．その尺度で得られた知見が，どれほど自分たちの測定対象者にも当てはまるかを，他の研究者が判断できるように，研究条件についての情報を詳細に報告する必要があります。

6．新しい尺度と既存尺度との関連を検討する場合には（例：基準関連妥当性 criterion validity），その既存尺度の理論的根拠と計量心理学的特性（例：信頼性と妥当性）を提示しなければなりません。また，共通方法バイアス common-method variance（CMV バイアス，p. 239）など，変数間に偽の相関が生じる原因がある場合には，それを排除しなければなりません。

7．スコアの範囲を一定範囲内に制限するよう調整した場合には，調整前と調整後の係数を報告しなければなりません。

3. STARD イニシアティブ

　STARD イニシアティブは医学界の専門家 25 人のグループによって推進され，その声明は多くの一流医学雑誌に同時に発表されました。先述したように，それは現在，心理学系と教育学系の学術誌にも受け入れられつつあり，心理・教育学系用に少し修正したチェックリストが，Meyer（2003）と筆者らによって作成されています。この修正は主に用語に関するもので，オリジナルのガイドラインでは Medline の MeSH キーワードが用いられていますが，修正版では，心理・教育学系用の文献データベースである PsycLit で使用されているキーワードが取り入れられています。たとえば，「再現性 reproducibility」ではなく「信頼性 reliability」という用語を用いるといった具合です（Streiner ら 2006）。

STARD の対象範囲は限定され,「教育・心理テストのための基準」と,多くの内容で重なっているため,これ以上詳しくは述べませんが,「教育・心理テストのための基準」と同様,STARD も信頼性と妥当性の検証過程についての十分な情報を開示することを求めています。それは,他の研究者が,検証過程の適切さ,その尺度が自分の研究対象にも使用可能かどうかを判断できるようにするためです。表 15.1 に示すチェックリストは,論文を投稿する際にカバーレターに添付できるように考案したものです。オリジナル版(インターネットで入手可能)では,各項目について,その詳細な説明が論文のどこに記載してあるかを示していますが,それは診断用検査(測定)の開発のあらゆる側面を確実に把握できるようにするためであり,論文査読の一助となることを意図したものです。一方,フローチャート(図 15.1)は一般的な例を示したもので,それぞれの研究の特性に合わせて適宜修正して,論文に添付すればよいと思います。

　フローチャートとチェックリストを見ればわかるように,STARD は,アウトカムが 2 区分的(例:あり/なし)もしくは 3 区分的(例:あり/なし/不明)な尺度を対象としたもので,生活の質(QOL)や症状の程度といった,多区分的もしくは連続的な尺度は想定していません。後者については,フローチャートか本文に,適格基準を満たした対象者が何人いたか,除外された対象者の除外理由は何であったかを示せば十分です。

表 15.1　診断の妥当性に関する研究報告用の STARD チェックリスト

セクション/トピック	チェック内容
タイトル/抄録/キーワード	1. 診断の妥当性に関する研究であることを示す(MeSH の「感度 sensitivity」,「特異度 specificity」,PsycLit では,「診断効率 diagnostic efficiency」を用いる)。
序　論	2. 診断の妥当性や,検査間あるいは集団間での妥当性の比較などのリサーチクエスチョン。
方　法	
対象者	3. 研究対象集団:包含基準,除外基準,データが収集される状況や場所。
	4. 対象者のリクルート:対象者の現症に基づくものか,対象者が以前受けた検査結果に基づくものか,あるいは,対象者がインデックス検査 index test(新しく評価される検査)や標準検査(参照基準) reference standard を受けたことによるものか。
	5. 対象者のサンプリング:サンプリングは,上記 3,4 項の選択基準 selection criteria で定義された患者の連続サンプリングによるものか。そうでない場合は,選択方法を明記する。
	6. データの収集:対象者のリクルートとデータ収集は,インデックス検査や標準検査が実施される前に実施された(前向き研究)か,確診検査後に実施された(後ろ向き研究)か?
検　査	7. 標準検査の種類とそれを用いた根拠。

(つづく)

表 15.1 つづき

セクション/トピック	チェック内容
検査法	8. 検査の技術的詳細の記述：検査はいつ，どのように実施されたか。インデックス検査，標準検査それぞれについて，関連文献の引用。
	9. インデックス検査と標準検査の，測定単位，カットオフ，分類区分の定義と根拠。
	10. インデックス検査と標準検査を実施する人，結果を判定する人の数，トレーニング法，専門性。
	11. インデックス検査と標準検査の判定者が，お互いの検査結果に対してマスク化（盲検化）されていたかどうか。もし一部でも判定者が知り得た情報があれば，それについて記述する。
統　計	12. 診断の妥当性の評価，あるいは検査間の比較をする場合の方法，および推定値の不確実性を表す統計学的指標（例：95％信頼区間）。
	13. 検査の信頼性を測定する方法（例：再テスト信頼性，測定者間信頼性）（実施されている場合）。
結　果	
対象者	14. 対象者のリクルートの開始日と終了日を含めた，研究実施期間。
	15. 対象者の臨床的，属性的特徴（例：年齢，性別，現症，併存疾患，現在受けている治療，リクルートされた医療機関）。
	16. 包含基準を満たした対象者のうち，インデックス検査と標準検査を受けた人と受けなかった人の数と，検査を受けなかった理由（できるだけ，フローチャートで示す）。
標準検査	17. インデックス検査と標準検査の間の期間とその間に受けた治療。
	18. 目的とする病態 target condition を有する対象者における対象疾患の重篤度（基準の定義が必要）の分布。目的とする病態を有しない対象者についての対象疾患以外の診断名。
検査結果	19. インデックス検査と標準検査の結果を比較する分割表。データが連続変数の場合は，標準検査で異常があった群となかった群におけるインデックス検査結果の分布を示す。
	20. 標準検査で異常があった群となかった群別に，インデックス検査における，中間的検査結果（異常とも正常とも言えない事例），検査ができなかった事例，外れ値を示した事例の数，およびそれらの事例をどう扱ったかの記述。
	21. インデックス検査と標準検査に伴う有害事象の有無。
推　定	22. 診断の妥当性の推定値と，その不確実性を表す統計学的指標（例：95％信頼区間）。
	23. 対象者，判定者，参加施設のサブグループ間の診断の妥当性の違いを示す推定値（実施されていれば）。
	24. 測定の信頼性（実施されている場合）。
考　察	25. 研究結果の臨床的応用可能性。

出典：STAndards for the Reporting of Diagnostic accuracy studies (STARD) Initiative, *STARD checklist* より許可を得て再掲。アクセス先：http://www.stard-statement.org/

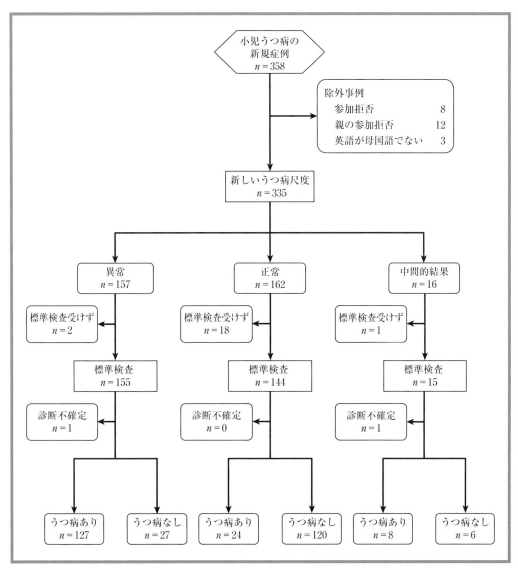

図15.1 うつ病用の新しい診断検査に適用される STARD のフローチャート
出典：STAndards for the Reporting of Diagnostic accuracy studies (STARD) Initiative, *STARD flowchart* より許可を得て再掲。アクセス先：http://www.stard-statement.org/

4. GRRAS

「信頼性と一致関連研究の報告に関するガイドライン(GRRAS)」は，主として保健分野と社会科学分野の8人の研究者によって作成されたガイドラインで，研究者には，測定法の開発と評価，信頼性と一致の評価，信頼性に関する研究の系統的レビューなどの専門家が含まれ，ノミナルグループテクニック nominal group technique (NGT) と呼ばれる手法を用いて作成されたものです。このガイドラインは，STARD イニシアティブとかなり重なる部分がありますが，そこに示されている詳細な説明は，2区分的尺度だけではなく，連続的な尺度にも適用することができます。それは，このガイドラインでは，カッパ係数に加えて級内相関 intraclass correlationの使用についても論じていることから明らかです。GRRASの表はSTARDの表と似ているため，ここには掲載しませんが，尺度の開発する人は，ぜひそのガイドラインの全体に目を通していただきたいと思います。

5. まとめ

　本章で解説した，STARD，GRRAS，「教育・心理テストのための基準」は，解説としての側面だけではなく，（従うべき）規範としての側面も有しています。測定法開発の分野における主要な団体や専門誌がこれらを採用したために，今後は，それに従わない論文を発表することは次第に難しくなるものと思われます。これは，素晴らしい進歩であることは疑いありません。これらのガイドラインは，計量心理学の分野での「ベストプラクティス」と呼ばれているものが反映されているものであり，研究者に不必要な負担をかけるような内容は含まれていません。これによって，無意味な研究の乱発が少しでも減ることを望みたいものです。

学習文献

Altman, D.G., Schulz, K.F., Moher, D., Egger, M., Davidoff, F., Elbourne, D., et al. (2001). The revised CONSORT statement for reporting randomised trials: Explanation and elaboration. *Annals of Internal Medicine*, **134**, 663-94.

American Educational Research Association, American Psychological Association, and National Council on Measurement in Education (1999). *Standards for educational and psychological testing*. American Educational Research Association, Washington, DC.

Association of Test Publishers (2001). *Guidelines for computer-based testing and the internet*. Association of Test Publishers, Washington, DC.

Joint Committee on Testing Practices (2004). *Code of fair testing practices in education*. Joint Committee on Testing Practices, Washington, DC. Available at: <http://www.apa.org/science/programs/testing/fair-code.aspx>.

Kottner, J., Audigé, L., Brorson, S., Donner, A., Gajewski, B.J., Hrøbjartsson, A., et al. (2011). Guidelines for Reporting Reliability and Agreement Studies (GRRAS) were proposed. *Journal of Clinical Epidemiology*, **64**, 96-106.

National Commission for Certifying Agencies (2004). *Standards for the accreditation of certification programs*. National Organization for Competency Assurance, Washington, DC.

Society for Industrial and Organizational Psychology (2003). *Principles for the validation and use of personnel selection procedures*. Society for Industrial and Organizational Psychology, College Park, MD.

参考文献

Altman, D.G., Schulz, K.F., Moher, D., Egger, M., Davidoff, F., Elbourne, D., et al. (2001). The revised CONSORT statement for reporting randomized trials: Explanation and elaboration. *Annals of Internal Medicine*, **134**, 663-94.

American Educational Research Association, American Psychological Association, and National Council on Measurement in Education (1999). *Standards for educational and psychological testing*. American Educational Research Association, Washington, DC.

American Psychological Association (1954). *Technical recommendations for psychological tests and diagnostic techniques.* American Psychological Association, Washington, DC.

Bossuyt, P.M., Reitsma, J.B., Bruns, D.E., Gatsonis, C.A., Glasziou, P.P., Irwig, L.M., et al. (2003). Toward complete and accurate reporting of studies of diagnostic accuracy: The STARD initiative. *BMJ*, **326**, 41–4.

Eignor, D.R. (2001). Standards for the development and use of tests: The *Standards for Educational and Psychological Testing. European Journal of Psychological Assessment*, **17**, 157–63.

Kottner, J., Audigé, L., Brorson, S., Donner, A., Gajewski, B. J., Hrøbjartsson, A., et al. (2011). Guidelines for Reporting Reliability and Agreement Studies (GRRAS) were proposed. *Journal of Clinical Epidemiology*, **64**, 96–106.

Meyer, G.J. (2003). Guidelines for reporting information in studies of diagnostic accuracy: The STARD initiative. *Journal of Personality Assessment*, **81**, 191–3.

Streiner, D.L. and Norman, G.R. (2006). "Precision" and "accuracy": Two terms that are neither. *Journal of Clinical Epidemiology*, **59**, 327–30.

付録 A
尺度の検索法

1. はじめに

　第3章で述べたように，最も効率的な方法は，既存の尺度を利用して，それが自分の研究に使用可能かどうかを，客観的に評価してみることです。そして，その意味でも，出版されたものも未出版のものも含めた，既存の尺度に関する情報をまとめた書籍や論文のリストは，非常に役に立ちます。以下に示すのは，私たちがこれまでに調べた書籍や論文のリストで，重要なものについては簡単な要約を付し，それ以外のものについては列記するだけにとどめました。教育的テスト，知能テスト，学力テスト，診断用検査(測定)については掲載していません。

2. 本章の構成

- A．総　論
- B．オンライン情報源
- C．社会的尺度と態度測定のための尺度
- D．性格と行動
- E．子ども，家族，結婚
- F．健康状態と臨床症状(Eも参照)
- G．薬物中毒問題(B, E, I も参照)
- H．生活の質 (B, E, F, J, K も参照)
- I．痛み(E, F, K も参照)
- J．老年学
- K．看護と患者教育
- L．性と性差
- M．労　働
- N．暴　力
- O．特別な集団

P．その他

3．A．総　論

1. **Piotrowski, C. and Perdue, B.** (1999). Reference sources on psychological tests: A contemporary review. *Behavioral & Social Sciences Librarian*, **17**, 47–58.
    ▶この論文は，印刷物，オンライン，電子媒体による情報源を紹介しており，尺度の検索方法についても，事例を示して解説しています。

2. *The mental measurements yearbooks*. Buros Institute of Mental Measurements, Lincoln, NB.
    ▶本書は，初版から第8版まではOscar Burosによって編集されたため，しばしば「Buros版」と呼ばれています。彼の死後は，この優れたシリーズに多くの編集者が関わり，最新の第16版はSpies らによって編集されています。出版された尺度（テスト）のみが掲載されており，そのほとんどについて，それぞれ，その分野の複数の専門家によって論評されています。この書籍には，尺度に関して，学術誌に掲載された論文と学位論文のかなり包括的なリストも含まれています。この書籍は，書名とは違って毎年出版されるわけではありませんが，情報が累加されており，ある版で扱われた尺度が，それ以後の版でも論評されるとは限りません。4,000以上の論評のうち，2,500はBuros研究所によって書かれたものですが，これらはURL http://www.buros.unl.edu/buros/jsp/search.jsp から，1編15米ドルで購入することができます。

    同じ編集グループによって，Reading tests and reviews, Tests in print, Personality tests など，もっと範囲をしぼった索引書も出されていますが，それらには論評は付いておらず，「Buros版」を参照するように作られています。

3. **Keyser, D.J. and Sweetland, R.C.** *Test critiques*. Test Corporation of America, Kansas City, MO.
    ▶出版されている尺度（テスト）を厳密に評価したこのシリーズは，2014年現在までに11巻が出版されていますが，2005年以降は新しい巻は出ていないようです。Mental Measurements Yearbooks（MMY）とは違って，尺度1つ当たりの論評は1つだけで，参考文献リストは網羅的ではなく，代表的なものだけに限定されています。ただし，解説はかなり長大かつ詳細で，通常の様式に従って，序論，実際の使用法，技術的側面，論評の順に記述されています。

4. **Maddox, T.** (2002). *Tests: A comprehensive reference for assessment in psychology, education, and business* (5th edn). PRO-ED, Austin, TX.
    ▶これは最初Sweetlandらによって著された書籍の最新版で，内容は，Tests in print に似ており，これは出版されている尺度について，その目的，様式，記述内容，適用となる対象，測定に要する大よその時間，注文先などが簡潔に記載されています。

5. *Directory of unpublished experimental measures*. American Psychological Association, Washington, DC.
    ▶下記のHaPIとともに，学術誌に発表されたものの商品化されなかった尺度についての包括的な情報源の1つです。9巻セットで，各巻で著者は異なっています。10,000以上

の尺度（テスト）が収載されており，それぞれに 1 つか 2 つの代表的な論文が引用してあります．計量心理学的な情報があれば紹介されていますが，論評はなく，尺度自体も掲載されていません．全体で 24 のカテゴリーがあり，それぞれの尺度について目的と様式が紹介されています．各巻に，それまでの巻の分も含めた索引が付いています．

4. B. オンライン情報源

1. **Behavioral Measurement Database Services.** *Health and psychological instruments database* (HaPI). BRS Retrieval Service.
   - ▶これはオンラインのコンピュータ化されたデータベースで，Medline や PsycLit に似ており，未出版の尺度についての文献が 175,000 以上（2014 年 7 月現在）も収載されています．その中には，保健，社会科学，組織内での人間行動，人的資源などの分野も含まれており，全体の約 3 分の 2 が，医学・看護学分野の文献で占められています〔例：痛み，生活の質（QOL），薬効など〕．1985 年以降の尺度は網羅的に収載されていますが，それ以前のものも多数バラバラに集められています．内容は各尺度の要約と書誌的解説で，尺度自体は掲載されていません．各個人でも購入閲覧できますが，大学の図書館なら Ovid を通じてアクセスできるはずです．

2. **National Library of Medicine.** *Health Services and Sciences Research Resources.* アクセス先：http://www.nlm.nih.gov/nichsr/hsrr_search/
   - ▶このデータベースは，保健サービス研究，行動科学，社会科学，公衆衛生分野の尺度を多数収載しており，各尺度について可能な範囲で計量心理学的データを記述し，ハイパーリンクも提供しています．多くの尺度は，実物をダウンロードできます．

3. *Medical Outcomes Trust.* アクセス先：http://outcomes-trust.org/index.html
   - ▶保健医療分野のアウトカム測定に使われる 19 の尺度にリンクしており，ここには一般的な QOL や SIP（Sickness Impact Profile）も含む疾患特異的な QOL，SF-36，Duke Health Profile なども含まれています．ほとんどの尺度は販売用で，使用するためには購入しなければなりません．

4. **Department of Veterans Affairs.** *METRIC Archive.* アクセス先：http://www1.va.gov/hsrd/for_researchers/measurement/instrument/
   - ▶このサイトは，米国退役軍人局（Department of Veterans Affair）の研究者が使用している数百の尺度／テストの詳細な論評を紹介しており，計量心理学的な情報と，その使用法・注意が記載されています．収載されている分野は，疾患特異的なアウトカム（例：アルツハイマー病／認知症，不安障害，脊髄損傷など），一般的なアウトカム（例：合併症，コンプライアンス，健康信念），組織レベルのアウトカム（倫理規範に基づく行動，医療の質，ガイドラインの遵守状況，職業の満足度），サービス利用に関するアウトカム（介護へのアクセス，プログラムへの参加，入院期間）などです．尺度の実物は提供されていません．

5. **Mapi Research Institute.** *ProQolid* (Patient-Reported Outcome and Quality of Life Instrument Database). アクセス先：http://proqolid.org/

▶ ここには QOL と患者の自己申告に基づくアウトカム尺度が収載されており，567 の尺度，約 400 の論評，600 の翻訳，そしてそれらの尺度を使った 80 のデータベースが紹介されています．尺度についての基本的情報は無料で閲覧できますが，計量心理学的特性，論評，そして一部の尺度と使用法に関するマニュアルなどの情報は有料です（1 大学当たり年間 710 米ドルまたは 500 ユーロ）．

6. *RAND Health*. アクセス先：http://www.rand.org/health/surveys_tools.html

    ▶ このサイトは，医療の質の向上を目指す RAND 社によって研究・開発された測定法を紹介しており，加齢と健康，終末期医療，保健経済，健康安全，性行動，母子保健，精神保健，公衆衛生，医療の質，生活の質，薬物中毒などの分野が対象になっています．ここの尺度はすべて著作権なしで自由に使用できます．

7. **Educational Testing Service.** *ETS TestLink*. アクセス先：http://www.ets.org/testcoll/index.html

    ▶ ここには 1900 年代初頭から現在までに開発された，25,000 以上の教育関係の尺度 / テストが収録されています．それぞれの尺度 / テストについて簡単な記載があり，想定されている対象者の年齢と学年レベルが示されていますが，信頼性と妥当性に関する情報は最小限しか記載されていません．元の情報源へのリンクがあります．いくつかの尺度はこのサイトを通して注文することもでき，いずれも 1 編が 15 米ドルです．

8. **American Psychological Association.** *PsycTESTS*. アクセス先：http://www.apa.org/pubs/databases/psyctests

    ▶ このサイトは，「心理学分野でのテストや，測定法，尺度，調査法，その他の評価法へのアクセス方法と，それぞれの尺度 / テストの概要やその開発・実施法に関する情報を紹介する研究用データベース」で，ここには 5,000 以上の尺度 / テストあるいは質問項目が収録されており，毎月更新されています．正式な許諾なしで研究や教育に使える尺度 / テストについての情報も提供されています．著者や出版社を通して入手できるものもありますが，このデータベース内のテストの大部分は，正式な許諾を得なくても使用できます．APA PsycNET，OvidSP，EBSCO*host* platform などを通じて研究施設へのアクセスが可能で，また APA PsycNET へ参加する個人へのアクセスもできます．

5．C. 社会的尺度と態度測定のための尺度

1. Bearden, W.O., Netemeyer, R.G., and Mobley, M.F. (1999). *Handbook of marketing scales* (2nd edn). Sage, Thousand Oaks, CA.

    ▶ 本書は，消費者の行動と市場調査に焦点を当てていますが，そのような行動をもたらす各個人の特性，すなわち価値観やピアプレッシャーへの感受性，実利主義などについての尺度 / テストも収載しています．

    尺度数：197　計量心理学的特性：あり　尺度の提供：あり．

2. Bonjean, C.M., Hill, R.J., and McLemore, S.D. (1967). *Sociological measurement: An inventory of scales and indices*. Chandler, San Francisco, CA.

    ▶ 1954 〜 1965 年の間に刊行された 4 種類の社会学雑誌で使用された全尺度のリストと解

説が掲載されています。業績，願望，家族，結婚の役割，その他社会学者が関心を持つ事項など約80の分野を収載しています。

尺度数：200+　引用文献：あり　尺度の提供：25件あり。

3. **Heitzman, C.A. and Kaplan, R.M.** (1988). Assessment of methods for measuring social support. *Health Psychology*, **7**, 75–109.

   ▶広く使われている社会的支援尺度の一部について，優れた論評が付けられています。

   尺度数：24　計量心理学的特性：あり　尺度の提供：なし。

4. **Lester, P.E. and Bishop, L.K.** (2000). *Handbook of tests and measurement in education and the social sciences* (2nd edn). Scarecrow Press, Lanham, MD.

   ▶本書は，独断的態度，自己効力感，自尊心，性同一性などの尺度に加えて，職域で使用できる尺度（例：実直さ，コンフリクト管理，意思決定など）も掲載していますが，心理学と性格に関する尺度は除外されています。

   尺度数：125　計量心理学的特性：あり　尺度の提供：あり。

5. **Miller, D.C. and Salkind, N.J. (ed).** (2002). *Handbook of research design and social measurement* (6th edn). Sage, Thousand Oaks, CA.

   ▶本書は，社会的地位，集団の構造と力学，モラル，職業的満足度，リーダーシップ，監督行動，疎外感，無規範性などを扱っています。

   尺度数：36　計量心理学的特性：あり　尺度の提供：一部あり。

6. **Robinson, J.P. and Shaver, P.R.** (1979) (rev edn). *Measures of social political attitudes.* Institute for Social Research, Ann Arbor, MI.

7. **Robinson, J.P., Shaver, P.R., and Wrightsman, L.S. (eds)** (1991). *Measures of personality and social psychological attitudes.* Academic Press, San Diego, CA.

8. **Robinson, J.P., Shaver, P.R., and Wrightsman, L.S. (eds)** (1999). *Measures of political attitudes.* Academic Press, San Diego, CA.

   ▶尺度数：それぞれ30〜90　計量心理学的特性：あり　尺度の提供：あり。

9. **Shaw, M.E. and Wright, J.M.** (1967). *Scales for the measurement of attitudes.* McGraw-Hill, New York.

   ▶本書は，国際問題や社会問題，社会活動，政治的態度，宗教的態度などの領域を扱っています。

   尺度数：176　計量心理学的特性：あり　尺度の提供：あり。

6. D. 性格と行動

1. **Andrulis, R.S. and Bajtelsmit, J.** (1977). *Adult assessment: A source book of tests and measures of human behavior.* Thomas, Springfield, IL.

   ▶尺度数：155　計量心理学的特性：あり　尺度の提供：なし。

2. **Burn, B. and Payment, M.** (2000). *Assessments A to Z: A collection of 50 questionnaires, instruments, and inventories.* Jossey-Bass/Pfeiffer, San Francisco, CA.

   ▶本書は，独断性，問題解決，危険行動，ストレス管理などの領域を扱っています。

   尺度数：50　計量心理学的特性：あり　尺度の提供：あり。

3. **Burns, R.B.** (1979). *The self concept in theory, measurement, development, and behaviour.* Longman, New York.

    ▶いくつかの測定法が収載されています。

4. **Byrne, B.M.** (1996). *Measuring self-concept across the lifespan: Methodology and instrumentation for research and practice.* American Psychological Association, Washington, DC.

    ▶本書は，学業成績や容貌など，様々な分野に適用できる自己概念の尺度について論じており，多数の異なる集団も扱っています。計量心理学的に堅実でしっかりとした理論的基礎があり，有効性が示された尺度を中心に紹介しています。

    尺度数：？　計量心理学的特性：あり　尺度の提供：なし。

5. **Chéné, H.** (1986). *Index de variables mesurées par les tests de personalité* (2nd edn). Les Presses de l'Université Laval, Laval, PQ.

    ▶主として出版された尺度／テストについて，フランス語で簡単に，評価なしで解説しています。

6. **Chun, K.-T., Cobb, S., and** French, J.R.P., Jr. (1975). *Measures for psychological assessment: A guide to 3,000 original sources and their applications.* Institute for Social Research, Ann Arbor, MI.

    ▶1960～1970年に出版された心理学と社会学分野の26種類の雑誌に報告された，未出版あるいは実験的な尺度についての論文3,000編を収載しています。「応用」の項には，尺度の使用法についての6,600以上の研究報告が追加で掲載されています。本書は，掲載された尺度については大変役に立つ情報を得ることができますが，内容が古くなってしまっています。

    尺度数：3,000　計量心理学的特性：あり　尺度の提供：なし。

7. **Lake, D.G., Miles, M., and Earle, R.** (1973). *Measuring human behavior.* Teachers College Press, New York.

    ▶本書は，個人的特性，対人関係，組織間の関係などの分野を扱っています。

    尺度数：84　計量心理学的特性：あり　尺度の提供：なし。

8. **Lopez, S.J. and Snyder, C.R. (eds)** (2003). *Positive psychological assessment: A handbook of models and measures.* American Psychological Association, Washington, DC.

    ▶本書は，楽観性，自己効力感，勇気，知恵，寛容性，感謝など，性格のポジティブな側面を測定する尺度を扱っています。

    尺度数：19　計量心理学的特性：あり　尺度の提供：あり。

9. **Shaw, M.E. and Wright, J.M.** (1967). *Scales for the measurement of attitudes.* McGraw-Hill, New York.

    ▶本書は，社会的行為，宗教，民族や国別のグループなどについて扱っています。

    尺度数：176　計量心理学的特性：あり　尺度の提供：あり。

10. **Simon, A. and Boyer, E.G. (eds)** (1974). *Mirrors for behavior. III: An anthology of observational instruments.* Communications Materials Center, Wyncote, PA.

    ▶尺度数：99　計量心理学的特性：あり　尺度の提供：あり。

7. E. 子ども，家族，結婚

1. **Child Trends.** (2003). *Conceptualizing and measuring "healthy marriages" for empirical research and evaluation studies: A compendium of measures – Part II.* Child Trends, Washington, DC.
   ▶尺度数：104　計量心理学的特性：？　尺度の提供：あり。

2. **Filsinger, E.E.** (1983). *Marriage and family assessment: A sourcebook for family therapy.* Sage, Thousand Oaks, CA.
   ▶尺度数：6　計量心理学的特性：あり　尺度の提供：あり。

3. **Fischer, J. and Corcoran, K.J.** (2007). *Measures for clinical practice: A sourcebook. Volume 1* (4th edn). Oxford University Press, New York.
   ▶この優れた叢書の第1巻には，子ども，カップル，家族などに使われる尺度が収められています。それぞれの尺度に1ページを割いて，規格，採点システム，計量心理学，入手可能性について解説しています。
   尺度数：120　計量心理学的特性：あり　尺度の提供：あり。

4. **Friedman, N. and Sherman, R.** (1987). *Handbook of measurements for marriage and family therapy.* Brunner/Mazel, New York.
   ▶本書は，満足度と適応性（9尺度），コミュニケーションと親密さ（7尺度），家族関係についての特別な評価（8尺度），Minnesota Family Inventories（7尺度）について解説しています。
   尺度数：31　計量心理学的特性：あり　尺度の提供：あり。

5. **Grisso, T., Vincent, G., and Seagrave, D. (ed.)** (2005). *Mental health screening and assessment in juvenile justice.* Guilford, Hingham, MA.
   ▶本書は，薬物中毒，外傷，暴力の危険性，対処能力 competence，その他法律に関連する問題を扱っています。
   尺度数：多数　計量心理学的特性：あり　尺度の提供：なし。

6. **Grotevant, H.D. and Carlson, C.I.** (1989). *Family assessment: A guide to methods and measures.* Guilford, New York.
   ▶本書は，家族関係，家族関係のグローバル（概括）評価，自己申告による家族機能に関する尺度などを扱っています。
   尺度数：？　計量心理学的特性：あり　尺度の提供：なし。

7. **Johnson, O.G.** (1976). *Tests and measurements in child development: Handbooks I and II.* Jossey-Bass, San Francisco, CA.
   ▶本書は，以前 Johnson らによって出版された，単に「A handbook」と題されていた書籍の改訂版です。2巻からなり，19歳以下対象の非売品のテストについて，幅広い分野を解説しています。
   尺度数：約1,200　計量心理学的特性：あり　尺度の提供：なし。

8. **Kelley, M.L., Noell, G.H., and Reitman, D.** (2002). *Practitioner's guide to empirically based measures of school behavior.* Guilford, Hingham, MA.

▶本書は，外在的問題行動（非行，犯罪など），指導の必要性，注意欠陥などの領域の尺度の計量心理学的特性について論じています。

　尺度数：？　計量心理学的特性：あり　尺度の提供：なし。

9. **L'Abate, L. and Bagarozzi, D. A.** (1993). *Sourcebook of marriage and family evaluation.* Brunner/Mazel, New York.

▶尺度数：？　計量心理学的特性：あり　尺度の提供：なし。

10. **Levy, P. and Goldstein, H. (eds)** (1984). *Tests in education: A book of critical reviews.* Academic Press, London.

▶本書は，Mental Measurements Yearbooks（MMY）や Test critiques とデザインや目的が似ており，英国で出版され入手可能で，心理学者でなくても実施することができる尺度／テストを扱っています。それらは，保育園児から中学生までを対象としており，幼児期の発達，言語，性格，カウンセリングなどについて解説しています。

　尺度数：約 200　計量心理学的特性：あり　尺度の提供：なし。

11. **McCubbin, H.I., Thompson, A.I., and McCubbin, M.A. (eds)** (1996). *Family assessment: Resiliency, coping and adaptation: Inventories for research and practice.* University of Wisconsin, Madison, WI.

▶尺度数：28　計量心理学的特性：あり　尺度の提供：あり。

12. **Naar-King, D.A., Ellis, M.A., and Frey, M.L.** (2003). *Assessing children's well-being: A handbook of measures.* Lawrence Erlbaum, Mahwah, NJ.

▶尺度数：20　計量心理学的特性：あり　尺度の提供：あり。

13. **Orvaschel, H., Sholomskas, D., and Weissman, M. M.** (1980). *The assessment of psychopathology and behavioral problems in children: A review of scales suitable for epidemiological and clinical research (1967–1979).* NIMH, Rockville, MD.

14. **Orvaschel, H. and Walsh, G.** (1984). *The assessment of adaptive functioning in children: A review of existing measures suitable for epidemiological and clinical services research.* NIMH, Rockville, MD.

▶上記の 2 つのモノグラフは，18 歳未満の子どもに使用できる未出版の尺度を紹介し，論評しています。

　尺度数：44／？　計量心理学的特性：あり　尺度の提供：なし。

15. **Rodrique, J.R., Geffken, G.R., and Streisand, R M.** (1999). *Child health assessment: A handbook of measurement techniques.* Allyn & Bacon, Boston, MA.

▶収載されている領域は，ストレスとその対処法，態度と信念，痛み，生活の質，健康関連の知識などです。

　尺度数：100＋　計量心理学的特性：あり　尺度の提供：なし。

16. **Sperry, L. (ed.)** (2004). *Assessment of couples and families: Contemporary and cutting edge strategies.* Routledge, London.

▶尺度数：約 100　計量心理学的特性：あり　尺度の提供：なし。

17. **Straus, M.A. and Brown, B.W.** (1978). *Family measurement techniques: Abstracts of published instruments, 1935–1974* (Revised edn). University of Minnesota Press, Minneapolis, MN.

▶本書は，心理学，教育学，社会学分野の学術誌から抜粋した，家族行動に関する測定法

について記載しており，夫婦関係，親子関係，兄弟関係，性行動，婚前関係などにも触れています。

　　尺度数：813　計量心理学的特性：あり　尺度の提供：なし。

18. **Touliatos, J., Perlmutter, B.F., Straus, M.A., and Holden, G.W. (eds)** (2001). *Handbook of family measurement techniques* (3 volumes). Sage, Thousand Oaks, CA.

    ▶本書は，家族関係や夫婦関係，親密さや家族の価値，親の立場，役割と権力，調整など，家族機能の様々な側面の尺度／テストについて，広範囲に解説しています。

    　　尺度数：976　計量心理学的特性：あり　尺度の提供：189 あり。

19. **Tzeng, O.C.S.** (1993). *Measurement of love and intimate relations: Theories, scales, and applications for love development, maintenance, and dissolution*. Praeger, Westport, CN.

    ▶尺度数：28　計量心理学的特性：あり　尺度の提供：あり。

20. **Verhulst, F.C., and van der Ende, J.** (2006). *Assessment scales in child and adolescent psychiatry*. Informa, Oxon.

    ▶本書は，一般的な尺度，特定の症状，障害などの分野を扱っており，出版されているものも未出版のものも収録されています。

    　　尺度数：94　計量心理学的特性：あり　尺度の提供：あり。

21. **Walker, D.K.** (1973). *Socioemotional measures for preschool and kindergarten children*. Jossey-Bass, San Francisco, CA.

    ▶本書には，3〜6歳までの子どもを対象にした尺度／テストが，出版の有無や著作権設定の有無にかかわらず掲載されています。

    　　尺度数：143　計量心理学的特性：あり　尺度の提供：なし。

8．F．健康状態と臨床症状

1. **Allison, D.B. (ed.)** (1995). *Handbook of assessment methods for eating behaviors and weight related problems: Measures, theory, and research*. Sage, Thousand Oaks, CA.

    ▶尺度数：45　計量心理学的特性：あり　尺度の提供：いくつかあり。

2. **American Psychiatric Association.** (2000). *Handbook of psychiatric measures.* American Psychiatric Association, Washington, DC.

    ▶本書は，精神保健状態，精神機能，障害，生活の質，有害事象，ケアについての認識，ストレス，家族とそれに関連した問題などの分野を扱っています。

    　　尺度数：250　計量心理学的特性：あり　尺度の提供：いくつかあり（CD に 108）。

3. **American Physical Therapy Association.** (1995). *Patient satisfaction instruments: A compendium.* APTA, Alexandria, VA.

    ▶尺度数：36　計量心理学的特性：あり　尺度の提供：あり。

4. **Antony, M.M., Orsillo, S.M., and Roemer, L.** (2001). *Practitioner's guide to empirically based measures of anxiety*. Guilford, Hingham, MA.

    ▶尺度数：200＋　計量心理学的特性：あり　尺度の提供：77 あり。

5. **Bech, P.** (1993). *Rating scales for psychopathology, health status, and quality of life: A compendium on documentation in accordance with the DSM-III-R and WHO systems*. Springer-Verlag, New York.

    ▶尺度数：？　計量心理学的特性：なし　尺度の提供：あり。

6. **Bowers, A.C. and Thompson, J.M.** (1992). *Clinical manual of health assessment* (4th edn). Mosby-Year Book, St. Louis, MO.

    ▶尺度数：14　計量心理学的特性：あり　尺度の提供：あり。

7. **Cohen, S., Kessler, R.C., and Gordon, L.U. (eds)** (1995). *Measuring stress: A guide for health and social scientists*. Oxford University Press, Oxford.

    ▶本書は，人生の大きな出来事や慢性的なストレス源，ストレスの評価など，ストレスに関する尺度について論評，評価しています。

    　　尺度数：？　計量心理学的特性：あり　尺度の提供：なし。

8. **Comrey, A. L., Backer, T. E., and Glaser, E. M.** (1973). *A sourcebook for mental health measures*. Human Interaction Research Institute, Los Angeles, CA.

    ▶本書は，精神保健，結婚と家族，社交関係，教育の分野における未出版の質問票，集団調査，尺度，尺度集 inventory などについて論じています。

    　　尺度数：1,100　計量心理学的特性：あり　尺度の提供：なし。

9. **Dittmer, S.S. and Gresham, G.E (ed.)** (1997). *Functional assessment and outcome measures for the rehabilitation health professional*. Aspen Publishers, Gaitherburgs, MD.

    ▶尺度数：？　計量心理学的特性：あり　尺度の提供：なし。

10. **Finch, E., Brooks, D., Stratford, P. W., and Mayo, N. E.** (2002). *Physical rehabilitation outcome measures: A guide to enhanced clinical decision making* (2nd edn). B.C. Decker, Hamilton, ON.

    ▶本書は，Canadian Physiotherapy Association の後援によって出版されたもので，アウトカム(例：発達，呼吸困難，痛み，QOL など)および患者集団(例：小児科，呼吸器科，リウマチ科など)によって分類された尺度を収載しています。これらのうち 15 の尺度は全体が付録 CD に収録されており，その他の入手可能な尺度については web リンク先が掲載されています。すべての尺度の計量心理学的特性が記載されています。

    　　尺度数：75　計量心理学的特性：あり　尺度の提供：いくつかあり。

11. **Fischer, J. and Corcoran, K. J.** (2007). *Measures for clinical practice: A sourcebook. Volume 2* (4th edn). Oxford University Press, New York.

    ▶2 巻からなり，第 2 巻には，成人用の尺度が収載されています。各尺度につき 1 ページで規格，採点システム，計量心理学的特性，入手可能性などについて書かれています。

    　　尺度数：302　計量心理学的特性：あり　尺度の提供：あり。

12. **Frank-Stromborg, M. and Olsen S. J.** (2004). *Instruments for clinical health-care research* (3rd edn). Jones and Bartlett, Sudbury, MA.

    ▶本書は，健康と身体機能，医療のアウトカム，臨床的問題(例：不安感，うつ，睡眠，ボディイメージ)などとともに，ストレス対処行動，願望などのポジティブな特性についての測定と評価の分野を扱っています。

    　　尺度数：？　計量心理学的特性：あり　尺度の提供：なし。

13. **Herndon, R.M. (ed.)** (2006). *Handbook of neurologic rating scales* (2nd edn). Demos Medical Publishing, New York.
    ▶ 本書は神経科学者向きで，一般的な測定（例：情緒不安定，生活の質など）から，小児の発達とリハビリテーション，運動障害，加齢と認知症，脳卒中，頭痛，その他特定の疾患までの領域を扱っています。
      尺度数：110　計量心理学的特性：あり　尺度の提供：いくつかあり。
14. **Hersen, M. and Bellack, A. S. (eds)** (2002). *Dictionary of behavioral assessment techniques* (2nd edn). Percheron Press, Clinton Corners, NY.
    ▶ 本書は，不安や独断性，信念，技能などの特性を測定する多くの異なった手法について解説しています。手法の中には，尺度も含まれますが，それ以外にも構造化タスクstructured tasks［訳注：ある決まった行動を負荷して対処能力をみるテスト］や電子機器の部品などがあります。
      尺度数：約300　計量心理学的特性：あり　尺度の提供：なし。
15. **Jenkinson, C. (ed.)** (1994). *Measuring health and medical outcomes*. UCL Press, London.
    ▶ 尺度数：?　計量心理学的特性：あり　尺度の提供：4。
16. **Larson, J.S.** (1991). *The measurement of health: Concepts and indicators*. Greenwood Press, NY.
    ▶ 主として，集団の健康度，罹病率，障害に関する指標を解説しています。
      尺度数：8　計量心理学的特性：あり　尺度の提供：あり。
17. **McDowell, I.** (2006). *Measuring health* (3rd edn). Oxford University Press, Oxford.
    ▶ 身体的障害，心理的状態，社会的健康，うつ病，痛み，全般的健康度，生活の質，精神状態などの尺度を扱っており，優れた解説書です。
      尺度数：104　計量心理学的特性：あり　尺度の提供：あり。
18. **Nezu, A.M., McClure, K.S., Ronan, G.F., and Meadows, E.A.** (2000). *Practitioner's guide to empirically-based measures of depression*. Guilford, Hingham, MA.
    ▶ 尺度数：94　計量心理学的特性：あり　尺度の提供：25。
19. **Reeder, L. G., Ramacher, L., and Gorelnik, S.** (1976). *Handbook of scales and indices of health behavior*. Goodyear Publishing, Pacific Palisades, CA.
    ▶ 健康行動，健康状態，保健医療サービスの利用状況を測定する尺度について解説しています。
      尺度数：?　計量心理学的特性：あり　尺度の提供：あり。
20. **Sajatovic, M. and Ramirez, L.F.** (2003). *Rating scales in mental health* (2nd edn). Lexi-Comp, Hudson, OH.
    ▶ 不安，障害，恐怖，社会不安，うつ病，強迫観念，躁病などを扱っています。
      尺度数：71　計量心理学的特性：あり　尺度の提供：あり。
21. **Sartorius, N. and Ban, T.A. (eds)** (1986). *Assessment of depression*. Springer-Verlag, New York.
    ▶ 尺度数：13　計量心理学的特性：あり　尺度の提供：あり。
22. **Schutte, N. and Malouff, J.M.** (1996). *Sourcebook of adult assessment strategies*. Plenum Press, New York.

▶うつ病，精神錯乱，精神異常の症状，種々の恐怖および不安の尺度などについて解説しています。

尺度数：75　計量心理学的特性：あり　尺度の提供：あり。

23. **Stamm, B.H. (ed.)** (1996). *Measurement of stress, trauma, and adaptation.* Sidran Press, Baltimore, MD.

24. **Stewart, A.L. and Ware, J.E. (ed.)** (1992). *Measuring functioning and well-being: The Medical Outcomes Study approach.* Duke University Press, Durham, NC.

▶本書は，非常に大規模な研究である Medical Outcomes Study (MOS) で使用された尺度，特に MOS-36（SF-36 とも呼ばれています）に焦点を当てており，その範囲内で，社会機能および役割機能，心理的苦痛，痛み，睡眠などの指標のいくつかについて，有益な情報を提供しています。

25. **Thompson, J.K., Heinberg, L.J., Altabe, M., and Tanleff, D.S.** (1999). *Exacting beauty: Theory, assessment, and treatment of body image disturbance.* American Psychological Association, Washington, DC.

▶尺度数：36　計量心理学的特性：あり　尺度の提供：あり。

26. **Wilkin, D., Hallam, L., and Doggett, M.A.** (1992). *Measures of need and outcome for primary health care.* Oxford University Press, Oxford.

▶本書は 7 つの領域のテストを扱っています。機能性 functioning，精神保健と精神障害，社会的支援，患者満足度，疾患特異的調査，多次元的テストなどで，各領域の多数のテストについて論評しています。

尺度数：40　計量心理学的特性：あり　尺度の提供：35。

27. **Zalaquett, C.P. and Wood, R.J. (eds)** (1997). *Evaluating stress: A book of resources* (Vols 1-2). Scarecrow, Lanham, MD.

▶尺度数：40　計量心理学的特性：あり　尺度の提供：20。

9. G. 薬物中毒問題

1. **Allen, J.P. and Wilson, V.B. (ed.)** (2003). *Assessing alcohol problems: A guide for clinicians and researchers* (2nd edn). NIAA Treatment Handbook Series 4. US Department of Health and Human Services, National Institutes of Health, Washington, DC.

▶本書は，スクリーニング，診断，飲酒行動の評価，思春期問題の評価，治療計画，治療法と治療経過の評価，予後の評価などの分野の尺度について解説しています。

尺度数：78　計量心理学的特性：あり　尺度の提供：53 あり。

2. **Lettieri, D. J., Nelson, J. E., and Sayers, M. A.** (1985). *Alcoholism treatment assessment research instruments.* NIAA, Rockville, MD.

▶尺度数：50　計量心理学的特性：あり　尺度の提供：あり。

3. **Nehemkis, A., Macari, M.A., and Lettieri, D.J. (ed.)** (1976). *Drug abuse instrument handbook: Selected items for psychosocial drug research.* NIDA, Washington, DC.

▶尺度数：42　計量心理学的特性：あり　尺度の提供：あり。

4. **Perkinson, R.R.** (1997). *Chemical dependency counseling: A practical guide*. Sage, Thousand Oaks, CA.

   ▶尺度数：34　計量心理学的特性：あり　尺度の提供：あり。

5. **Perkinson, R.R.** (2004). *Treating alcoholism: Helping your clients find the road to recovery*. Wiley, Hoboken, NJ.

   ▶尺度数：33　計量心理学的特性：あり　尺度の提供：あり。

6. **University of Washington, Alcohol and Drug Abuse Institute.** *Substance use & screening assessment instruments database*. アクセス先：http://lib.adai.washington.edu/instrumentsearch.htm

   ▶これはオンラインの情報源で，測定法のサイトへ，あるいは購入可能な尺度については出版元へリンクしています。

   　尺度数：515　計量心理学的特性：あり　尺度の提供：なし。

10. H. 生活の質（QOL）

1. **Bowling, A.** (2001). *Measuring disease: A review of disease-specific quality of life measurement scales* (2nd edn). Open University Press, Philadelphia, PA.

2. **Bowling, A.** (2004). *Measuring health: A review of quality of life measurement scales* (3rd edn). Open University Press, Philadelphia, PA.

   ▶尺度数：？　計量心理学的特性：あり　尺度の提供：3。

3. **Drotar, D.** (1998). *Measuring health-related quality of life in children and adolescents: Implications for research and practice*. Lawrence Erlbaum, Mahwah, NJ.

   ▶尺度数：4　計量心理学的特性：？　尺度の提供：あり。

4. **Fayers, P.M. and Machin, D.** (2000). *Quality of life: Assessment, analysis, and interpretation*. Wiley, New York.

   ▶尺度数：12　計量心理学的特性：あり　尺度の提供：あり。

5. **Salek, S.** (1998). *Compendium of quality of life instruments* (Volumes 1–6). Wiley, Chichester.

   ▶CD が付いており，高い印刷品質で尺度を印刷することができます。

   　尺度数：221　計量心理学的特性：あり　尺度の提供：あり。

6. **Spilker, B. (ed.)** (1996). *Quality of life and pharmacoeconomics in clinical trials* (2nd edn). Lippincott-Raven Press, New York.

   ▶本書の初版は，『Quality of life assessments in clinical trials』という題名でした。

   　尺度数：？　計量心理学的特性：あり　尺度の提供：なし。

11. I. 痛 み

1. **Bush, J.P. and Harkins, S.W.** (1991). *Children in pain: Clinical and research issues from a developmental perspective.* Springer, New York.
   ▶尺度数：4　計量心理学的特性：？　尺度の提供：あり。

2. **McGrath, P.A.** (1990). *Pain in children: Nature, assessment, treatment.* Guilford Press, New York.
   ▶尺度数：20　計量心理学的特性：あり　尺度の提供：あり。

3. **Turk, D.C. and Melzak, R. (eds).** (2001). *Handbook of pain assessment* (2nd edn). Guildord Press, New York.
   ▶尺度数：多数　計量心理学的特性：あり　尺度の提供：5。

4. **Tyler, D.C. and Krane, E.J.** (1990). *Pediatric pain: Advances in pain research and therapy.* Raven Press, New York.
   ▶尺度数：？　計量心理学的特性：あり　尺度の提供：5。

12. J. 老年学

1. **Burns, A., Lawlor, B., and Craig, S.** (2004). *Assessment scales in old age psychiatry* (2nd edn). Martin Dunitz, London.
   ▶うつ病，日常生活動作（ADL），生活の質（QOL），医療提供者の評価，認知機能評価などの領域を解説しています。
   　尺度数：241　計量心理学的特性：あり　尺度の提供：なし。

2. **Eliopoulos, C.** (1984). *Health assessment of the older adult.* Addison-Wesley, Menlo Park, CA.
   ▶尺度数：？　計量心理学的特性：？　尺度の提供：9。

3. **Gallo, J.J., Bogner, H.R., Fulmer, T., and Paveza, G.J. (ed.)** (2006). *Handbook of geriatric assessment* (4th edn). Aspen, Gaithersburg, MD.
   ▶薬物の使用・乱用，高齢者への虐待とネグレクト，うつ病，社会的評価，自動車の運転，日常生活の評価，治療アドヒアランスなどについての測定を扱っています。
   　尺度数：？　計量心理学的特性：なし　尺度の提供：なし。

4. **Israël, L., Kozarevic, D., and Sartorius, N.** (1984). *Source book of geriatric assessment* (Volumes 1-2). S. Karger, Basel.
   ▶尺度数：126　計量心理学的特性：？　尺度の提供：あり。

5. **Kane, R.A. and Kane, R.L.** (1981). *Assess the elderly: A practical guide to measurement.* Lexington Books, Lexington, MA.
   ▶尺度数：33　計量心理学的特性：あり　尺度の提供：あり。

6. **Mangen, D.J. and Peterson, W.A. (ed.)** (1982). *Research instruments in social gerontology: Vol. 1. Clinical and social psychology.* University of Minnesota Press, *Minneapolis, MI.*

7. **Mangen, D.J. and Peterson, W.A. (ed.)** (1982). *Research instruments in social gerontology: Vol. 2. Social roles and social participation.* University of Minnesota Press, *Minneapolis, MI.*

8. **Mangen, D.J. and Peterson, W.A. (ed.)** (1984). *Research instruments in social gerontology: Vol. 3 Health, program evaluation, and demography.* University of Minnesota Press, Minneapolis, MI.

    ▶尺度数：400＋　計量心理学的特性：あり　尺度の提供：いくつかあり。

9. **McKeith, I., Cummings, J., Lovestone, S., Harvey, R., and Wilkinson, D. (eds)** (1999). *Outcome measures in Alzheimer's disease.* Martin Dunitz, London.

    ▶尺度数：？　計量心理学的特性：なし　尺度の提供：なし。

13. K. 看護と患者教育

1. **Beaton, S.R. and Voge, S.A.** (1998). *Measurements for long-term care: A guidebook for nurses.* Sage, Thousand Oaks, CA.

    ▶尺度数：100＋　計量心理学的特性：なし　尺度の提供：サンプル項目あり。

2. **Blattner, B.** (1981). *Holistic nursing.* Prentice Hall, Englewood Cliffs, NJ.

    ▶尺度数：22　計量心理学的特性：？　尺度の提供：あり。

3. **Block, G. J. and Nolan, J. W.** (1986). *Health assessment for professional nursing: A developmental approach* (2nd edn). Appleton-Century-Crofts, Norwalk, CT.

    ▶尺度数：7　計量心理学的特性：？　尺度の提供：あり。

4. **Frank-Stromborg, M. and Olsen, S. (eds)** (1997). *Instruments for clinical nursing research* (2nd edn). Jones & Bartlett, Boston, MA.

    ▶本書の各章は、たとえば、QOL、睡眠、呼吸困難、痛み、精神性（spirituality）など、様々な領域や臨床上の問題を扱っています。各章に多数の尺度が紹介されていますが、個々の説明はあまり詳しくありません。テストの存在を知るのには役立ちますが、評価に関してはあまり役に立ちません。

    　　尺度数：？　計量心理学的特性：多少あり　尺度の提供：なし。

5. **Guzzetta, C.E., Bunton, S.D., Prinkey, L.A., Sherer, A.P, and Seifert, P.C.** (1989). *Clinical assessment tools for use with nursing diagnoses.*: C.V. Mosby, St. Louis, MO.

    ▶尺度数：26　計量心理学的特性：なし　尺度の提供：あり。

6. **Joint Commission on Accreditation of Healthcare Organizations.** (1997). *Nursing practice and outcome measurement.* Oakbrook, Terrace, IL.

    ▶尺度数：5　計量心理学的特性：？　尺度の提供：あり。

7. **Lorig, K.** (2001). *Patient education: A practical approach* (3rd edn). Sage, Thousand Oaks, CA.

    ▶尺度数：？　計量心理学的特性：？　尺度の提供：6。

8. **Lorig, K., Stewart, A., Ritter, P., Gonzalez, V.M., Laurent, D., and Lynch, J.** (1996). *Outcome measures for health education and other health care interventions.* Sage, Thousand Oaks, CA.

▶尺度数：25　計量心理学的特性：?　尺度の提供：あり。

9. **Redman, B.K.** (2003). *Measurement tools in patient education* (2nd edn). Springer, New York.

    ▶本書は，患者教育のニーズや教育効果の評価，医療の質の改善などのために用いることができる患者教育用の測定手段について解説しており，糖尿病の自己管理，気管支喘息や脳卒中のケア，慢性疼痛，骨粗鬆症などの分野が含まれています。

    尺度数：89　計量心理学的特性：あり　尺度の提供：あり。

10. **Stanhope, M. and Knollmueller, R.N.** (2000). *Handbook of community-based and home health nursing practice: Tools for assessment, intervention, and education* (3rd edn). Mosby, St. Louis, MO.

    ▶本書は，主として看護分野での医療介入（例：カテーテル管理）に関するチェックリストですが，食事や栄養，痛みなどの尺度にも触れています。

    尺度数：287　計量心理学的特性：あり　尺度の提供：あり。

11. **Strickland, O.L. and Dilorio, C. (ed.)** (2003). *Measurement of nursing outcomes: Vol II. Client outcomes and quality of care* (2nd edn). Springer, New York.

    ▶尺度数：約80　計量心理学的特性：あり　尺度の提供：あり。

12. **Strickland, O.L. and Dilorio, C. (ed.)** (2002). *Measurement of nursing outcomes: Vol. III. Self care and coping* (2nd edn). Springer, New York.

    ▶尺度数：?　計量心理学的特性：あり　尺度の提供：あり。

13. **Waltz, C.F. and Jenkins, L.S. (eds)** (2001). *Measurement of nursing outcomes: Vol. I. Measuring nursing performance in practice, education, and research* (2nd edn). Springer, New York.

    ▶意思決定，臨床判断，医療行為の評価，対処能力 competence，教育的アウトカム，専門性などの領域を扱っています。

    尺度数：30　計量心理学的特性：あり　尺度の提供：多数あり。

14. **Ward, M. J. and Fetler, M. E.** (1979). *Instruments for use in nursing education research*. Western Interstate Commission for Higher Education, Boulder, CO.

    ▶本書は，看護知識の実力テストから，看護に対する態度，様々な疾患の患者への態度，学習姿勢などにまで及ぶ広範囲の様々な測定法について論じています。

    尺度数：78　計量心理学的特性：あり　尺度の提供：あり。

15. **Ward, M.J. and Lindeman, C.A. (ed.)** (1979). *Instruments for measuring nursing practice and other health care variables* (Volumes 1–2). Bureau of Health Manpower, Division of Nursing, Hyattsville, MD.

    ▶この2巻で，心理社会的要因を測定する140の尺度と，身体的状態を測定する19の尺度について解説しています。本書は，教育よりも看護実践に焦点を当てており，看護師側ではなく患者側の変数に重きをおいています。

    尺度数：159　計量心理学的特性：あり　尺度の提供：なし。

16. **Watson, J.** (2001). *Assessing and measuring caring in nursing and health sciences*. Springer, New York.

    ▶尺度数 16　計量心理学的特性：あり　尺度の提供：あり。

14. L. 性と性差

1. **Beere, C.A.** (1990). *Gender roles: A handbook of tests and measures.* Greenwood, Westport, CA.
   ▶尺度数：211　計量心理学的特性：あり　尺度の提供：なし。

2. **Beere, C.A.** (1990). *Sex and gender issues: A handbook of tests and measures.* Greenwood, Westport, CA.
   ▶本書は，性行動，避妊，妊娠中絶，出産についての認識，身体的問題，同性愛，レイプと性的強制，家庭内暴力，ボディイメージなどの領域を扱っています。
   　尺度数：197　計量心理学的特性：あり　尺度の提供：なし。

3. **Beere, C.A.** (1979). *Women and women's issues: A handbook of tests and measures.* Josey-Bass, San Francisco, CA.
   ▶本書は，性別役割，性に関する固定観念，子どもの性別役割，ジェンダーに関する知識，結婚と親の役割，被雇用者の役割など「女性問題に関連した変数」について，1920～1977年の間に出版された尺度／テストおよび未出版の尺度／テストを取り上げています。
   　尺度数：235　計量心理学的特性：あり　尺度の提供：なし。

4. **Davis, C.M., Yarber, W.L., Bauserman, R., Scheer, G., and Davis, S.L.** (1997). *Handbook of sexually-related measures.* Sage, Thousand Oaks, CA.
   ▶性に関する行動や信念，態度などについて取り上げています。
   　尺度数：約200　計量心理学的特性：あり　尺度の提供：196あり。

15. M. 労　働

1. **Bearden, W.O. and Netemeyer, R.G.** (1999). *Handbook of marketing scales: Multi-item measures for marketing and consumer behavior research* (2nd edn). Sage, Thousand Oaks, CA.
   ▶本書は，職業上の行動（例：対立，燃え尽き症候群，満足度，リーダーシップなど）に関する尺度と，市場調査や消費者行動の測定を扱っています。
   　尺度数：197　計量心理学的特性：あり　尺度の提供：あり。

2. **Cook, J.D., Hepworth, S.J., Wall, T.D., and Warr, P.B.** (1981). *The experience of work: A compendium and review of 249 measures and their use.* Academic Press, NY.
   ▶本書は，リーダーシップの取り方，職業の満足度，労働の価値，疎外感，労働精神衛生，職務環境，組織風土，職責などの分野について取り上げています。
   　尺度数：249　計量心理学的特性：あり　尺度の提供：93あり。

3. **Fields, D.L.** (2002). *Taking the measure of work: A guide to validated scales for organizational research and diagnosis.* Sage, Thousand Oaks, CA.
   ▶本書は，組織へのコミットメント，職業の特性，従業員と組織との相性，仕事と家庭との対立，仕事の満足度，仕事の役割などの領域を扱っています。

尺度数：？　計量心理学的特性：あり　尺度の提供：あり。

4. **Price, J.M. and Mueller, C.W.** (1986). *Handbook of organizational measurement.* Pitman, Marshfield, MA.

    ▶本書は，ビジネス分野における測定に関するものですが，自主性，コミュニケーション，満足度などの話題についても取り上げています。

    尺度数：30　計量心理学的特性：あり　尺度の提供：26あり。

5. **Robinson, J.P., Athanasiou, R., and Head, H.B.** (1969). *Measures of occupational attitudes and occupational characteristics.* Survey Research Center, Ann Arbor, MI.

    ▶本書は，社会調査研究所 Institute for Social Research から出版されたシリーズの1冊で，一般的な職業満足度とともに，特定の職業の満足度や価値，態度，リーダーシップの取り方などの測定についても解説しています。

    尺度数：77　計量心理学的特性：あり　尺度の提供：あり。

6. **Rubin, R.B., Palmgreen, P., and Sypher, H.E. (ed)** (1994). *Communication research measures: A sourcebook.* Lawrence Erlbaum Associates, Mahwah, NJ.

    ▶本書は，コミュニケーションの取り方と満足度，コンフリクト管理，チーム作り，その他ビジネスに関連した領域の測定尺度について解説しています。

    尺度数：68　計量心理学的特性：あり　尺度の提供：あり。

16. N. 暴　力

1. **Brodsky, S.L. and Smitherman, H O.** (1983). *Handbook of scales for research in crime and delinquency.* Plenum Press, New York.

    ▶尺度数：99　計量心理学的特性：なし　尺度の提供：いくつかあり。

2. **Dahlberg, L.L., Toal, S.B., Swahn, M., and Behrens, C.B.** (2005). *Measuring violence-related attitudes, beliefs and behaviors among youths: A compendium of assessment tools* (2nd ed). Center for Disease Control and Prevention, Atlanta, GA.

    ▶この概論は4つの部分に分かれています。すなわち，態度と信念に関する評価，心理社会的および認知的評価，行動評価，環境評価です。以下のサイトで閲覧できます。

    http://www.cdc.gov/ncipc/pub-res/measures.htm

    尺度数：170　計量心理学的特性：あり　尺度の提供：あり。

3. **Grisso, T.** (2003). *Evaluating competencies* (2nd edn). Guilford, Hingham, MA.

    ▶司法心理学で使われるテストが含まれています。

    尺度数：？　計量心理学的特性：あり　尺度の提供：なし。

4. **Thompson, M.P., Basile, K.C., Hertz, M.F., and Sitterle, D.** (2006). *Measuring intimate partner violence victimization and perpetration: A compendium of assessment tools.* Centers for Disease Control and Prevention, Atlanta, GA.

    ▶本書には，身体的被害，性的被害，心理的・感情的な被害，あるいはストーカー被害に関する尺度，そして犯罪に相当する行為に関する尺度も収められています。以下のサイトで閲覧できます。

http://www.cdc.gov/ncipc/dvp/Compendium/IPV%20Compendium.pdf
尺度数：20＋　計量心理学的特性：あり　尺度の提供：あり。

17. O. 特別な集団

1. **Antonak, R.F. and Livneh, H.** (1998). *The measurement of attitudes toward people with disabilities: Methods, psychometrics and scales.* C.C. Thomas, Springfield, IL.
   ▶尺度数：24　計量心理学的特性：あり　尺度の提供：あり。
2. **Jones, R.L. (ed.)** (1996). *Handbook of tests and measurements for black populations* (Volumes 1–2). Cobb & Henry, Hampton, VA.
   ▶収載されている尺度の多くは未出版で，まだ評価もされていません。第1巻は，幼児から成人まで使用でき，言語評価，親の態度，家族の力関係の測定を扱っています。第2巻は，世界観，精神性，文化的適応，人種的アイデンティティー，精神保健，その他の領域を扱っています。
   尺度数：82　計量心理学的特性：多少あり　尺度の提供：あり。
3. **Ponton, M.O., and Leon-Carrion, J. (eds)** (2001). *Neuropsychology and the Hispanic patient: A clinical handbook.* Erlbaum, Mahwah, NJ.

18. P. その他

1. **Fetzer Institute.** (1999). *Multidimensional measurement of religiousness/ spirituality for use in health research.* Fetzer Institute, Kalamazoo, MI.
   ▶以下のサイトで閲覧できます。
   　http://www.fetzer.org/PDF/Total_Fetzer_Book.pdf
   　尺度数：15　計量心理学的特性：？　尺度の提供：？。
2. **Hill, P.C. and Hood, R.W. (eds)** (1999). *Measures of religiosity.* Religious Education Press, Birmingham, AL.
   ▶本書は，宗教的信念と実践，宗教的傾向，宗教的発達，宗教的体験などの領域の尺度について解説しています。
   尺度数：124　計量心理学的特性：あり　尺度の提供：あり。
3. **Kennedy, J.A.** (2003). *Fundamentals of psychiatric treatment planning* (2nd edn). American Psychiatric Publishers, Washington, DC.
   ▶尺度数：11　計量心理学的特性：あり　尺度の提供：あり。
4. **Kirby, R.F.** (1991). *Kirby's guide to fitness and motor performance tests.* BenOak Publishing Co., Cape Girardeau, MO.
   ▶尺度数：193　計量心理学的特性：あり　尺度の提供：あり。
5. **Ostrow, A.C.** (1996). *Directory of psychological tests in the sport and exercise sciences* (2nd edn). Fitness Information Technology, Morgantown, WV.

▶主として研究用に使われる非売品の尺度を取り上げています。
　　　　尺度数：314　計量心理学的特性：あり　尺度の提供：なし。
6. **Redman, B.K.** (2002). *Measurement instruments in clinical ethics*. Sage, Thousand Oaks, CA.
　　▶自律性や理解力，決定能力，情報様式，意思決定の役割への願望など，倫理学において重要な領域を取り上げています。
　　　　尺度数：65　計量心理学的特性：あり　尺度の提供：あり。

付録B
因子分析の（非常に）簡単な紹介

1. 探索的因子分析

今，あなたが，人の不安の程度を測定する尺度（テスト）の開発を企画し，第3章「項目の開発」にある段階を踏んで，次の10の質問項目を考案したとしましょう。

1. 私はしばしば高い場所を避ける。
2. 私はとても，くよくよするタイプだ。
3. 私はよく手に汗をかく。
4. 私は誰かに出会うのを避けるために道路を横切って歩くことがよくある。
5. 私は集中力を長く保てない。
6. 私はよく心臓がドキドキするのを感じることがある。
7. 私はストレスにさらされたとき，自分がうろうろ歩き回っているのに気付く。
8. 私はよく緊張していると感じる。
9. 私はストレスにさらされると頭が痛くなることがよくある。
10. 私は忘れっぽい，と人から言われる。

これら10項目の間の関連性については3つの仮説があり得ます。第1の最も極端な仮説は，これらの質問項目の間には全く関連はなく，不安から生じる10種類の相互に無関係な状態にすぎないという仮説，第2はその対極の仮説で，この10項目はすべて相互に強く関連しているという仮説，第3はその中間で，これらの項目はいくつかのサブグループに分類でき，それぞれが不安の異なる側面を表しているという仮説です。このいずれであるかを明らかにするためには，普通はまず相関行列 correlation matrix を作成してみます。もしもすべての相関係数が低ければ第1の仮説を，逆に，すべての相関係数が高ければ第2の仮説を，いくつかの相互に関連がありそうな項目のグループがあり，グループ間では関連がない場合には第3の仮説が確からしいことになります。しかし，単に相関行列を調べるだけでは，まだ2つの問題が残ります。第1は，相関係数が1.0あるいは0.0に非常に近くなることは普通なく，たいていは比較的近い範囲に限局されるため，高い相関と低い相関を明確に区別することは，通常はかなり困難なことです。第2は，10項目程度の項目数でも45通りもの項目のペアについて相関係数を

調べる必要があり，よくあるような30に近い項目数にもなれば，435通りのペアについて相関係数を調べなければならず（質問項目数がn個の場合のペア数は，$n(n-1)/2$通りになります），簡単に扱うことはできません。ここで役に立つのが，因子分析 factor analysis です。

因子分析とは，その名前が示すように，重み付けされた変数の集まりである「因子 factor」を抽出することです。最初の2つの因子は，以下のようになります。

$$F_1 = w_{1,1}X_1 + w_{1,2}X_2 + \cdots w_{1,10}X_{10}$$

$$F_2 = w_{2,1}X_1 + w_{2,2}X_2 + \cdots w_{2,10}X_{10}$$

Fは因子，Xは変数（ここでは質問項目）で，wは重みです。wの最初の下付き数字は因子番号，2つ目が変数番号で，$w_{1,2}$は第1因子における変数2の重みという意味になります。

因子は変数と同じ数だけ「抽出される」ため，この場合は10個の因子が抽出されることになります。これらの因子は単に10個の変数というよりも，それぞれが重み付けされた項の和であるため，少し複雑に見えるかもしれません。しかし，因子は以下のような厳格なルールに従って抽出されます。つまり，第1因子としては，全対象者のスコアのバラツキ（分散 variance）の最大の要因となる変数群が，第2因子としては，(1) 残りの（すなわち，第1因子が抽出された後，説明されずに残っている）分散の最大の要因であり，かつ，(2) 第1因子と相関がない（専門用語では，「直交する」），変数群が抽出されます。

第3因子以下も，順次，第2因子と同じやり方で抽出されます。すべての分散を完全に説明するためには10個すべての因子が必要ですが，理想的には，初めの数個の因子で分散のほとんど（理想的には，70%を超えるくらい）を十分に説明でき，残りの因子については，ほとんど情報を失うことなく安全に無視できるのがベストです。残すべき因子を決定するのに用いられる基準はたくさんあり，Normanら（2003, 2014）の著書に詳しく記載されています。この時点で，因子負荷行列 factor loading matrix と呼ばれる表が出力されますが，その表は，列に各変数，行に因子が配置され，セル内にはwが入ります。wは因子負荷量 factor loadings と呼ばれ，変数（項目）と「因子」との相関係数です。こうした第1段階の因子抽出を行うと，通常次のようなことがわかります。

1. 大多数の変数(項目)の負荷は第1因子に集中する。
2. 多くの変数(項目)が複数の因子に負荷をかける。
3. ほとんどの因子負荷量は0.3〜0.7の間である。
4. 第2因子以降は，プラスの重みのある変数(項目)とマイナスの重みのある変数(項目)が混ざったものとなる。

数学的に，これらはどれも間違っていませんが，このままではまだ因子の解釈は非常に困難です。

問題を改善するために行われるのが，「回転 rotation」と呼ばれる操作です。これが非常にうまくいくと，次のような結果を得ることができます。

1. 回転後の因子に含まれる変数(項目)の因子負荷量がより均一になる。
2. 変数(項目)の因子負荷が複数の因子にまたがることがなくなる（＝負荷をかける因子が1つのみになる）。

3．負荷量が1.0 あるいは0.0 に近づく。
4．ある因子への有意な負荷量がすべて同じ符号(プラスかマイナス)を持つ。

3つの因子からなる回転因子行列の仮想例を示したのが**表B.1**です。各列の最下段は固有値eigenvalueと呼ばれる数値で，各因子によって説明される分散量の指標です。この値は，その行の全wの2乗の合計に等しく，第1因子の場合は，$(0.12^2 + 0.81^2 + \cdots + 0.72^2)$となります。すべての変数は，平均値が0で，標準偏差が(したがって分散も)1.0になるように標準化されているため，1組のデータ内の分散の合計は質問項目(変数)の数に等しくなり，この場合は10です。したがって，第1因子は全分散の2.847/10 = 28.47％を説明し，この3つの因子で，全分散の(2.847 + 1.622 + 1.581)/10 = 6.050/10 = 60.5％を説明できることになります。この値はやや低い値ですが，まだ許容範囲です。

第1因子への負荷が最も大きい質問項目(変数)は2，5，8，10で，これらは不安の「認知的」側面を表しています。同様に，第2因子は質問項目(変数)1，4，7から構成されており，不安の「行動的」側面を反映しています。そして，第3因子は質問項目(変数)3，6，9からなり，不安の「生理的」側面を反映していると考えられます。質問項目4の負荷が最も大きいのは第2因子ですが，第1因子への負荷もそれと同じくらい大きいことにも留意してください。このように因子的に複雑な質問項目は，質問自体に問題があると思われるため，次の版では，もっと適切なものに質問を書き換えるべきかも知れません。

以上は，もっと古くからある因子分析の形態で，「因子分析」というときには，普通これを意味します。しかし，その後，後述するように，新しい因子分析の手法が開発され，両者を区別しなければならなくなりました。そこで，この古いタイプの因子分析は現在，「探索的因子分析exploratory factor analysis (EFA)」と呼ばれるようになりました。「探索的」という用語には，この方法が，変数間の相関についての"事前の仮説なし"で始めて，どのような関連が存在するかを探求する手法であるという事実が反映されています。この例は，回転操作の意義がわかりやすいように工夫したものですが，不安の本態に関する理論にも合致したもので(Lang 1971)，因子的に複雑な項目は少なく，どの因子にも負荷のない項目もありません。し

表B.1 3つの因子と10の項目(変数)から成る回転因子負荷行列の一例

項目	第1因子	第2因子	第3因子
1	0.12	0.75	0.33
2	0.81	0.11	−0.02
3	0.03	0.22	0.71
4	0.40	0.45	0.27
5	0.74	0.29	0.15
6	0.23	0.31	0.55
7	0.22	0.71	0.32
8	0.86	−0.18	0.17
9	0.33	0.19	0.66
10	0.72	0.21	0.05
固有値	2.847	1.622	1.581

表 B.2　2 つの質問に対して「真」あるいは「偽」と答えた人の割合

		質問 A		
		真	偽	合計
質問 B	真	0.40	0.03	0.43
	偽	0.50	0.07	0.67
	合計	0.90	0.10	1.00

かし，現実の分析では，このようにきれいな結果になることは稀で，たいていの場合は，多くの質問項目を書き換えたり，廃棄したりする必要に迫られるのが普通です。

探索的因子分析 (EFA) は，選択肢が 2 区分的あるいは順序カテゴリー（例：リッカート尺度）であるような質問項目には，使うべきではありません（しかし，それをあまり強く主張しすぎると，論文に見られる因子分析の約 95 % が不適切なものになってしまいますが）。その理由は，選択肢が 2 区分的な項目間の相関係数には，ピアソン相関係数 (r) ではなく，ファイ係数 ϕ co-efficient を用いるべきだからです。値が $-1.0 \sim +1.0$ の間にあると想定できる r とは異なり，ϕ 係数は周辺合計 marginal totals によって規定されます。表 B.2 は，2 つの質問それぞれに「真」または「偽」と回答した人の割合を示したものです。ϕ 係数の値はきわめて小さく，わずか 0.09 ですが，項目 A の周辺分布 marginal distribution は 50：50 から大きく偏っているため，ϕ 係数は最大でも 0.29 であり，この値に比べると 0.09 は無視できません。こうして探索的因子分析では，その内容よりも，質問を是認する人の割合が近い項目が 1 つにまとめられることになります (Ferguson 1941)。2 区分 (2 値) データあるいは順序カテゴリーのデータを因子分析する特別なプログラムがありますが，2 区分データの場合にはテトラコリック相関係数 tetrachoric correlations と呼ばれ，順序カテゴリーの場合にはポリコリック相関係数 polychoric correlations と呼ばれ，タイプの異なる係数が用いられます。

2. 確証的因子分析

確証的因子分析 confirmatory factor analysis (CFA) は，構造方程式モデリング（共分散構造分析）structural equation modelling と呼ばれるかなり高度な統計学手法です〔基本的知識については Norman ら (2003) を，より高度な内容については Norman ら (2014) を参照してください〕。この手法はかなり以前に開発されたものですが，初期の統計ソフトには統計学的にかなり高度なプログラミングが必要でした。しかし過去 10 年ほどの間に多数のプログラムが登場したおかげで，かなり計算が簡単になり，多くの研究者が使えるようになっています。

探索的因子分析 (EFA) は仮説生成的 hypothesis-generating な手法で，あらかじめ変数間にどのような関係があるのかわからない場合に用いられることを前節で述べました。つまり，この手法は，構成概念妥当性の評価に使えるとしても，はじめに仮説が立てられていないため，科学的検証としては，やや弱い面があります。しかし，確証的因子分析 (CFA) はその名前が示すように仮説検証的 hypothesis-testing な手法で，因子構造のモデルを仮定し，それがデータと適合するかどうかを検証するのに用いられます。したがって，たとえば，不安の構造をラングの概念化 Lang's conceptualization に従って，3 つの要素から構成されると仮定し，それぞ

れの要素を測定するための質問項目を作成した場合，それがデータに適合するかどうかを検証するには，EFAよりもCFAの方が適していることになります．最も単純な使い方は，モデルがデータに適合するかどうかを検定することですが，モデルをもっと発展させる必要がある，つまり，質問項目を追加する必要があるような場合には，因子負荷量を，たとえば，ある質問項目では高く，他の質問項目は中程度になるよう，「限定」することができます．

このテクニックは，ある尺度の2つの異なる版（例：原版と翻訳版）を比較する場合や，2つの異なる集団（例：男性と女性）が，ある質問項目に対して似たような反応をするかどうかを検討する場合に，非常に役立ちます．手順としては，以下のようになります．

最初に，(1) 翻訳版にある質問項目が原版と同じ因子構造をしているかどうかをまず確認します．それを確認したら，次に，(2) 原版の因子負荷量をそのまま用いたモデルが翻訳版を使って得られたデータに当てはまるかどうかを検定します（等価性試験 test for equivalence）．そして，原版のモデルが翻訳版のデータにも当てはまることが確認されたら，最終段階として，(3) 各項目の分散が両方の版で等価であるかどうかを検証します．これらの3ステップがすべて順調に進めば，その尺度は，2つの版において（あるいは，2つのグループにおいて）等価であることが確証できます．こうした「診断」によって，モデルに合致する項目とそうでない項目を判別することもできます．しかし，探索的因子分析（EFA）と違って，確証的因子分析（CFA）ではうまく合致しない項目を別の因子に再度割り当てることはしません．Byrne (2009)の著書には，CFAのこのような使用方法がわかりやすく解説してあります．下記文献には，AMOS（SPSSの共分散構造分析ソフト）を使った書籍を1冊入れていますが，Byrneは他の多くのプログラムについても解説しています．

参考文献

Byrne, B.M. (2009). *Structural equation modeling with AMOS: Basic concepts, applications, and programs* (2nd edn). Routledge, New York.

Ferguson, G.A. (1941). The factorial interpretation of test difficulty. *Psychometrika*, **6**, 323–9.

Lang, P.J. (1971). The application of psychophysiological methods. In *Handbook of psychotherapy and behavior change* (ed.S. Garfield and A. Bergin), pp. 75–125. Wiley, New York.

Norman, G.R. and Streiner, D.L. (2003). *PDQ Statistics* (3rd edn). PMPH USA, Shelton, CT.

Norman, G.R. and Streiner, D.L. (2014). *Biostatistics: The bare essentials* (4th edn). PMPH USA, Shelton, CT.

和文索引

あ

曖昧さ　71
アウトフィット統計量　286
アセント　339
当てはめ現象　98
穴埋め式読解力テスト　70
甘え　28
アンカーテストデザイン　293
アンカーに基づく方法　142, 143, 144
暗黙的変化理論　100, 117, 253

い

1 PLM (one-parameter logistic model)　277
1次元性　286, 288
1パラメータモデル　277
1パラメータ・ロジスティックモデル　277
言い換え　119
痛み日記　98
一応回答　60, 101
一元配置分散分析　164
一致性　163, 164
一致度　158
一致の限度　175
一対比較法　51, 52
一般化可能性係数　197
一般化可能性理論　196
一般化ファセット　198
偽り　338
異特性異方法相関　238
異特性同一方法相関　238
イプサティブ　61
意味の同等性　28
移民　308
因果指標　130
因子　63
因子構造　88
因子固有値　288

因子分析　88, 288
印象操作　102
インターネット　318
インデックス検査　349
インフィット統計量　286

う

ウィップル指標　100
後ろ向きの測定　116
うつ状態自己評価尺度　13, 135

え

英国心理学会・研究倫理原則　341
疫学研究用うつ病尺度　79
エゴイスティックバイアス　102

お

扇型モデル　260
オープンクエスチョン　303
送り状　310
重み付け　128
重み付けカッパ係数　170

か

ガイアットの指標　256
解釈可能性　70
下位尺度　17, 88
回収率　310
改善スコア　266
外挿　99
階層的回帰分析　134, 264
外的基準に基づく方法　142, 144
回答者バイアス　96
回答率　313, 327
概念妥当性　146
概念的同等性　27
概念の再定義　117
概略評価尺度　87

カウントダウン法　316
科学的心理学における2つの規則　158
確証的因子分析　30, 88
確認質問　119
学力試験　23
掛け合わせ合成スコア　133
仮説検証　227
仮説検定　184
仮説的構成概念　232
価値観と独立した数値　59
価値基準　117
価値判断を含む用語　74
カットオフ値　146
ガットマン尺度　54, 294
カッパ係数　168
仮定に基づく妥当性　7
カテゴリー形式の回答　36
過敏性腸症候群　21, 233
間隔変数　35, 48
頑健　50
患者特異的尺度　25
患者報告アウトカム　22
患者報告アウトカム測定情報システム　22

き

キーインフォマントインタビュー　19
偽陰性　147
奇偶法　80
基準関連妥当性　9, 146, 225, 229
基準混交　231, 234
既存の尺度　3
期待値　160
客観的測定　118
客観的臨床能力試験　212
逆転　55
逆翻訳　30
キャリブレーション　52, 275
級間相関　157
キューダー・リチャードソンの公式　82
級内相関　157
級内相関係数　162, 173, 198
教育・心理テストのための基準　6, 345
境界群法　144
偽陽性者　146

共通方法バイアス　239, 348
胸部X線写真　230
共分散構造分析　89
共分散分析法　259
協力率　327
局所依存　289
局所独立性　272
曲線下面積　149
記録天使　161
均一性　78
近似行列　62
均等化　292

く

偶然に対する相対的改善度　172
偶然による一致率　168
クリティカルレビュー　7
クローズドクエスチョン　303
グローバル尺度　87, 114, 212
クロンバックのα　82

け

傾向分析　263
経時曲線　260
携帯型コンピュータ　12
携帯情報端末　324
携帯電話　306
形容詞尺度　40, 47
計量経済学的アプローチ　217
計量経済学的方法　57
計量心理学的アプローチ　217
計量心理学的研究　216
計量心理学的測定　12
計量心理学的特性　4, 77
結果的妥当性　237, 343
欠測項目　131
決定研究　197
原因指標　90
研究孤児　339
検査の感度　147
現状追認　101

こ

効果指標　89

コーエンの効果量　256, 265
効果量　57, 143, 211, 255
交互作用　201, 203
交互作用変数　134
交差検証研究　347
交差デザイン　199, 206
構成概念妥当性　10, 226, 232
合成変数　90
構造化面接法　15
構造方程式モデリング　89
肯定形　74
行動アンカー尺度　114
光背効果　60, 114
項目応答関数　275
項目間相関　77
項目−合計相関　79, 88
項目情報　291
項目情報関数　283
項目的同等性　28
項目特性曲線　275
項目反応理論　55, 272
項目−部分合計相関　79
効用評価　217
合理的選択理論　60
国際パーソナリティアイテムプール　22
国民食事栄養調査　103
国立眼研究所視覚機能質問票　77
個人間の真の違い　156
個人識別指標　292
個人の自律性　337
個人反応尺度　107
答えにくい質問　108
答えやすい質問　108
固定効果モデル　190
固定バイアス　175
固定ファセット　198
固定要因　163
古典的テスト理論　89, 157, 195, 270
子どもの虐待　28
誤分類　179
個別インタビュー　18
コホート研究　259
ゴールドスタンダード　10, 146, 229
混合効果モデル　190

困難度　273
コンピテンシー　87
コンピュータ　307
コンピュータ補助式個人面接　316
コンピュータ補助式電話面接　316

さ

サーストン法　51
再現性係数　55
差異項目機能　30
差異項目機能分析　287
最終分類コード　327
最小空間分析　63
最適回答　101
再テスト信頼性　178, 195
再テスト法　166
細目チェックリスト尺度　87
細目評価　114
さりげない質問　107
残差　286
残差化ゲインスコア　259
3パラメータモデル　280
サンプル依存性　270
サンプルサイズ　85, 151, 182, 183

し

視覚アナログ尺度　38
時間交換法　58
時間枠　97
自記式質問票調査　12
識別パラメータ　279
識別ファセット　198
識別力　279
次元　61
疾患特異的尺度　25, 26, 220
実験的研究　234
実施可能性　11
実施の同等性　29
実証的妥当性　9
質的方法　18
質問項目数　83
質問項目の有用性　77
質問項目バンク　293
質問文の長さ　75

自伝的記憶　98
社会関係尺度　106
社会進化論　157
社会的再適応評価尺度　129
社会的サポート　24
社会的弱者　339
社会的に望ましい回答　102, 304
社会的望ましさ尺度　105
社会的望ましさバイアス　60
尺度情報　291
ジャスター尺度　41
謝礼　311
自由回答式質問　303
収束(的)妥当性　9, 226, 236
重大な結果をもたらす試験　237
集団基準準拠タイプ　163
集団基準準拠テスト　142, 143
集団非依存性　297
重要な最小変化量　144, 145
主観的価値観基準　118
主観的変化　116
主効果　26
順序尺度　44, 54
順序変数　35, 48
女性健康イニシアティブ研究　103
初頭効果　308
自律性の原則　337
真陰性　147
親近効果　308
診断学的面接基準　15
真のハロー効果　114
真の非患者　146
信頼区間　85, 182
信頼性　1, 8, 155
信頼性係数　157
信頼性係数の標準誤差　182
信頼性と一致関連研究の報告に関するガイドライン　345
信頼性の一般化　186
信頼性の最低限度　179
信頼変化指標　266

す

推定された真のスコア　177
推定値の標準誤差　177
睡眠障害指標　72
スケーラビリティ係数　55
スタンダード・ギャンブル法　58
スピアマン・ブラウンの予測公式　80
スマートフォン　325

せ

性格　22
生活の質　1, 116
正規標準スコア　140
正規分布　49, 53
精神障害の診断と統計マニュアル第5版　13
生態学的経時的評価法　324
精度　176
絶対誤差　200
絶対的G係数　199, 205
絶対的信頼性　159
絶対法　144
折半信頼性　31
折半法　80
是認　43, 54, 273
是認率　76
選好性　62
前後比較試験　261
潜在的因子　61
選択回答式質問　303
選択基準　158
選択肢が少ない回答　37
専門家の意見　22
専門用語　73

そ

層化ファセット　198, 214
相関　163
想起　98
双極性尺度　43
双極的　41
総合設計法　309
相対誤差　200
相対的G係数　199, 204
側因　197
測定　1
測定誤差　155

測定者間信頼性　166, 195
測定者内信頼性　166, 195
測定値の全バラツキ　156
測定の標準誤差　143, 175, 271, 291
測定のレベル　13
測定法間信頼性　195
ソーシャルネットワークサービス　328
存在率　148
存在率の矛盾　172

た

対応能力　87
大学2年生の行動の科学　340
対極集団法　235
対象者-項目マップ　285
対象ファセット　198, 210
対比群法　144
タイプA性格　24
タイムフレーム　72, 97
代理回答　118
代理者　118
タウ等価的　84
多区分的項目　284
多項目尺度　87
多次元尺度　14, 88
多次元尺度法　61
多肢選択式　77
多質問項目チェックリスト尺度　87
妥当性　1, 9, 223
妥当性検証　228
妥当性の一般化　247
多特性多方法行列法　238
タラソフ原則　342
単一集団デザイン　293
段階数　46
段階的回帰分析　134
段階反応モデル　281
単極性尺度　43
単極的　41
探索的因子分析　63
単調性　290

ち

中央値　52

中間的カテゴリー　46
中間の選択肢　41
中心化傾向バイアス　112
中心極限定理　49
中立質問　108
中立的カテゴリー　46
調和平均　206
直交分解　263
直接推定法　38
直接評価法　50
直接面接法　302

て

定性的　36
定性的アプローチ　14
定性的概念化　13
定度　176
定量的　36
定量的アプローチ　14
定量的概念化　13
適合度統計量　286
デザイン効果　307
テスト情報　291
テトラコリック相関　289
デリケートな質問　108
天井効果　113, 180, 260
点双列相関係数　80
電話法　305

と

同一特性異方法相関　238
等価性　271
統計学的有意性　141, 179
等現間隔法　51
統合失調症　21
同属的　84
同等性　27
等分散性　271
特異的尺度　26
特異度　147
特性妥当性　226
特性的同等性　29
督促　313
匿名性　108, 311

特許申請　18
飛び先指定　303

な

内的判断基準の変化　117
内容妥当性　7, 23, 228
内容妥当性比　25, 226
内容適切性　23
内容の代表性　24
内容網羅性　23
7チャンク　45

に

2区分項目　44
2区分–順序尺度　174
2区分的アウトカム　37
2言語折半法　30
2次重み　170
2パラメータモデル　279
二重面接　119
二連質問　72, 97
認知面接法　119

ね

年齢集積　100

の

能力　273
望ましさ尺度　105
ノンパラメトリック検定　36

は

8歳　50
パーセンタイル　135
パーソナリティ研究フォーム　105
ハーター尺度　42
バイアスの矛盾　171
バックトランスレーション　30
発話思考面接　119
パラドックス　209, 215
パラメトリック検定　36
パラメトリック統計　49
バランス型社会的望ましさ反応尺度　105
ハロー・グッドバイ効果　107

ハロー効果　50, 60, 114
反応係数　211
反応性　240
反復測定に基づく分散分析　208
反復測定の分散分析　160
判別的信頼性指標　105
汎用的尺度　26, 220

ひ

ピアソンの相関係数　167, 230
比較法　51
非対応計測法　108, 111
非対称尺度　46
日付　29
否定形　74
ビネット　326
秘密保持　342
標準化スコア　138
標準検査　349
標準スコア　137
標準平均反応　256
標準偏差　137
表情尺度　42
評点尺度　40
費用便益分析　57
表面妥当性　7, 75
比例バイアス　175
比例変数　36
頻度感覚　47
頻度表現　47

ふ

ファセット　197
フェイス尺度　42
フォーカスグループインタビュー　18
フォローアップ　313
不均衡　206
部分 AUC　150
部分得点モデル　281
不変性　297
付与スコア　52
プライバシーの侵害　12
プリコード法　313
フレーミング　115

プロービング 119
分解 99
分散分析 160, 161
分散分析表 161, 201
分布に基づく方法 142

へ

平均経時曲線 263
平均値への回帰現象 259
平均平方和 161, 162, 201
併合した r 188
平行テスト信頼性 195
米国世論調査協会 326
併存(的)妥当性 9, 220, 229
平方重み 170
平方和 161, 201
並列的 84
ベックうつ病評価尺度-II 128, 135
便益 57
変化スコア 251
変化スコアの信頼性 254
変化測定 116, 118, 251
変化に対する敏感性 255, 257
変化への敏感性 240
偏向回答 107
弁別的妥当性 104, 226, 236

ほ

包含項 202
包含デザイン 200, 205, 206
法則定立的ネットワーク 234
飽和 19
ホーソン効果 121
ポジティブ偏向 113
ポリコリック相関 289

ま

前向きの測定 116
マトリクス法 23
魔法の数 7 45
幻のハロー効果 114
丸めバイアス 99

み

3つのC 226
3つのR 117
見栄バイアス 106
見かけ倒しのゴールドスタンダード 10
ミネソタ多面的人格判定法 79

む

無差別点 58

め

名義変数 35
メタアナリシス 186, 247
面接者バイアス 304
面接調査 302

も

黙従回答バイアス 60
黙従バイアス 111
黙否バイアス 60, 112
目標基準準拠アプローチ 146
目標基準準拠テスト 142, 163
目標達成尺度 56
目標達成フォローアップガイド 56
持ち越し現象 289
モッケン尺度分析 294

ゆ

優先順位の変化 117
優装回答 102
郵送法 309
尤度比適合度カイ2乗検定 286
有病率 148
床効果 180
ユニバーススコア 197

よ

要因 197
ヨーデン指標 149
ヨーデンのJ 149
予測的妥当性 229
読みやすさ 8, 76, 78, 195

ら

ラッシュモデル　277
ランキング法　60
ランダム回答法　108
ランダム化比較試験　259
ランダム効果モデル　190
ランダム集団デザイン　293
ランダムダイアル法　307
ランダムファセット　198
ランダム要因　163

り

リアクティブ　167
リサーチクエスチョン　2
リッカート尺度　41
リフレージング　119
両端忌避バイアス　112
両端の表現　39
理論　20
理論的飽和　120
臨床的重要性　141
臨床的に重要な最小変化量　116, 142, 265
臨床的に重要な変化　255
倫理委員会　341

る

類似性　62
類似性行列　62
類推研究　59
累積性　54
ルーズベルト　305
留守番電話　306

れ

レスポンスシフト　116, 117, 253
レスポンスセット　74
劣装回答　107

ろ

ローカス・オブ・コントロール　107
ロードマップ　3, 5
ロジスティック関数　274
ロジスティックモデル　277
ロッター尺度　107

欧文索引

A

AAPOR (American Association for Public Opinion Research) 326
ability 273
absolute method 144
acquiescence bias 111
adjectival scale 40
advocacy informant 119
age heaping 100
agreement 158, 163, 164
Altman-Bland 分析 174
amae 28
American Association for Public Opinion Research (AAPOR) 326
analogue study 59
analysis of covariance (ANCOVA) 259
analysis of variance (ANOVA) 160, 259
anchor test design 293
anchor-based method 144
ANCOVA (analysis of covariance) 259
anonymity 108
ANOVA (analysis of variance) 160, 259
area under the curve (AUC) 149
assent 339
AUC (area under the curve) 149
autobiographical memory 98
autonomy 337

B

Balanced Inventory of Desirable Responding (BIDR) 105
BAR (behaviourally anchored ratings) 114
BDI-II 135
BDI-II (Beck Depression Inventory-II) 128
Beck Depression Inventory-II (BDI-II) 128
behaviourally anchored ratings (BAR) 114
benefit 57
beta weights 129
BIDR (Balanced Inventory of Desirable Responding) 105
bipolar 41
borderline groups method 144
Brennan の公式 203

C

Calgary Sleep Apnea Quality of Life Index (CSAQLI) 72
calibration 52, 275
CAPI (computer-assisted personal interviewing) 316
CATI (computer-assisted telephone interviewing) 307, 316
causal indicator 90, 130
ceiling effect 113, 180, 260
Center for Epidemiological Studies Depression scale (CES-D) 13
central limit theorem 49
central tendency bias 112
CES-D (Center for Epidemiological Studies Depression scale) 13
CFA (confirmatory factor analysis) 30, 88
change score 251
Checklist for Reporting Results of Internet E-Surveys (CHERRIES) 328
CHERRIES (Checklist for Reporting Results of Internet E-Surveys) 328
child abuse 28
Cicchetti の重み付け 174
classical test theory (CTT) 89, 157, 195, 270
clinically important change 255
cloze test 70
CMV バイアス 348
coefficient of reproducibility 55
coefficient of scalability 55

cognitive interview　119
Cohen's effect size　256
common method variance　239, 348
comparative method　51
competency　87
composite variable　90
computer-assisted personal interviewing (CAPI)　316
computer-assisted telephone interviewing (CATI)　307, 316
conceptual equivalence　27
concurrent validation　220, 229
concurrent validity　10
confidence interval　85, 182
confirmatory factor analysis (CFA)　30, 88
congeneric　84
consequential validation　343
Consolidated Standards of Reporting Trials initiative (CONSORT)　345
CONSORT (Consolidated Standards of Reporting Trials initiative)　345
CONSORT 声明　328
constant bias　175
construct validity　10, 146, 226
content coverage　23
content relevance　23
content validation　228
content validity　7, 23, 226
content validity ratio (CVR)　25
contrasting groups method　144
convergent validity　9, 226
cooperation rate　327
correlation　163
cost-benefit analysis　57
cover letter　310
criterion contamination　231, 234
criterion referenced　163
criterion-referenced approach　146
criterion validation　229
criterion validity　9, 146, 225
critical review　7
Cronbach's alpha　82
cross-validation study　347
CSAQLI (Calgary Sleep Apnea Quality of Life Index)　72
CTT (classical test theory)　89, 157, 195, 270
cumulativeness　54
CVR (content validity ratio)　25

D

D study　197, 207
deception　338
decision study　197
decomposition　99
design effect　307
desirability scale　105
detailed checklist scale　87
deviation　107
Diagnostic and Statistical Manual of Mental Disorders (DSM-5)　13
Diagnostic Interview Schedule (DIS)　15
dichotomous item　44
dichotomous-ordinal (DO) scale　174
DIF (differential item functioning)　30, 287
differential item functioning (DIF)　30, 287
differential reliability index (DRI)　105
difficulty　273
dimension　61
direct estimation method　50
direct estimation techniques　38
DIS (Diagnostic Interview Schedule)　15
discriminant validity　104, 226
discriminating ability　279
discrimination parameter　279
disease-specific scale　25, 220
distribution-based method　143
DLSH (Dual Language, Split Half method)　30
double interview　119
double-barrelled question　72, 97
DRI (differential reliability index)　105
DSM-5 (Diagnostic and Statistical Manual of Mental Disorders)　13
Dual Language, Split Half method (DLSH)　30

E

ecological momentary assessment (EMA) 324
EFA (exploratory factor analysis) 63
effect indicator 89
effect size (ES) 143, 211, 255
egoistic bias 103
eigenvalue 288
EMA (ecological momentary assessment) 324
end-aversion bias 112
end-digit bias 99
endorse 43, 54, 273
endorse the status quo 101
endorsement frequency 76
equating 292
equivalency 27
ES (effect size) 143, 211, 255
estimated true score (ETS) 177
estimated value 160
Ethical Principles of Research of the British Psychological Society 341
ethics committee 341
Ethics Guidelines for Internet-Mediated Research 328
ETS (estimated true score) 177
exploratory factor analysis (EFA) 63
extrapolation 99
extreme groups 235
$E\rho^2$ 係数 204

F

face scale 42
face validity 7, 75
facet 197
facet of differentiation (p) 198, 210
facet of generalization 198
face-to-face interviews 302
factor 63, 197
factor analysis 88, 288
faking bad 107
faking good 102
fan-spread model 260
feasibility 11
FGI (focus group interview) 18
Final Disposition Codes 327
fit statistics 286
fixed facets 198
fixed factor 163
fixed-effects model 190
floor effect 180
focus group interview (FGI) 18
fool's gold standards 10
framing 115

G

G 係数 197
G 研究 197, 206
G ファセット 198
G 理論 196
G coefficient 197
G study 197, 206
G_String 210
G theory 196
GAS (goal attainment scaling) 56
general scale 220
generalizability coefficients 197
generalizability study 197
generalizability theory 196
generic scale 26
GENOVA 210
global rating scale 87, 114
global score 212
goal attainment follow-up guide 56
goal attainment scaling (GAS) 56
graded-response model (GRM) 281
GRM (graded-response model) 281
growth curve 260
GRRAS (Guidelines for Reporting Reliability and Agreement Studies) 345, 351
Guidelines for Reporting Reliability and Agreement Studies (GRRAS) 345, 351
Guttman scale 54, 294

H

halo effect 60, 50, 114
harmonic mean 206

Harter scale　42
Hawthorne effect　121
hello-goodbye effect　107
heterotrait-heteromethod correlation　238
heterotrait-homomethod correlation　238
hierarchical regression modelling　264
high-stakes test　237
homogeneity　78
homotrait-heteromethod correlation　238

I

ICC (intraclass correlation coefficient)　162, 198
ICC (item characteristic curve)　275
IIF (item information function)　283
illusory halo　114
implicit theory of change　100, 117, 253
impression management　102
improved difference score　266
in-depth interview　18
index test　349
infit statistics　286
interaction　201
interaction variable　134
interclass correlation　157
inter-item correlation　77
inter-method reliability　195
internal consistency　8, 78, 195
International Personality Item Pool (IPIP)　22
inter-observer reliability　166, 195
interpretability　70
interval variable　35
interviewer bias　304
intraclass correlation　157
intraclass correlation coefficient (ICC)　162, 198
intra-observer reliability　166, 195
invariance property　297
IPIP (International Personality Item Pool)　22
ipsative　61
IRF (item response function)　275
IRT (item response theory)　55, 272

I-T 相関　79
item characteristic curve (ICC)　275
item equivalence　28
item information　291
item information function (IIF)　283
item response function (IRF)　275
item response theory (IRT)　55, 272
item-partial total correlation　79
item-total correlation　79, 88

J

jargon　73
Jaster scale　41

K

kappa coefficient　168
KR-20 (Kuder-Richardson formula 20)　82
Kuder-Richardson formula 20 (KR-20)　82

L

level of measurement　13
likelihood-ratio goodness-of-fit chi-square statistic　286
Likert scale　41
limit of agreement　175
local dependence　289
local independence　272, 289
locus of control　107
logistic function　274

M

main effect　26
maximum likelihood estimation procedure　264
MDS (multidimensional scaling)　14, 61
mean square (MS)　162, 201
measurement　1
measurement equivalence　29
measurement error　155
measurement of change　251
Measuring Health : A Guide to Rating Scales and Questionnaires　6
methods of equal-appearing intervals　51
MID (minimally important difference)

116, 144, 145, 265
minimally important difference (MID) 116, 144, 145, 265
minimum clinically important change 142
misclassification 179
mixed-effects model 190
MMPI 79
Mokken scale analysis (MSA) 294
monotonicity 290
MMI (Multiple Mini Interview) 212
MS (mean square) 162, 201
MSA (Mokken scale analysis) 294
MTMM (multitrait-multimethod matrix) 238
multidimensional scale 88
multidimensional scaling (MDS) 14, 61
multiple-choice 77
Multiple Mini Interview (MMI) 212
multiplicative composite score 133
multitrait-multimethod matrix (MTMM) 238

N

National Diet and Nutrition Survey 103
National Eye Institute Visual Functioning Questionnaire 77
nay-saying 112
nay-saying bias 60
nested design 200
neutral question 108
nominal variable 35
nomological network 234
non-parametric test 36
norm referenced 163
normalized standard score 140
norm-referenced test (NRT) 143
NRT (norm-referenced test) 143

O

Objective Structured Clinical Examination (OSCE) 212
odd-even method 80
one-parameter logistic model (1 PLM) 277
one-parameter model 277

one-way ANOVA 164
operational equivalence 29
optimizing 101
ordinal variable 35, 48
orthogonal decomposition 263
OSCE (Objective Structured Clinical Examination) 212
outfit statistics 286

P

PABAK 法 (Prevalence and Bias Adjusted Kappa) 172
paired-comparison method 51, 52
parallel 84
parallel forms reliability 195
parametric test 36
partial AUC (pAUC) 150
partial credit model (PCM) 281
Patient-Reported Outcomes Measurement Information System (PROMIS) 22
patient-reported outcomes (PRO) 22
patient-specific scale 25
pAUC (partial AUC) 150
PCM (partial credit model) 281
PDA (personal data assistant) 324
Pearson correlation 167
Pearson product-moment correlation 80
Person Separation Index (R_θ) 292
personal data assistant (PDA) 324
personal identification code (PIN) 322
personal reaction inventory 107
personality 22
Personality Research Form (PRF) 105
person-item map 285
PIN (personal identification code) 322
point of indifference 58
point-biserial correlation 80
polychoric correlation 289
polytomous item 284
positive skew 113
precision 176
pre-coding 313
predictive validation 229

prestige bias 106
pretest-posttest design 261
prevalence 148
Prevalence and Bias Adjusted Kappa
　（PABAK 法） 172
PRF（Personality Research Form） 105
primacy effect 308
principle of autonomy 337
PRO（patient-reported outcomes） 22
probing 119
PROMIS（Patient-Reported Outcomes
　Measurement Information System） 22
proportional bias 175
proximity matrix 62
proxy reporter 118
psychometric measurement 12
psychometric properties 4

Q

QOL（quality of life） 1, 116
quadratic weight 170
Question Understanding Aid（QUAID） 75
QUAID（Question Understanding Aid） 75
qualitative method 18
quality of life（QOL） 1, 116

R

random digit dialing 307
random-effects model 190
random facets 163, 198
random groups design 293
random response technique（RRT） 108
Rasch model 277
rating scale 40
ratio variable 36
rational choice theory 60
RC（reliable change） 266
reactive 167
readability 76
recalibration 117
recall 98
receiver operating characteristic curve
　method 146
recency effect 308

reconceptualization 117
recording angel 161
reference standard 349
regression to the mean 259
relative improvement over chance（RIOC）
　173
reliability 1, 8, 155
reliability coefficient 157
reliability generalization（RG） 186
reliability of change score 254
reliable change（RC） 266
repeated measures ANOVA 160, 264
rephrasing 119
representativeness 24
reprioritization 117
research orphan 339
residual 286
residualized gain scores 259
responder bias 96
response rate 327
response set 74
response shift 116, 117, 253
responsiveness 240
responsiveness coefficient 211
reversal 55
RG（reliability generalization） 186
RIOC（relative improvement over chance）
　173
robust 50
ROC 曲線法 146
RRT（random response technique） 108

S

satisficing 60, 101
saturation 19
SD（socially desirable answer） 101, 304
SEE（standard error of estimate） 177
selection criteria 158
Self-Rating Depression Scale（SRDS） 135
SEM（standard error of measurement）
　143, 175, 271, 291
semantic equivalence 28
sensitive question 108
sensitivity 147

sensitivity to change 240, 255
SG法(standard gamble method) 58
similarity matrix 62
single group design 293
skip pattern 303
Sleep Impairment Index 72
smallest space analysis 63
SNS 328
social Darwinism 157
social desirability bias 60
social desirability scale 105
Social Readjustment Rating Scale (SRRS) 129
Social Relations Scale 106
socially desirable answer (SD) 101, 304
Spearman-Brown の公式 181
Spearman-Brown prophesy formula 80
specificity 147
split-half method 80
split-half reliability 31
SRDS (Self-Rating Depression Scale) 135
SRM (standardized response mean) 256
SRRS (Social Readjustment Rating Scale) 129
SS (sums of squares) 161, 201
standard error of estimate (SEE) 177
standard error of measurement (SEM) 143, 175, 271, 291
standard gamble method (SG法) 58
standard score 137
standardized response mean (SRM) 256
standardized score 138
Standards for Educational and Psychological Testing 6, 227, 345
Standards for Reporting of Diagnostic Accuracy 345
STARDイニシアティブ 345
stratification facet 198, 214
structural equation modeling 89
structured interview 15
subscale 17
substitute informant 119
subtle question 108
sums of squares (SS) 161, 201

T

T変換 138
Tarasoff rule 342
tau (τ) equivalent 84
TDM (Total Design Method) 309
telescoping 98
test information 291
test-retest method 166
test-retest reliability 178, 195
tetrachoric correlation 289
The Two Disciplines of Scientific Psychology 215
theoretical saturation 120
theory 20
thinking aloud interview 119
three-parameter logistic model (3PLM) 280
Thurstone's method 51
time trade-off technique (TTO法) 58
time-frame 72
Total Design Method (TDM) 309
trait validity 226
transition measure 116
transition measurement 118
trend analysis 263
Tri-Council Policy Statement 338
true halo 114
TTO法 (time trade-off technique) 58
Type-A personality 24

U

UCT (unmatched count technique) 108, 111
unbalanced 206
unidimensionality 286, 288
unipolar 41
universe score (US) 197
unmatched count technique (UCT) 108, 111
US (universe score) 197
utility assessment 217
utility score 57

V

validation 228
validity 1, 9, 223
validity by assumption 7
validity generalization 247
value-free value 59
value-laden terms 74
VAS(visual analogue scale) 38
vignette 326
visual analogue scale(VAS) 38
vulnerable population 339

W

weighted kappa 170
weighting 128
Whipple's index 100
Women's Health Initiative 103
Wong-Baker FACES Pain Scale 42

Y

yea-saying 111
yea-saying bias 60
Youden index 149
Youden's J 149

Z

z 値 53
z 変換 138

[ギリシア文字]

α 係数 82
β 重み 129
κ 係数 168
Φ 係数 205

[数字ツキ]

1 PLM(one-parameter logistic model) 277
1 次元性 286, 288
1 パラメータモデル 277
2 PLM 279
2 区分項目 44
2 区分-順序尺度 174
2 区分的アウトカム 37
2 言語折半法 30
2 次重み 170
2 パラメータモデル 279
3 つの C 226
3 つの R 117
3 パラメータモデル 280
7 チャンク 45
8 歳 50

医学的測定尺度の理論と応用
妥当性，信頼性からG理論，項目反応理論まで

定価：本体 4,600 円＋税

2016年9月26日発行　第1版第1刷 ©
2022年10月25日発行　第1版第3刷

著　者　ディヴィッド L. ストライナー
　　　　ジェフリー R. ノーマン
　　　　ジョン ケアニー

訳　者　木原雅子（きはらまさこ）
　　　　加治正行（かじまさゆき）
　　　　木原正博（きはらまさひろ）

発行者　株式会社 メディカル・サイエンス・インターナショナル
　　　　代表取締役　金子 浩平
　　　　東京都文京区本郷 1-28-36
　　　　郵便番号 113-0033　電話 (03) 5804-6050

印刷：日本制作センター／表紙装丁：トライアンス

ISBN 978-4-89592-867-0　C 3047

本書の複製権・翻訳権・上映権・譲渡権・貸与権・公衆送信権（送信可能化権を含む）は(株)メディカル・サイエンス・インターナショナルが保有します。本書を無断で複製する行為（複写，スキャン，デジタルデータ化など）は，「私的使用のための複製」など著作権法上の限られた例外を除き禁じられています。大学，病院，診療所，企業などにおいて，業務上使用する目的（診療，研究活動を含む）で上記の行為を行うことは，その使用範囲が内部的であっても，私的使用には該当せず，違法です。また私的使用に該当する場合であっても，代行業者等の第三者に依頼して上記の行為を行うことは違法となります。

JCOPY〈出版者著作権管理機構 委託出版物〉
本書の無断複製は著作権法上での例外を除き禁じられています。複製される場合は，そのつど事前に，出版者著作権管理機構（電話 03-5244-5088, FAX 03-5244-5089, info@jcopy.or.jp）の許諾を得てください。